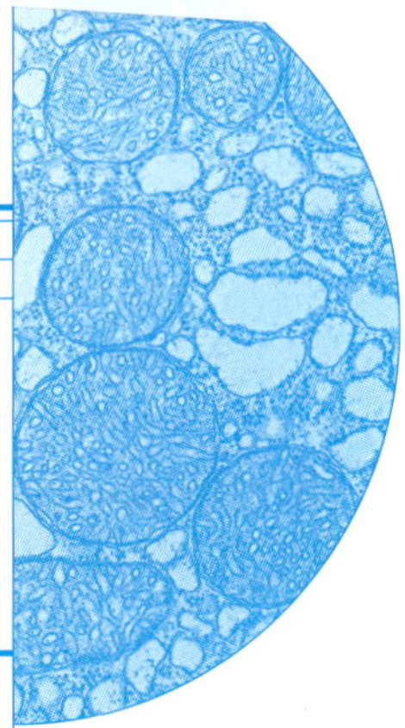

组织细胞电镜图谱与实用电镜技术

主　编　石玉秀

副主编　张学森　张晓露　王世鄂　陈海滨　温　昱　肖　冰

编　委（按章次排序）

石玉秀	中国医科大学
肖　冰	中国医科大学
马海英	大连医科大学
孔凡镇	滨州医学院
王世鄂	福建医科大学
陈海滨	汕头大学
周劲松	西安交通大学
刘佳梅	吉林大学
梁　非	中国医科大学
温莉莉	中国医科大学
王春芳	山西医科大学
张　莉	锦州医科大学
雷　蕾	哈尔滨医科大学
肖长义	三峡大学
漆　智	南开大学
张庆梅	广西医科大学
罗　彬	广西医科大学
李雅娜	滨州医学院
张志威	石河子大学
刘　虹	中国医科大学
张学森	中国医科大学
张蕴曦	中国医科大学
温　昱	中国医科大学
战　军	北京大学
李晓明	广东药科大学
王　舰	中国医科大学
陈鑫钊	中国医科大学
陈桐民	捷欧路（北京）科贸有限公司
张晓露	捷欧路（北京）科贸有限公司
陈青山	捷欧路（北京）科贸有限公司

中国教育出版传媒集团

高等教育出版社·北京

内容提要

本书分为上、下两篇。上篇为组织细胞超微结构图谱，囊括了精选的600余幅高质量的电镜图片，全面详实地展示了细胞、四大组织及各器官系统的基本超微结构图像。为适应新型疾病的防治，特别增加了病毒与细菌的电镜图片。下篇为实用电镜技术，系统地阐述了透射电镜和扫描电镜的基本原理与操作方法并配有视频，特别介绍了电镜技术的新进展，以及新型电镜的开发与应用。

本书为电镜工作者、相关科研人员及高校师生提供了实用的宝贵的电镜资料，是一部观察、辨识组织细胞超微结构必备的图书。

图书在版编目（CIP）数据

组织细胞电镜图谱与实用电镜技术 / 石玉秀主编 . 北京：高等教育出版社，2025.5. -- ISBN 978-7-04-064244-5

Ⅰ. R329.2-64

中国国家版本馆 CIP 数据核字第 2025GG2896 号

Zuzhi Xibao Dianjing Tupu yu Shiyong Dianjing Jishu

策划编辑 瞿德竑　　责任编辑 瞿德竑　　封面设计 张 楠　　责任印制 耿 轩

出版发行	高等教育出版社	网　址	http://www.hep.edu.cn
社　址	北京市西城区德外大街4号		http://www.hep.com.cn
邮政编码	100120	网上订购	http://www.hepmall.com.cn
印　刷	小森印刷（北京）有限公司		http://www.hepmall.com
开　本	787mm×1092mm 1/16		http://www.hepmall.cn
印　张	21.5		
字　数	520千字	版　次	2025年5月第1版
购书热线	010-58581118	印　次	2025年5月第1次印刷
咨询电话	400-810-0598	定　价	136.00元

物 料 号 64244-00

Abooks

关于我们 | 联系我们 登录/注册

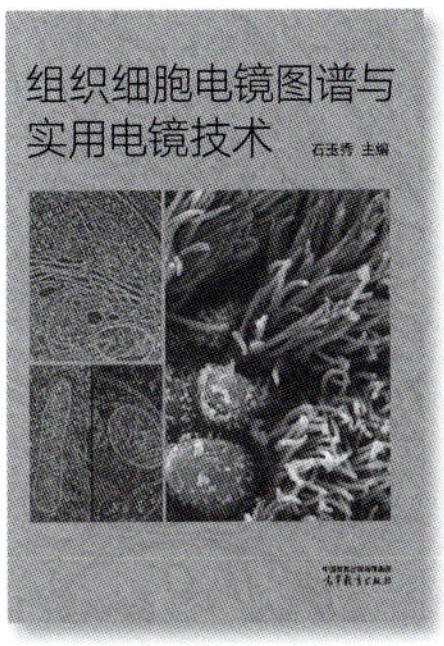

组织细胞电镜图谱与实用电镜技术

石玉秀　主编

开始学习　收藏

《组织细胞电镜图谱与实用电镜技术》网上资源，包括透射电镜、扫描电镜的操作方法和样本制备技术的视频等，丰富了知识的呈现形式，拓展了图书内容。这些资料是本书的重要组成部分，可进行在线阅读。

登录方法：

1. 电脑访问 http://abooks.hep.com.cn/64244，或微信扫描右侧二维码，打开小程序。
2. 注册并登录，进入“个人中心”。
3. 刮开封底账号涂层，手动输入 20 位密码或通过小程序扫描二维码，完成防伪码绑定。
4. 绑定成功后，即可开始本书的学习。

如有使用问题，请点击页面下方的“答疑”按钮。

前言 Preface

近年，随着科学技术的迅猛发展，新型电子显微镜不断推出，电子显微镜技术也日益提高。科研人员及从事电镜的工作者对组织细胞超微结构在电镜下图像的认知及对实用电子显微镜技术的掌控是科研攻关不可或缺的技能和本领。

本图谱立足于为从事医学（生物学）电子显微镜工作的专业人员提供细胞、四大组织（上皮组织、结缔组织、肌组织和神经组织）及各器官系统（神经系统、循环系统、免疫系统、皮肤、内分泌系统、消化管、消化腺、呼吸系统、眼与耳、泌尿系统、男性生殖系统、女性生殖系统）所涉及的基本超微结构图像。此外，为了使读者更好地了解细菌与病毒的超微结构图像，本图谱特增设第21章介绍细菌与病毒，为适应当前疾病新型细菌与病毒的有效防治提供可供参考的形态学特别是电镜下的超微结构的依据。

本书的初衷是遵循本科生及七、八年制学生教学所需的超微结构相关知识的基本要求，也尽可能满足电镜工作者在实际工作中对组织细胞超微结构和电镜技术的认识及应用。全书分为上、下两篇。上篇阐述细胞、四大组织及人体各器官系统中主要执行功能的器官的超微结构，以及近年来对人类健康威胁且致病最为严重的细菌与病毒。下篇介绍实用的电子显微镜技术，有普通常用的电镜，也有先进的新电镜。

至今，除了国外引进的少量与此相关的部分书籍外，国内专家编写的电镜图谱相对较少，特别是从医学方面能系统、完整地反映人体各器官系统、组织与细胞的透射电子显微镜及扫描电子显微镜下超微结构的图谱或书籍少之又少。为此，相关专家呼吁编写一本能够反映组织细胞及各器官系统在电子显微镜下的超微结构的图谱，以便更深入地了解、熟悉、掌握相关知识并指导在实际工作中的应用。为此，由中国医科大学为主编单位牵头汇聚了17家单位［北京大学、西安交通大学、吉林大学、南开大学、汕头大学、石河子大学、三峡大学、广西医科大学、福建医科大学、哈尔滨医科大学、大连医科大学、山西医科大学、广东药科大学、锦州医科大学、滨州医学院及捷欧路（北京）科贸有限公司］的30名教授、高级工程师等专业人员精选整理了600余幅电镜图片，共同精心编写打造了此书。本书在下篇采用先进的数字技术，加入了视频以讲解电镜构造与具体操作方法，使学习者如身临其境实地学习，更进一步加深理解并有利于掌握。

期待《组织细胞电镜图谱与实用电镜技术》一书面世后，将有更多的从事电镜工作的人员、科研工作者、大学教师、本科学生和社会学习者广泛利用此书受益。希望学习者和应用者能更好地学习组织细胞超微结构及实用电子显微镜技术，并将其应用于教学、科研、电镜服务等实际工作中，全体编委期待此书能为现代医学的飞跃发展作出贡献。

本书从编写到出版，得到了高等教育出版社、主编单位中国医科大学及各位编委所在院校、单位领导的大力支持，全体编委为此书的完成付出了诸多辛苦与努力。在本书即将面世之际，谨向所有编委，以及主持、参加本书编写的单位和领导致以最诚挚的谢意。

由于水平能力有限，书中难免有不妥之处，敬请同仁及师生们予以指正。

在此致以深深谢意！

石玉秀

写于 2024 年 12 月

目录 Contents

下 篇

上篇

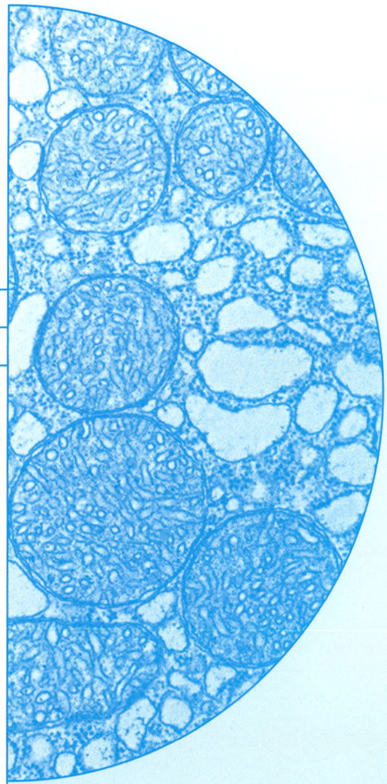

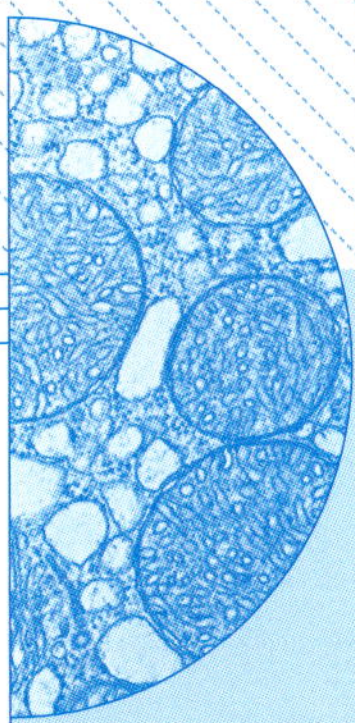

第1章 绪论

现代科学技术特别是生命科学迅猛发展，但利用光学显微镜所看到的细胞和细菌等分辨率只能达到0.2 μm，放大倍率至多1 500倍，严重地制约人们对超微结构观察的需要。为此，寻找高分辨率观察工具迫在眉睫。20世纪30年代初，德国科学家马克斯·克诺尔（Max Knoll）和厄恩斯特·鲁斯卡（Ernst Ruska）研制了第一台透射电子显微镜（transmission electron microscope，TEM，简称透射电镜），由此为电镜的发展和应用奠定了基础。1932年该镜被公布于世，因此将1932年定为“电镜诞生年”。1934年Ruska努力开发使电镜分辨率达到了50 nm，1937年德国科学家使电镜分辨率达到25 nm，并在电镜下拍到了细菌微细结构的图像。1938年，Ruska等成功研制了首台电子显微镜，可放大1 200倍，Ruska被称为“电镜之父”，1986年获诺贝尔奖。

电镜的发明可称为20世纪重大发明之一。1939年，Ruska与西门子公司研制了第一台商品电镜，分辨率优于10 nm。70年代，电镜技术迅猛发展，国际上已有分辨率达到0.1～0.2 nm的电镜，人们可以观察到生物大分子结构和一些原子图像。从此医学生物学等学科的研究，可以从细胞学水平到分子细胞学水平再到超微结构水平。

在透射电镜发展的同时，扫描电子显微镜（scanning electron microscope，SEM，简称扫描电镜）也问世。1935年Knoll提出了扫描电镜设计和原理。1942年，英国剑桥大学丹尼斯·麦克穆兰（Dennis McMullan）研制成功了第一台扫描电镜。70年代，扫描电镜分辨率达到了50～100 nm，放大倍率可达到10 000倍。现代技术发展迅速，透射电镜分辨率达到0.1 nm，电镜随之飞跃发展进而给形态学研究提供了更新、更可靠的技术手段。电镜可拍摄原子像，已成为科学研究不可缺少的重要研究工具。特别是生命科学领域，电镜技术更成为重要的研究手段。随着现代医学、分子生物学、细胞超微结构等学科的飞速发展，各种新型电镜的问世更促进了医学和生物学的发展，电镜的应用已涵盖所有生命科学的研究领域，甚至到纳米水平。展望未来，随着更新型的电镜研制，期待电镜技术更飞跃的进步将为人类做出更大的贡献。

回顾电镜的发展历程，会使人们对电镜有更深刻的认识，从而更有效地用于科学研究，及推动医学生物学等领域的发展。

透射电镜的研究始于20世纪20年代。起源于法国理论物理学家路易·维克多·德布罗意（Louis-Victor de Broglie）于1924年提出的物质波假说，即任何一种接近光速运动的粒子都具有波动本质。随着科研人员的不断探索，物质波理论被不断证明。在1926—1927年期间，科学家克林顿·戴维逊（Clinton Joseph Davisson）和雷斯特·革末（Lester Germer）及乔治·汤姆逊（George Paget Thomson）和亚历山大·里德（Alexander Reid）分别进行了镍晶体反射电子及高速电子穿透金属薄膜实验，发现了电子的衍射现象，证明了电子的波动性。实验结果表明电子具有较X射线更短的波长，于是科研工作者们尝试使用电子束代替可见光来制作具有更高分辨率的电子显微镜。1927年，德国科学家汉斯·布施（Hans Busch）研究发现轴对称的电磁场对电子束具有与透镜一样的控制法则，为电子显微镜的发展奠定了重要的理论基础。

1931年，德国学者Knoll和他的学生Ruska制作了第一台二级电子光学放大镜，获得了放大12～17倍的电子光学系统中的光阑的像，证明了Busch的理论观点。然而，此时这一装置并不具备样品台，因此并不算是一台真正的电子显微镜。1931—1933年，Ruska等在此装置的基础上进一步改进，采用75 kV的加速电压，制作出了世界上第一台电子显微镜，其空间分辨率可达50 nm，Ruska也因此获得了1986年的诺贝尔物理学奖。

1936年，英国制造出世界上第一批透射电镜——Metropolitan-Vickers EM1。1939年，德国西门子公司制造出了世界上第一台商用透射电镜，其分辨率可达10 nm。20世纪后期，科学家们发现由于像差（球差、色差和像散）的存在，单纯的提高加速电压并不能满足日益提高的电子显微分析需求，为此科学家们开始尝试除提高加速电压以外的方法去进一步提高透射电镜的成像质量。20世纪70年代，美国亚利桑那州立大学的约翰·考利（John Cowley）和澳大利亚墨尔本大学的亚历克斯·穆迪（Alex Moodie）建立了高分辨电子显微像的理论与技术，发展了高分辨电子显微学。1968年，美国芝加哥大学阿尔伯特·克鲁（Albert Crewe）等制造出扫描透射电子显微镜（scanning transmission electron microscope，STEM），其分辨率可达3 nm。1988年，美国橡树岭国家实验室的斯蒂芬·彭尼库克（Stephen J Pennycook）等首次观察到$YBa_2Cu_3O_7$-x和$ErBa_2Cu_3O_7$-x的高角环形暗场像（HAADF），并发展完善了晶体材料原子分辨率Z衬度成像的方法和理论。

20世纪60—80年代初，电镜性能不断完善，分辨率和超高压方面发展更迅速，高性能的透射电镜分辨率已接近1 nm，最新产品可达0.7 nm，电镜技术飞速发展给形态学研究提供了更新的、更为可靠的手段。

20世纪80年代，由于压电传感器的发展，加速了扫描探针显微镜（scanning probe microscope，SPM）的发明，应用SPM观察物体结构，分辨率可达0.005 nm并可直接观察样本。为此，可对原子、小分子结构清晰观察，并逐渐扩大了应用范围。

20世纪90年代，德国科学家哈拉尔德·罗斯（Harald Rose）、克努特·乌尔班（Knut Urban）和麦斯米兰·海德（Maximilian Haider）成功设计并制造出六级球差校正系统，将电子显微镜点分辨率从0.24 nm提高至0.13 nm。此后，透射电镜已发展到了球差校正透射电镜（ACTEM）的阶段。随着透射电镜技术的不断发展，目前常压TEM（100～200 kV）的分辨率可达0.07～0.11 nm，产品有JEM-ARM200F；中压TEM（300～400 kV）的分辨率可达0.05 nm，代表性产品有JEM-ARM300F2；高压TEM（1 000 kV）的最高分辨率可达 0.1 nm，代表性产品有日本电子的 JEM–1000。现今，加速电压 200 V ~ 300 kV 的透射电镜已经普遍使用，而高压电镜因其高昂的价格和庞大的体积，导致使用率较低。

从电子显微镜诞生之日起，就备受世人瞩目。

我国电子显微镜是从 20 世纪 50 年代开始研制的。1977 年上海成功设计并研制出 DXB_2–12 型透射电镜，金属晶格分辨率达 0.2 nm，可放大 80 万倍。由此我国自制电镜跨入了世界先进行列（图 1–1 至图 1–4）。

随着各种新型电镜的研制，电镜制样技术也随之提高。透射电镜超薄切片术、负染技术、电镜细胞化学、免疫电镜、电镜放射自显影出现更快的发展。扫描电镜技术、冷冻蚀刻、冷冻复型、管道铸型、X 射线微区分析等技术，不仅形态学应用必不可少，也已成为生物学、基础医学、临床医学、农林牧等科学研究广泛应用不可或缺的工具或手段。相信随着科学的迅速发展，新型电子显微镜的开发及应用在各专业的作用会更引人注目，将续创新业绩。

当今，电镜技术已成为生命科学领域不可缺少的研究手段和工具。由于新型电镜不断出现（如智能生物电镜的问世），种类、型号快速更新，电镜技术则更加提高。近几十年超薄切片技术的快速进步，适应着当前科学研究的发展，生命科学在更快地飞跃发展。医学、生物学的电镜技术已成为一门全新的学科，可将理工农医完美结合，如今生命科学及相关领域都在广泛应用电镜技术，相信电镜技术将会为生命科学的快速发展，医学、生物学的更为广泛应用再创新高（图 1–5 至图 1–7）。

（石玉秀）

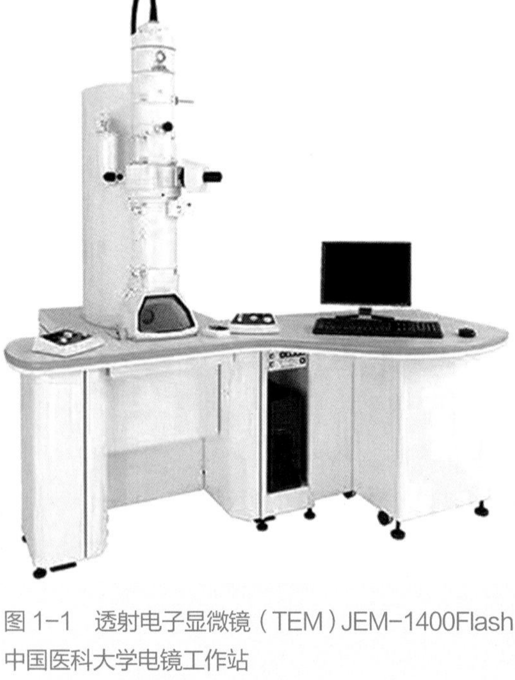

图 1-1　透射电子显微镜（TEM）JEM-1400Flash 中国医科大学电镜工作站

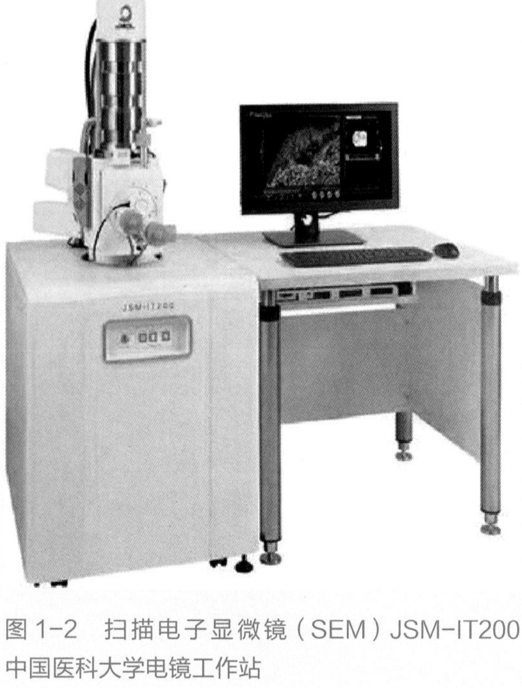

图 1-2　扫描电子显微镜（SEM）JSM-IT200 中国医科大学电镜工作站

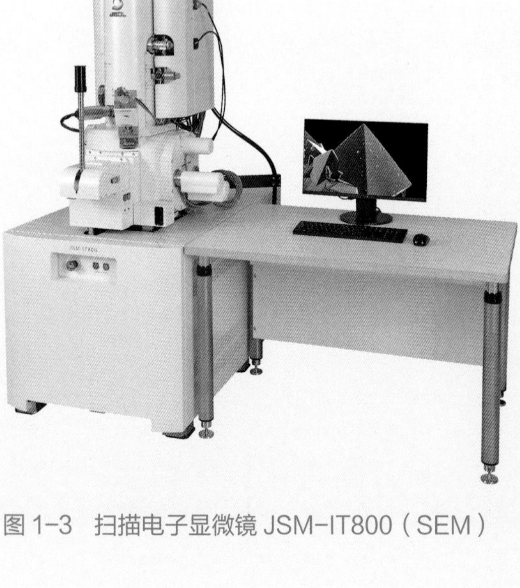

图 1-3　扫描电子显微镜 JSM-IT800（SEM）

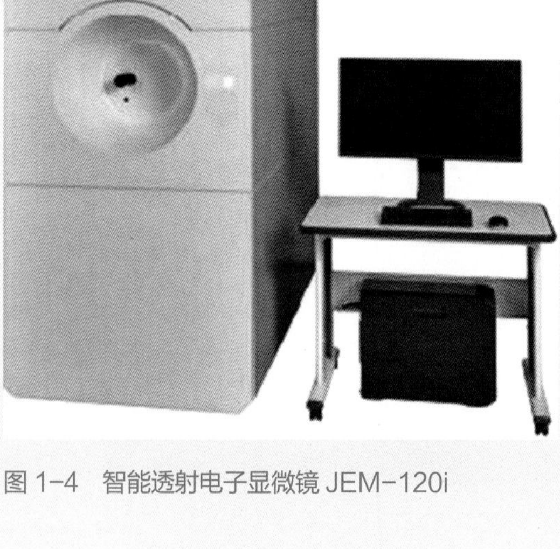

图 1-4　智能透射电子显微镜 JEM-120i

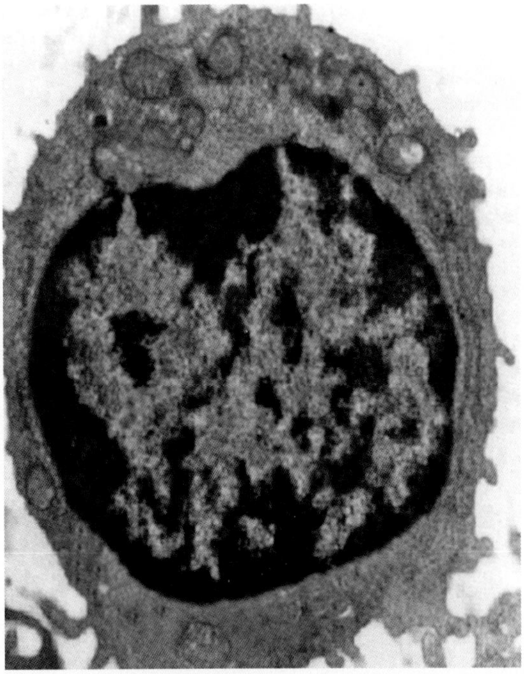

图 1–5 淋巴细胞（TEM）

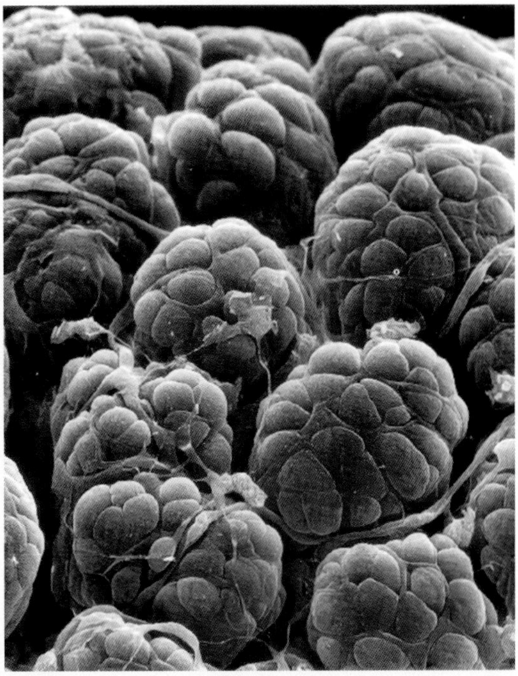

图 1–6 乳腺肌上皮细胞（SEM）

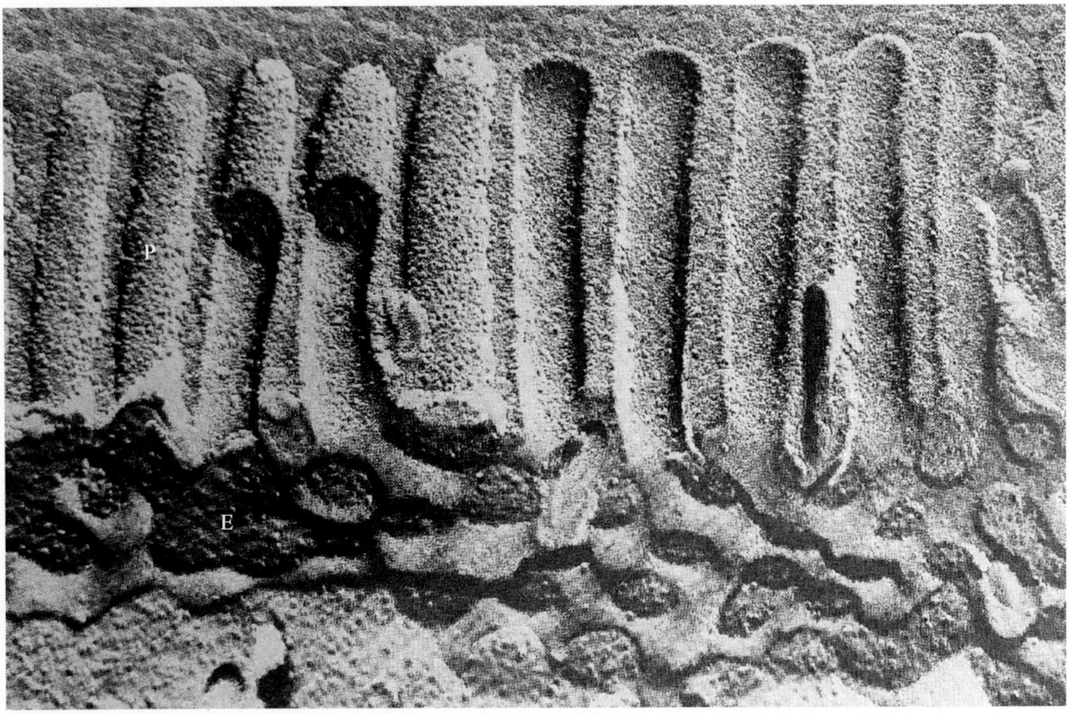

图 1–7 小肠微绒毛 P 面和 E 面（冷冻蚀刻）

第2章 细 胞

细胞是一切生物体形态结构和生理功能的基本单位。细胞的外形和大小为适应其功能而千差万别，但它们都有相同的基本结构，即均由细胞膜、细胞质和细胞核三部分组成（图 2–1）。

一、细 胞 膜

细胞膜（cell membrane）又称质膜（plasmalemma），是包裹于细胞表面、将细胞与周围微环境隔离的界膜，构成一特殊屏障。细胞内亚细胞结构中也有许多与质膜相同的膜性结构，称细胞内膜系统（endomembrane system），如细胞器膜与核膜。通常将质膜与细胞内膜统称为生物膜，它们都在细胞的生命活动中起着重要作用。

细胞膜厚度约为 7 nm。在透射电镜下，细胞膜呈现为平行的“两暗夹一明”的三层结构，即内、外两层电子致密的“暗”层（各厚 2.5 ~ 3 nm），中间夹着电子密度低的透明（“亮”）层（厚 3.5 ~ 4 nm），这三层结构又称单位膜（unit membrane）（图 2–2）。细胞膜的化学组成主要是脂质分子、蛋白质分子和糖类分子。

二、细 胞 质

细胞质（cytoplasm）又称胞浆，由细胞质基质、细胞器和包涵物组成。

（一）细胞质基质

细胞质基质又称胞质溶胶，是细胞质中均质而半透明的胶体部分，充填于其他有形结构之间，其主要功能是为维持细胞器正常结构和完成其功能活动提供所需要的物质和环境。

（二）细胞器

细胞器是细胞质中具有一定形态结构和执行特殊功能的细胞小器官，包括核糖体、内质网、高尔基复合体、溶酶体、线粒体、过氧化物酶体、中心体、细胞骨架等。这些细胞器各自执行着重要的生理功能。

1. 核糖体（ribosome，Ri） 又称核蛋白体，是细胞内最小的颗粒状细胞器。除了极少数细胞如成熟的红细胞、精子细胞等外，几乎所有的细胞都含有核糖体。核糖体的功能是合成蛋白质，没有核糖体存在的细胞便不能合成蛋白质，其生命周期都是比较短的。核糖体有两种存在形式，一种是以游离状态分布于细胞质溶胶中，常成群地或单个地散在于胞质中，另一种是附着在内质网膜表面。核糖体是许多细胞胞质具有强嗜碱性的物质基础。

在电镜下，核糖体是没有包膜的电子致密小颗粒，略呈圆形或椭圆形（图2-3）。不仅单个散在，也常呈串珠状或花簇状存在。散在于胞质中的核糖体，称为游离核糖体；位于内质网膜表面的，称为附着核糖体。

2. 内质网（endoplasmic reticulum，ER） 是扁平囊状或管泡状膜性结构，以分支相互吻合成网络状。广泛分布于除了红细胞等几种细胞之外的几乎所有细胞。各种细胞因种类和功能的不同，其内质网的数量、排列和分布位置各异。根据内质网膜表面有无核糖体附着，常将其分为粗面内质网和滑面内质网两种，其表面有附着核糖体者称为粗面内质网（rough endoplasmic reticulum，rER），膜表面不附着核糖体者称为滑面内质网（smooth endoplasmic reticulum，sER），两者往往互相通连。内质网不仅与核膜和质膜内褶部分相连，并与高尔基复合体紧密相关，成为细胞内输送物质的重要渠道，也是膜更新的重要方式。

（1）粗面内质网（rER） 分布于绝大部分细胞中，主要合成分泌蛋白质。由厚约6 nm的膜构成扁平囊，其膨大的末端称为池。膜的外表面附着许多直径为15～25 nm的核糖体颗粒。核糖体颗粒可单个附着，也可以多聚核糖体形式存在。在分泌蛋白质旺盛的细胞，粗面内质网特别发达，其扁平囊密集，呈板层状（图2-4）。可根据粗面内质网的发达程度来判断细胞的功能状态，rER发达的细胞，光镜下细胞质嗜碱性较强。

（2）滑面内质网（sER） 多呈管泡状，仅在某些细胞中很丰富，膜厚度小于6 nm（图2-5，图2-6），并因含有不同的酶类而功能各异。

3. 高尔基复合体（Golgi complex，Go） 电镜下，高尔基复合体由扁平囊（saccule）、小泡（vesicle）和大泡（vacuole）三部分组成（图2-7，图2-8）。依据细胞类型的不同，在细胞中的分布和数量各异。高尔基复合体的主体由3～8层平行排列的扁平囊构成，多排列成弯弓样，一面凸起，称形成面（forming face），另一面凹陷，称成熟面（maturing face）。扁平囊上有孔穿通，并朝向形成面，形成面附近有一些小泡，由附近的粗面内质网芽生而来，将粗面内质网合成的蛋白质转运到扁平囊，故小泡又称运输小泡。大泡位于成熟面，是高尔基复合体的生成产物，包括溶酶体、分泌泡等。分泌泡互相融合，其内容物电子密度增高，成为分泌颗粒。在蛋白质分泌旺盛的细胞中高尔基复合体发达。

高尔基复合体对粗面内质网合成的蛋白质进行加工、修饰、糖基化与浓缩，使之变为成熟的蛋白质。

4. 溶酶体（lysosome，Ly） 由高尔基复合体成熟面脱离而生成，为有膜包被的小体，其大小在 25 ~ 800 nm 之间，内含多种酸性水解酶。各类细胞中溶酶体酶的种类和数量不同，即使在同种细胞内，不同溶酶体内的酶也各异，但均含有酸性水解酶。按溶酶体是否含有被消化物质可将其分为初级溶酶体（primary lysosome）和次级溶酶体（secondary lysosome）。

初级溶酶体是新生成的溶酶体，为大小不等的小泡，一般呈圆形或椭圆形；其内容物为均质状，含有电子染色均匀而致密的细颗粒状内容物，电子密度中等或较高，在内容物与包膜之间往往有一狭窄的空晕（图 2–9，图 2–10）。研究发现亦有长杆状或线状溶酶体（nematolysosome）（图 2–11 ~ 图 2–13）。

次级溶酶体又称吞噬溶酶体（phagolysosome），由初级溶酶体及各种内源和外源的吞噬物融合而成，体积较大，形态结构多样，其内容物非均质状。根据吞噬物的来源不同，分为自噬溶酶体和异噬溶酶体。自噬溶酶体（autophagolysosome）是初级溶酶体和自噬体结合，作用底物来自细胞内衰老和破损的细胞器等。异噬溶酶体（heterophagolysosome）是初级溶酶体与吞噬体或吞饮泡融合而成，作用底物是经吞噬或吞饮而被摄入细胞内的外源性物质，如细菌和细胞碎片等。有的底物被消化分解后可被细胞再利用；有的不能被消化，如尘埃、某些脂质成分等，它们残留于溶酶体中，当酶活性耗尽，残留物充满溶酶体，则称之为残余体（residual body）。常见的残余体有脂褐素颗粒、髓样小体（或称髓样结构 myelin figure，MF）。脂褐素（lipofuscin，Lf）颗粒为不规则形，大小不一，有单位膜包围，内含大小不等的低电子密度的脂滴和性质不明的电子致密颗粒，也含组织蛋白酶和酯酶等，在光镜下呈褐色，多见于神经细胞、心肌细胞等，并随年龄增长而增多（图 2–14 ~ 图 2–16）。髓样小体的内部为大量板层排列的膜，可能因膜性成分消化不全所致（图 2–17）。细胞感染病毒时，髓样小体的数量明显增多。初级溶酶体与多个小泡融合形成多泡体（multivesicular body，MB），体积大，其外有界膜，内含许多小泡，由于基质内容物不同，多泡体有时呈电子致密，有时呈透亮，泡内基质酸性磷酸酶（ACP）反应阳性（图 2–18）。

5. 线粒体（mitochondrion，Mi） 大多呈杆状、圆形或椭圆形，长度差别较大，直径为 0.5 ~ 1 μm，长 2 ~ 7 μm。但线粒体的形状、大小、数量、分布及内部结构常因其所在细胞的种类和功能的不同而有很大差异。线粒体是由双层单位膜包围而成的封闭囊状细胞器。线粒体外膜平坦，表面光滑，无颗粒附着，膜中有小孔，允许相对分子质量小于 1 万的物质自由通过。外膜与内膜之间有膜间腔，宽约 8 nm，腔内含有许多可溶性酶，电子密度低。内膜向内折叠形成线粒体嵴，嵴之间为嵴间腔，腔内充满细颗粒状线粒体基质，其电子密度大于膜间腔。基质中可见基质颗粒，主要由磷脂蛋白、钙、镁、磷等组成，此外还含有脂质、蛋白质、环状 DNA 分子和核糖体。线粒体嵴膜上有许多有柄小球体，即基粒（elementary particle），它由头、柄和基片三部分组成。头与柄相连突出于嵴表面，基片镶嵌于膜脂中。基粒中含有 ATP 合成酶，能利用呼吸链产生的能量合成 ATP，细胞生命活动所需能量的 95% 来自线粒体合成的 ATP，因此，线粒体是细胞能量代谢中心或称“供能器”。不同功能的细胞中，线粒体嵴形态不同，一般细胞的线粒体嵴为板层状，多与其长轴垂直排列（图 2–19）；在分泌类固醇类激素的细胞中，线粒体嵴多呈管状或泡状（图 2–20 ~ 图 2–22）。

6. 过氧化物酶体（peroxisome） 又称微体（microbody，Mb），是有膜包裹的圆形小体，常呈圆形或卵圆形，直径为 0.2 ~ 0.4 μm，多见于肝细胞与肾小管上皮细胞（图 2–23，图 2–24）。人微体内容物为均质状；有些动物微体内具有电子致密的核芯，是尿酸氧化酶的结晶。微体中含有细颗粒基质。微体的形态和数量常因动物种属和细胞种类的不同而有很大差异。微体的功能主要是参与脂肪酸氧化；分解过氧化氢，可起到解毒作用。

7. 中心体（centrosome） 多位于细胞核周围，由一对互相垂直的中心粒构成。中心粒呈圆筒状，由 9 组三联微管与电子致密的均质状物构成壁，相邻的三联微管相互斜向排列，如风车旋翼状（图 2–25）。在壁外侧可见 9 个球形的中心粒卫星。在细胞分裂时，以中心粒卫星为起点形成纺锤体，参与染色体的分离。此外，中心体还参与纤毛、鞭毛、轴丝等结构的构成。

8. 细胞骨架（cytoskeleton） 由微管、微丝、中间丝等组成，构成细胞的支架和细胞内其他成分的依附支架，维持细胞固有的特定形态和细胞内各种成分的空间定位，并参与细胞的运动和分化等。

（1）微管（microtubule，Mt） 是由微管蛋白（tubulin）聚合而成的细长中空的圆柱状结构（图 2–26 ~ 图 2–28）。管径约 15 nm，长短不等，常数根平行排列。微管有单微管、二联微管和三联微管三种类型。细胞中多数微管为单微管，在秋水仙碱和低温作用下易解聚为微管蛋白，故单微管不稳定。二联微管多位于纤毛与精子鞭毛中，三联微管参与构成中心体和基体，它们均为稳定微管。

（2）微丝（microfilament，Mf） 是常成群、成束广泛分布于多种细胞胞质中的细丝状结构，并能根据所在细胞的不同状态而聚合或解聚。根据微丝粗细不同可分为细丝和粗丝两种。细丝（thin filament）直径约 6 nm，长约 1 μm，主要由肌动蛋白（actin）组成，故又称肌动蛋白丝（actin filament），几乎存在于所有的细胞中。粗丝（thick filament）直径约 15 nm，长约 1.5 μm，主要见于肌细胞内，由肌球蛋白（myosin）组成，故又称肌球蛋白丝（myosin filament）。粗丝因存在时间短暂，或于电镜标本制备过程中解聚为肌球蛋白，故难以观察到。

在活跃运动的细胞胞质周边、伪足及微绒毛中都有丰富的微丝（图 2–29 ~ 图 2–31）。因此，微丝具有支持作用，还参与细胞的收缩、变形运动等与细胞运动直接相关的活动过程。

（3）中间丝（intermediate filament） 是构成细胞骨架的主要成分，直径为 8 ~ 11 nm，介于细丝与粗丝之间，故名。中间丝可分为 5 种，各由不同蛋白质构成。大部分细胞仅含有一种中间丝，故既具有组织特异性，又较微丝、微管稳定，用免疫组织化学方法可区分 5 种中间丝。

1）角蛋白丝（keratin filament，KF）：分布于上皮细胞中，常聚集成束，又称张力丝（tonofilament）。角蛋白丝附着于桥粒或半桥粒（图 2–32），能加固细胞间的连接，在复层扁平上皮内特别丰富。

2）结蛋白丝（desmin filament）：分布于肌细胞，作为肌细胞的细胞骨架网，有利于收缩蛋白的附着，起到固定作用。

3）波形蛋白丝（vimentin filament）：存在于由胚胎间充质分化而来的细胞，密集环绕在核周构成网架，并与核纤层相连或与核骨架相续，对核起支持作用，并稳定细胞核在细胞内的位置。

4）神经丝（neurofilament，Nf）：存在于神经元的胞体与突起中，由神经丝蛋白组成，与微管共同构成细胞骨架，在神经元的物质运输中起作用（图 2–33）。

5）神经胶质丝（neuroglial filament）：主要存在于星形胶质细胞内，多聚集成束，在胞体内交织成网，并深入突起内平行走行，起支架作用（图 2–34）。

（三）包涵物

包涵物（inclusions）是细胞质中贮积的具有一定形态的各种代谢物质的总称，包括糖原颗粒、脂滴、分泌颗粒、色素颗粒等。

1. 糖原颗粒（glycogen granule） 是细胞贮存葡萄糖的存在形式。电镜下，其为电子密度高、无膜包裹的颗粒，呈现两种类型：β 颗粒，形状不规则，分散存在，多见于肌细胞；α 颗粒，是糖原颗粒的聚合体，大小不一，呈花簇状，多见于肝细胞（图 2–35）。

2. 脂滴（lipid droplet，LD） 是细胞贮存脂质的存在形式，内含脂肪酸、三酰甘油、胆固醇等。在脂肪细胞、分泌类固醇激素的细胞中较多。电镜下，脂滴无膜包裹，多呈中等或低电子密度（图 2–36，图 2–37）。

3. 分泌颗粒（secretory granule，SG） 常见于各种腺细胞，内含酶、激素等生物活性物质。分泌颗粒的形态、大小及在细胞内的分布位置因细胞种类而异，但都有膜包裹（图 2–38）。

三、细　胞　核

细胞核（nucleus，Nu）含有 DNA 遗传信息，通过 DNA 的复制与转录，成为细胞增殖、分化、代谢等功能活动的重要结构。除成熟的红细胞无核外，大多数细胞只有一个细胞核，少数细胞有双核或多核。细胞间期，核的形态常与细胞形态相适应。细胞核由核被膜、染色质、核仁与核基质四部分组成（图 2–39）。

（一）核被膜

核被膜（nuclear envelope）又称核膜，包裹在核表面，由内、外两层单位膜构成，两层膜的间隙宽 10 ~ 15 nm，称为核周隙（perinuclear cisterna）。外核膜表面有核糖体附着，并与粗面内质网相续；核周隙亦与内质网腔相通，故核被膜也参与蛋白质合成。内核膜的核质面有一层由细丝交织形成的致密网状结构，称核纤层。核被膜上有直径 50 ~ 80 nm 的圆形孔，称核孔（图 2–39），它是核质之间物质交换的通道。核孔是内、外核膜相互融合而成的环形孔道。核功能活跃的细胞核孔数量多。

（二）染色质与染色体

1. 染色质（chromatin） 是指在细胞间期核内易被碱性染料深染的物质，光镜下呈细丝状、颗粒状或小块状，由遗传物质 DNA 和组蛋白及非组蛋白组成。在 HE 染色时，染色质有的部分着色浅淡，称为常染色质（euchromatin，Ec），是核中进行 RNA 转录的部位；有的部分呈强嗜碱性，称异染色质（heterochromatin，Hc），是功能静止的部分，故根据核的染色状态可推测其功能活跃程度。电镜下，染色质由颗粒与细丝组成，常染色质部分呈稀疏状，电子密度低；而异染色质则甚为浓密，呈高电子密度（图 2-39）。

2. 染色体（chromosome） 是在细胞有丝分裂或减数分裂过程中，由染色质（主要是 DNA 分子）超螺旋集缩而成的棒状结构。染色质和染色体实际上是细胞周期中同一种物质表现的不同功能状态。

（三）核仁

核仁（nucleolus）是核内的主要结构，光镜下呈圆形，多数细胞可有 1～4 个核仁（图 2-39）。在合成蛋白质旺盛的细胞，核仁大而多。电镜下，核仁由纤维中心、致密纤维成分、颗粒成分三部分构成。核仁的功能与蛋白质合成密切相关，是核糖体的重要装配场所。

（四）核基质

核基质是核中除核被膜、染色质与核仁以外的成分，包括核液与核骨架两部分。核液含水、离子、酶类等无形成分；核骨架（nuclear skeleton）是由多种蛋白质形成的纤维骨架，并与核纤层和核孔复合体相连，对核的结构具有支持作用。

四、细 胞 凋 亡

机体活组织中，单个细胞受其内在基因编码的调节，通过主动的生化过程而自杀死亡的现象，称细胞凋亡（apoptosis），也称程序化细胞死亡（programmed cell death，PCD）。细胞凋亡早期形态学改变为细胞体积缩小，细胞质浓缩，密度增加，染色较深，染色质固缩成块状，常边集于核膜下呈新月形小体（图 2-40～图 2-42），继后，细胞核和细胞外形皱折，核裂解为碎块（图 2-43），细胞膜皱缩，质膜包绕其裂解碎片，细胞膜出芽形成质膜小泡，脱落，形成凋亡小体，其内可保留完整的细胞器和染色质断片。组织中的凋亡小体很快被巨噬细胞或邻近细胞吞噬消化。

细胞凋亡的显著特征就是染色质 DNA 的特征性降解。深入研究细胞凋亡的机制，将为揭示胚胎发生及临床疾病的发生机制开拓新的途径。

（石玉秀　肖　冰）

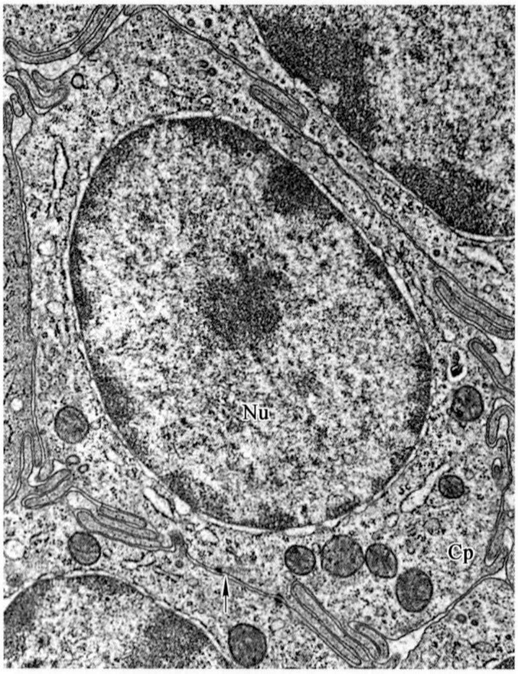

图 2-1 细胞（小鼠空肠上皮细胞）
中央的细胞可见细胞膜（CM）（↑）、细胞质（Cp）和细胞核（Nu）三部分。×15 000

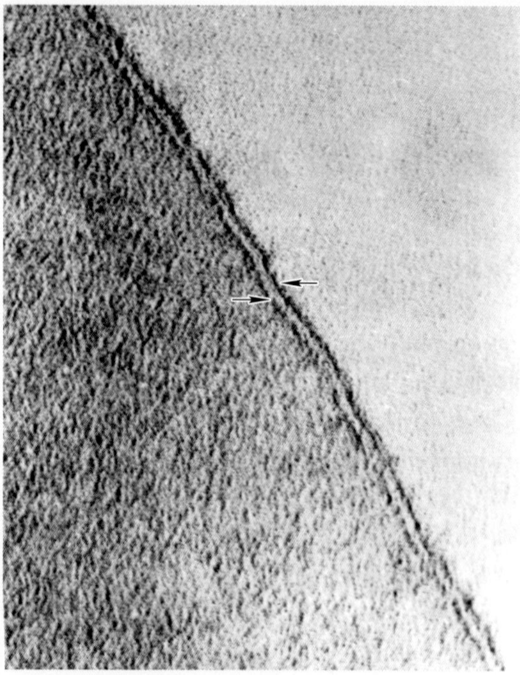

图 2-2 细胞膜（人红细胞）
可见细胞膜的双层电子致密层（→，←）及之间的电子透明层三层结构。×500 000

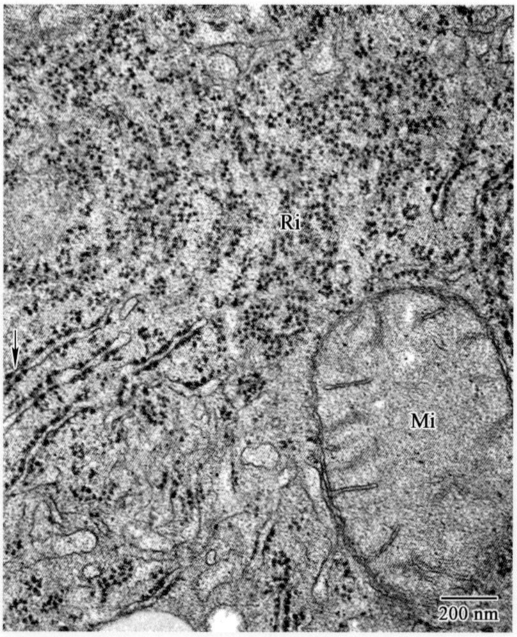

图 2-3 核糖体（小鼠肝细胞）
肝细胞内可见大量游离核糖体（Ri），亦可见粗面内质网（↓）和线粒体（Mi）。×50 000

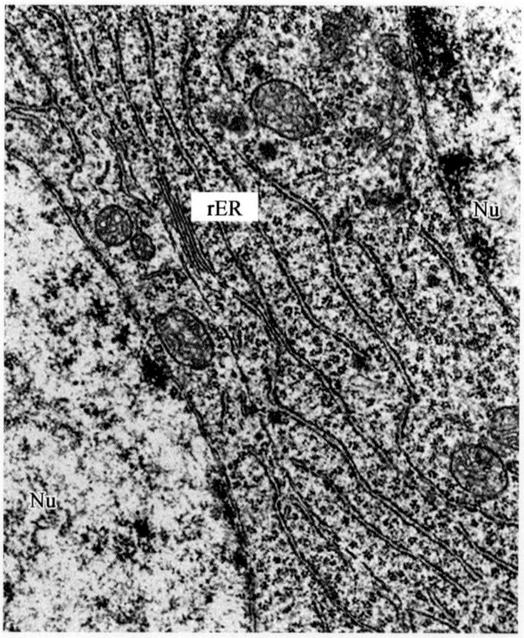

图 2-4 粗面内质网（小鼠神经元）
细胞内可见大量平行排列的粗面内质网（rER），扁平囊密集，呈板层状，表面附有致密的核糖体，内质网腔狭窄。图中亦可见细胞核（Nu）。×12 000

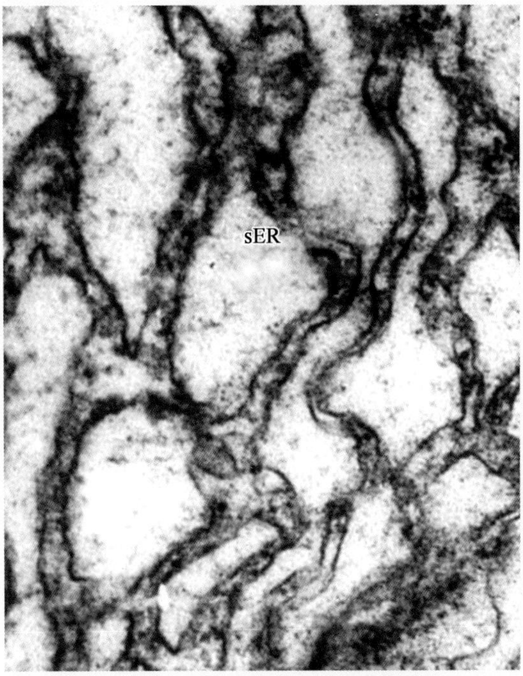

图 2-5 滑面内质网（小鼠生精小管支持细胞）
滑面内质网（sER）呈扁平囊状，表面光滑，无核糖体。×54 000

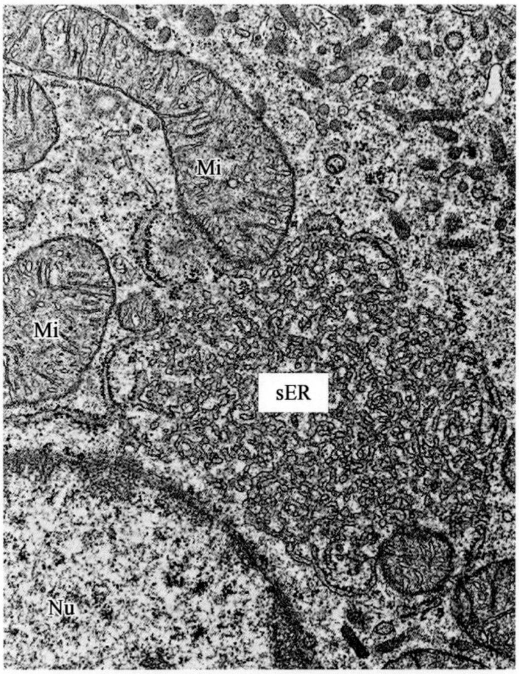

图 2-6 滑面内质网（小鼠肾小管上皮细胞）
滑面内质网（sER）呈扁平囊状，表面光滑，无核糖体。图中亦可见细胞核（Nu）、线粒体（Mi）。×25 000

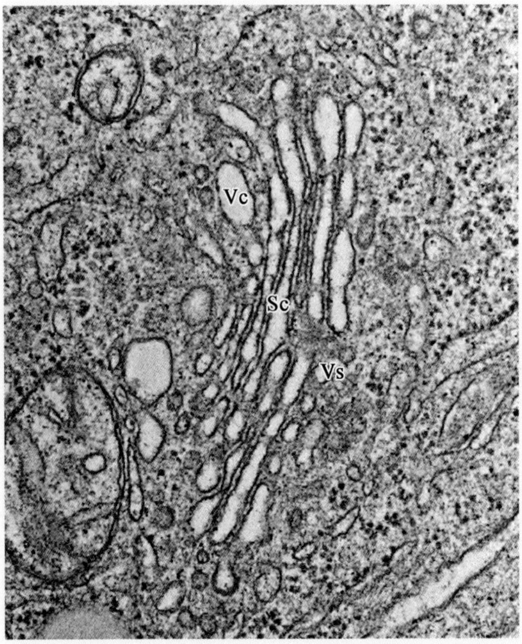

图 2-7 高尔基复合体（小鼠卵泡细胞）
高尔基复合体由几层扁平囊（Sc）、小泡（Vs）和大泡（Vc）所组成。×50 000

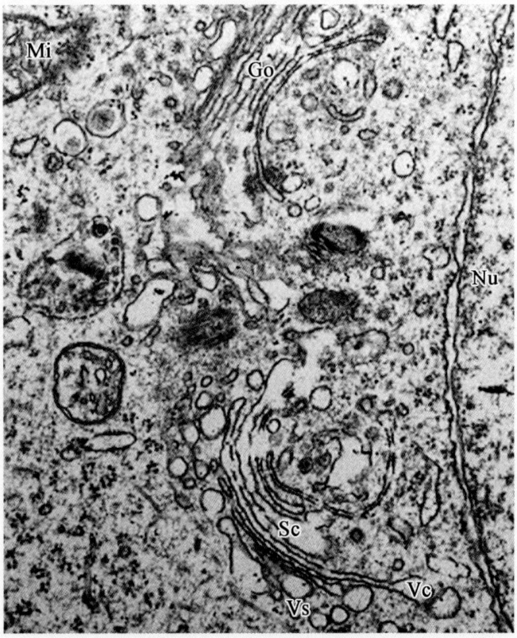

图 2-8 高尔基复合体（小鼠神经元）
高尔基复合体（Go）由几层扁平囊（Sc）、小泡（Vs）和大泡（Vc）所组成。图中亦可见细胞核（Nu）、线粒体（Mi）。×25 000

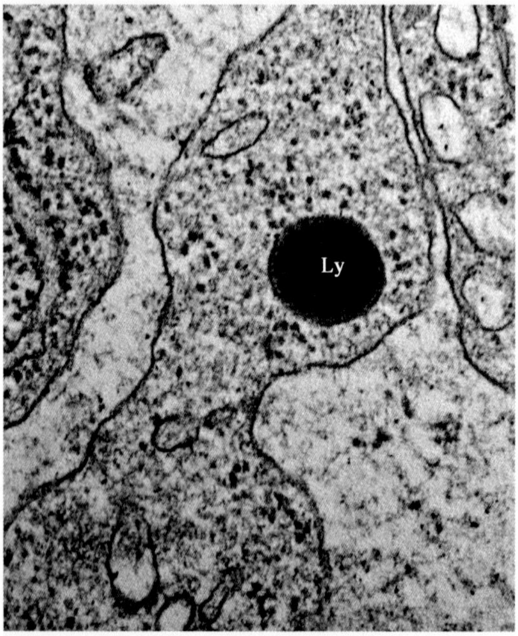

图 2-9 溶酶体（小鼠颗粒黄体细胞）

溶酶体（Ly）呈圆形，单位膜清晰，内容物呈均质状，电子密度较高。×50 000

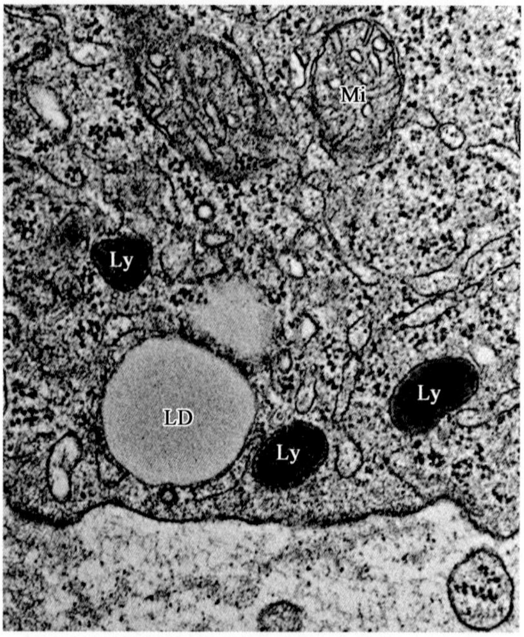

图 2-10 溶酶体（小鼠颗粒黄体细胞）

溶酶体（Ly）呈椭圆形，单位膜清晰，内容物呈均质状，电子密度较高。图中亦可见脂滴（LD）、线粒体（Mi）。×40 000

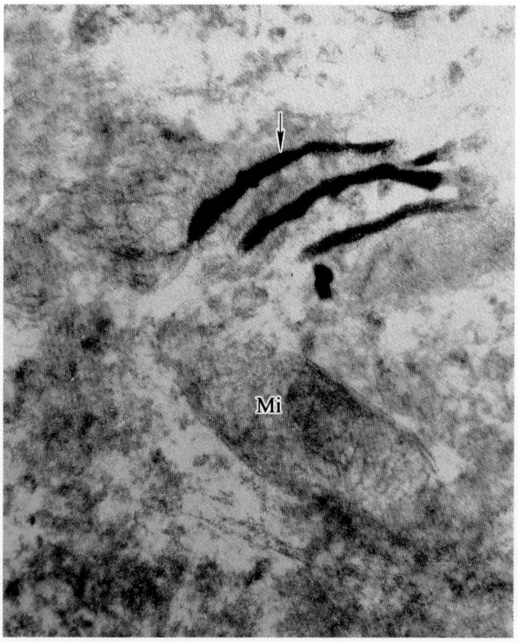

图 2-11 线状溶酶体（大鼠脊髓）

脊髓前角运动神经元内可见三条平行排列的线状溶酶体（↓）呈酸性磷酸酶（ACP）阳性。图中亦可见线粒体（Mi）。×48 000

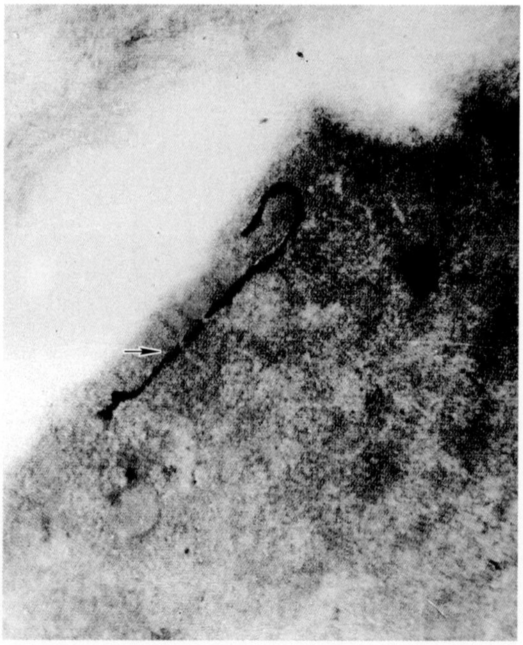

图 2-12 线状溶酶体（大鼠小脑）

浦肯野细胞内可见ACP阳性的线状溶酶体（→）。×30 000

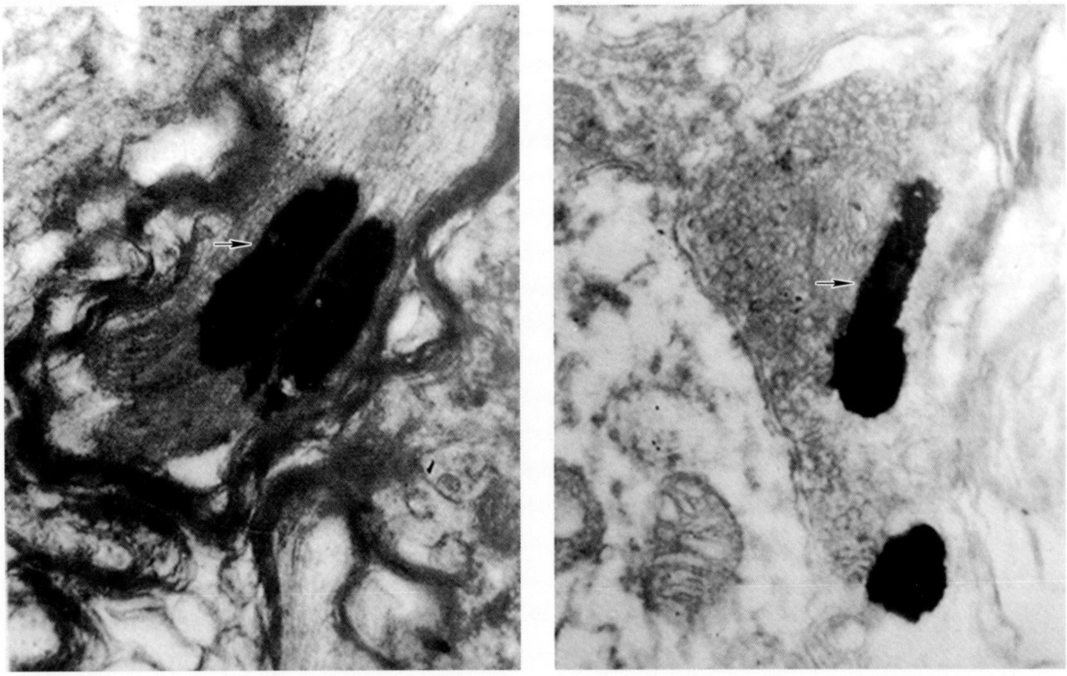

图 2-13 长杆状溶酶体（大鼠脊髓）
神经元轴突及突触内可见 TMP 酶阳性的长杆状溶酶体（→）。×25 000

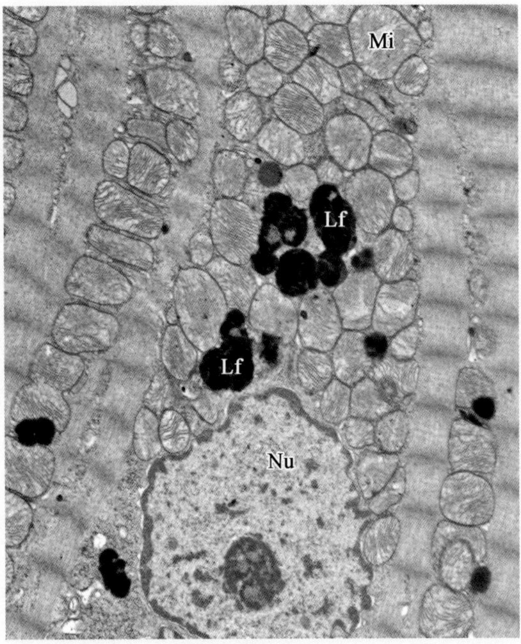

图 2-14 脂褐素（大鼠心肌）
心肌细胞局部胞质内可见高电子密度形态不规则的脂褐素（Lf）。图中亦可见细胞核（Nu）、线粒体（Mi）。×10 000

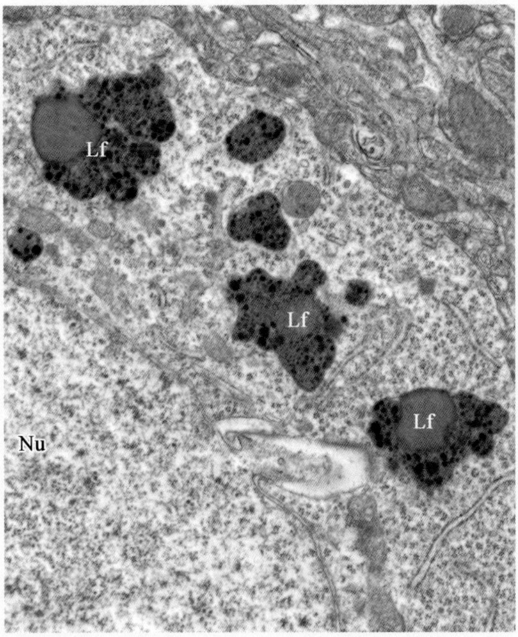

图 2-15 脂褐素（大鼠下丘脑）
神经元细胞核（Nu）周围的胞质中可见高电子密度形态不规则的脂褐素（Lf）。×25 000

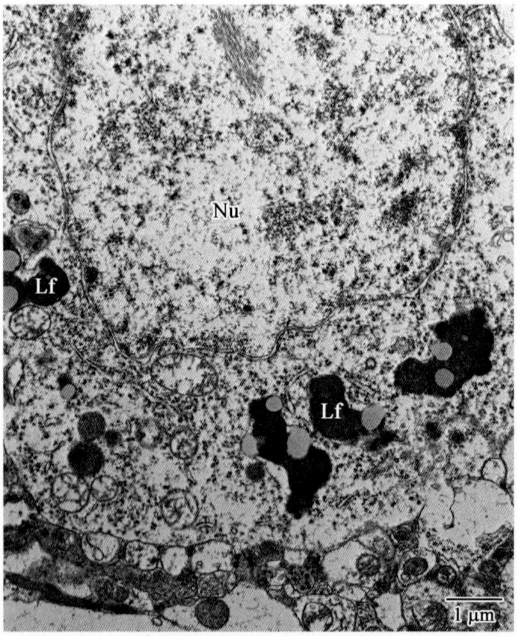

图 2-16　脂褐素（小鼠海马）
神经元细胞核（Nu）周围胞质中可见高电子密度形态不规则的脂褐素（Lf）。×12 000

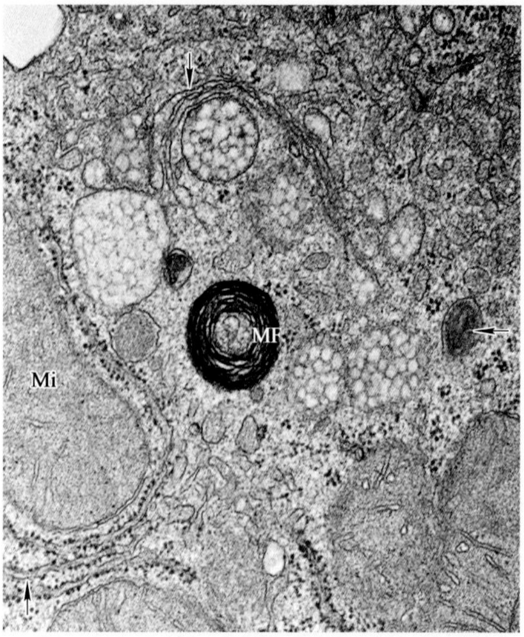

图 2-17　髓样小体（小鼠肝细胞）
髓样小体（MF）呈圆形，内部可见大量板层排列的膜，电子密度较高。图中亦可见粗面内质网（↑）、线粒体（Mi）、溶酶体（←）、高尔基复合体（↓）。×40 000

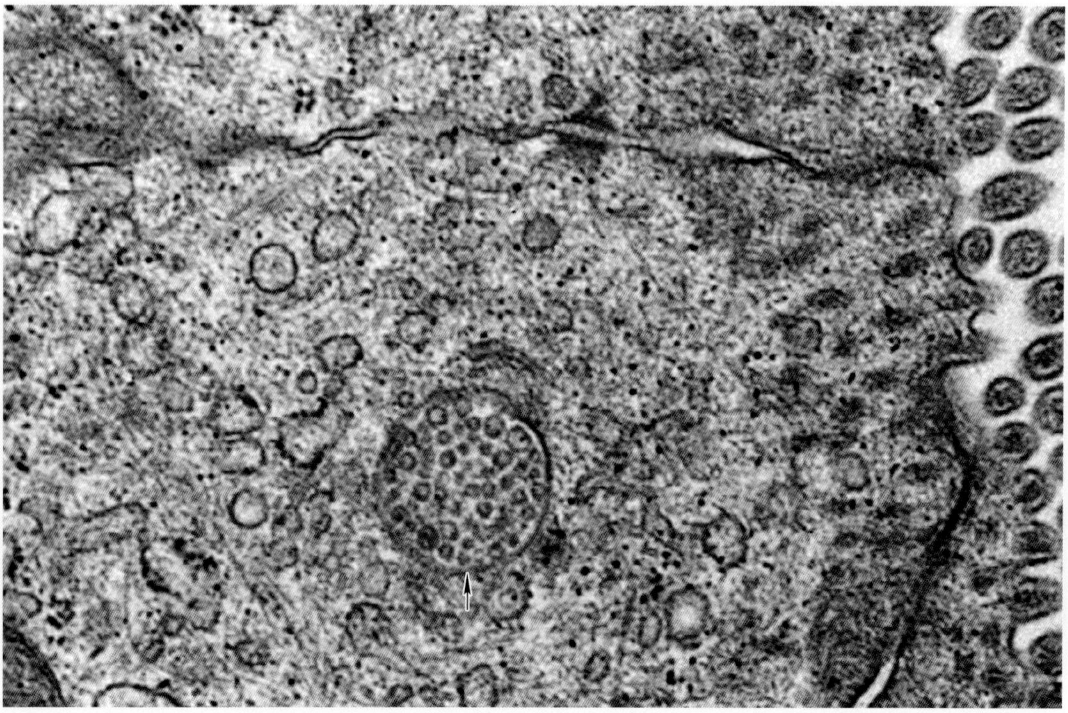

图 2-18　多泡体（小鼠空肠上皮细胞）
多泡体内含许多小泡，外有膜包裹（↑）。×25 000

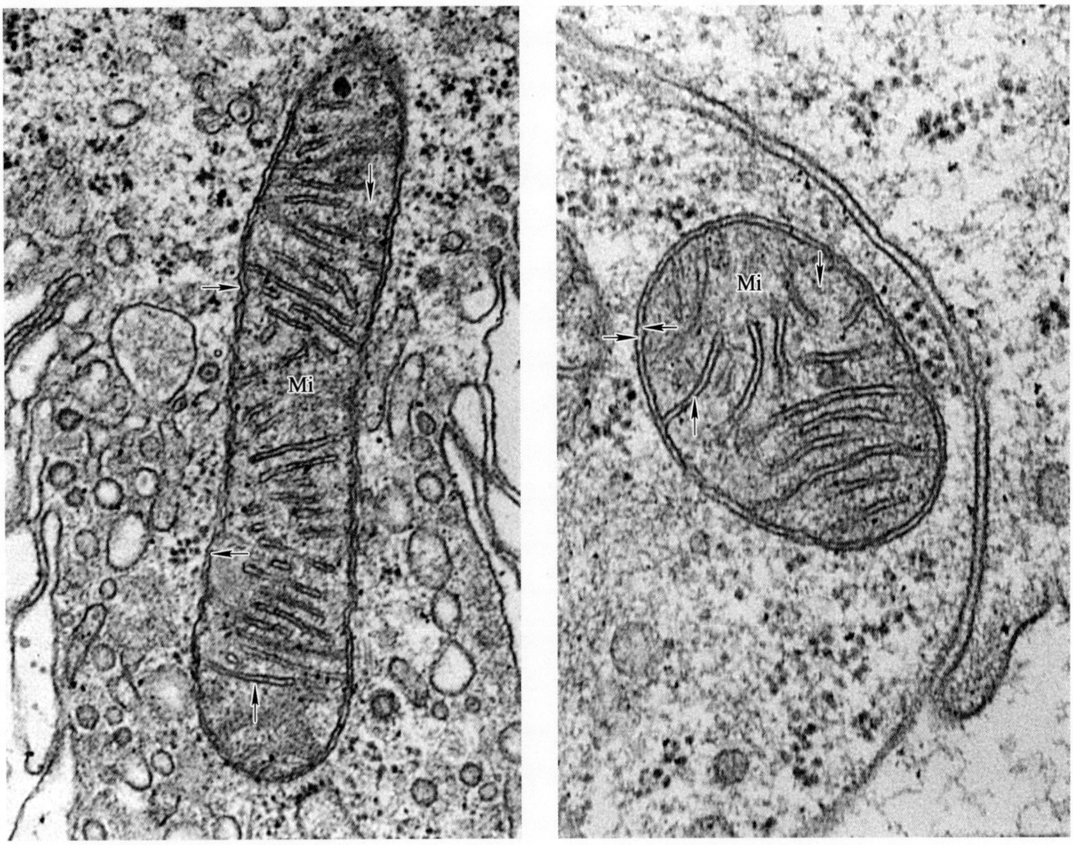

图 2-19　线粒体（小鼠空肠上皮细胞）

线粒体（Mi）由内（←）、外（→）两层膜构成，内膜和嵴（↑）相连续，嵴和内膜垂直，形成平行排列板层，嵴间腔内可见线粒体基质（↓）。×40 000

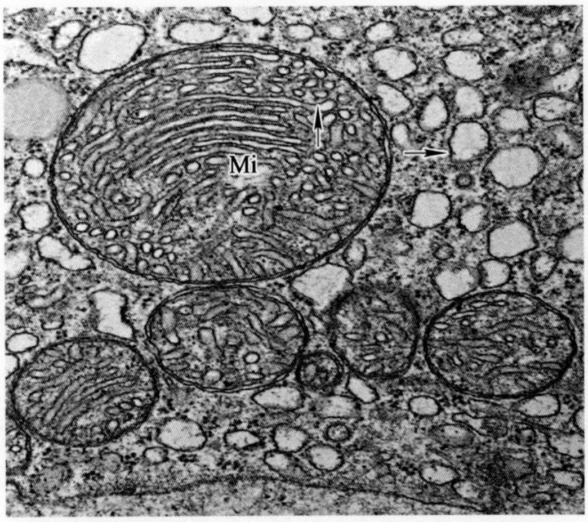

图 2-20　管状嵴线粒体（小鼠卵泡细胞）

颗粒细胞内线粒体（Mi），嵴呈管泡状（↑）。图中亦可见滑面内质网（→）。×40 000

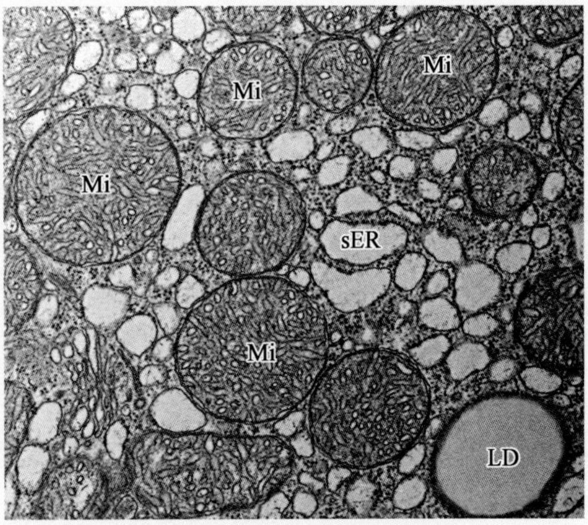

图 2-21　管状嵴线粒体（小鼠卵泡细胞）

颗粒细胞内线粒体（Mi），嵴呈管泡状。图中亦可见滑面内质网（sER）、脂滴（LD）。×30 000

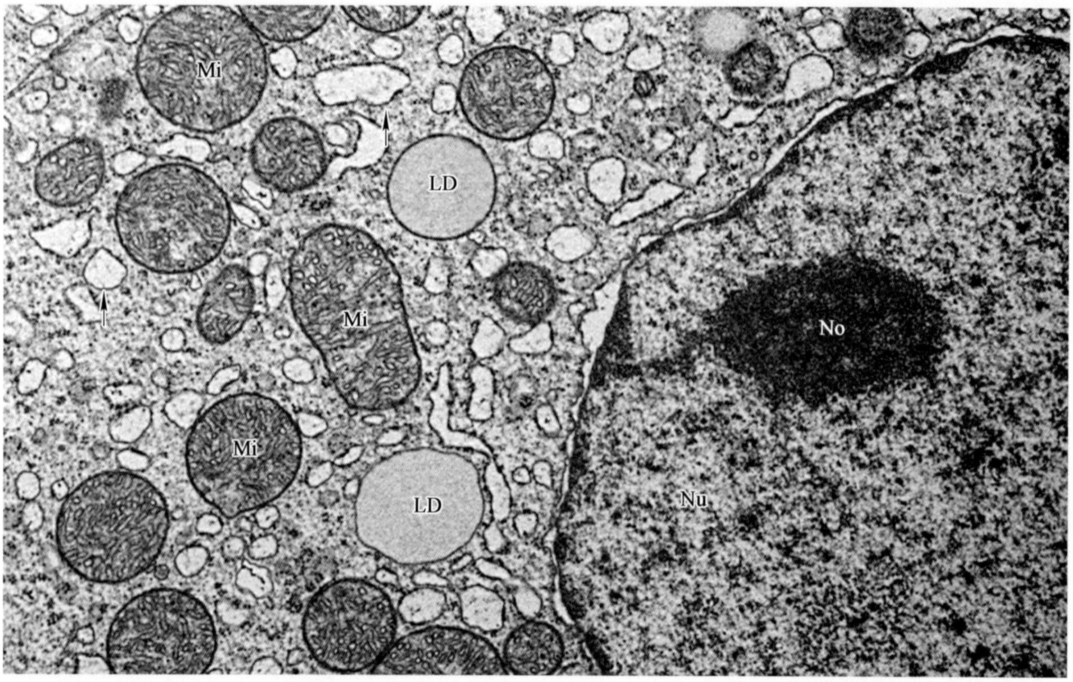

图 2-22 管状嵴线粒体（小鼠卵泡细胞）
颗粒细胞内线粒体（Mi），嵴呈管泡状。图中亦可见滑面内质网（↑）、脂滴（LD）、细胞核（Nu）和核仁（No）。×15 000

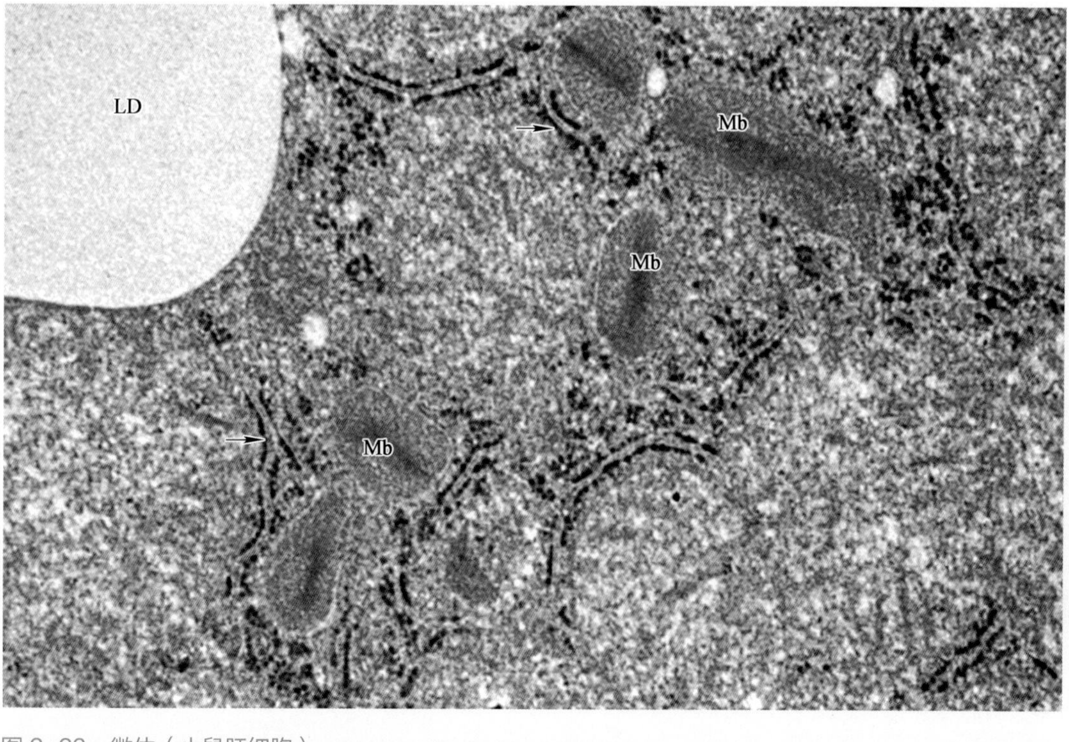

图 2-23 微体（小鼠肝细胞）
微体（Mb）外包界膜，内含细颗粒基质，内有致密的核芯。图中亦可见粗面内质网（→）和脂滴（LD）。×30 000

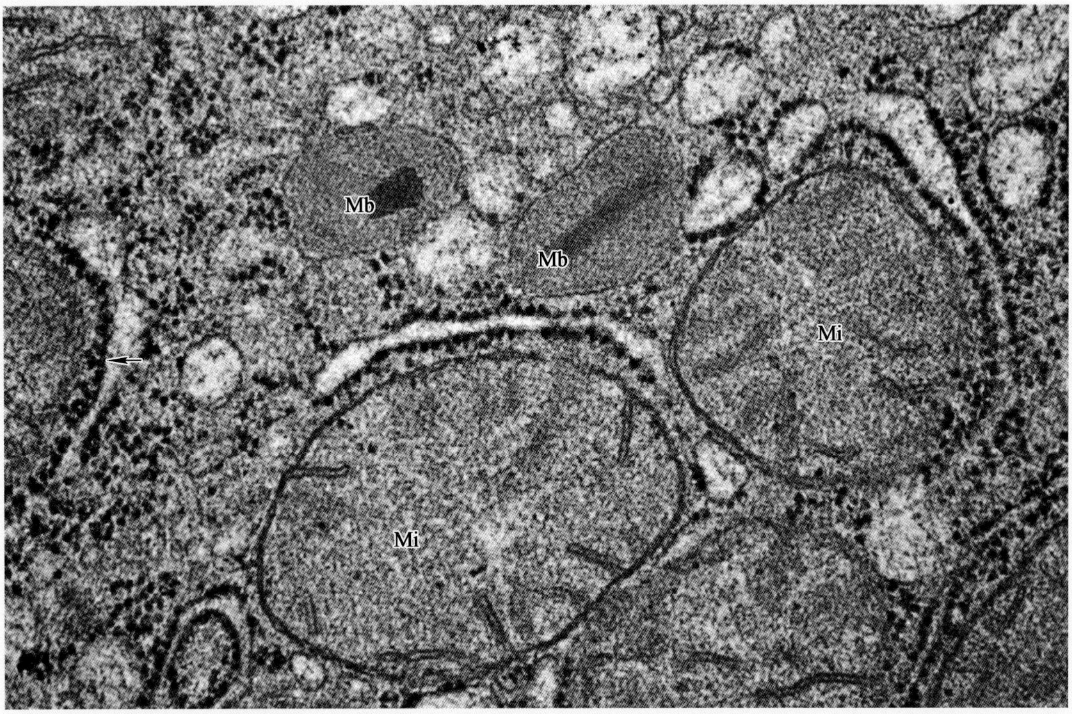

图 2-24 微体（小鼠肝细胞）

微体（Mb）有单位膜包绕，内含致密核芯。图中亦可见多个线粒体（Mi）和粗面内质网（←）。×50 000

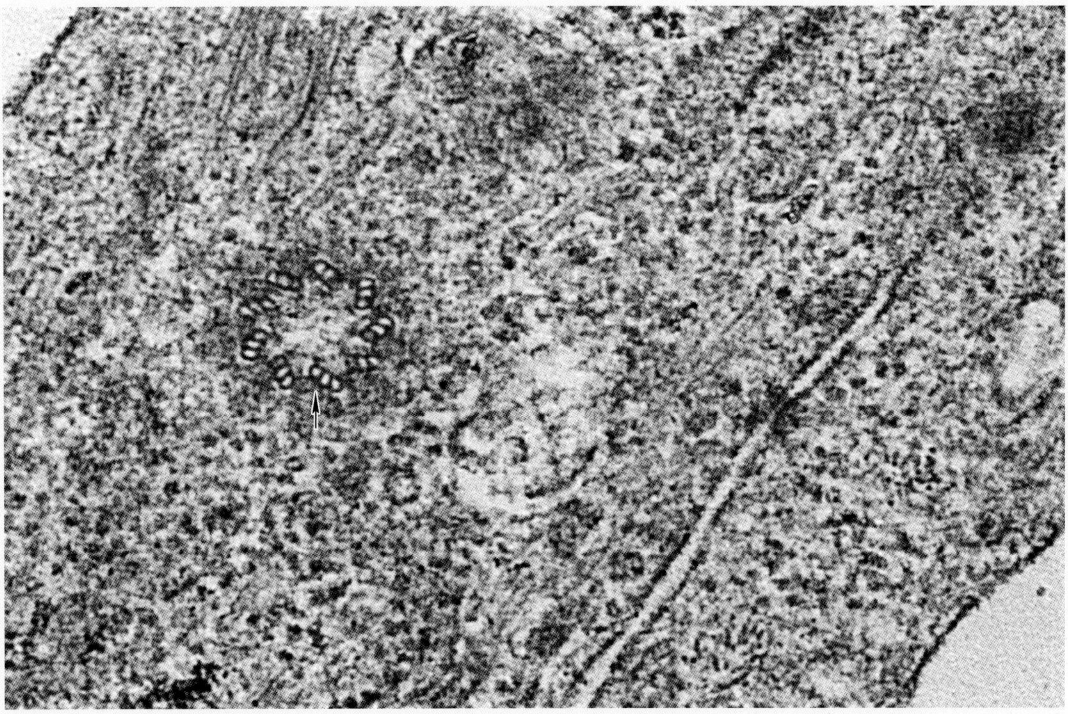

图 2-25 中心粒（体外培养细胞）

中心粒（↑）可见 9 组三联微管。×50 000

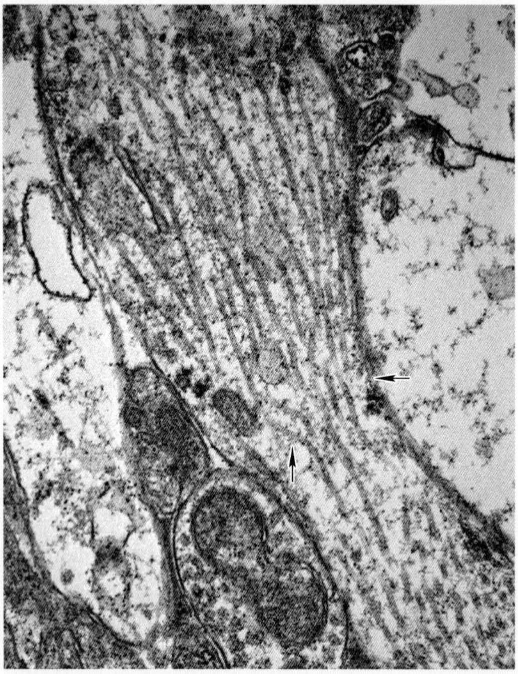

图 2-26 微管（小鼠海马）
中央可见神经元突起（←），其内可见大量纵行的微管（↑）。×50 000

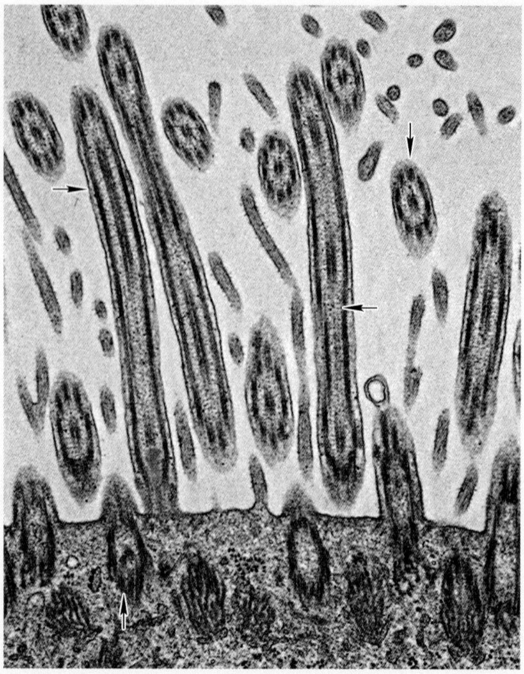

图 2-27 微管（小鼠输卵管上皮纤毛细胞）
图中长指状突起为纤毛纵断（→），其内可见多条纵行微管（←），亦可见纤毛横断（↓）、基体（↑）。×25 000

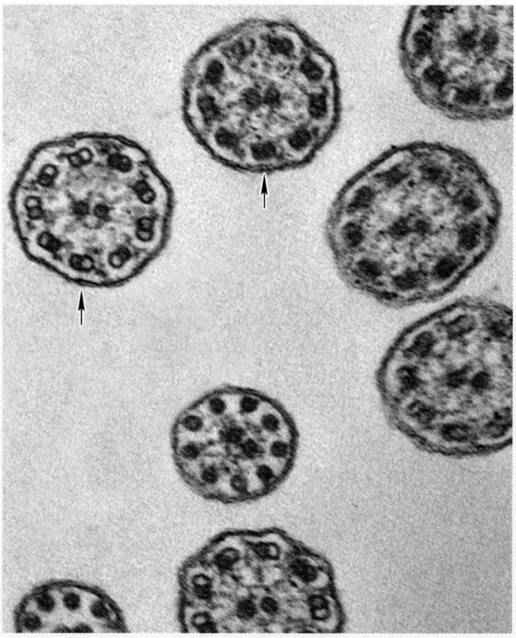

图 2-28 微管（小鼠输卵管上皮纤毛细胞）
图中所示多个圆形结构为输卵管黏膜上皮细胞纤毛的横断（↑），其中央可见两条单独的微管，周围为 9 组二联微管。×80 000

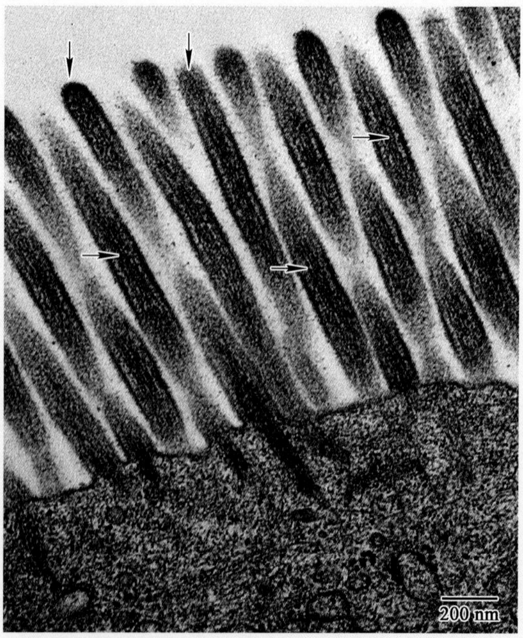

图 2-29 微丝（小鼠空肠上皮细胞）
空肠黏膜上皮细胞游离面可见微绒毛（↓），其内可见纵行的微丝（→）。×60 000

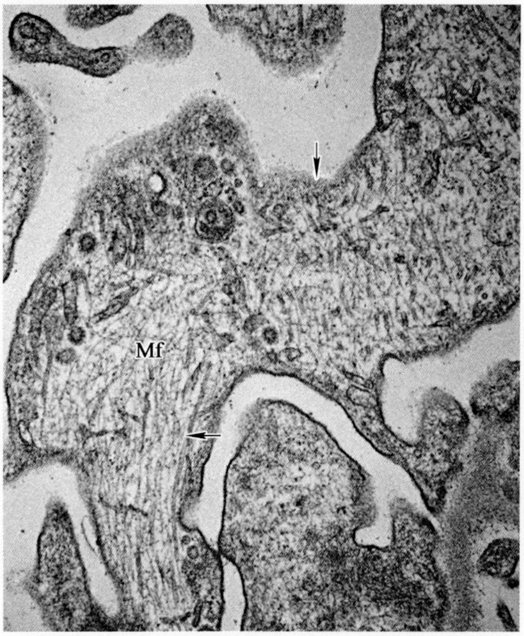

图2-30 微丝（小鼠肾足细胞）

图中所示结构为足细胞突起（↓），其内可见大量微丝（Mf），亦可见微管（←）。×40 000

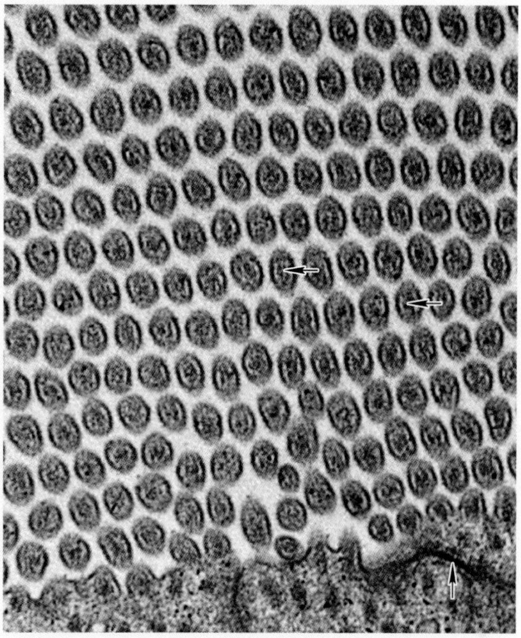

图2-31 微丝（小鼠空肠上皮）

空肠黏膜上皮细胞可见大量微绒毛横断，其内可见横断的微丝（←），亦可见相邻细胞之间的细胞连接（↑）。×25 000

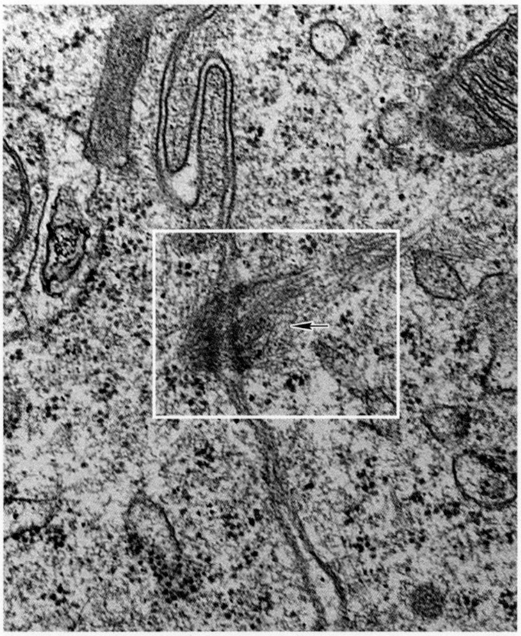

图2-32 角蛋白丝（小鼠空肠上皮）

框内所示结构为桥粒，可见角蛋白丝（←）与桥粒垂直分布。×50 000

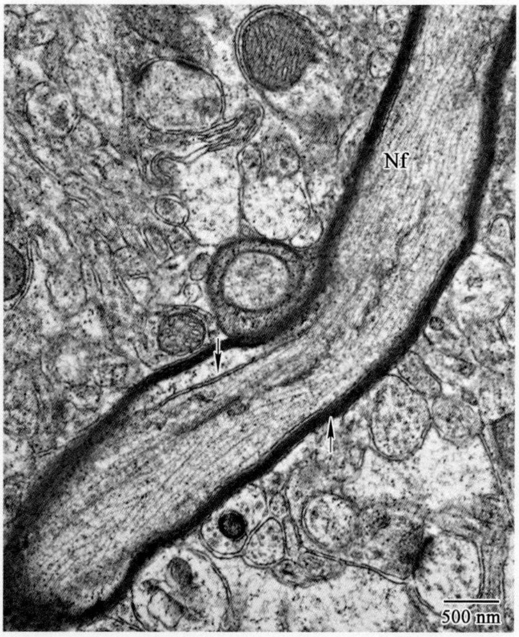

图2-33 神经丝（小鼠海马）

图中央所示为有髓神经纤维（↑），在其中央轴突内可见丰富的神经丝（Nf），有几根较粗节段为微管（↓）。×30 000

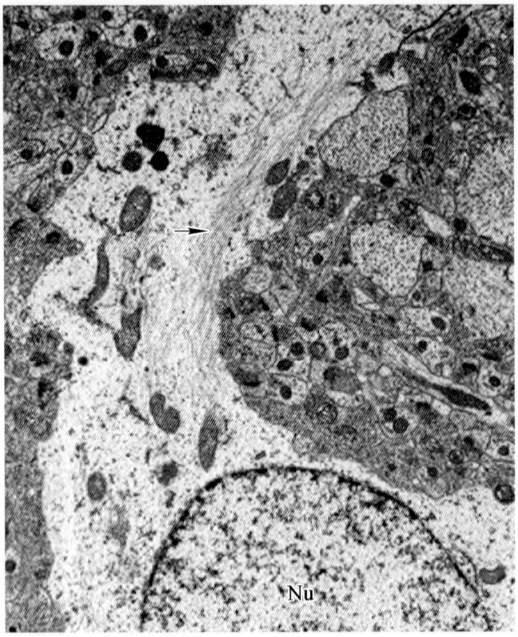

图 2-34 神经胶质丝（小鼠脑）

可见大量神经胶质丝（→）分布于纤维性星形胶质细胞突起内。图中亦可见细胞核（Nu）。×5 200

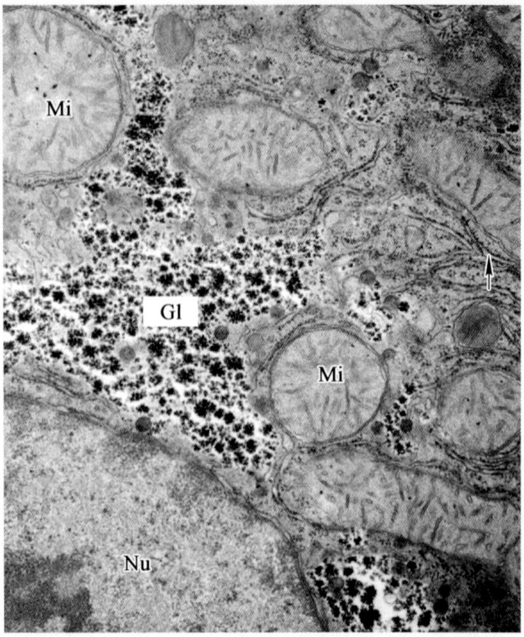

图 2-35 糖原颗粒（大鼠肝细胞）

肝细胞糖原（Gl）颗粒较丰富，多聚集成玫瑰花结状，亦可见丰富的线粒体（Mi）、粗面内质网（↑）、细胞核（Nu）。×31 200

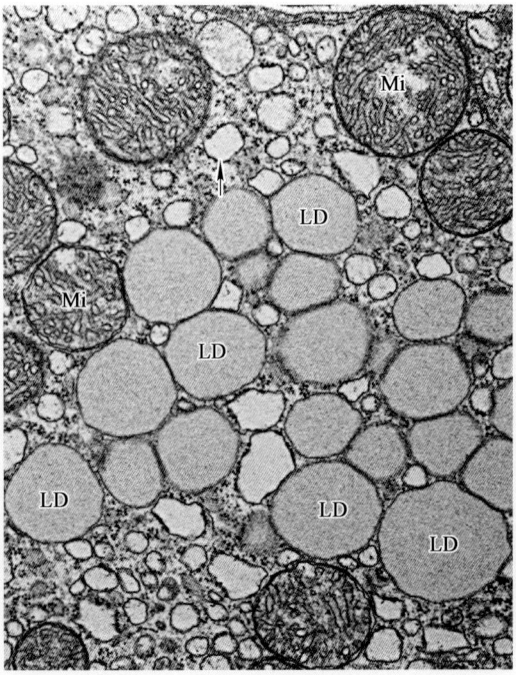

图 2-36 脂滴（小鼠颗粒黄体细胞）

脂滴（LD）呈圆形，低电子密度。图中亦可见管状嵴线粒体（Mi）和滑面内质网（↑）。×20 000

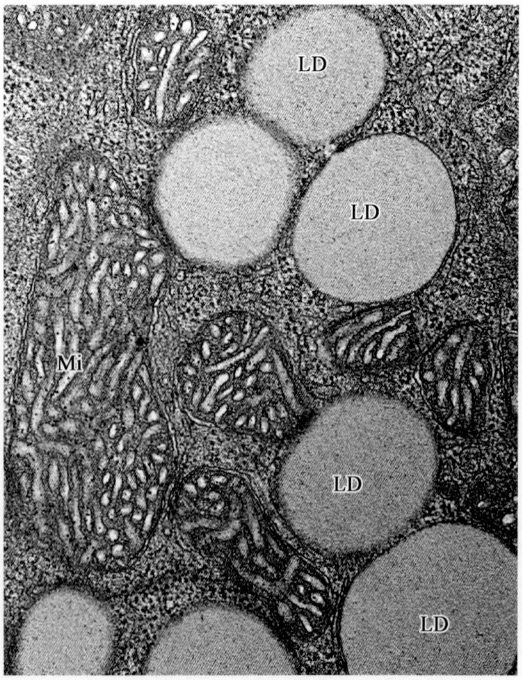

图 2-37 脂滴（小鼠颗粒黄体细胞）

脂滴（LD）呈圆形，低电子密度。图中亦可见管状嵴线粒体（Mi）。×40 000

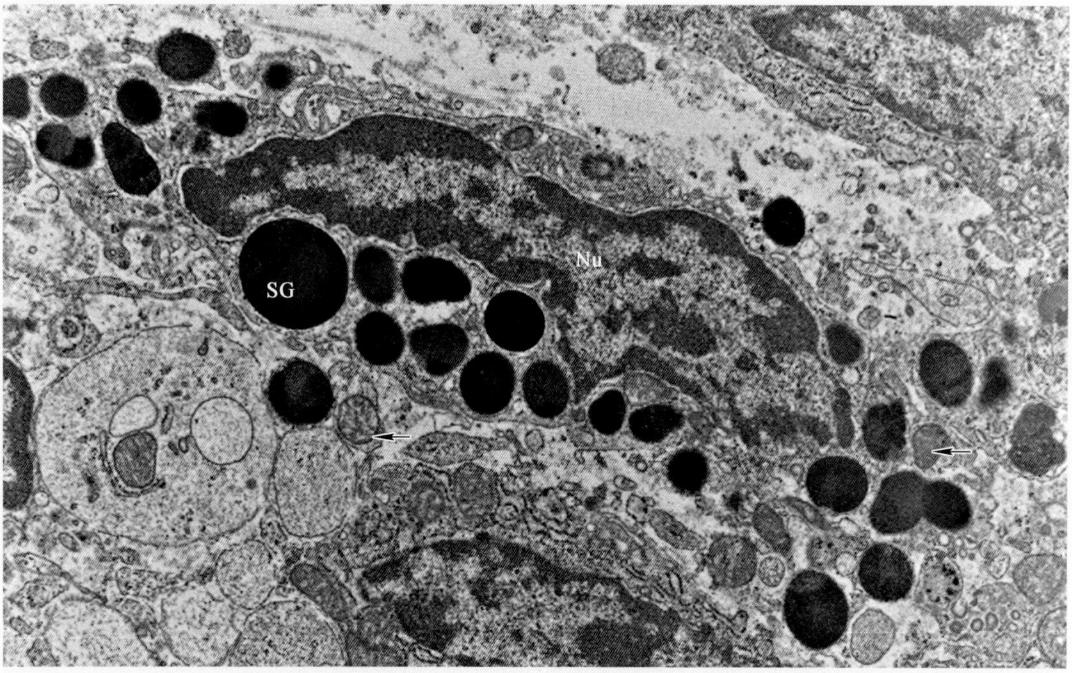

图 2-38　分泌颗粒（小鼠输卵管固有层）

中央为肥大细胞，胞质内可见大量电子密度高的圆形或椭圆形的分泌颗粒（SG），细胞核（Nu）位于细胞中央。胞质内亦可见线粒体（←）。×10 000

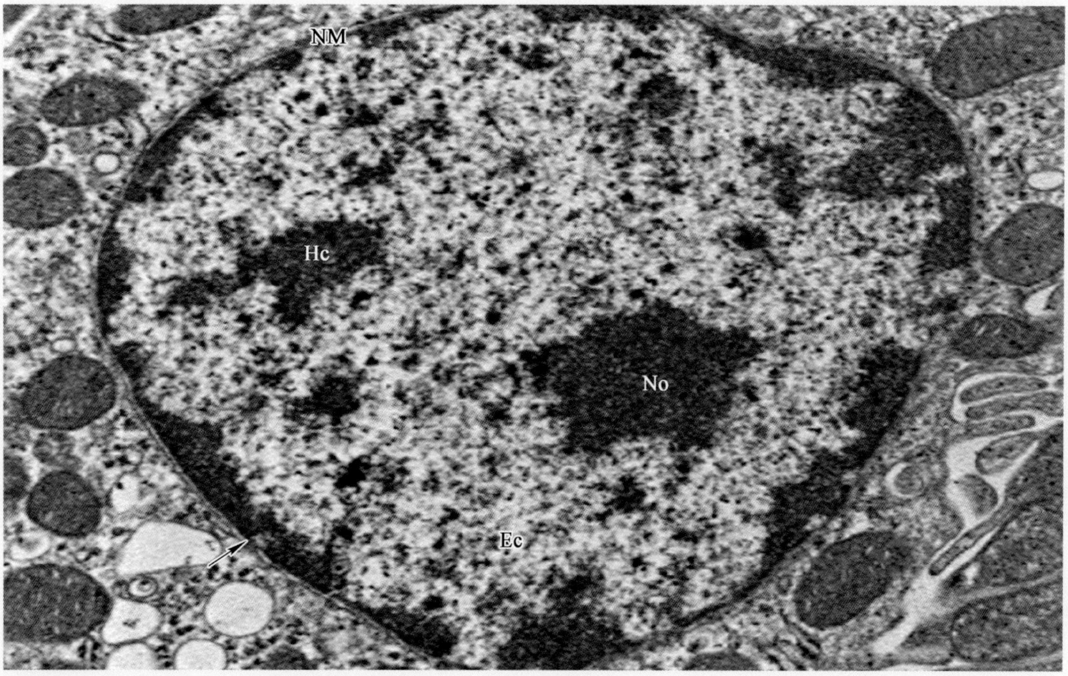

图 2-39　细胞核（小鼠肾小管上皮细胞）

核膜（NM）由两层单位膜构成，核仁（No）位于中心，异染色质（Hc）呈高电子密度的团块分散在核内和聚集在核膜内侧，常染色质（Ec）电子密度低，分散在核质中，亦可见核膜孔（↗）。×12 000

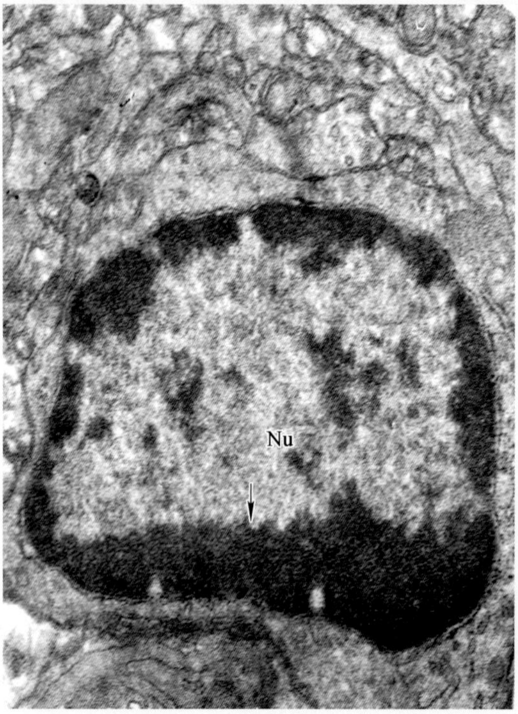

图 2-40　细胞凋亡（大鼠杏仁核）
可见神经元细胞核（Nu）内染色质边集（↓）。×12 000

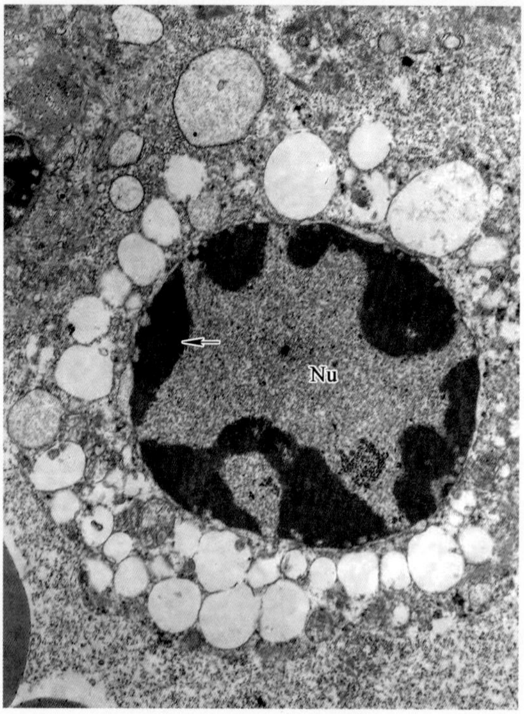

图 2-41　细胞凋亡（HeLa 细胞）
可见 HeLa 细胞核（Nu）内染色质边集（←）。×15 000

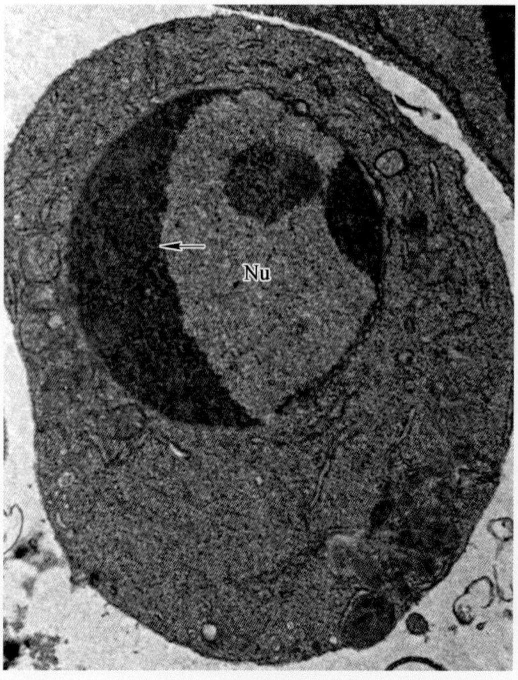

图 2-42　细胞凋亡（小鼠肝组织分离细胞）
可见细胞核（Nu）内染色质固缩成块状，边集于核膜下，形成新月形小体（←）。×12 000

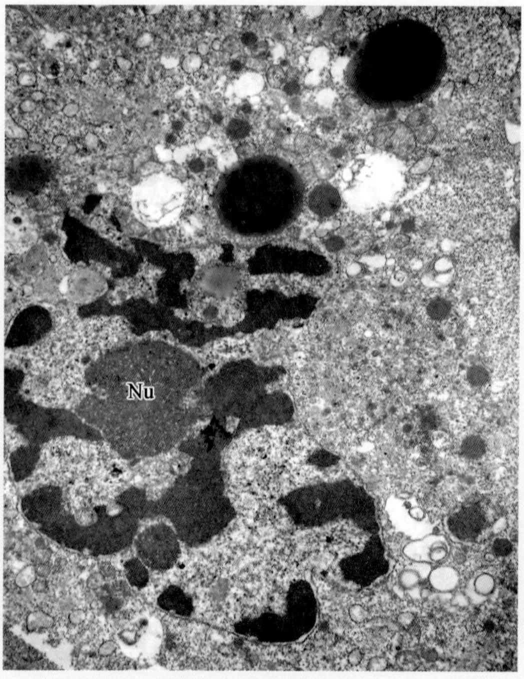

图 2-43　细胞凋亡（HeLa 细胞）
凋亡晚期可见细胞核（Nu）碎裂。×17 000

第3章

上皮组织

上皮组织（epithelial tissue）简称上皮（epithelium），由许多形状规则、排列紧密的细胞和极少量细胞间质组成。上皮细胞的结构和功能活动具有明显的极性（polarity），朝向体表或管腔内的一面称游离面（free surface）；相对的另一面是基底面（basal surface），借基膜与结缔组织相接。

上皮组织可分为被覆上皮、腺上皮和感觉上皮等。

一、被 覆 上 皮

被覆上皮（covering epithelium）覆盖于机体表面或衬于体内各种管、腔及囊的内表面。根据上皮细胞的排列层数，可将被覆上皮分为单层上皮（simple epithelium）和复层上皮（stratified epithelium）。按细胞形态（复层上皮则按浅层细胞形态）又可进一步分为扁平、立方和柱状等多种类型。

（一）单层扁平上皮

单层扁平上皮（simple squamous epithelium）由一层扁平而薄的细胞构成。衬于心脏、血管或淋巴管腔面的单层扁平上皮称内皮（endothelium）（图 3-1），而衬于胸膜、腹膜及心包膜腔面的单层扁平上皮称间皮（mesothelium）。肺泡和肾小囊壁层也是单层扁平上皮（图 3-2）。垂直切面观，细胞核呈椭圆形，细胞质很薄，只有含核的部分略厚。此种上皮游离面光滑，有利于血液、淋巴液流动，或便于内脏器官活动。

（二）单层立方上皮

单层立方上皮（simple cuboidal epithelium）由一层近似立方形的细胞构成，分布于肾小管等处。垂直切面观，细胞大致呈正方形，核圆，居中（图 3-3）。此种上皮细胞具有分泌或吸收功能。

（三）单层柱状上皮

单层柱状上皮（simple columnar epithelium）由一层棱柱状细胞构成，分布于胃肠、胆囊等处黏膜。细胞核呈椭圆形，其长轴与细胞长轴平行，靠近细胞基底部。细胞游离面常有丰富的微绒毛，侧面常有明显的连接复合体（见本章上皮细胞的特殊结构）。在肠壁的单层柱状上皮细胞之间，还有杯状细胞（goblet cell，GC）。

（四）假复层柱状上皮

假复层柱状上皮（pseudostratified columnar epithelium）分布于呼吸管道、输精管的腔面和一些较大的导管（图 3–4）等处。气管的假复层纤毛柱状上皮由柱状细胞、梭形细胞、锥体形细胞和杯状细胞等组成，其中柱状细胞游离面有丰富的纤毛。杯状细胞形似高脚杯，底部狭窄，核位于底部，顶部膨大，充满黏原颗粒，内含黏蛋白（图 3–5）。所有细胞的基底面均附着在基膜上，但由于细胞高矮不一，核的位置高低不齐地排列在不同的水平面上。

（五）复层扁平上皮

复层扁平（鳞状）上皮（stratified squamous epithelium）由多层细胞组成。根据表层细胞是否角化，分为角化复层扁平上皮和未角化复层扁平上皮。浅层细胞扁平，中间数层细胞为多边形，基底层细胞呈矮柱状或立方形。

（六）复层柱状上皮

复层柱状上皮（stratified columnar epithelium）的表层细胞为柱状，排列整齐，中间几层细胞为多边形，基底层是矮柱状细胞。

（七）变移上皮

变移上皮（transitional epithelium）又称移行上皮，分布于膀胱、输尿管等处。上皮细胞的形态和层数可随所在器官的收缩和扩张状态不同而改变。当膀胱收缩时，上皮较厚，细胞层数较多，细胞较高。表层细胞较大，多呈多角形，可覆盖几个中间层细胞，称盖细胞（dome-shaped cell，DC）（图 3–6，图 3–7）。

二、腺上皮与腺

由腺细胞组成，以分泌功能为主的上皮称腺上皮（glandular epithelium）。以腺上皮为主要成分构成的器官称腺（gland）。有的腺分泌物（蛋白质、脂质等）经导管排至体表或器官腔内，称为外分泌腺，如唾液腺、皮脂腺等。有的腺没有导管，分泌物（为激素）释放入血，称为内分泌腺（endocrine gland），如甲状腺、肾上腺和垂体等（见第 13 章内分泌系统）。

外分泌腺按组成的细胞数目分为单细胞腺和多细胞腺。多细胞腺一般由分泌部和导管两部分组成，分泌部因其常呈泡状或管泡状，称为腺泡。腺细胞形态结构因分泌物的性质

和功能状态不同而有明显差异，消化系统和呼吸系统的腺细胞一般可分为浆液细胞和黏液细胞两种。

（一）浆液细胞

浆液细胞（serous cell）大多呈锥体形或柱状，核圆形，靠近细胞基底部，管腔面有短小而稀疏的微绒毛，顶部胞质充满有界膜的酶原颗粒（zymogen granule），界膜与顶部细胞膜融合，释放颗粒内容物。细胞基底部有密集的粗面内质网，核上方有发达的高尔基复合体（图 3–8）。具有这些结构特点的细胞又称蛋白质分泌细胞（protein-secreting cell）。这些细胞器的规律分布也反映了腺细胞合成与分泌蛋白质的过程。

（二）黏液细胞

黏液细胞（mucous cell）也称糖蛋白分泌细胞（glycoprotein-secreting cell），除了具有蛋白质分泌细胞的结构特点外，其细胞顶部胞质充满大量黏原颗粒（mucinogen granule，MG）（图 3–9）。

上述两种腺细胞分别组成浆液腺泡和黏液腺泡。由这两种腺细胞共同组成的腺泡称混合腺泡。分泌部完全由浆液腺泡构成的腺称为浆液腺，如腮腺；完全由黏液腺泡构成的腺称为黏液腺，如十二指肠腺；由三种腺泡共同构成的腺称为混合腺，如舌下腺（图 3–10）和气管腺等。在唾液腺的腺细胞与基膜之间有肌上皮细胞（myoepithelial cell，MC）分布，细胞扁平，有突起，细胞质内含微丝，其收缩可促使腺泡的分泌物排入导管（图 3–9）。

三、上皮组织的特殊结构

上皮细胞具有极性，在它的游离面、基底面和侧面常分化出一些特殊的结构。

（一）上皮细胞的游离面

1. 微绒毛（microvillus，Mv）　是上皮细胞游离面的细胞膜和细胞质共同伸出的细小指状突起，直径约 0.1 μm。小肠黏膜上皮细胞游离面的微绒毛内可见许多纵行的微丝，其上端直抵微绒毛的顶部，下端与细胞质顶部的终末网（terminal web，TW）相连（图 3–11）。终末网为顶部细胞质中与细胞游离面平行的微丝网，其末端固着于细胞侧面的中间连接处。

2. 纤毛（cilium，Ci）　是上皮细胞游离面伸出的突起，比微绒毛粗且长。纤毛长 5 ~ 10 μm，直径 0.3 ~ 0.5 μm。纤毛中含有纵行排列的微管，中央为 2 条单独的微管，周围有 9 组二联微管。纤毛根部有一个致密颗粒，称基体（basal body，BB），位于细胞顶部的细胞质内，其结构与中心粒基本相同，纤毛的微管与基体的微管相连，基体可能是纤毛微管的最初形成点。（图 3–12）

（二）上皮细胞的侧面

在相邻上皮细胞的侧面上，分化出一些特殊结构以加强细胞间的连接或相互沟通，称细胞连接（cell junction，CJ）。

1. 紧密连接（tight junction，TJ） 又称闭锁小带（zonula occludens，ZO），常见于单层柱状上皮和单层立方上皮，呈带状环绕细胞的顶部（图 3–13，图 3–14）。电镜技术证明，相邻细胞膜外侧的膜蛋白颗粒相互对接，呈网格状融合，细胞间隙消失；未融合处，有 10 ~ 15 nm 宽的间隙。

2. 中间连接（intermediate junction，IJ） 又称黏着小带（zonula adherens，ZA），常位于紧密连接下方，呈带状环绕着上皮细胞（图 3–14）。相邻细胞膜间宽 15 ~ 25 nm，其中充以丝状物连接相邻细胞膜。细胞膜的细胞质面有薄层致密物质和微丝，微丝参与构成终末网。

3. 桥粒（desmosome，Ds） 又称黏着斑（macula adherens，MA），呈大小不等的斑状，位于中间连接的深部。连接区的细胞间隙为 20 ~ 30 nm，其中有电子密度较低的丝状物，丝状物在间隙中间密集交织而成致密的中间线（图 3–14）。细胞膜的胞质面有较厚的电子致密物质构成的附着板，胞质内有许多角蛋白丝襻附于附着板上，还有一些跨膜细丝穿过附着板伸入细胞间隙，与中间线的细丝网相连。

4. 缝隙连接（gap junction，GJ） 又称通讯连接（communication junction），呈斑块状，电镜下可见连接处的细胞膜高度平行，间隙仅有 2 ~ 4 nm（图 3–15）。

以上四种细胞连接，如果有两种或两种以上同时存在，则称为连接复合体（图 3–14）。

（三）上皮细胞的基底面

1. 基膜（basement membrane） 是上皮细胞基底面与深部结缔组织之间的一薄层均质膜，不同部位上皮的基膜厚薄不等，假复层纤毛柱状上皮和复层扁平上皮的基膜较厚。基膜分为两部分，靠近上皮的部分为基板（basal lamina，BL），与结缔组织相接的部分为网板（reticular lamina，RL）（图 3–16）。基板由上皮细胞分泌产生，厚 50 ~ 100 nm，可分为两层，紧贴上皮细胞基底面的一薄层为透明层（lamina lucida，LL），其下面是电子密度高的致密层（lamina densa，LD）。基板的主要成分为层粘连蛋白、纤连蛋白和Ⅳ型胶原蛋白等。网板由结缔组织中的成纤维细胞（fibroblast，F）分泌产生的纤维和基质构成。基膜有支持、连接和固着细胞的作用，能引导上皮细胞移动并影响细胞的增殖分化。基膜还是半透膜，有利于上皮细胞与深部结缔组织进行物质交换。

2. 半桥粒（hemidesmosome） 为上皮基底面上形成的半个桥粒结构，将上皮细胞固着在基膜上，质膜的内侧面有致密的附着板，角蛋白丝附着于板上（图 3–17）。

3. 质膜内褶（plasma membrane infolding，PMI） 是上皮细胞基底面的细胞膜折向细胞质所形成的膜褶。内褶周围细胞质内有许多与之平行排列的线粒体（图 3–18）。

（马海英 孔凡镇）

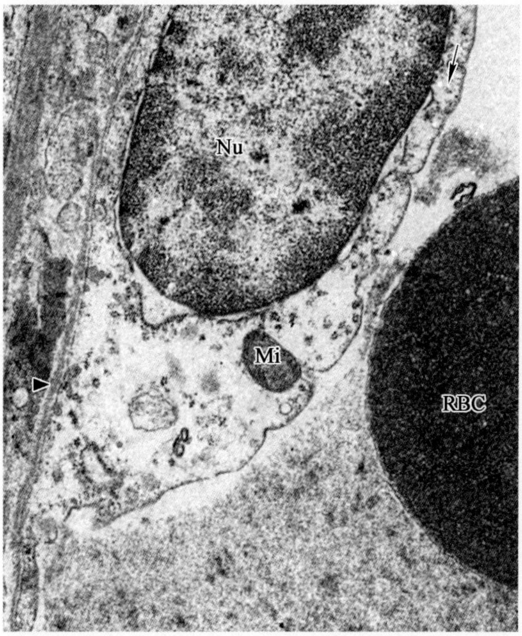

图 3-1 内皮（大耳白兔肾毛细血管）

内皮细胞有核（Nu）处略厚，其余部位很薄，胞质中可见吞饮小泡（↓）和线粒体（Mi），基底面可见基膜（▼），管腔内有红细胞（RBC）。×8 000

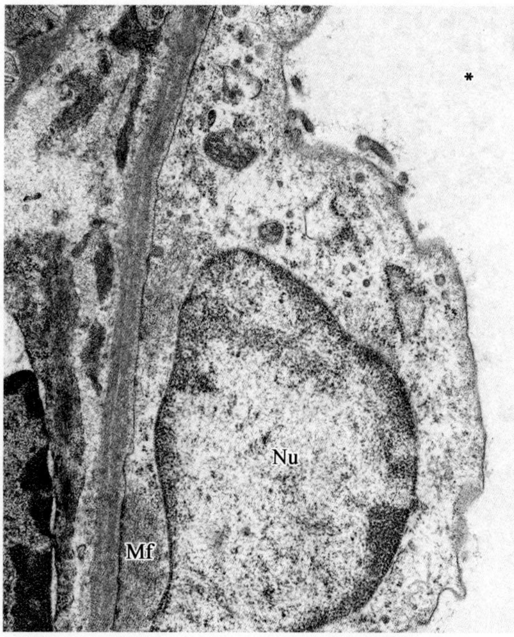

图 3-2 单层扁平上皮（大耳白兔肾小囊壁层）

细胞含核（Nu）处向肾小囊腔（*）内呈丘状隆起，其余细胞质薄，可见成束的微丝（Mf）。×8 000

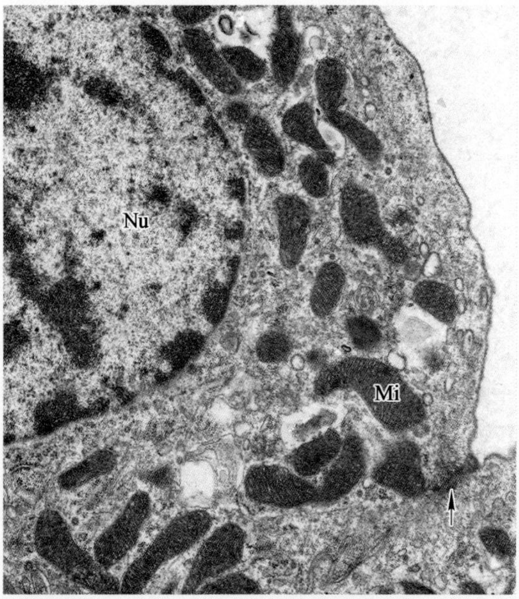

图 3-3 单层立方细胞（大耳白兔肾小管）

细胞呈近似立方形，细胞核（Nu）位于中央。胞质内可见许多线粒体（Mi），细胞间可见细胞连接（↑）。×8 000

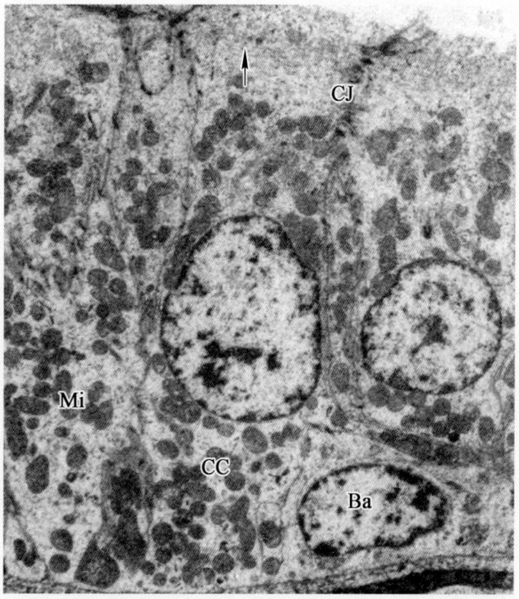

图 3-4 假复层柱状上皮（大耳白兔下颌下腺小叶间导管）

假复层柱状上皮由柱状细胞（CC）和基细胞（Ba）等组成。柱状细胞内有丰富的线粒体（Mi），顶部胞质含大量微丝（↑），可见细胞连接（CJ）。×2 500

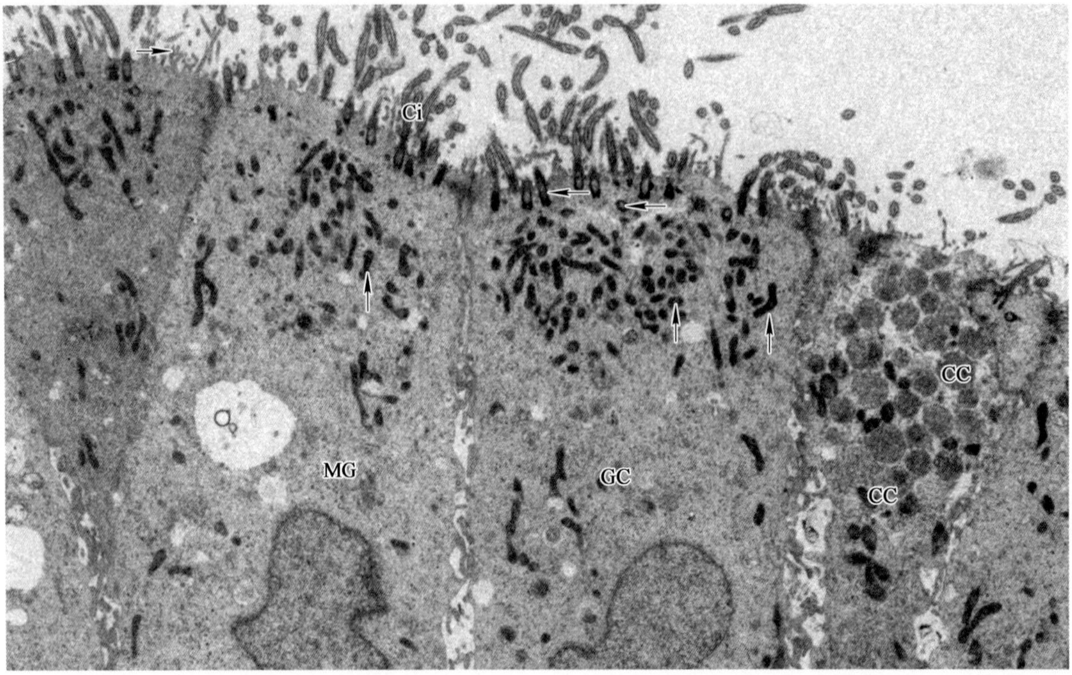

图 3-5 假复层纤毛柱状上皮（大耳白兔气管）
可见柱状细胞（CC）和杯状细胞（GC）。柱状细胞游离面有纤毛（Ci）和微绒毛（→），顶部胞质中可见基体（←）和丰富的线粒体（↑）。杯状细胞呈高脚杯状，顶部胞质含大量黏原颗粒（MG）。×2 500

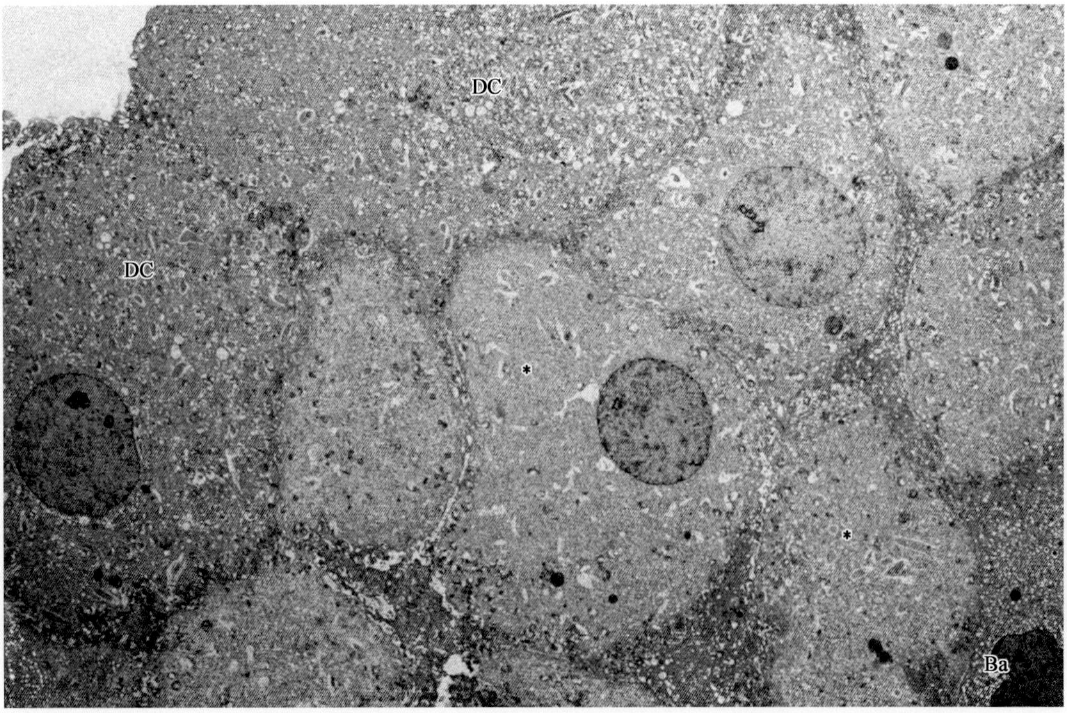

图 3-6 变移上皮（大耳白兔收缩状态膀胱上皮）
可见表层较大的盖细胞（DC）、中间层细胞（*）和基底层细胞（Ba）。×1 000

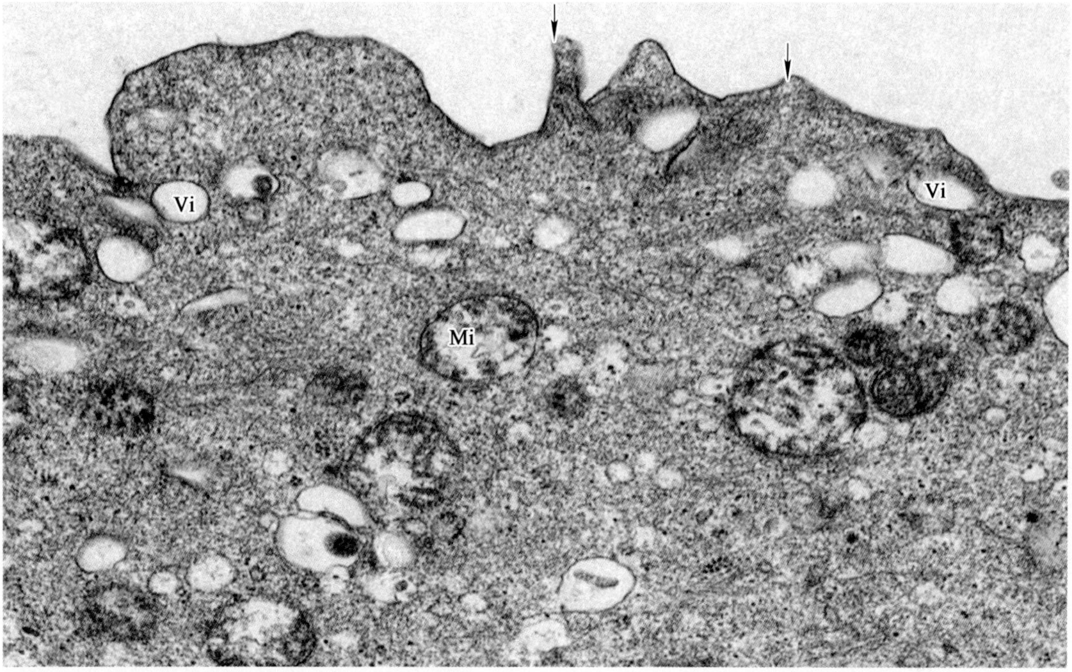

图 3-7　盖细胞（大耳白兔收缩状态膀胱上皮）

盖细胞表面的细胞膜有许多细小突起（↓），胞质内囊泡（Vi）常见与质膜凹陷相连，可见线粒体（Mi），细胞骨架丰富。×12 000

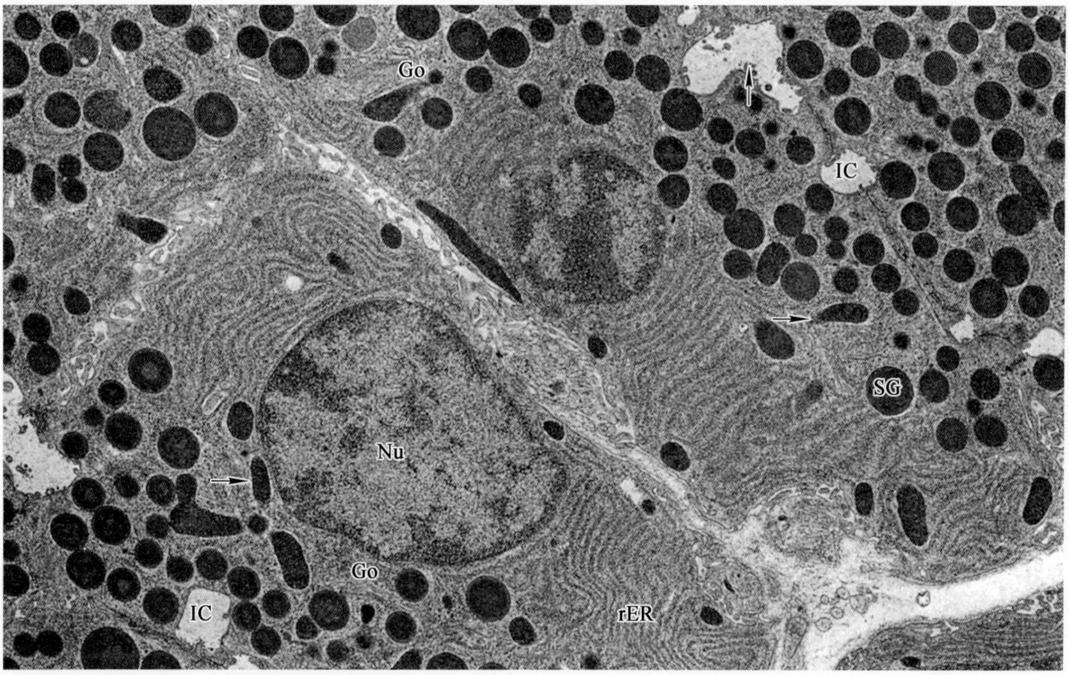

图 3-8　浆液细胞（小鼠腮腺）

可见锥体形或柱状的浆液细胞，腺细胞内可见细胞核（Nu）、分泌颗粒（SG）、粗面内质网（rER）、高尔基复合体（Go）、线粒体（→），细胞间可见分泌小管（IC）和短小的微绒毛（↑）。×5 000

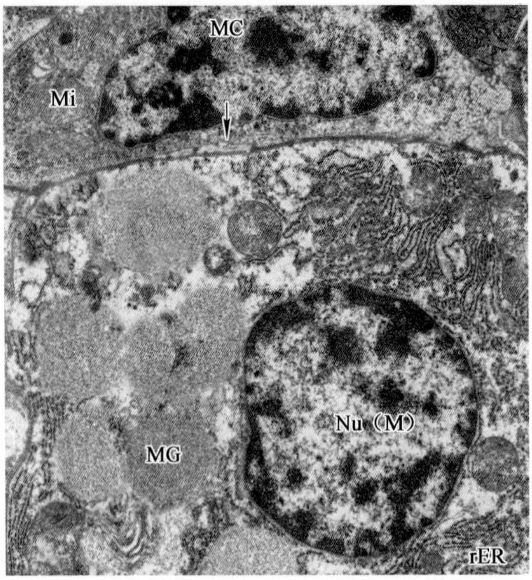

图 3-9　黏液细胞和肌上皮细胞（大耳白兔舌下腺）
可见黏液细胞核 [Nu（M）] 周围有丰富的粗面内质网（rER），胞质含大量黏液颗粒（MG）。肌上皮细胞（MC）位于黏液细胞与基膜之间，扁平，胞质内可见线粒体（Mi）和微丝（↓）。×6 000

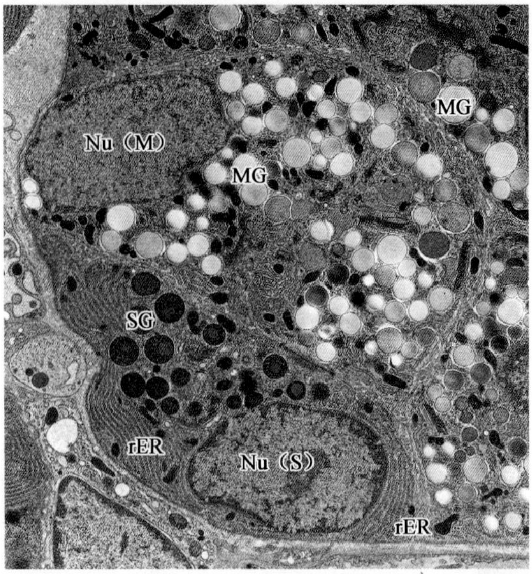

图 3-10　混合腺泡（小鼠舌下腺）
黏液细胞呈柱状或锥体形，细胞核 [Nu（M）] 位于基底部，胞质内可见低电子密度的黏液颗粒（MG）。浆液细胞胞质内有许多浆液颗粒（SG），细胞核 [Nu（S）] 周围可见丰富的粗面内质网（rER）。×5 500

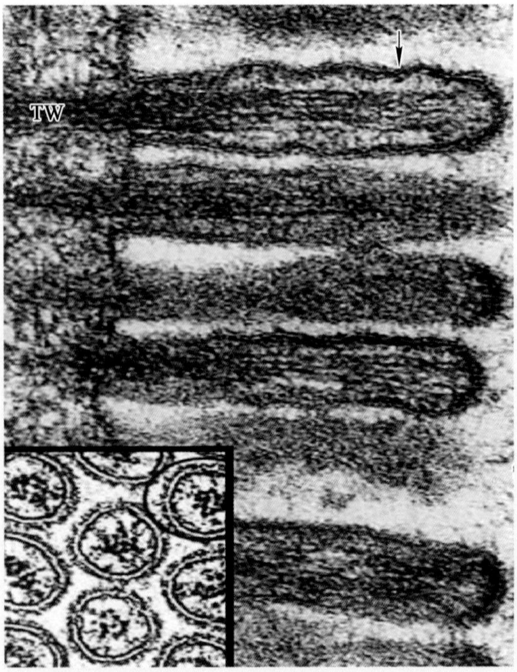

图 3-11　微绒毛（小鼠小肠上皮细胞）
可见微绒毛的纵切面（↓）和横断面（左下角），微绒毛内可见微丝与细胞质的终末网（TW）相连。×15 000

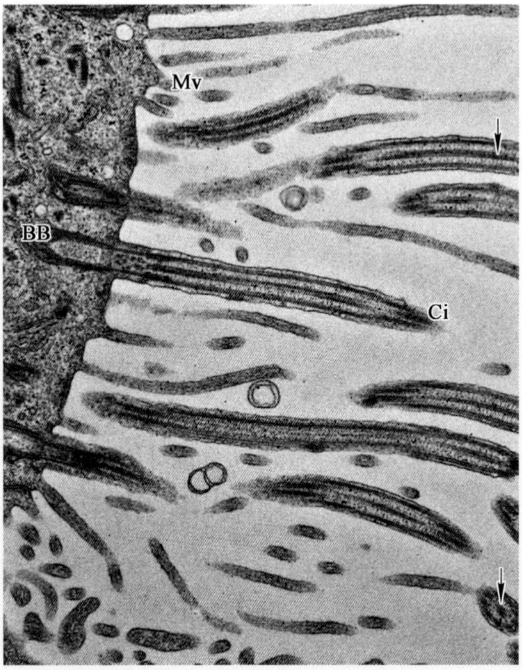

图 3-12　纤毛（小鼠气管上皮细胞）
可见纤毛（Ci）的纵切面和横断面中含有微管（↓），纤毛的基部有基体（BB），纤毛之间可见微绒毛（Mv）。×20 000

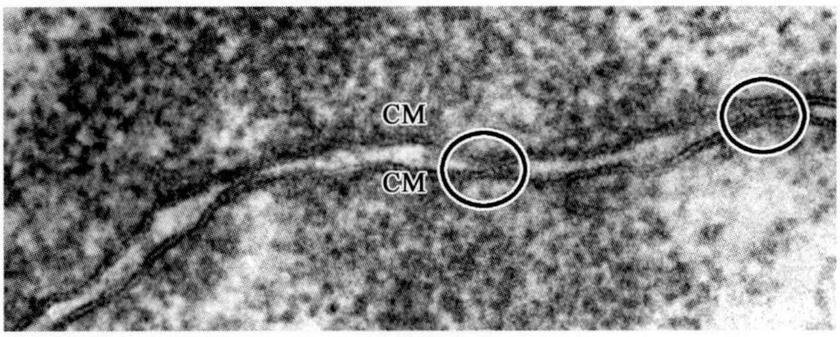

图 3-13　紧密连接（小鼠视网膜上皮细胞）
可见相邻的细胞膜（CM）之间的紧密连接（圆圈内）。×100 000

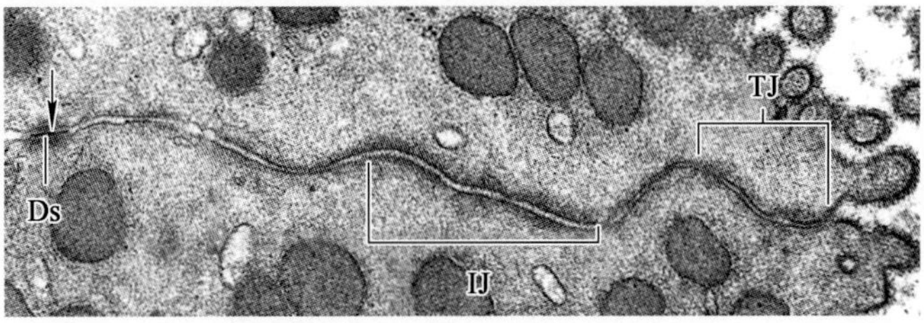

图 3-14　连接复合体（小鼠胃黏膜上皮细胞之间）
可见相邻的细胞膜之间的紧密连接（TJ）、中间连接（IJ）和桥粒（Ds），桥粒内可见中间线（→）。×30 000

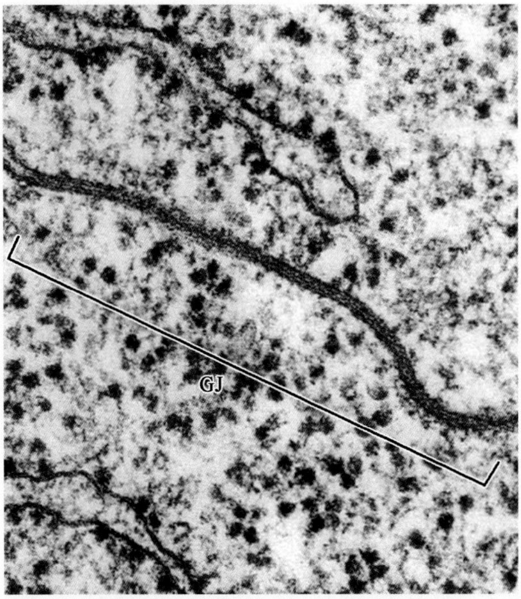

图 3-15　缝隙连接（小鼠空肠上皮细胞之间）
可见相邻细胞膜之间的缝隙连接（GJ）。×80 000

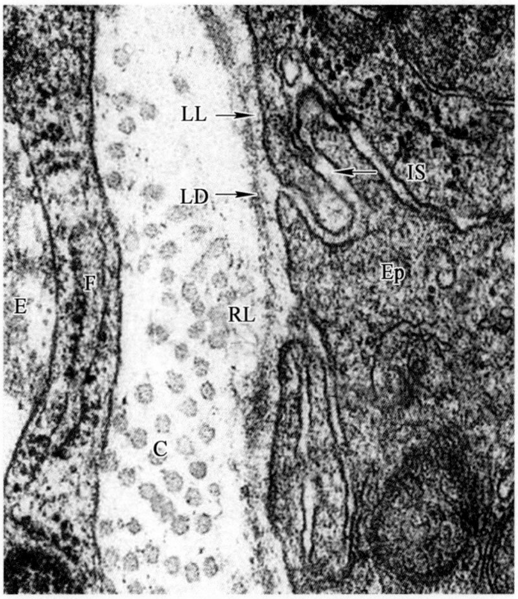

图 3-16　基膜（小鼠气管）
基膜分为基板和网板（RL）两部分，基板包含透明层（LL）和致密层（LD）两层，基膜不间断地穿过上皮细胞（Ep）间隙（IS），可见成纤维细胞（F）、胶原原纤维束（C）横断面和弹性蛋白（E）。×45 000

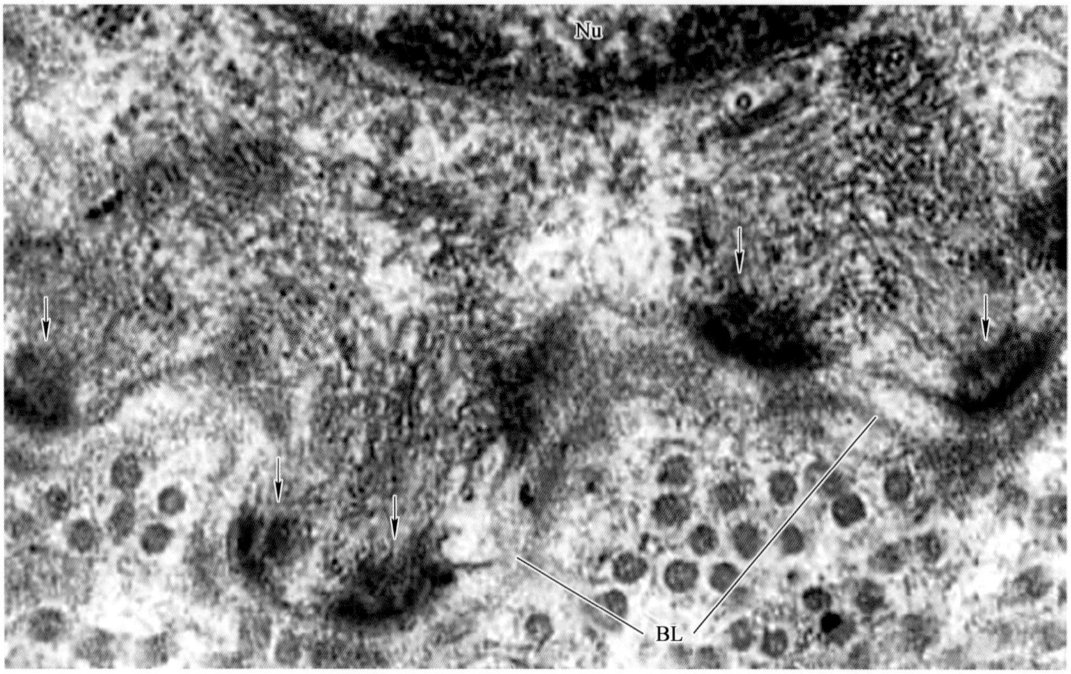

图 3-17 半桥粒（小鼠牙龈上皮细胞）
在细胞核（Nu）下方，可见中间丝聚集在半桥粒的细胞内附着板（↓）上，下面是基板（BL）和胶原原纤维束横断面。×40 000

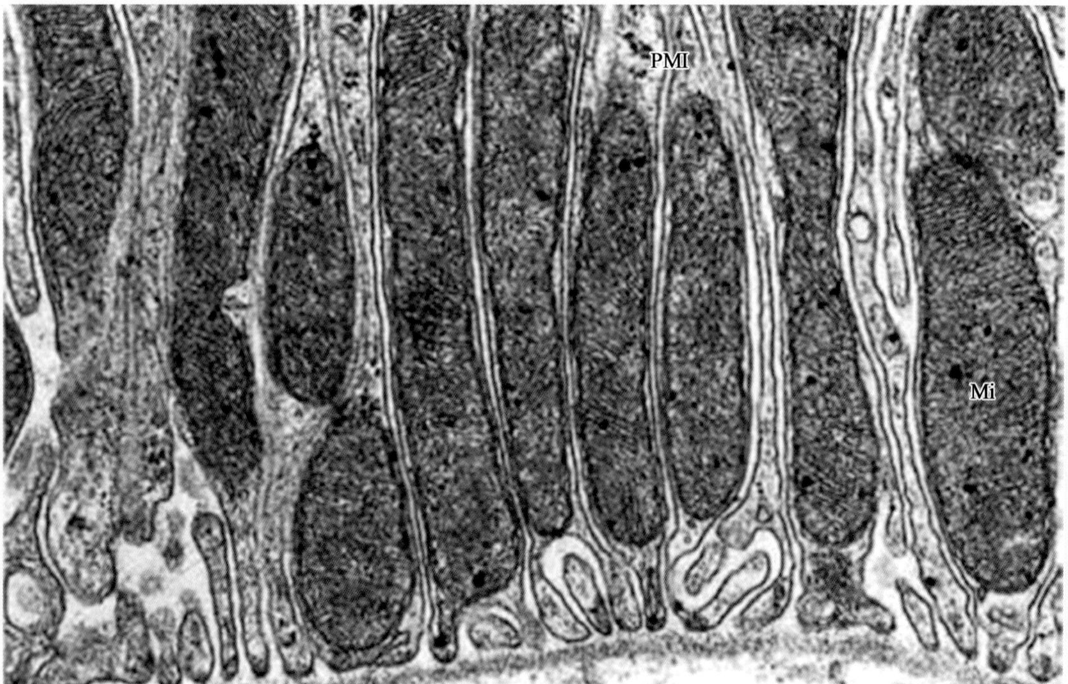

图 3-18 质膜内褶（小鼠肾小管上皮细胞）
可见肾小管上皮细胞基底部的质膜内褶（PMI），内褶周围细胞质内有许多与之平行排列的线粒体（Mi）。×25 000

第 4 章

固有结缔组织

结缔组织（connective tissue）是人体内分布最广泛、形式最多样的一种组织，由细胞和大量细胞外基质构成。与上皮组织相比，结缔组织细胞数量较少，细胞外基质相对较多，细胞无极性。细胞外基质包括丝状的纤维、无定形的基质和不断循环更新的组织液，构成细胞生存的微环境（图 4-1）。结缔组织具有支持、连接、营养、保护、防御和修复等作用。

根据细胞和纤维的种类及基质的状态不同，结缔组织可分为固有结缔组织、软骨组织、骨组织和血液四种类型。一般所说的结缔组织是指固有结缔组织（connective tissue proper），可分为疏松结缔组织、致密结缔组织、脂肪组织和网状组织。

一、疏松结缔组织

疏松结缔组织（loose connective tissue）又称蜂窝组织，广泛分布在机体各种器官、组织及细胞之间，起支持、连接、营养和修复等作用。构成疏松结缔组织的细胞种类多，纤维数量少，细胞散在分布于大量基质内。

（一）细胞

疏松结缔组织内的细胞种类较多，有成纤维细胞、巨噬细胞、浆细胞、肥大细胞、脂肪细胞、未分化的间充质细胞及白细胞。各类细胞的数量和分布随所在的部位和功能状态而异，其中成纤维细胞是最常见的细胞。

1. 成纤维细胞（fibroblast） 是疏松结缔组织的主要细胞，细胞扁椭圆形，有多个突起；细胞核较大，卵圆形。电镜下，可见成纤维细胞胞质内含丰富的粗面内质网、游离核糖体和发达的高尔基复合体（图 4-2 ~ 图 4-4），其功能是合成和分泌细胞外基质。

处于功能静止状态的成纤维细胞称为纤维细胞（fibrocyte）。当机体创伤修复时，静止状态的纤维细胞转变为功能活跃的成纤维细胞，形成新的细胞外基质成分，恢复其合成和分泌功能。

2. 巨噬细胞（macrophage） 疏松结缔组织内的巨噬细胞按其所处的功能时相可分为：休止的巨噬细胞和游走的巨噬细胞。游走的巨噬细胞大小不一，直径为 20～50 μm，形态不规则，一般为圆形或卵圆形。当功能活跃时，可伸出一些短而钝的伪足。电镜下，可见细胞表面有许多皱褶及微绒毛，细胞质内含大量溶酶体、吞噬体、吞饮小泡、残余体及发达的高尔基复合体，细胞膜内侧还有较多的微丝和微管（图 4–5）。巨噬细胞有很强的吞噬功能，能吞噬细菌、异物颗粒和溢出血管的红细胞及衰老死亡细胞的碎片等。巨噬细胞黏附被吞噬物后，伸出伪足将其包围，摄入细胞质形成吞噬体，然后与初级溶酶体融合，形成次级溶酶体。溶酶体酶能将被吞噬的异物消化或降解，不能降解的物质则形成残余体。

巨噬细胞是血液单核细胞进入结缔组织后形成的，当机体某些部位发生炎性病变时，病变组织及病菌产生的一些化学物质，能刺激巨噬细胞使之产生活跃的变形运动，聚集于病变部位，此类化学物质称为趋化因子。巨噬细胞的这种向趋化因子定向移动的特性称趋化性，在趋化因子的作用下，休止的巨噬细胞活化为游走的巨噬细胞。巨噬细胞行使吞噬和分泌功能，参与免疫应答。

3. 浆细胞（plasma cell） 电镜下，可见浆细胞的细胞质内有大量平行排列的粗面内质网、游离的核糖体及发达的高尔基复合体（图 4–6）。浆细胞由血液中的 B 淋巴细胞接受抗原刺激后转化而来。浆细胞合成与分泌免疫球蛋白即抗体，参与机体的体液免疫反应。

4. 肥大细胞（mast cell） 体积较大，呈圆形或椭圆形。电镜下，可见肥大细胞内含有大量膜包分泌颗粒，颗粒内含致密性物质，呈结晶体样或细粒状（图 4–7～图 4–9）。

肥大细胞的细胞质内含有白三烯，颗粒内含有肝素、组胺和嗜酸性粒细胞趋化因子等物质。肝素具有抗凝血作用，白三烯和组胺可使毛细血管扩张和通透性增加，促进血液循环，有利于血管中的细胞进入结缔组织，行使防御和免疫功能。

5. 脂肪细胞（fat cell） 体积较大，直径 100～200 μm，呈圆形，有些因相互挤压呈多边形。细胞质内充满脂滴。细胞核扁圆形，被挤向细胞的一侧而呈“戒指状”（图 4–10，图 4–11）。脂肪细胞能合成和储存脂肪，参与机体的能量代谢。

6. 未分化的间充质细胞（undifferentiated mesenchymal cell） 所有结缔组织均来源于胚胎时期的间充质，由间充质细胞及无定形的基质组成，无纤维成分。在成体的结缔组织内还保留少量未分化的间充质细胞，分布在毛细血管周围，形状与纤维细胞相似，细胞呈梭形或星形（图 4–12，图 4–13）。未分化的间充质细胞是成体结缔组织中的干细胞，保留着间充质细胞多向分化的潜能。当机体需要时，可增殖和分化为成纤维细胞、脂肪细胞及平滑肌细胞等。

7. 白细胞 疏松结缔组织内常见数量不定的白细胞，如嗜酸性粒细胞、单核细胞等，这些细胞来自血液，在趋化因子的诱导下，常以变形运动穿出毛细血管和微静脉，迁移到疏松结缔组织中，聚集于产生趋化因子的部位，参与免疫应答或炎症反应。在炎症部位，大量中性粒细胞可穿出血管，行使防御功能。

（二）纤维

疏松结缔组织中含有三种纤维，即胶原纤维、弹性纤维（图 4–14，图 4–15）和网状纤维。

1. 胶原纤维（collagen fiber） 在疏松结缔组织中分布最广泛，含量最多。胶原纤维直径 1 ~ 20 μm。电镜下，胶原纤维由更细的胶原原纤维（collagen fibril）组成。胶原原纤维有明暗相间的横纹，横纹周期为 60 ~ 70 nm（图 4–16），其化学成分为Ⅰ型和Ⅲ型胶原蛋白。胶原蛋白由成纤维细胞分泌，在细胞外聚合为胶原原纤维，再经少量黏合质黏结成胶原纤维。胶原纤维具有韧性大、抗拉力强的特性。

2. 弹性纤维（elastic fiber） 含量较胶原纤维少，弹性纤维较细，直径 0.2 ~ 1.0 μm，交织成网，断端常卷曲。电镜下，弹性纤维由弹性蛋白和微原纤维束组成。弹性纤维富有弹性，和胶原纤维交织在一起（图 4–17），使疏松结缔组织既有弹性，又有韧性，有利于组织和器官保持形态和位置的相对固定，又具有一定的可塑性。

3. 网状纤维（reticular fiber） 细而短，直径 0.2 ~ 1.0 μm，有分支，互相交织成网（图 4–18）。网状纤维主要由Ⅲ型胶原蛋白构成，在疏松结缔组织中数量极少，一般沿小血管分布，主要分布于网状组织及结缔组织与其他组织的交界处。

（三）基质

疏松结缔组织的基质（ground substance）呈无定形的凝胶状，填充在细胞和纤维之间，其化学成分主要为蛋白聚糖、结构性糖蛋白及组织液。

1. 蛋白聚糖（proteoglycan） 由蛋白质和糖胺聚糖结合而成。蛋白质包括核心蛋白和连接蛋白，糖胺聚糖又称黏多糖，包括透明质酸、硫酸软骨素、硫酸角质素等。蛋白聚糖以透明质酸为核心，形成一种稳定的蛋白聚糖聚合体。自然状态的透明质酸是一种曲折盘绕的长链大分子，长达 2.5 μm。其他糖胺聚糖则以核心蛋白为中心向外呈辐射状排列，构成蛋白聚糖亚单位；每个蛋白聚糖亚单位再通过连接蛋白与透明质酸结合在一起，构成蛋白聚糖聚合体，形成多微孔的筛状结构，称为分子筛（图 4–19）。分子筛只允许小于微孔的物质（如 O_2、CO_2 及营养物质）通过，对大于微孔的颗粒状物质（如细菌等）则具有屏障作用。

2. 结构性糖蛋白（structure glycoprotein） 基质中的结构性糖蛋白包括纤连蛋白、层粘连蛋白和软骨粘连蛋白等，其中纤连蛋白是基质中最主要的结构性糖蛋白。

3. 组织液（tissue fluid） 由从毛细血管动脉端渗出的水和一些小分子物质（氨基酸、葡萄糖和电解质等）组成，经过组织细胞的物质交换后，再通过毛细血管静脉端或毛细淋巴管吸收入血液或淋巴内。组织液是细胞摄取营养物质和排出代谢产物的中介，成为细胞赖以生存的内环境。

二、致密结缔组织

致密结缔组织（dense connective tissue）是一种以纤维成分为主的固有结缔组织，根据纤维的性质和排列方式，可区分为规则致密结缔组织、不规则致密结缔组织和弹性组织。

（一）规则致密结缔组织

规则致密结缔组织构成肌腱和腱膜。结构特点是大量密集的胶原纤维平行排列成束，纤维束之间有形态特殊的成纤维细胞，称为腱细胞。

（二）不规则致密结缔组织

不规则致密结缔组织的结构与疏松结缔组织基本相似，特点是粗大的胶原纤维纵横交织，排列紧密，纤维之间细胞成分较少（图 4-20）。主要分布于皮肤的真皮、硬脑膜、巩膜及一些器官的被膜等处。

（三）弹性组织

弹性组织（elastic tissue）是以弹性纤维为主的规则致密结缔组织。粗大的弹性纤维平行排列成束，如黄韧带和项韧带，以适应脊柱运动。

三、脂 肪 组 织

脂肪组织（adipose tissue）是一种以脂肪细胞为主要成分的结缔组织。按细胞形态结构和功能的不同，脂肪组织可以分为白色脂肪组织和棕色脂肪组织两种类型。

（一）白色脂肪组织

白色脂肪组织（White adipose tissue，又称黄色脂肪组织）为通常所称的脂肪组织，呈黄色，在某些哺乳动物呈白色，其脂肪细胞大多只含一个大脂滴，故又称单泡脂肪细胞（unilocular adipose cell）。单泡脂肪细胞呈圆形、椭圆形或多边形。电镜下，可见脂肪细胞胞质中含有一个大的脂滴，无膜包裹（图 4-10，图 4-11）；此外，还含有大量的线粒体、少量的游离核糖体及内质网等。

白色脂肪组织主要分布于皮下、网膜、系膜、内脏器官的周围和骨髓腔等处，是体内的“能量储存库”，为机体活动提供化学能，从而调节机体的能量平衡，并对内脏器官起支持和保护作用。

（二）棕色脂肪组织

棕色脂肪组织（brown adipose tissue）呈棕色，是由于细胞外基质内含有丰富的毛细血管所致。棕色脂肪细胞呈圆形或多边形，直径一般为 10 ~ 20 μm，细胞质中含有多个分散的脂滴、大量线粒体及糖原颗粒，细胞核呈圆形或椭圆形，多位于中央（图 4-21）。由于棕色脂肪细胞胞质中含有多个脂滴，又称为多泡脂肪细胞（multilocular adipose cell）。新生儿时期，棕色脂肪组织分布比较广泛，随着年龄的增大，棕色脂肪组织迅速减少，成人极少。其主要功能是为机体提供热能。

四、网 状 组 织

网状组织（reticular tissue）由网状细胞、网状纤维和基质构成。网状细胞产生网状纤维，其纤维常沿网状细胞的胞体和突起分布，并交织成网，成为网状细胞依附的支架。网状组织在机体内不单独存在，而是参与构成造血组织和淋巴组织，为血细胞的发生和淋巴细胞的发育提供适宜的微环境。

（王世鄂　刘　玥）

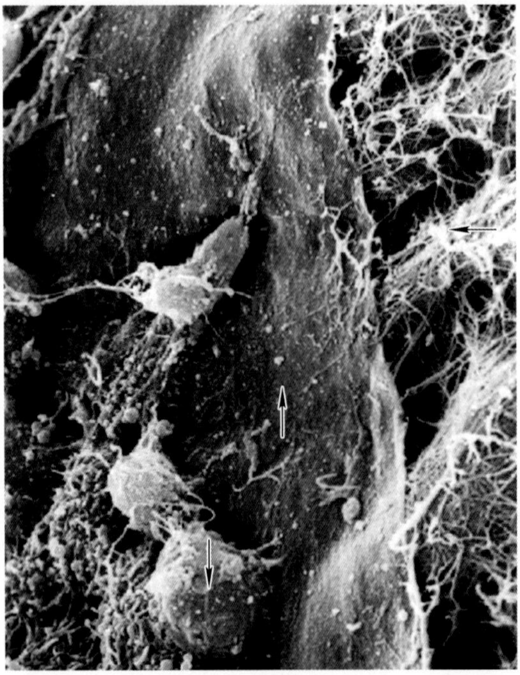

图 4-1 上皮与结缔组织共存（SEM）（鸡胚胎角膜）
上皮细胞（↓），基膜（↑），胶原纤维（←）。

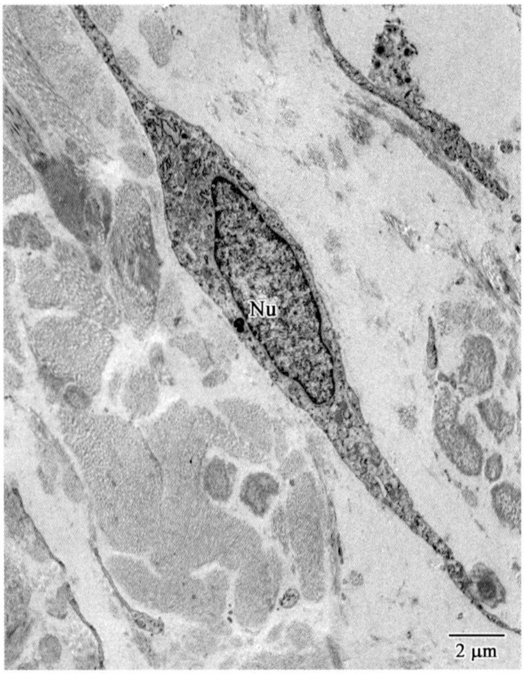

图 4-2 成纤维细胞（人真皮）
成纤维细胞细胞核（Nu）。

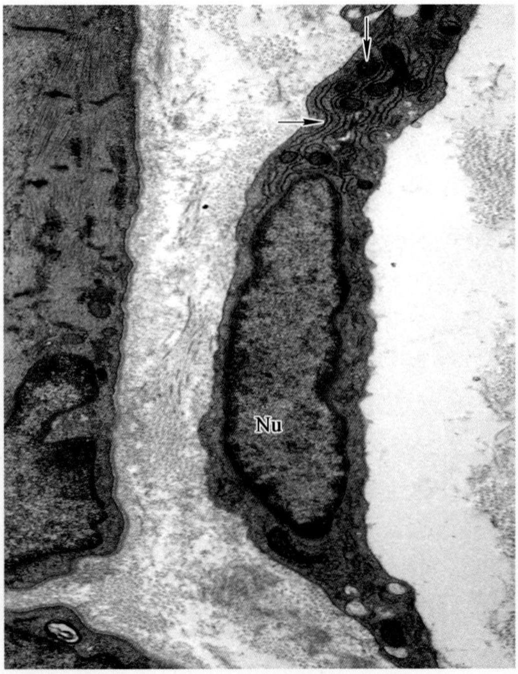

图 4-3 成纤维细胞（人骨骼肌）
成纤维细胞细胞核（Nu），线粒体（↓），粗面内质网（→）。

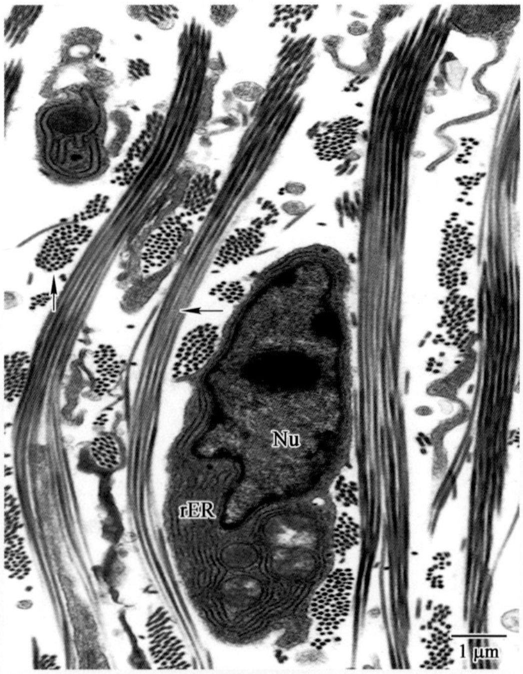

图 4-4 成纤维细胞与胶原纤维（鸡胚胎真皮）
成纤维细胞细胞核（Nu），胶原纤维（←），胶原纤维断面（↑），粗面内质网（rER）。

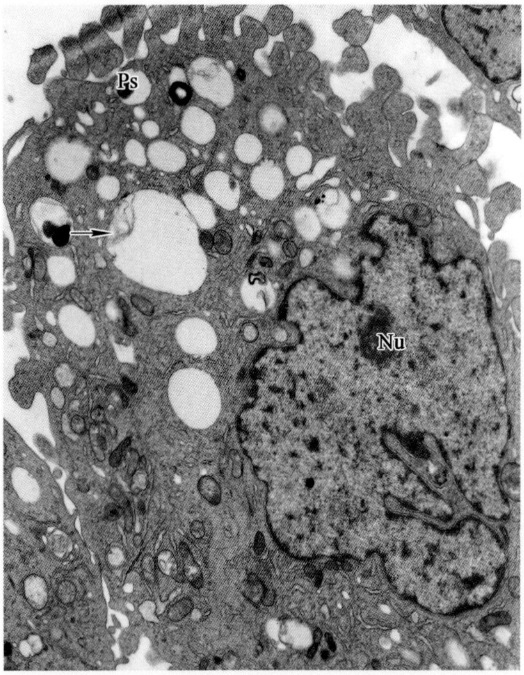

图 4-5 巨噬细胞（大鼠睾丸）
巨噬细胞细胞核（Nu），吞饮小泡（→），吞噬体（Ps）。×5 000

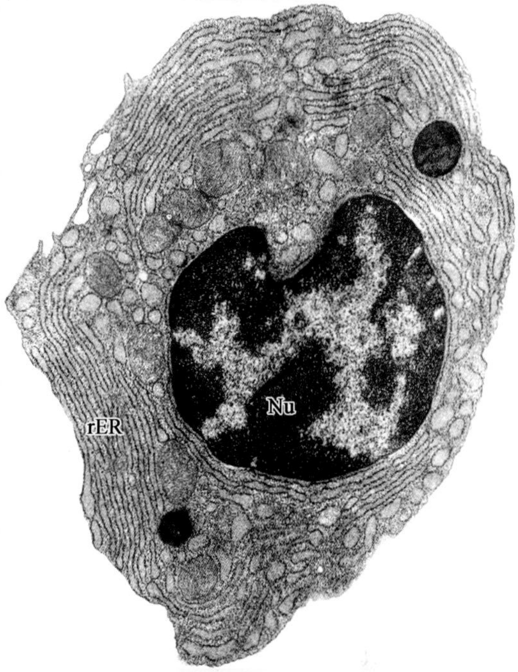

图 4-6 浆细胞（人肾间质）
浆细胞细胞核（Nu），粗面内质网（rER）。

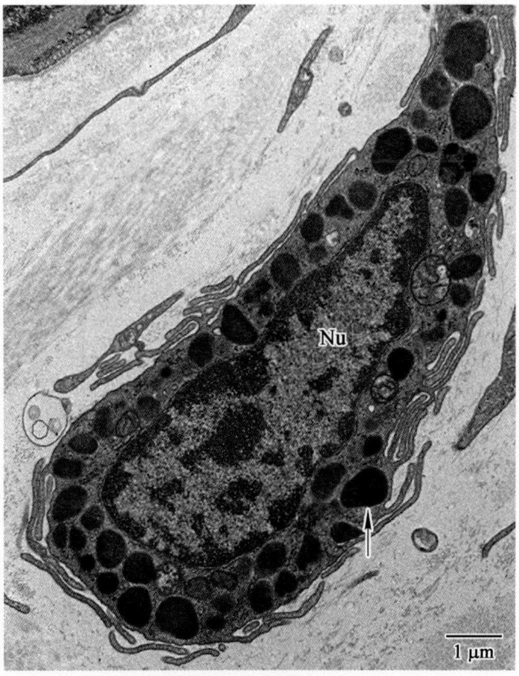

图 4-7 肥大细胞（小鼠指皮）
肥大细胞细胞核（Nu），分泌颗粒（↑）。

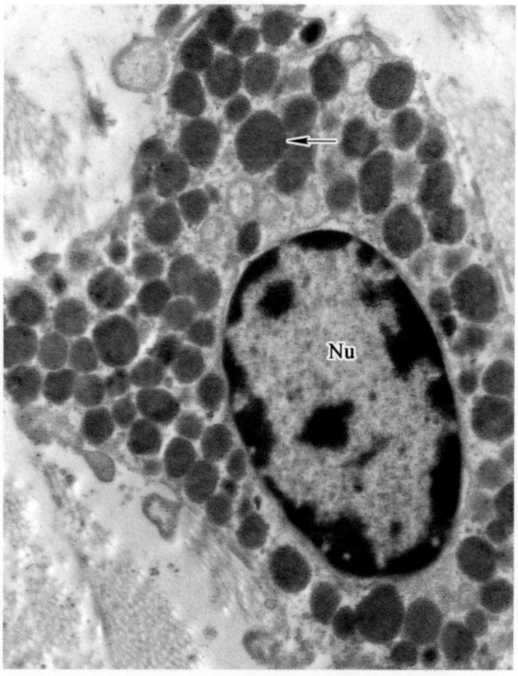

图 4-8 肥大细胞（小鼠指皮）
肥大细胞细胞核（Nu），分泌颗粒（←）。

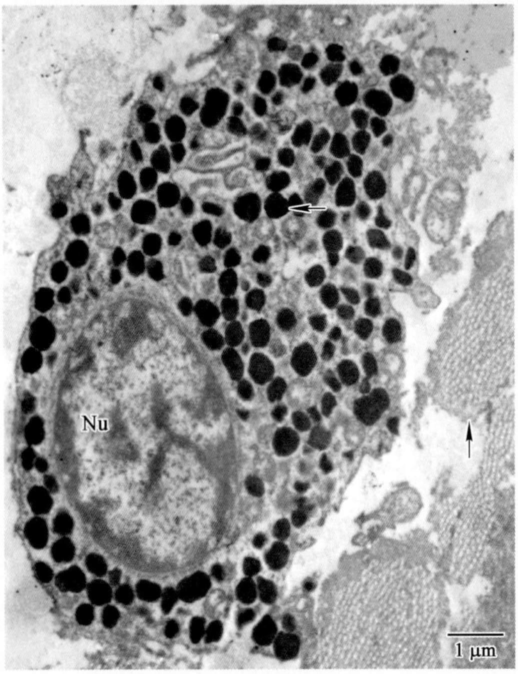

图 4-9 肥大细胞（小鼠指皮）
肥大细胞细胞核（Nu），分泌颗粒（←），胶原纤维断面（↑）。

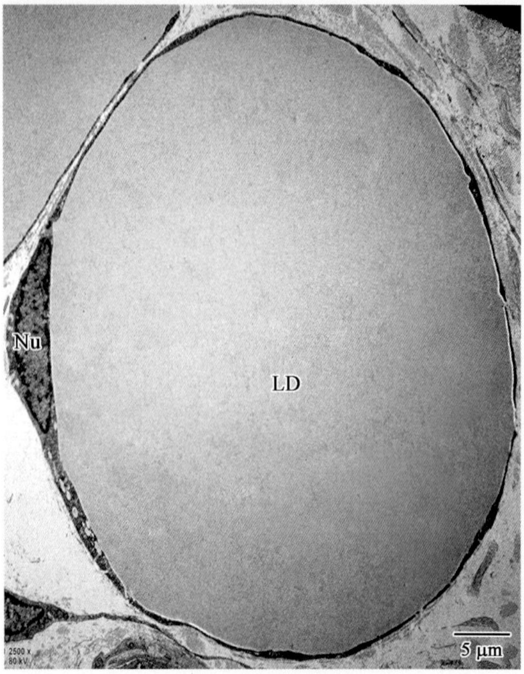

图 4-10 脂肪细胞（小鼠指皮）
脂肪细胞细胞核（Nu），脂滴（LD）。

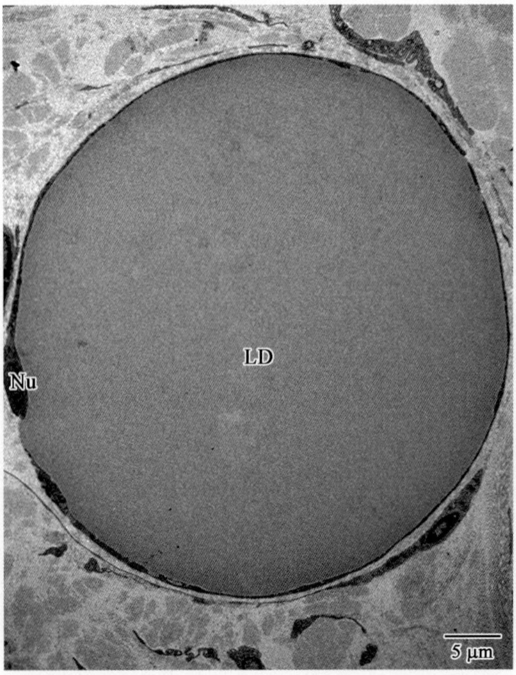

图 4-11 脂肪细胞（小鼠指皮）
脂肪细胞细胞核（Nu），脂滴（LD）。

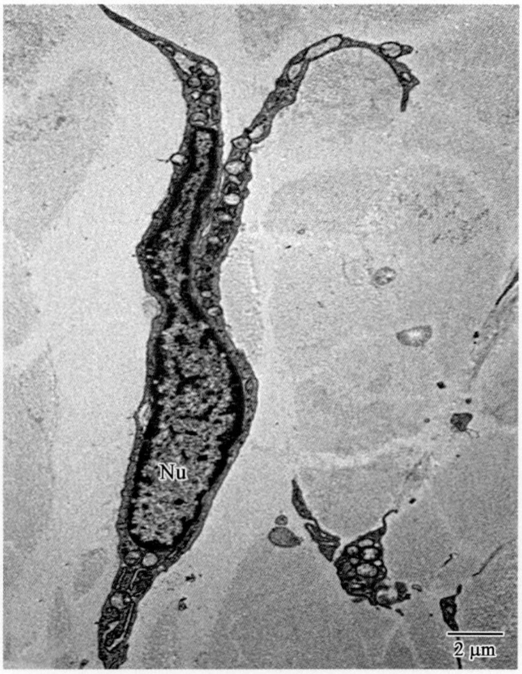

图 4-12 未分化的间充质细胞（小鼠指皮）
间充质细胞细胞核（Nu）。

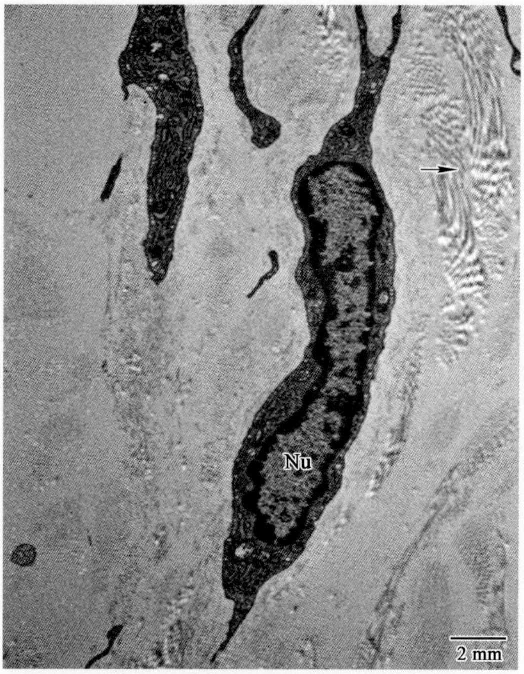

图 4-13　未分化的间充质细胞（小鼠指皮）
间充质细胞细胞核（Nu），胶原纤维（→）。

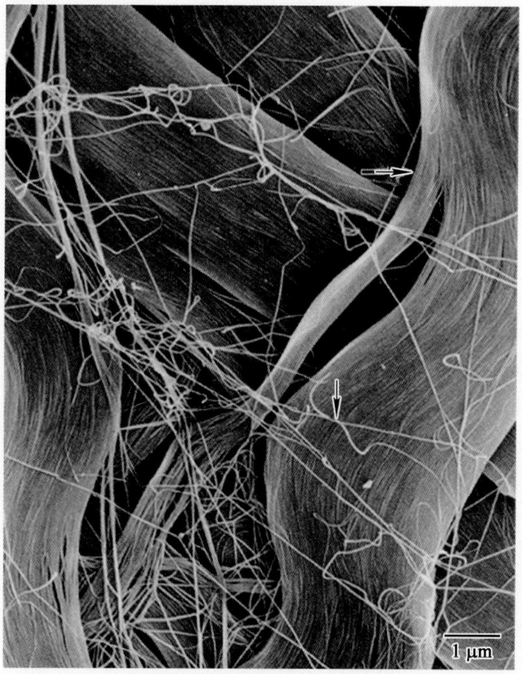

图 4-14　胶原纤维与弹性纤维（SEM）（人真皮）
胶原纤维（→），弹性纤维（↓）。

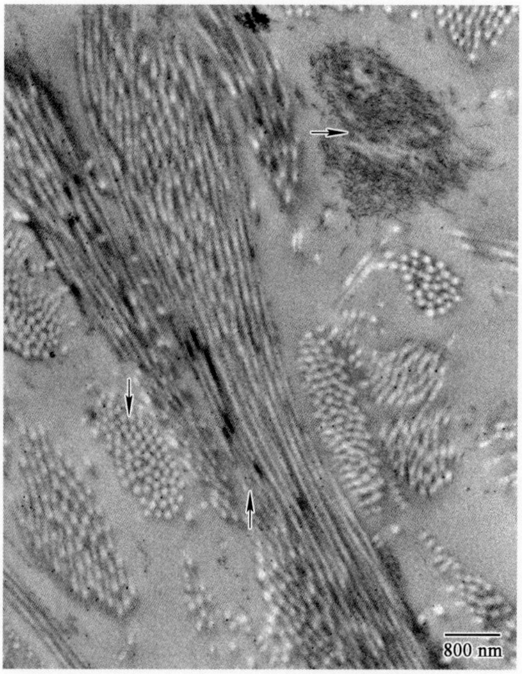

图 4-15　胶原纤维与弹性纤维（人真皮）
胶原纤维（↑），胶原纤维断面（↓），弹性纤维（→）。

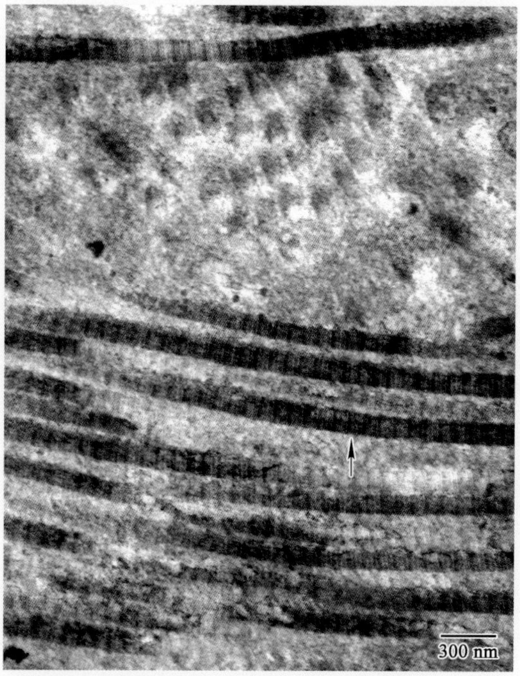

图 4-16　胶原纤维（人真皮）
胶原原纤维（↑）。

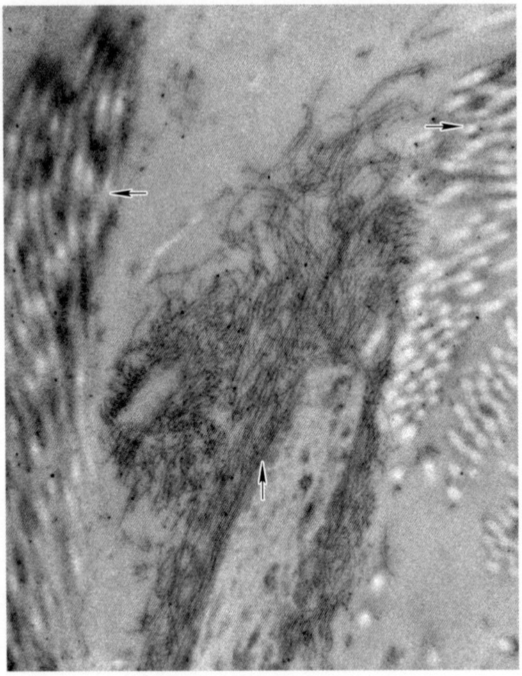

图 4-17 弹性纤维（人真皮）
弹性纤维（↑），胶原纤维（←），胶原纤维断面（→）。

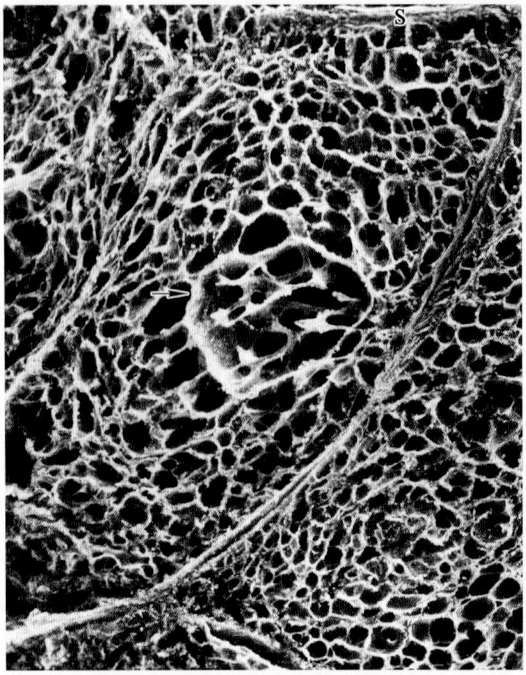

图 4-18 网状纤维（SEM）（人胰腺）
毛细血管断面（→）。×220

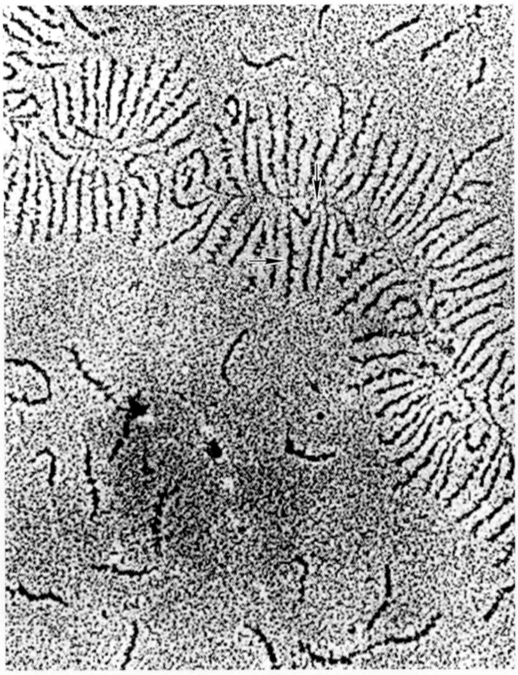

图 4-19 蛋白聚糖（SEM）（人关节软骨）
透明质酸（→），核心蛋白（↓）。

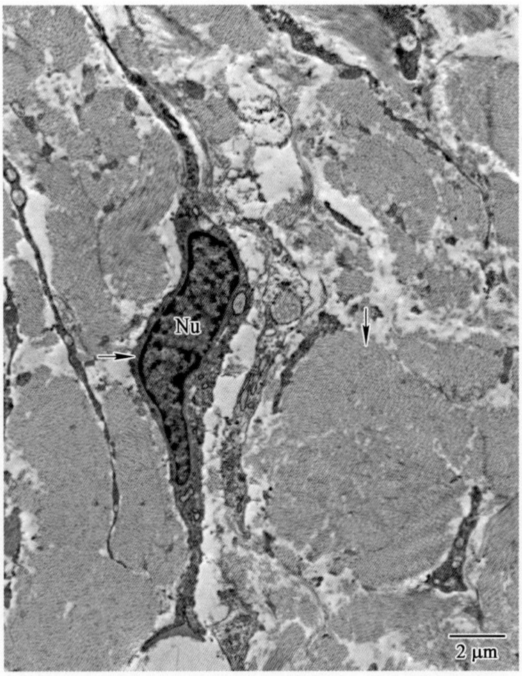

图 4-20 不规则致密结缔组织（人腹股沟真皮）
成纤维细胞细胞核（Nu），成纤维细胞（→），胶原纤维断面（↓）。

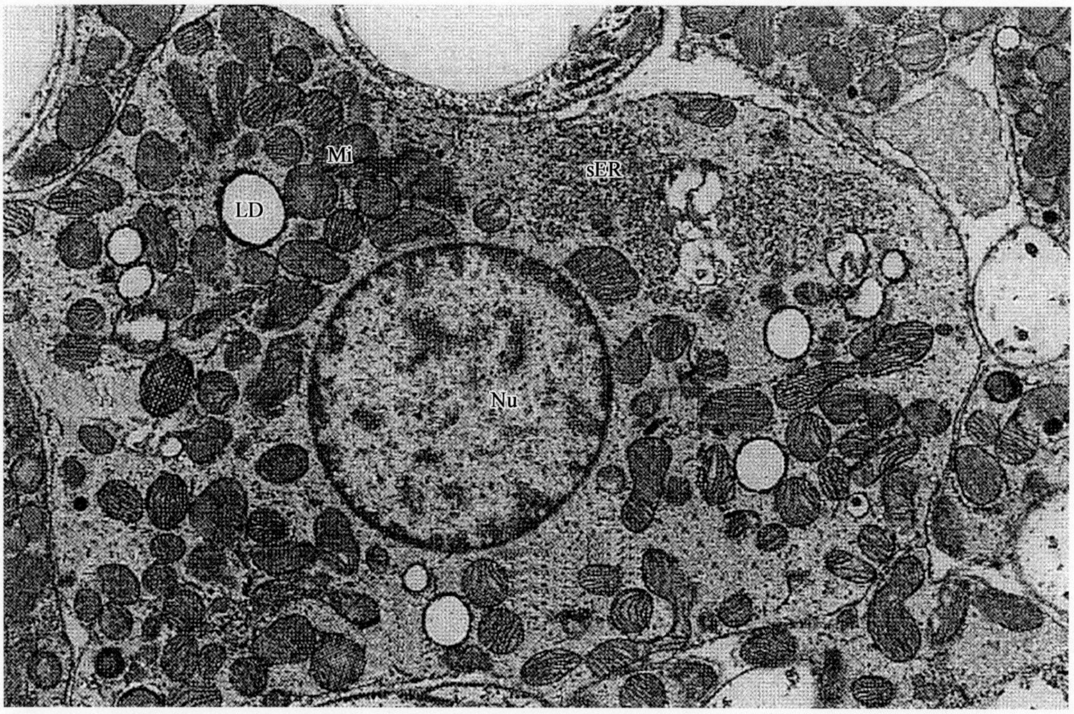

图4-21　棕色脂肪细胞（大鼠肩胛间棕色脂肪组织）

棕色脂肪细胞细胞核（Nu），脂滴（LD），线粒体（Mi），滑面内质网（sER）。×8 600

第5章 血液

一、血细胞

血液（blood）是在心血管系统内循环流动的液态组织，在成人约占体重的7%，总量约5 L。血液由血浆（plasma）和血细胞（blood cell）组成。血细胞包括红细胞、白细胞和血小板，它们悬浮于血浆中（图5–1）。

（一）红细胞

红细胞（erythrocyte，red blood cell）表面光滑、呈双凹圆盘状（图5–2，图5–3），该形态使细胞表面积增大，有利于细胞内、外气体的交换。红细胞无细胞核，也无细胞器，细胞质内充满血红蛋白（hemoglobin，Hb），呈电子密度中等、染色均匀的细颗粒状（图5–4）。血红蛋白具有结合与运输 O_2 和 CO_2 的功能，为组织细胞提供 O_2，带走其所产生的部分 CO_2。

红细胞的平均寿命约120天。衰老的红细胞在经过脾和肝时被巨噬细胞吞噬清除。与此同时，每天有大量网织红细胞（reticulocyte）从骨髓进入血液。这些刚进入血液的新生红细胞尚残留部分核糖体和线粒体和高尔基复合体（图5–5）。

（二）白细胞

白细胞（leukocyte，white blood cell）为无色有核的球形细胞，多数能以变形运动的方式穿过微血管管壁，进入结缔组织或淋巴组织，发挥防御和免疫功能。根据白细胞胞质有无特殊颗粒，可将其分为有粒白细胞和无粒白细胞。按颗粒的嗜色性，有粒白细胞分为中性粒细胞、嗜酸性粒细胞和嗜碱性粒细胞。无粒白细胞有淋巴细胞和单核细胞两种。

1. 中性粒细胞（neutrophil） 是白细胞中数量最多的一种。细胞直径10 ~ 12 μm，核呈杆状或分叶状，常染色质位于中央，异染色质位于外围。分叶核一般为2 ~ 5叶，正常人以2 ~ 3叶核多见。细胞质中分布嗜天青颗粒和特殊颗粒。嗜天青颗粒约占颗粒总数的

20%，为圆形或椭圆形的膜被颗粒，直径约 0.5 μm，是一种溶酶体，含有酸性磷酸酶、髓过氧化物酶、溶菌酶、组织蛋白酶等水解酶，能消化吞噬的细菌和异物。特殊颗粒约占颗粒总数的 80%，是一种分泌颗粒，颗粒较小，直径 0.2 ~ 0.3 μm，内含碱性磷酸酶、胶原酶、溶菌酶和乳铁蛋白等其他非酶类抗菌性蛋白分子，能杀死细菌，溶解细菌表面的糖蛋白（图 5–6 ~ 图 5–9）。

2. 嗜酸性粒细胞（eosinophil） 细胞直径 10 ~ 15 μm，核多为 2 叶，细胞质内充满嗜酸性颗粒。颗粒为圆形或椭圆形膜包颗粒，直径 0.5 ~ 1.0 μm，内有长方形结晶体和致密的细颗粒状基质（图 5–10 ~ 图 5–12）。颗粒内含酸性磷酸酶、芳基硫酸酯酶、过氧化物酶、组织蛋白酶、组胺酶、磷脂酶和大量主要碱性蛋白等带正电荷的蛋白质，也是一种特化的溶酶体。嗜酸性粒细胞也能做变形运动，穿越血管壁进入组织；还能吞噬抗原 – 抗体复合物，分解组胺，灭活白三烯，从而减弱过敏反应；又可通过细胞表面黏着于蠕虫上，释放主要碱性蛋白和各种酶类，直接杀灭蠕虫，参与对蠕虫的免疫反应。

3. 嗜碱性粒细胞（basophil） 细胞直径 12 ~ 15 μm，细胞核呈“S”形或不规则形，也可分 2 叶。细胞质内含有嗜碱性颗粒，颗粒数量较少，大小、形态不甚规则，电子密度高（图 5–13 ~ 图 5–15），内含肝素、组胺和嗜酸性粒细胞趋化因子。细胞质中含白三烯。嗜碱性粒细胞的功能与肥大细胞相似，参与过敏反应，并有抗凝作用。

4. 淋巴细胞（lymphocyte） 外周血中的淋巴细胞大部分为中淋巴细胞（图 5–16 ~ 图 5–18）或小淋巴细胞（图 5–19），直径 6 ~ 12 μm，细胞核为圆形，染色质浓密呈块状，电子致密。胞质较少，内含丰富的游离核糖体，少量线粒体、粗面内质网和高尔基复合体。T 淋巴细胞参与细胞免疫，并具有调节免疫应答的作用；B 淋巴细胞受抗原刺激后增殖分化为浆细胞，产生抗体，参与体液免疫。自然杀伤细胞（简称 NK 细胞）能非特异杀伤某些肿瘤细胞和病毒感染细胞。

5. 单核细胞（monocyte） 是体积最大的白细胞，直径 14 ~ 20 μm，细胞核多呈肾形或马蹄形等，表面有微绒毛，细胞器丰富，溶酶体和吞噬泡发达（图 5–20，图 5–21）。单核细胞具有活跃的变形运动和明显的趋化性。骨髓生成的单核细胞进入血液循环，在血流中停留 1 ~ 5 天后，穿越血管壁进入结缔组织，分化为各种类型的巨噬细胞。单核细胞功能与巨噬细胞相似，能消灭入侵机体的病原微生物，消除体内衰老病变的细胞，参与免疫应答，还能分泌多种生物活性物质参与机体造血调控。

（三）血小板

血小板（blood platelet）又称凝血细胞（thrombocyte），是骨髓中巨核细胞脱落的细胞质小块。生活状态下，血小板呈双凸扁盘状，直径 2 ~ 4 μm，当受到机械或化学刺激时，则伸出小突起，呈不规则形。电镜下，环状微管在细胞周边，有利于保持血小板的形态。血小板内有开放小管系和致密小管系两套小管系统。开放小管系的管道与血小板表面连通，有利于颗粒内容物的释放。致密小管系位于透明区，呈电子致密的不规则封闭小管，相当于滑面内质网，有收集 Ca^{2+} 和合成前列腺素等功能。颗粒区有特殊颗粒、致密颗粒和少量溶酶体。特殊颗粒又称 α 颗粒，较大，直径 0.3 ~ 0.5 μm，内含血小板因子 4、纤维蛋白原、血小板应答蛋白和血小板源性生长因子等。致密颗粒又称 δ 颗粒，较小，直径 0.25 ~ 0.3 μm，含有 Ca^{2+}、焦磷酸盐、ADP、ATP 和 5– 羟色胺等（图 5–22 ~ 图 5–24）。血小板参与止血和凝血过程。此外，血小板还有保护血管内皮、参与内皮修复、防止动脉粥样硬化的作用。

二、骨　　髓

骨髓（bone marrow）位于骨髓腔中，分为红骨髓和黄骨髓。红骨髓主要分布在扁骨、不规则骨和长骨骺端的骨松质中，造血功能活跃，产生各种血细胞。红骨髓主要由造血组织和血窦构成。网状组织的网状细胞和网状纤维构成造血组织的网架，网孔中充满不同发育阶段的各种血细胞，以及少量造血干细胞和基质细胞。血窦形状不规则，窦壁衬贴不连续的有孔内皮（图 5–25）。发育成熟的血细胞经血窦进入血液循环。

（陈海滨）

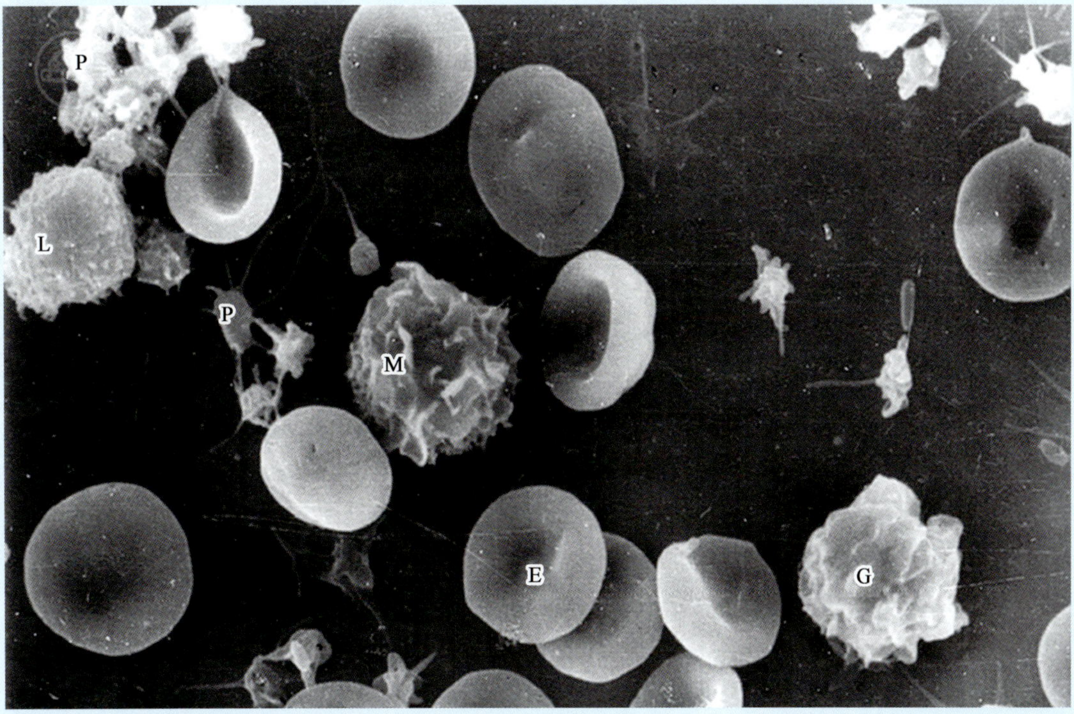

图 5-1 血细胞（SEM）（人）

红细胞（E），粒细胞（G），淋巴细胞（L），单核细胞（M），血小板（P）。×8 000

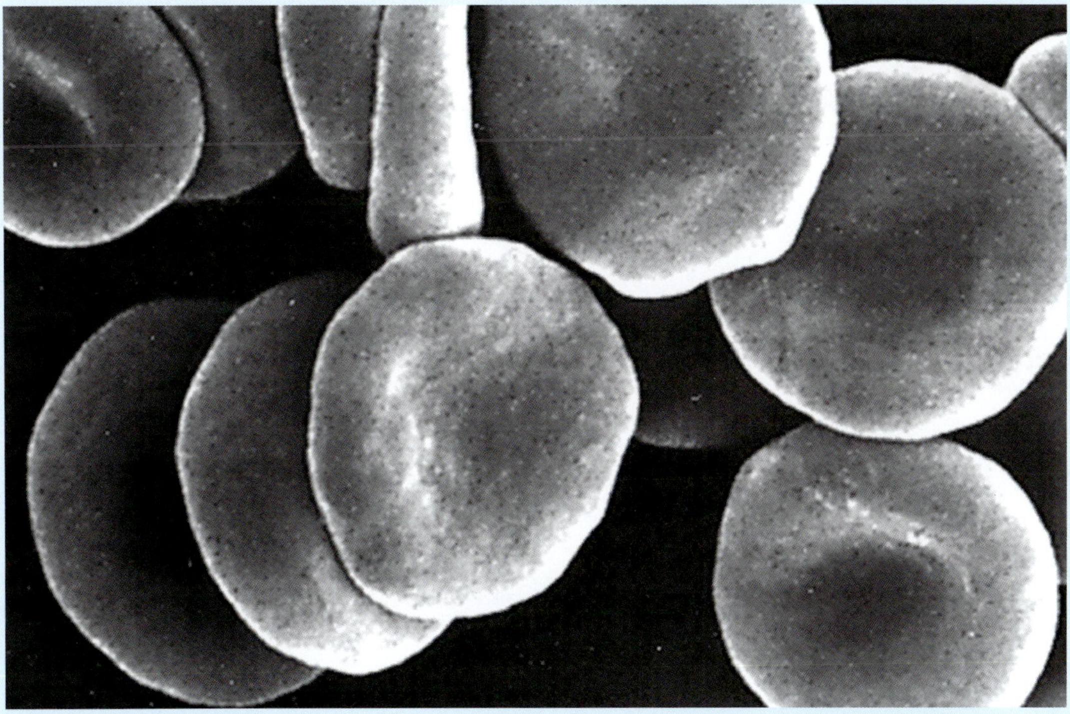

图 5-2 红细胞（SEM）（人）

图示表面光滑呈双凹圆盘状的红细胞。×15 000

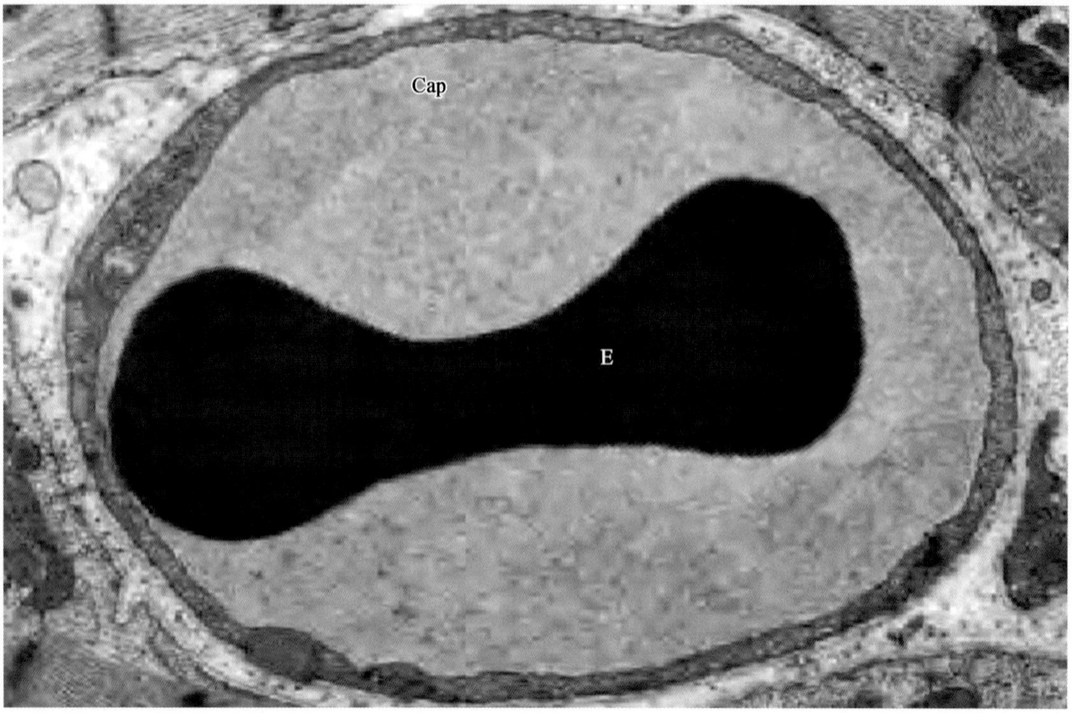

图 5-3 红细胞（人）
红细胞（E），毛细血管（Cap）。× 12 000

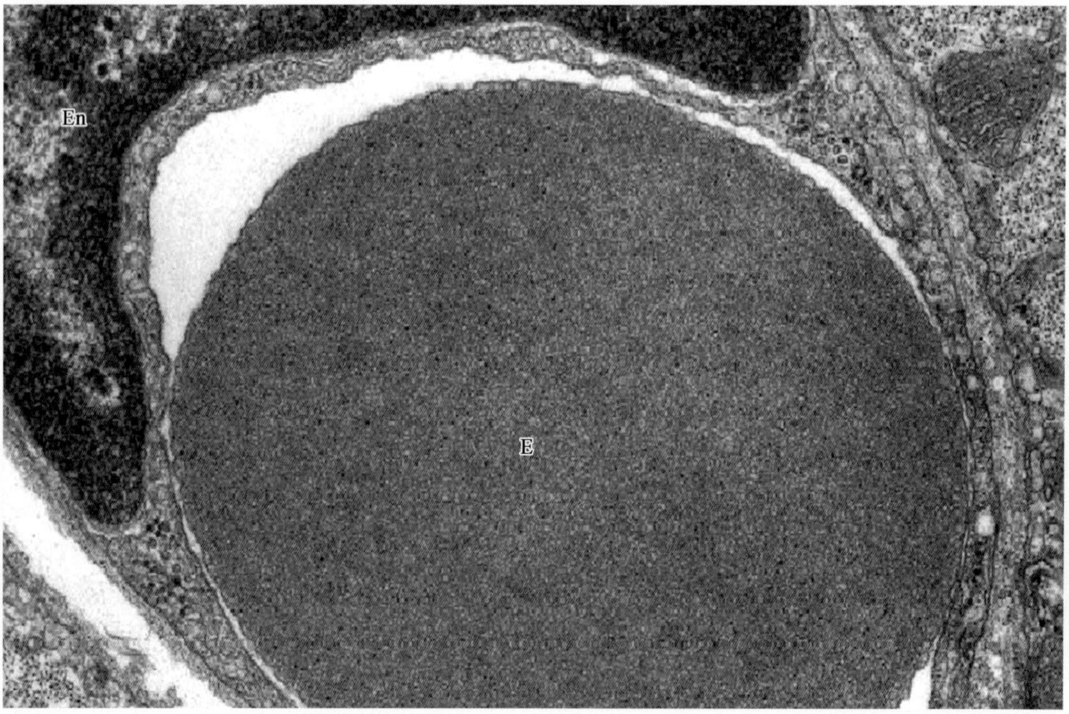

图 5-4 红细胞（人）
红细胞（E），内皮细胞（En）。× 11 500

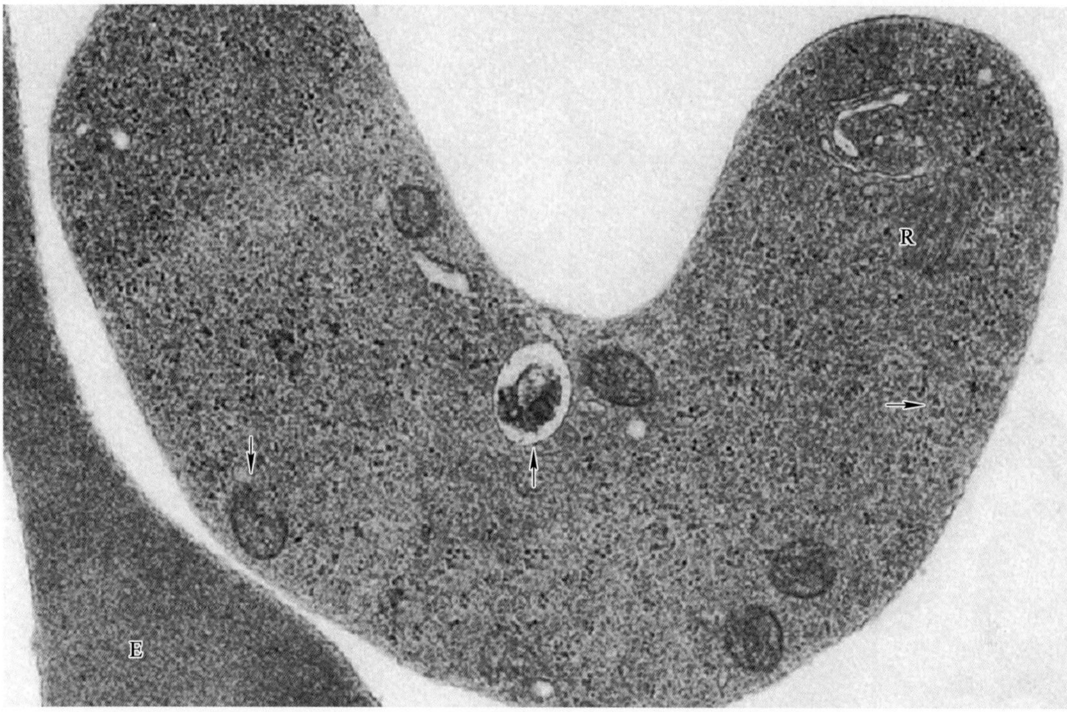

图 5-5 网织红细胞（人）
红细胞（E），网织红细胞（R），线粒体（↓），退化的线粒体（↑），核糖体（→）。× 10 000

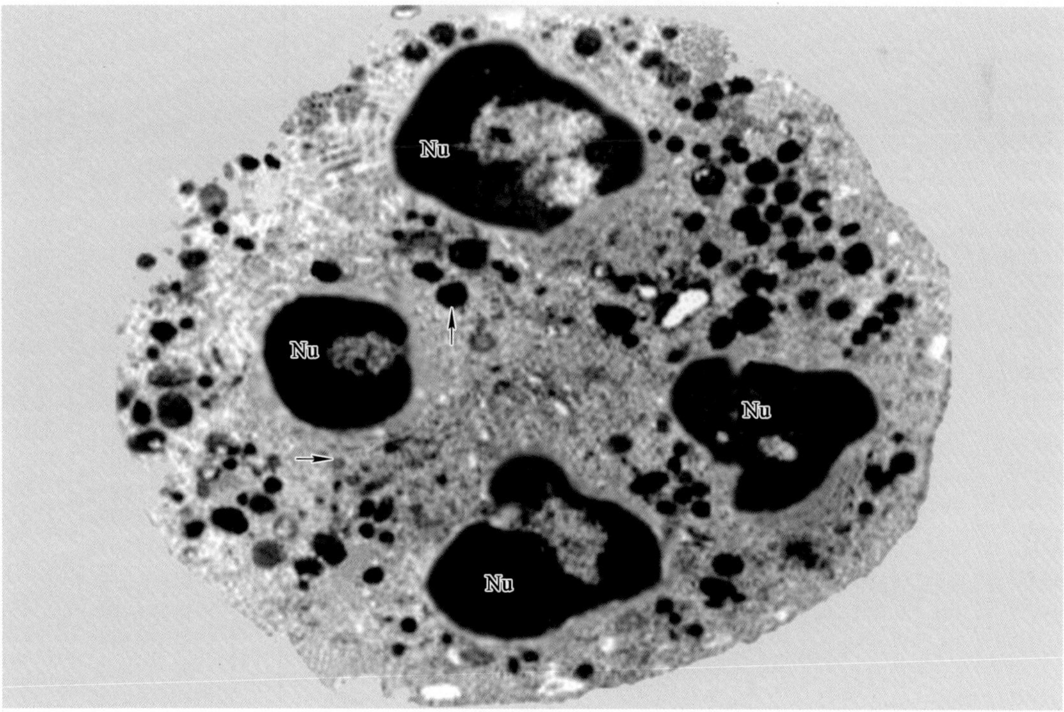

图 5-6 中性粒细胞（人）
细胞核（Nu），嗜天青颗粒（↑），特殊颗粒（→）。× 15 000

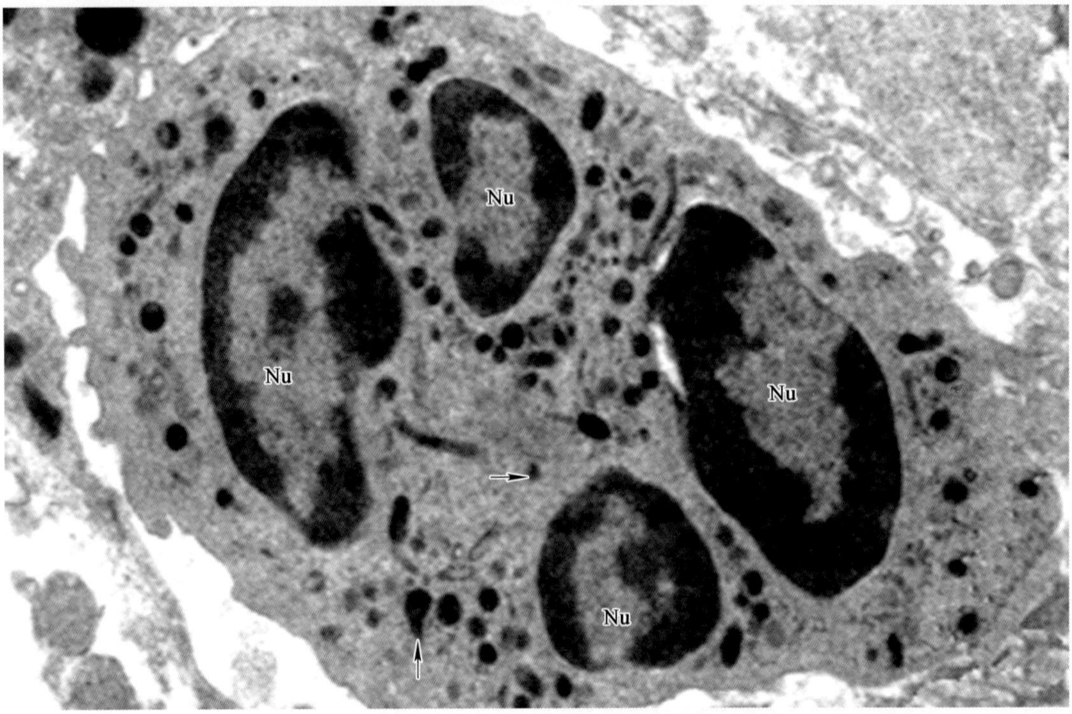

图 5-7　中性粒细胞（人）
细胞核（Nu），嗜天青颗粒（↑），特殊颗粒（→）。×15 000

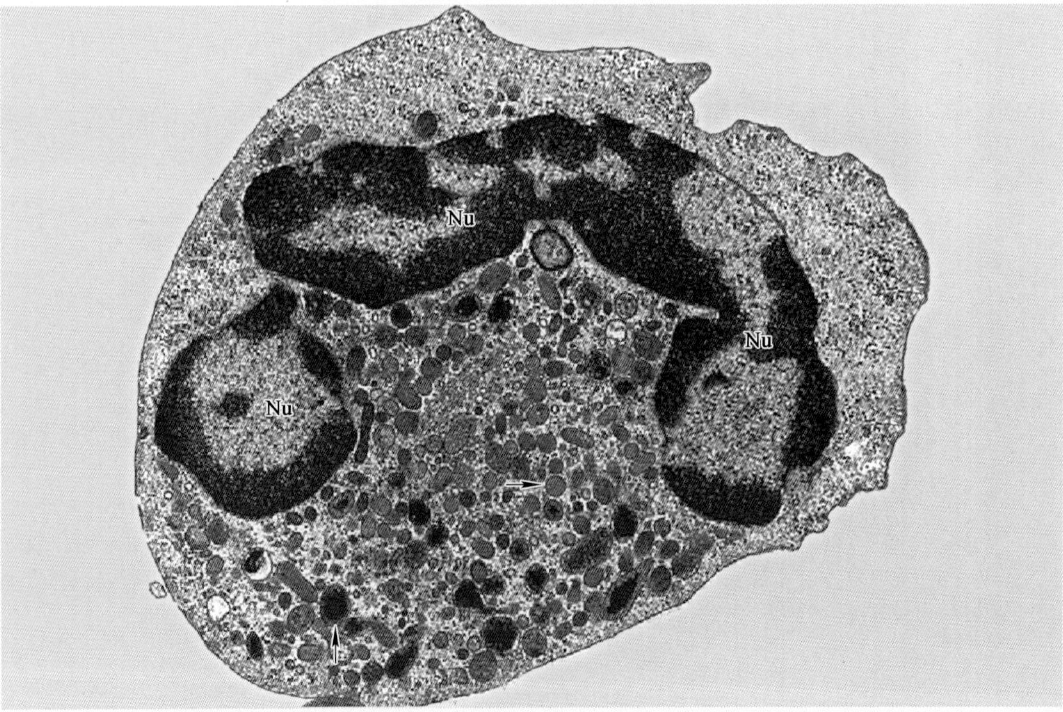

图 5-8　中性粒细胞（人）
细胞核（Nu），嗜天青颗粒（↑），特殊颗粒（→）。×22 000

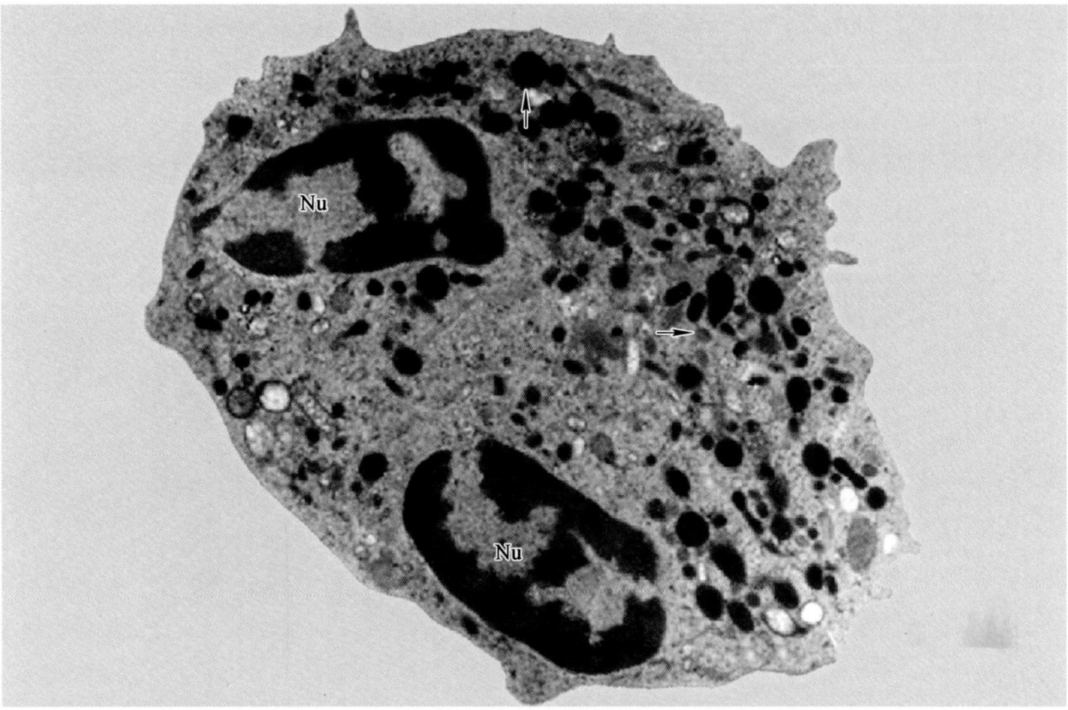

图 5-9 中性粒细胞（人）
细胞核（Nu），嗜天青颗粒（↑），特殊颗粒（→）。×25 000

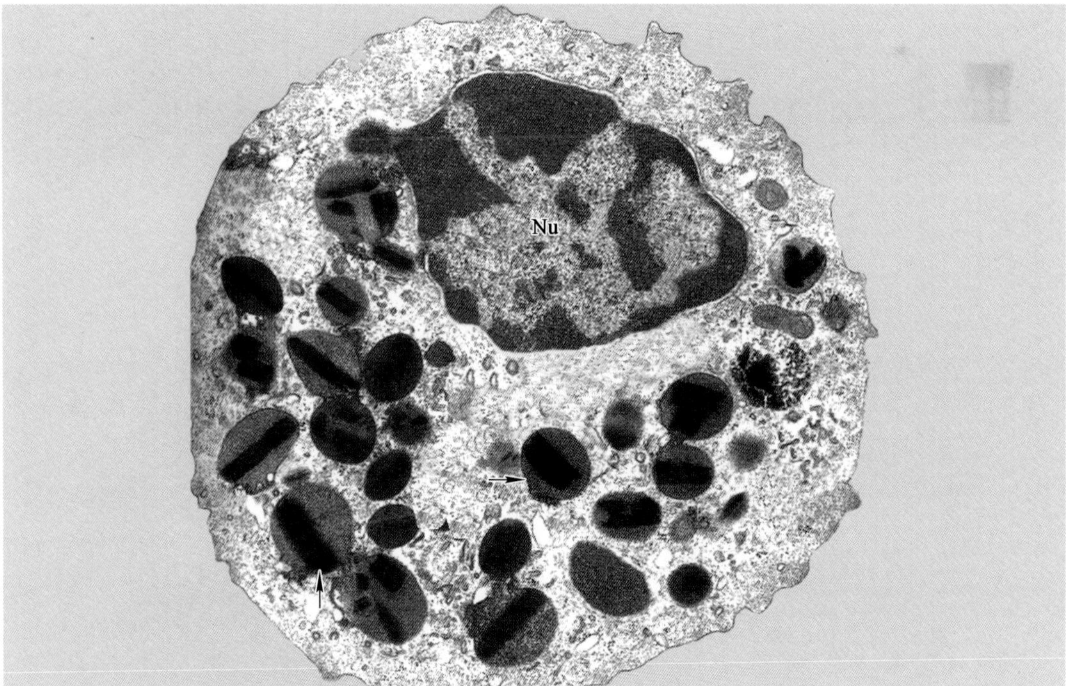

图 5-10 嗜酸性粒细胞（人）
细胞核（Nu），嗜酸性颗粒（→），结晶体（↑）。×15 000

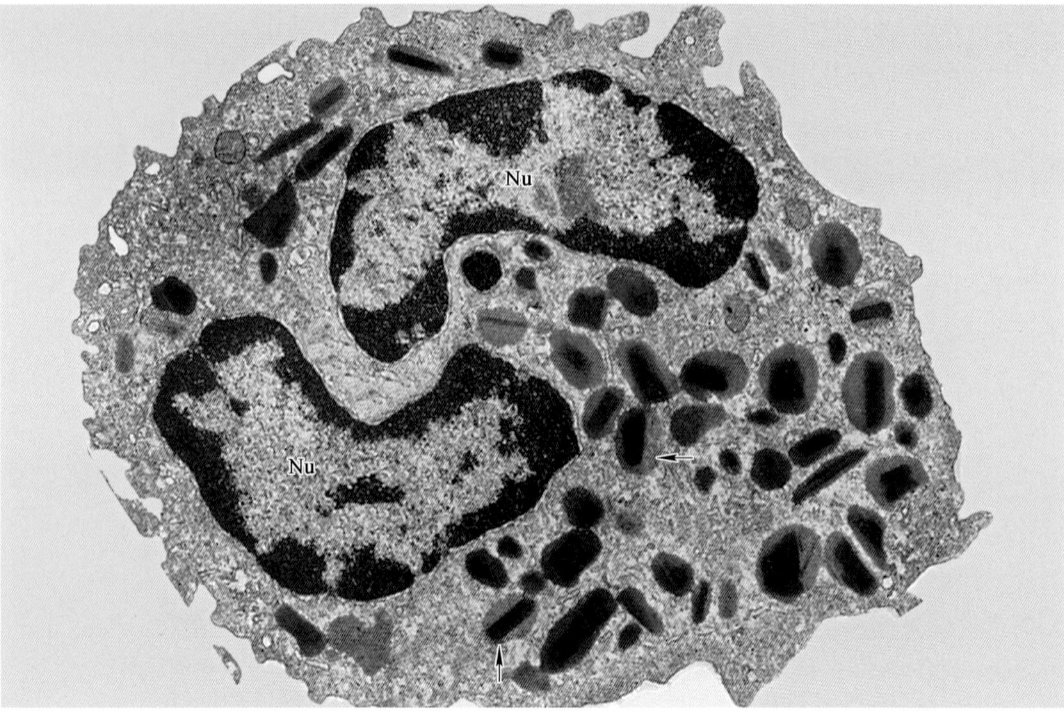

图 5-11 嗜酸性粒细胞（人）
细胞核（Nu），嗜酸性颗粒（←），结晶体（↑）。×16 000

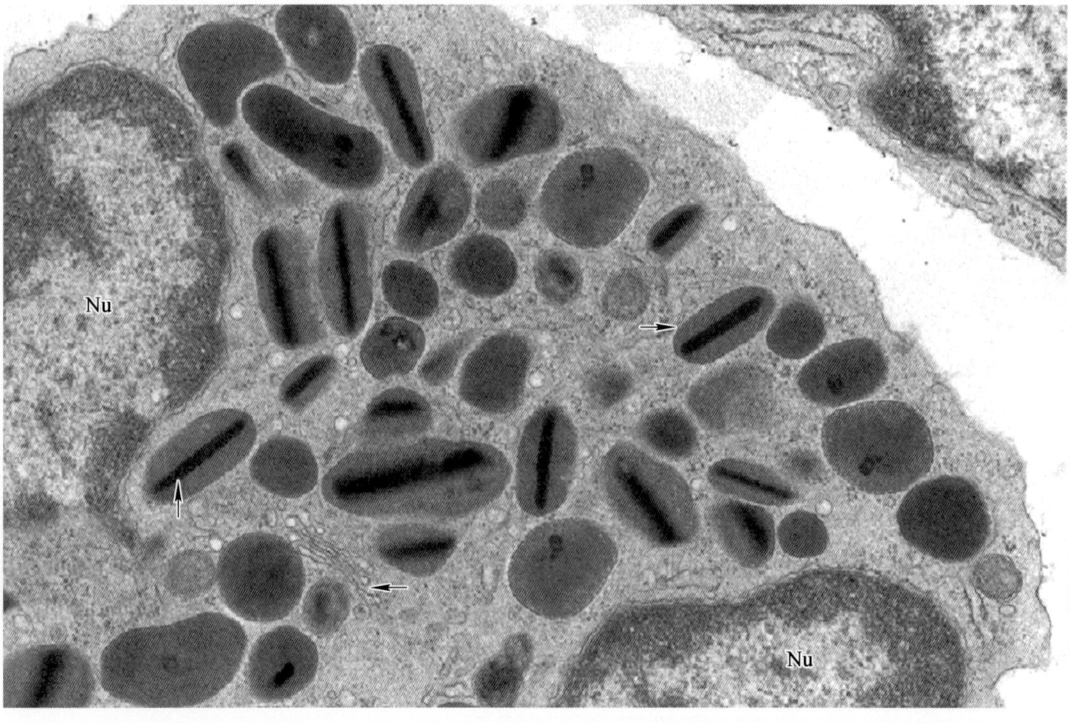

图 5-12 嗜酸性粒细胞（人）
细胞核（Nu），嗜酸性颗粒（→），结晶体（↑），高尔基复合体（←）。×25 000

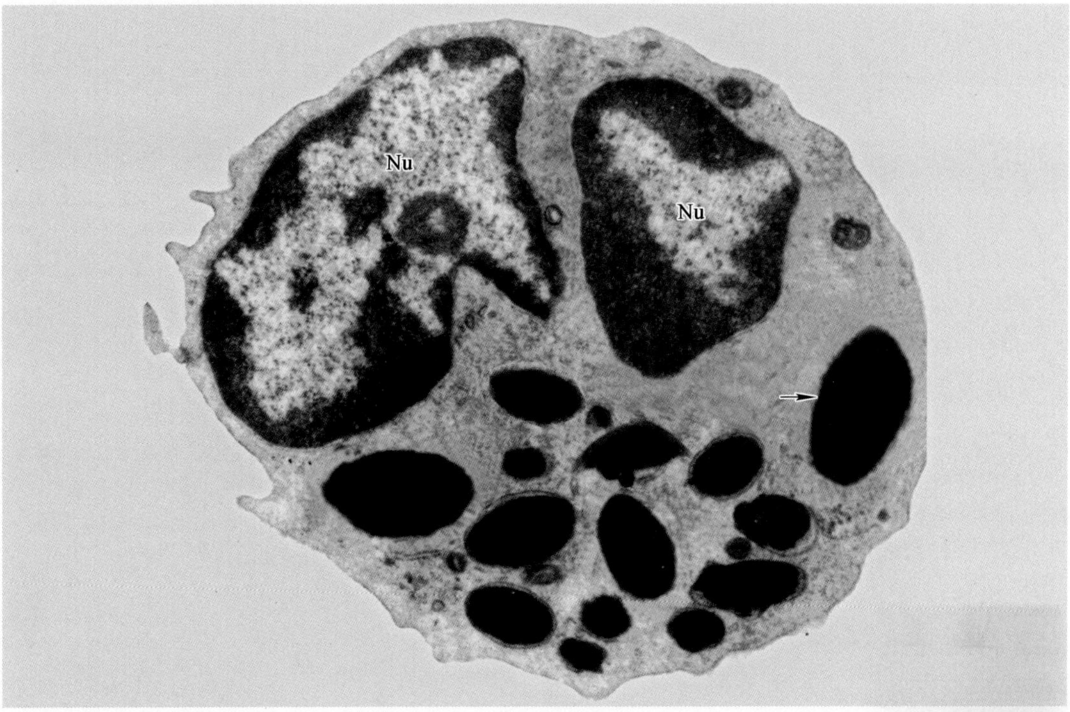

图5-13 嗜碱性粒细胞（人）
细胞核（Nu），嗜碱性颗粒（→）。×15 000

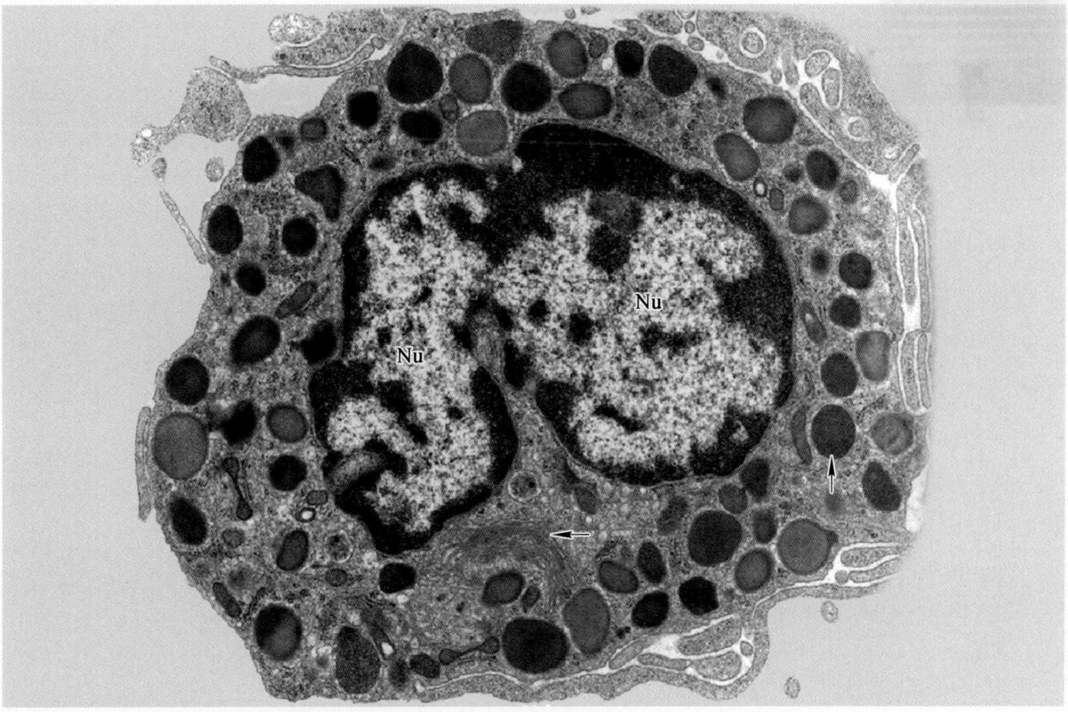

图5-14 嗜碱性粒细胞（人）
细胞核（Nu），嗜碱性颗粒（↑），高尔基复合体（←）。×11 000

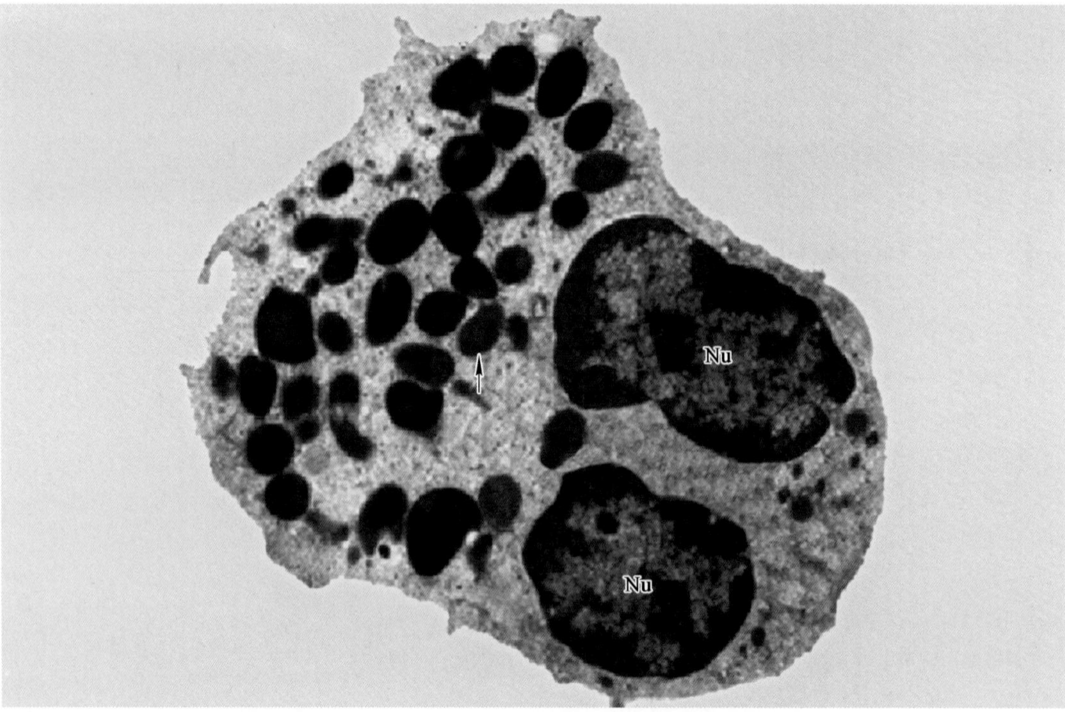

图 5-15 嗜碱性粒细胞（人）
细胞核（Nu），嗜碱性颗粒（↑）。×15 000

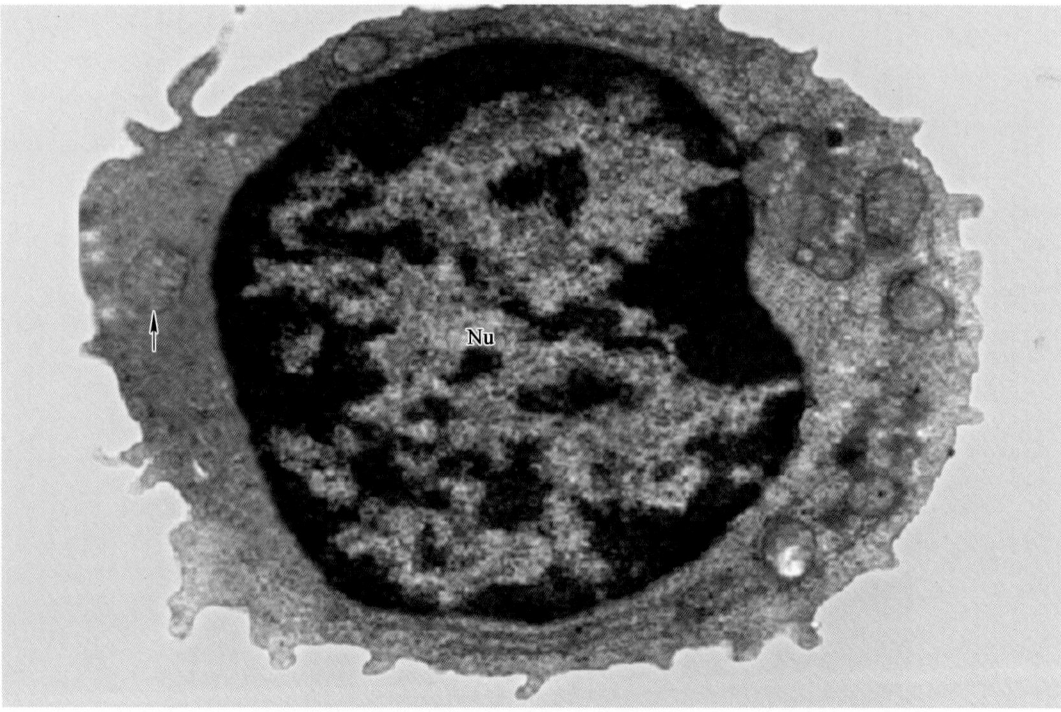

图 5-16 淋巴细胞（人）
细胞核（Nu），线粒体（↑）。×20 000

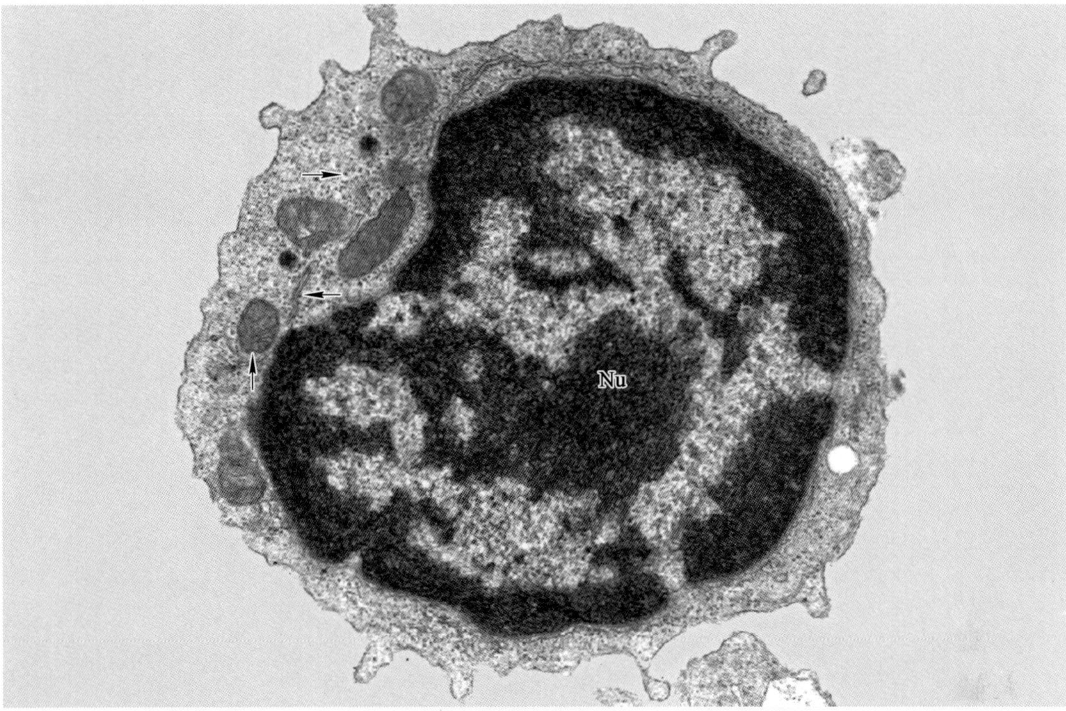

图 5-17 淋巴细胞（人）
细胞核（Nu），粗面内质网（←），线粒体（↑），游离核糖体（→）。×16 000

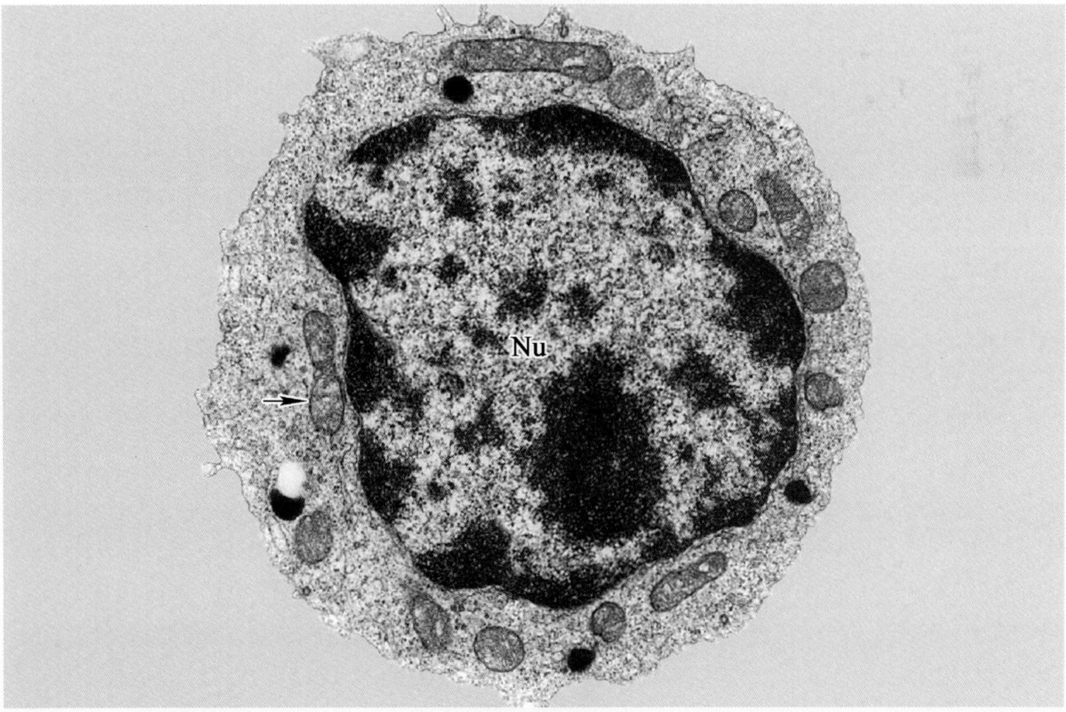

图 5-18 淋巴细胞（人）
细胞核（Nu），线粒体（→）。×20 000

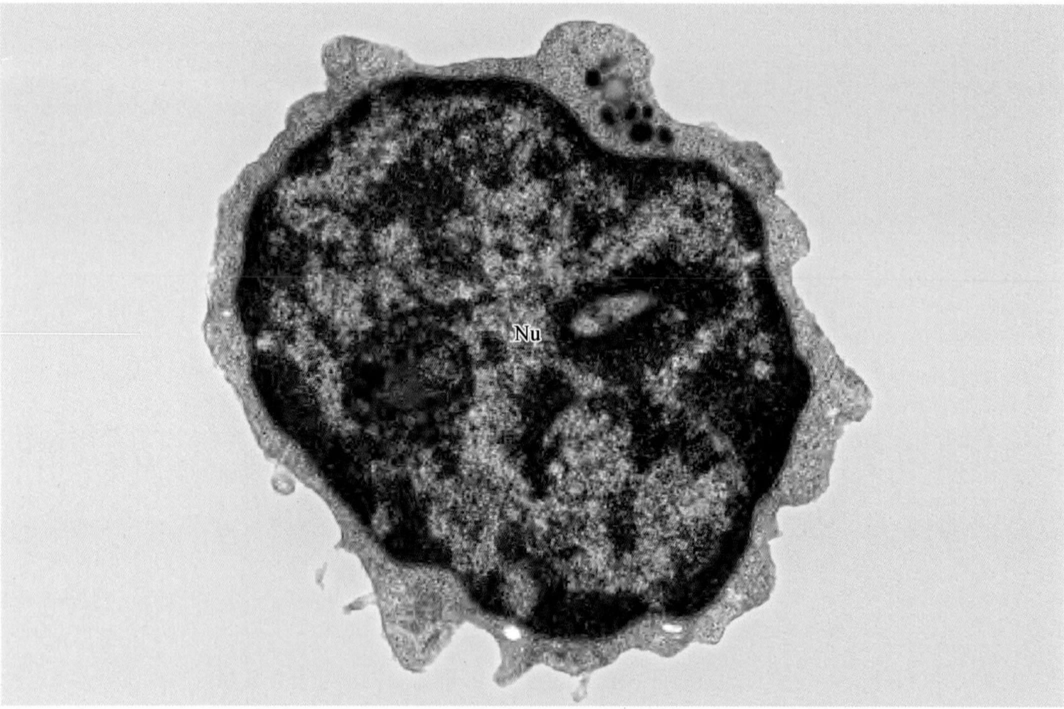

图 5-19　小淋巴细胞（人）
细胞核（Nu）。×20 000

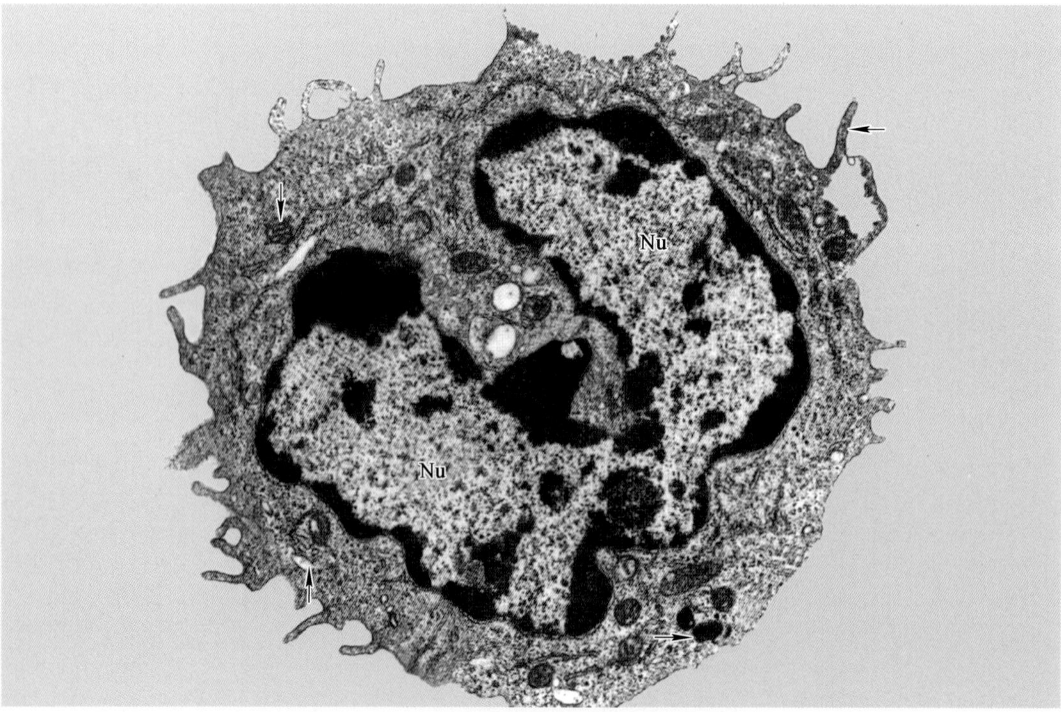

图 5-20　单核细胞（人）
细胞核（Nu），溶酶体（→），吞噬泡（↑），线粒体（↓），微绒毛（←）。×20 000

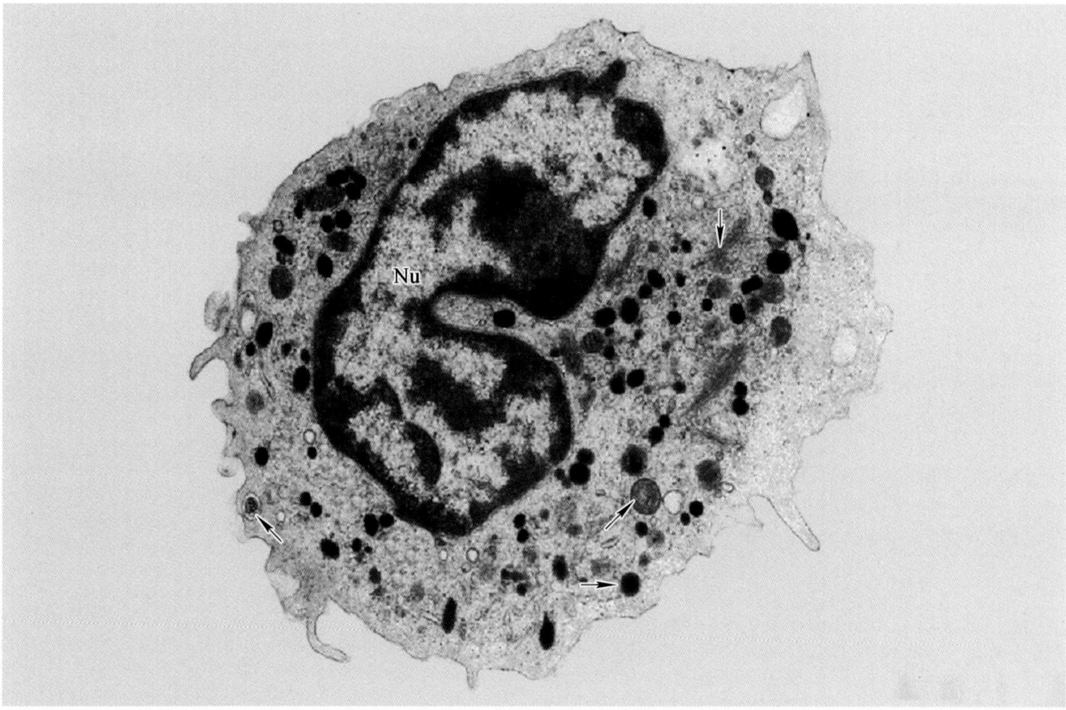

图5-21 单核细胞（人）

细胞核（Nu），线粒体（↗），高尔基复合体（↓），溶酶体（→），吞噬体（↖）。×20 000

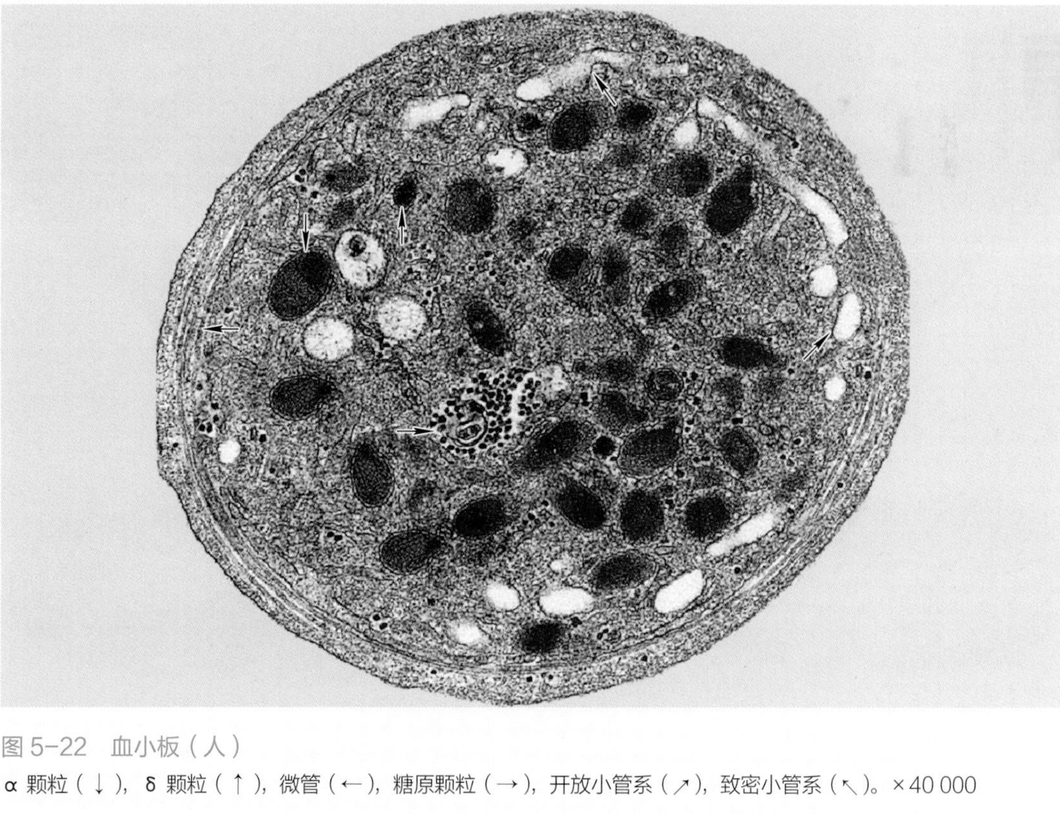

图5-22 血小板（人）

α 颗粒（↓），δ 颗粒（↑），微管（←），糖原颗粒（→），开放小管系（↗），致密小管系（↖）。×40 000

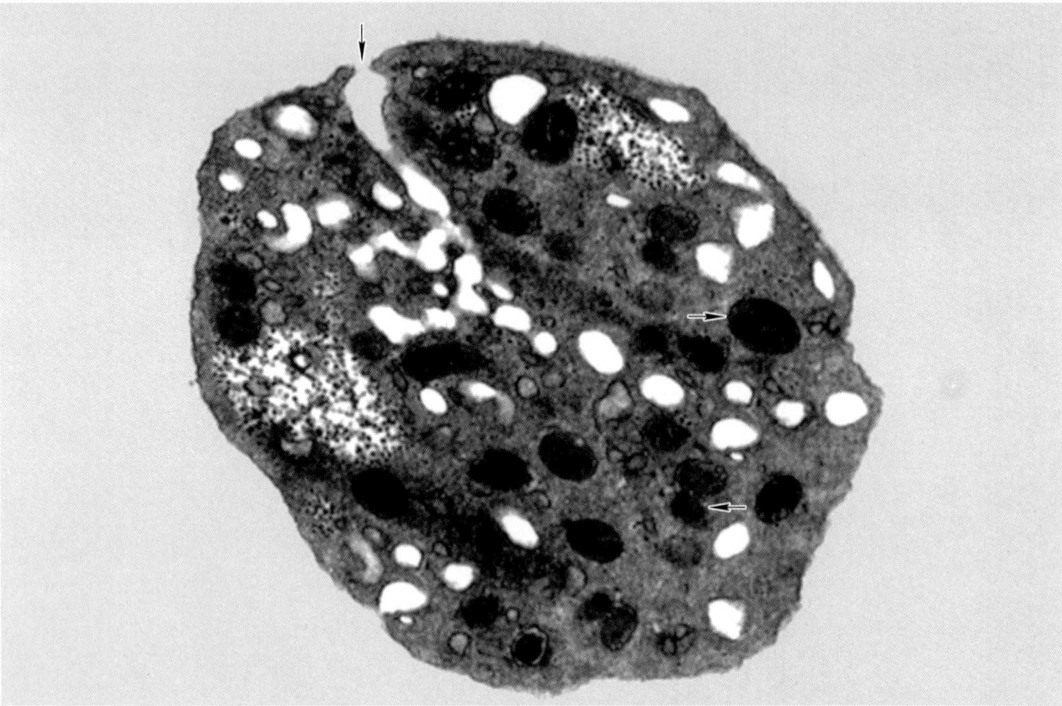

图 5-23 血小板（人）
开放小管系（↓），α 颗粒（→），δ 颗粒（←）。×30 000

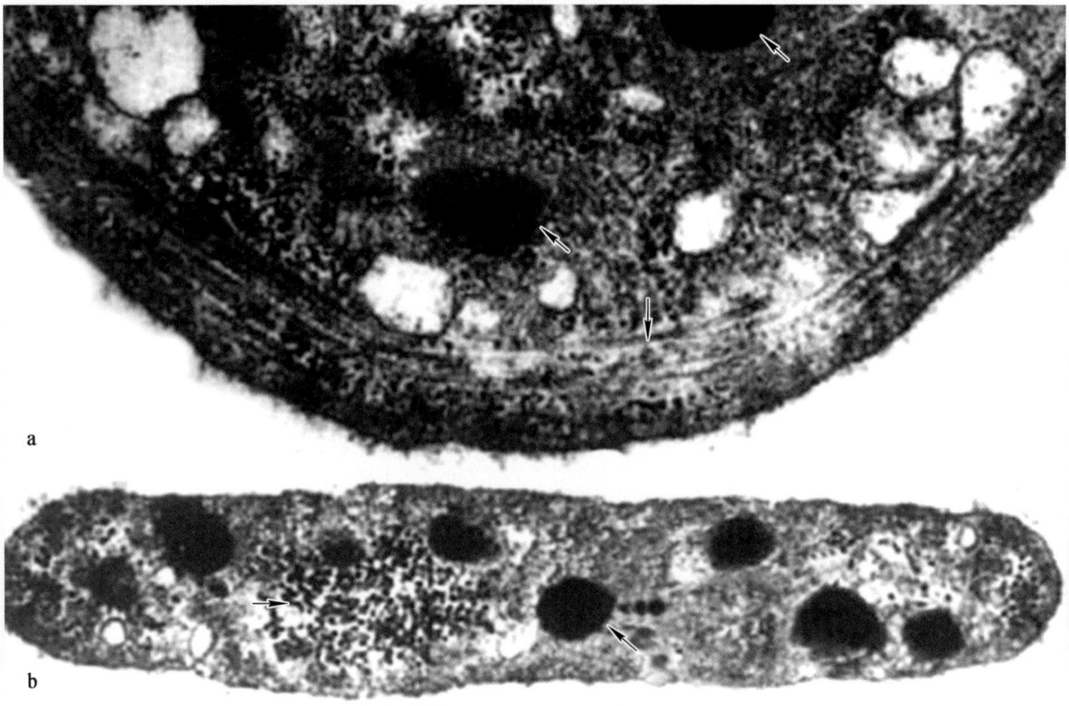

图 5-24 血小板（人）
a. 水平切面，b. 横断切面。血小板颗粒（↖），微管（↓），糖原颗粒（→）。×30 000

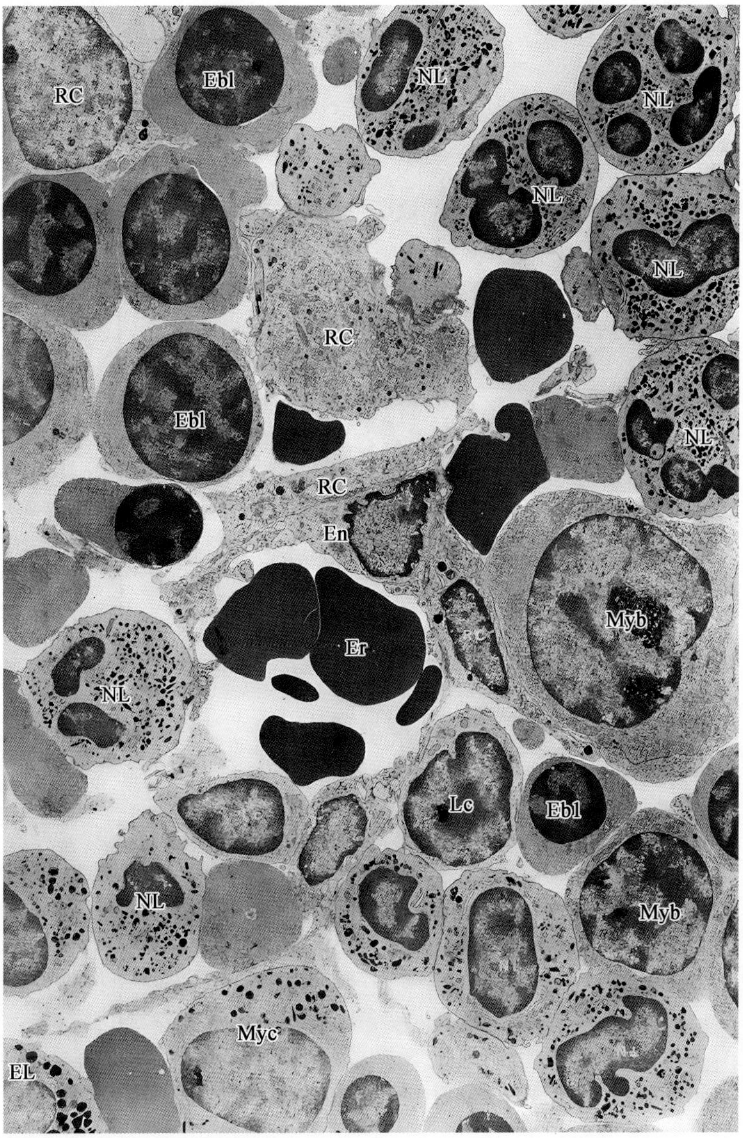

图 5-25 骨髓（大鼠）

网状细胞（RC），红细胞（Er），原红细胞（Ebl），原粒细胞（Myb），中性早幼粒细胞（Myc），中性粒细胞（NL），嗜酸性粒细胞（EL），淋巴细胞（Lc），血窦内皮细胞（En）。×4 500

第6章 软骨与骨

软骨由软骨组织和软骨膜构成，骨由骨组织、骨膜和骨髓等构成。软骨组织和骨组织为特殊的结缔组织，均由细胞和细胞外基质构成，但前者不含血管，后者基质因含大量钙盐而钙化。

一、软　　骨

根据纤维成分的不同，软骨分为透明软骨、弹性软骨和纤维软骨三种。

（一）透明软骨

透明软骨主要分布于气管和肋软骨等处。软骨细胞（chondrocyte，Cc）的细胞核位于细胞中央，细胞质内含丰富的粗面内质网和发达的高尔基复合体。因软骨基质无血管，氧供较少，因此软骨细胞线粒体较少。软骨细胞分泌细胞外基质，并被半固态凝胶状基质（matrix，Mat）包裹，后者内部还含有胶原原纤维（collagen fibril，Co）（图6–1，图6–2）。紧紧包裹软骨细胞的基质光镜下HE染色时嗜碱性强，称软骨囊（cartilage capsule，CC）（图6–3）。

（二）弹性软骨

弹性软骨主要分布于耳郭等处，其基本组织结构似透明软骨。软骨细胞的细胞核位于细胞中央，细胞质内含丰富的粗面内质网。细胞外基质中含丰富的弹性纤维和少量胶原原纤维（图6–4）。

（三）纤维软骨

纤维软骨主要分布于椎间盘和耻骨联合等处，其基本组织结构似透明软骨。软骨细胞的细胞核位于细胞中央，可见明显的核仁。细胞质较少。软骨细胞被软骨囊包绕于软骨陷窝内，表面有少量细胞突起（cell process，CP），基质内可见大量胶原纤维（collagen fiber，CF）（图 6–5）。

二、骨

骨组织的细胞包括骨祖细胞、成骨细胞、骨细胞和破骨细胞等。基质因为钙化而坚硬，纤维为胶原纤维。

（一）骨祖细胞

骨祖细胞（osteoprogenitor cell，OC）位于骨质表面，细胞扁平或立方形。细胞核位于细胞中央，细胞质较少。骨祖细胞是一种干细胞，可分化为成骨细胞（图 6–6）。

（二）成骨细胞

成骨细胞（osteoblast，Ob）位于骨质表面，立方形或矮柱状，细胞核位于细胞中央，因不同切面呈现不同形状，细胞质内含大量粗面内质网和线粒体，功能活跃时合成并分泌类骨质（osteoid，Ost）。类骨质含大量胶原原纤维，钙化成为骨质后，成骨细胞转变为骨细胞。有时可见成骨细胞胞体伸出突起，胞质内含溶酶体（图 6–7 ~ 图 6–11）。

（三）骨细胞

骨细胞（osteocyte，Os）的胞体扁圆形，位于骨质的骨陷窝（bone lacuna，BL）中，细胞核位于细胞中央，众多由胞体发出的细胞突起位于骨质的骨小管（canaliculus，Cal）内（图 6–12 ~ 图 6–16）。细胞质含有粗面内质网、线粒体、溶酶体和高尔基复合体等细胞器（图 6–15，图 6–17 ~ 图 6–19）。扫描电镜下，可清晰地看到扁圆形的胞体位于骨质中的骨陷窝内，以及由胞体发出的众多细胞突起（图 6–20 ~ 图 6–23）。

（四）破骨细胞

破骨细胞（osteoclast，Oc）较大，位于骨质表面，功能活跃时靠近骨质的一侧细胞表面有众多细胞皱褶、微绒毛和大量指状突起，该区域称皱褶缘（ruffled border，RB）。破骨细胞来源于多个单核细胞的融合，细胞核较多，位于皱褶缘的对侧。细胞质内溶酶体、吞饮小泡和线粒体丰富（图 6–24 ~ 图 6–27）。

（周劲松）

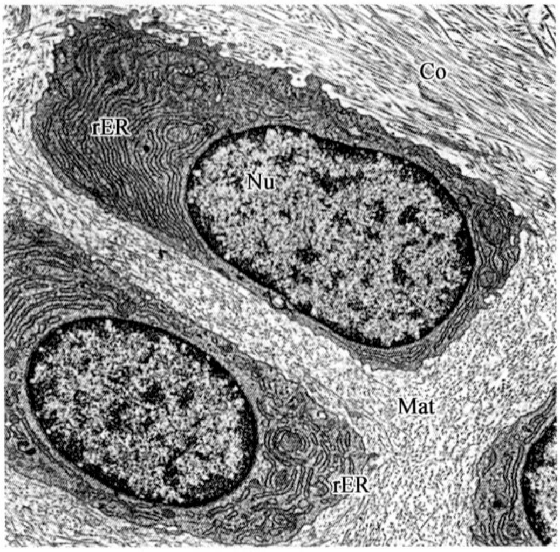

图 6-1 透明软骨细胞（肋软骨）

透明软骨细胞位于软骨基质（Mat）内，细胞核（Nu）椭圆形，细胞质内粗面内质网（rER）丰富。细胞周边分布大量胶原原纤维（Co）。×3 750

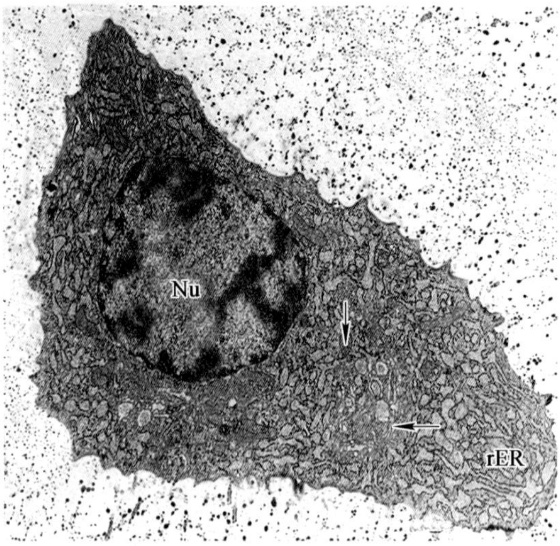

图 6-2 透明软骨细胞（肋软骨）

透明软骨细胞的细胞核（Nu）圆形，细胞质内粗面内质网（rER）丰富，高尔基复合体（←）发达，可见少量线粒体（↓）。×15 000

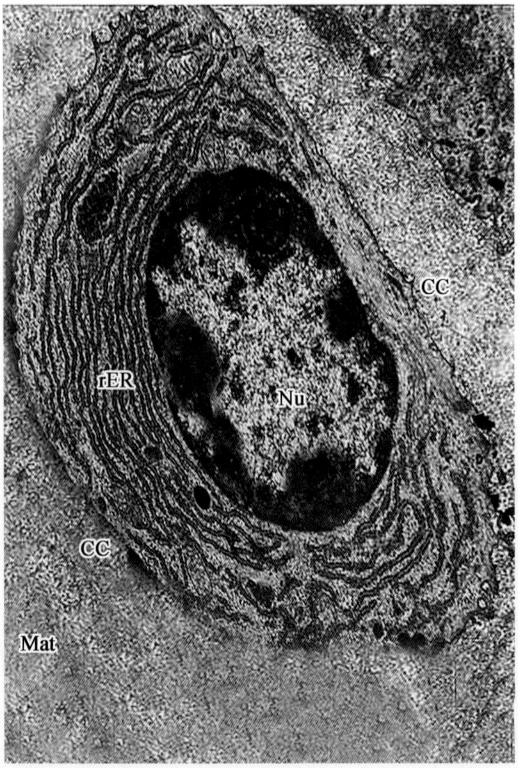

图 6-3 透明软骨细胞（肋软骨）

透明软骨细胞的细胞核（Nu）圆形，细胞质内粗面内质网（rER）丰富。紧密包绕软骨细胞的薄层软骨基质（Mat）称软骨囊（CC）。×18 000

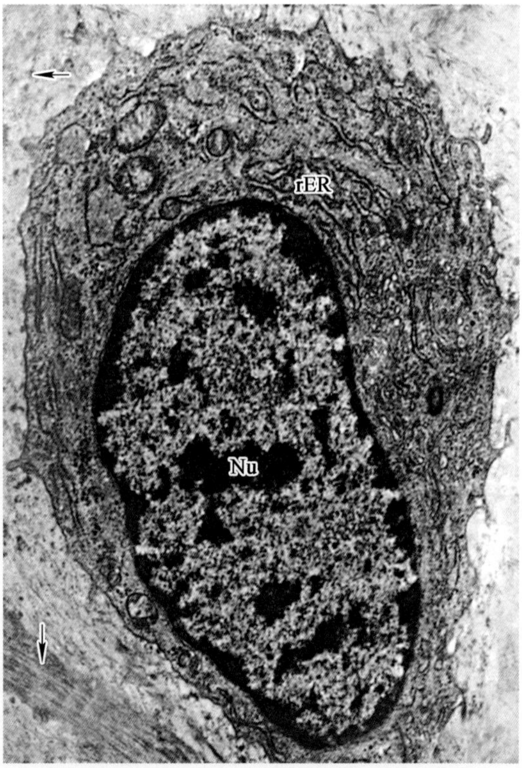

图 6-4 弹性软骨细胞（胎儿耳郭）

弹性软骨细胞的细胞核（Nu）位于细胞中央，细胞质内粗面内质网（rER）丰富。细胞外周包绕弹性纤维（←）和少量胶原原纤维（↓）。×16 000

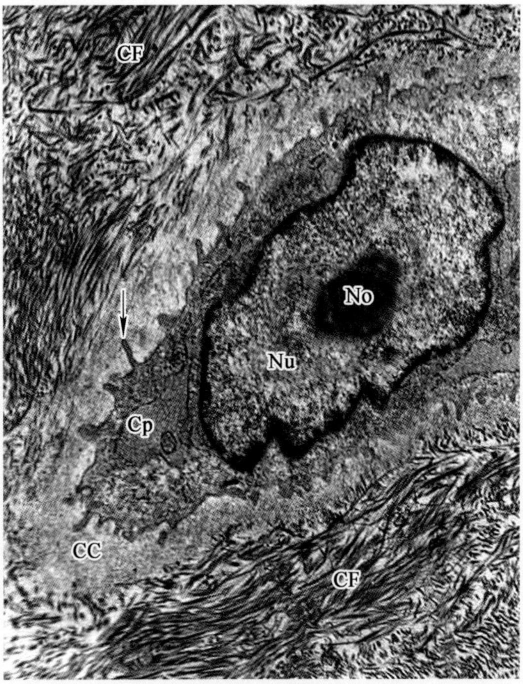

图 6-5 纤维软骨细胞（椎间盘）

纤维软骨细胞位于软骨囊（CC）内，细胞核（Nu）位于软骨细胞中央，核仁（No）明显。细胞质（Cp）稀少。细胞表面有若干突起（↓），细胞被软骨囊包绕，基质内含大量胶原纤维（CF）。×12 000

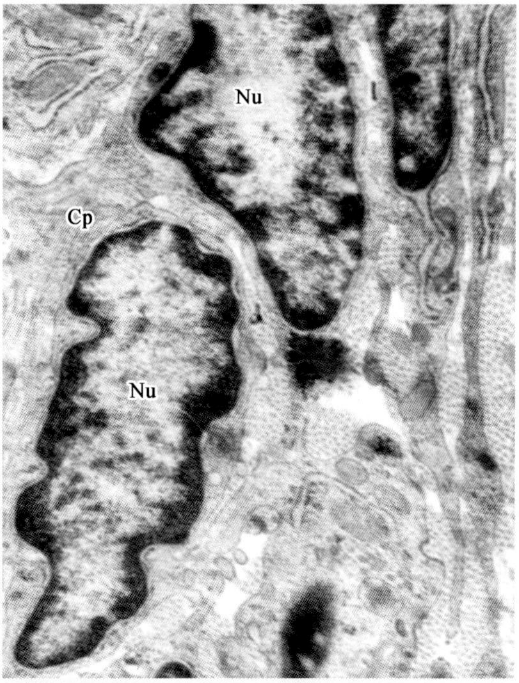

图 6-6 骨祖细胞（胎儿指骨）

骨祖细胞椭圆形，细胞核（Nu）位于细胞中央，细胞质（Cp）稀少。×22 000

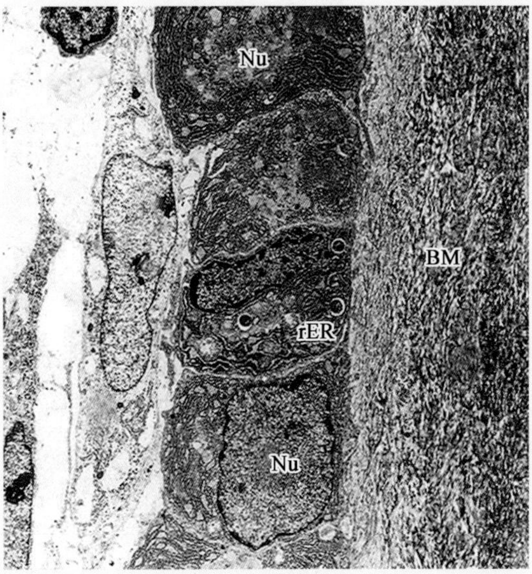

图 6-7 成骨细胞（胎儿指骨）

成骨细胞胞体立方形或矮柱状，细胞核（Nu）位于细胞中央，细胞位于骨质（BM）表面，细胞质内含大量粗面内质网（rER）。×2 500

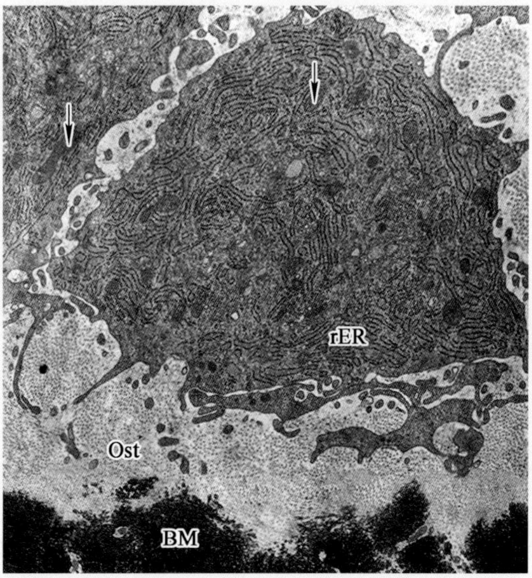

图 6-8 成骨细胞（胎儿指骨）

成骨细胞细胞质内含若干线粒体（↓），粗面内质网（rER）丰富，被类骨质（Ost）包绕，后者逐步钙化后形成骨质（BM）。×18 000

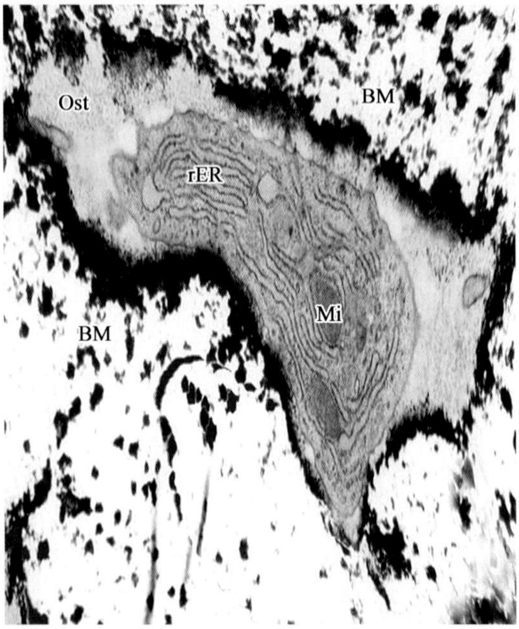

图 6-9 成骨细胞（胎儿指骨）
成骨细胞细胞质内含若干线粒体（Mi），粗面内质网（rER）丰富，被类骨质（Ost）包绕，后者钙化后形成骨质（BM）。×18 000

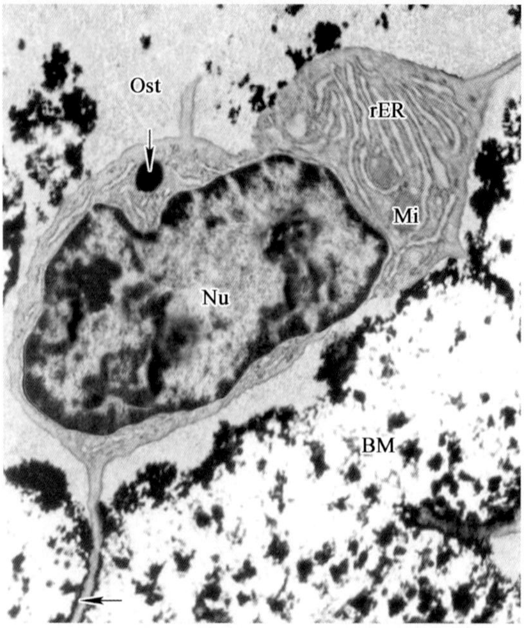

图 6-10 成骨细胞（胎儿指骨）
成骨细胞细胞核（Nu）椭圆形，胞质内粗面内质网（rER）丰富，内含线粒体（Mi）和溶酶体（↓）等。细胞突起（←）位于骨质（BM）内的骨小管内。细胞外周的类骨质（Ost）逐步钙化后形成骨质。×20 000

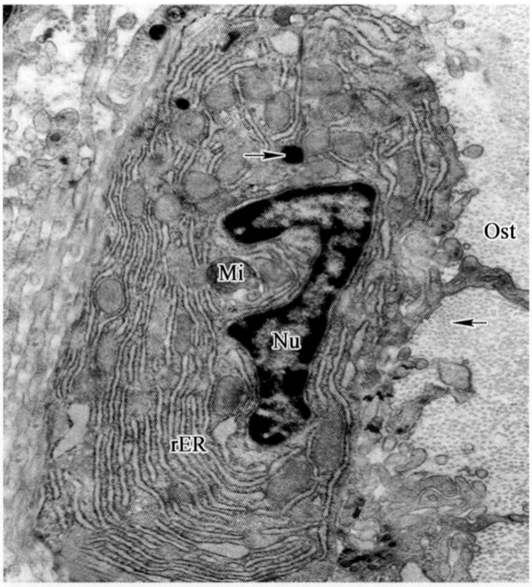

图 6-11 成骨细胞（胎儿指骨）
成骨细胞细胞核（Nu）断面不规则，细胞质含线粒体（Mi）和溶酶体（→）等细胞器，粗面内质网（rER）丰富。细胞外的类骨质（Ost）内含大量胶原原纤维（←），逐步钙化后形成骨质。×29 000

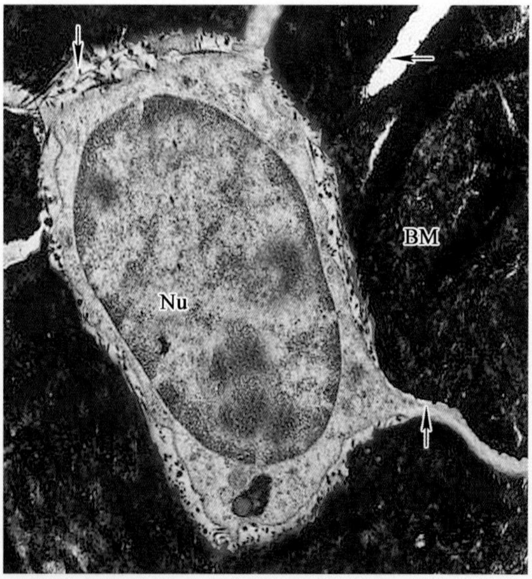

图 6-12 骨细胞（胎儿指骨）
骨细胞扁平形，位于骨陷窝（↓）内。细胞核（Nu）位于细胞中央，细胞突起（↑）位于骨质（BM）内部的骨小管（←）内。×12 000

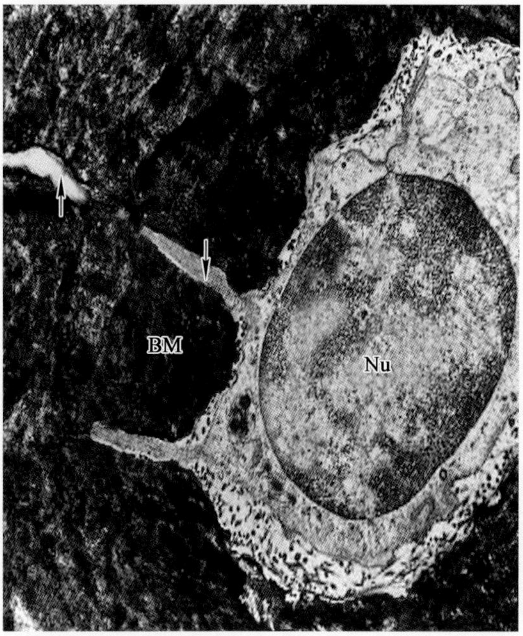

图 6-13 骨细胞（胎儿指骨）

骨细胞扁平形，细胞核（Nu）位于细胞中央，胞体位于骨质（BM）内部的骨陷窝内，细胞突起（↓）位于骨小管（↑）内。×12 000

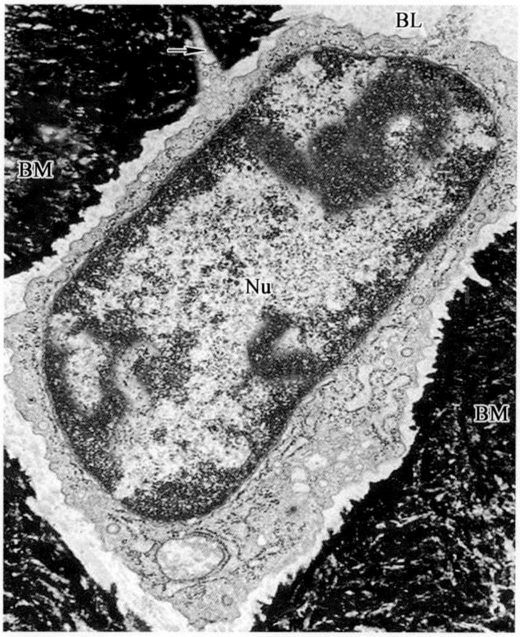

图 6-14 骨细胞（胎儿指骨）

骨细胞扁平形，细胞核（Nu）位于细胞中央，胞体位于骨质（BM）内部的骨陷窝（BL）内，细胞突起（→）位于骨小管内。×12 000

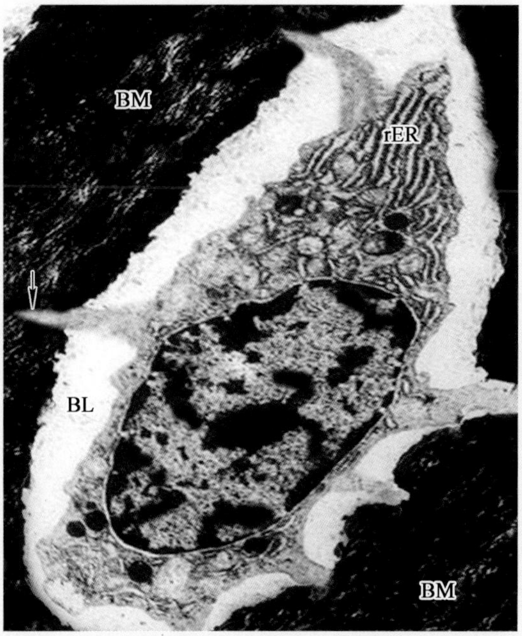

图 6-15 骨细胞（胎儿指骨）

骨细胞扁平形，胞体位于骨质（BM）内部的骨陷窝（BL）内，细胞突起（↓）位于骨小管内。细胞质内可见粗面内质网（rER）。×18 000

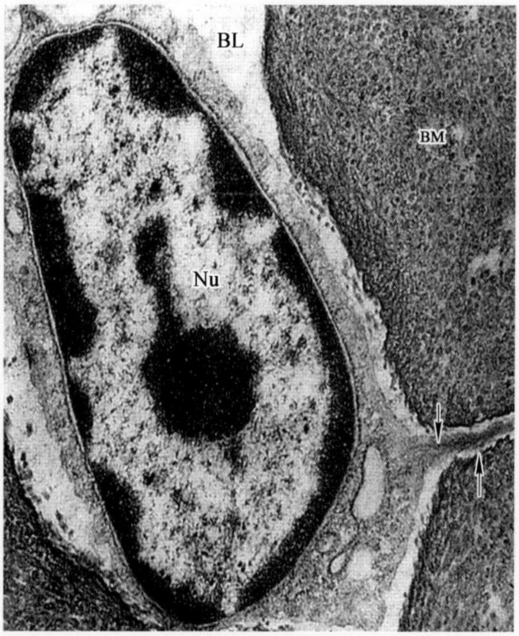

图 6-16 骨细胞（胎儿指骨）

骨细胞扁平形，细胞核（Nu）位于细胞中央，胞体椭圆形，位于骨质（BM）内部的骨陷窝（BL）内，细胞突起（↓）位于骨质内的骨小管（↑）内。×30 000

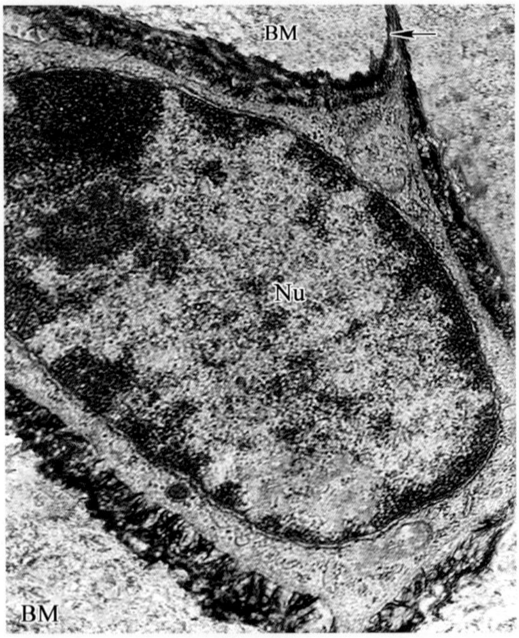

图 6-17　骨细胞（胎儿指骨）

骨细胞扁平形，细胞核（Nu）位于细胞中央，胞体位于骨质（BM）内部的骨陷窝，细胞突起（←）深入骨质内部的骨小管内。×25 000

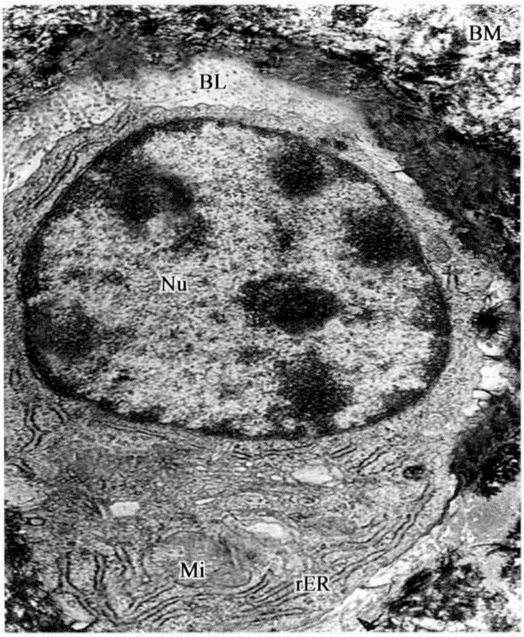

图 6-18　骨细胞（胎儿指骨）

骨细胞扁平形，细胞核（Nu）位于细胞中央，胞体位于骨质（BM）内部的骨陷窝（BL）内。胞质内可见粗面内质网（rER）和线粒体（Mi）等。×25 000

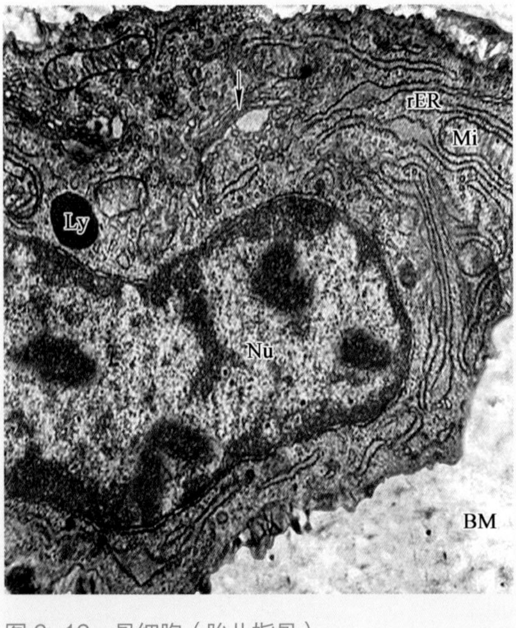

图 6-19　骨细胞（胎儿指骨）

骨细胞细胞核（Nu）位于细胞中央，胞体位于骨质（BM）内部的骨陷窝内。细胞质内可见粗面内质网（rER）、线粒体（Mi）、高尔基复合体（↓）和溶酶体（Ly）等。×25 000

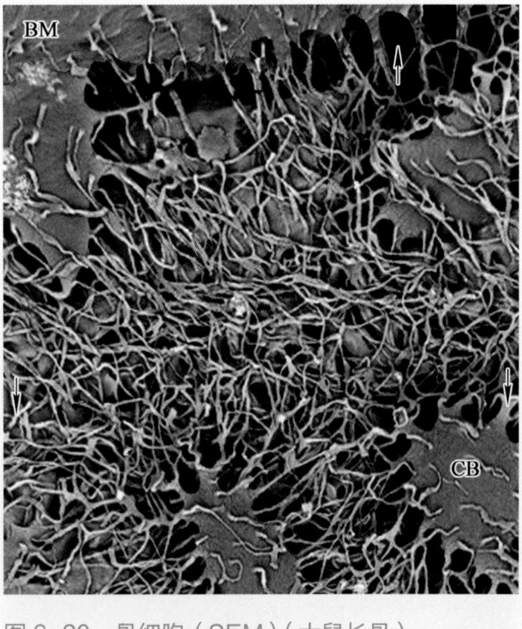

图 6-20　骨细胞（SEM）（大鼠长骨）

骨细胞扁平形，胞体（CB）位于骨质（BM）内部的骨陷窝（↑）内，由胞体发出众多细胞突起（↓）。×1 500

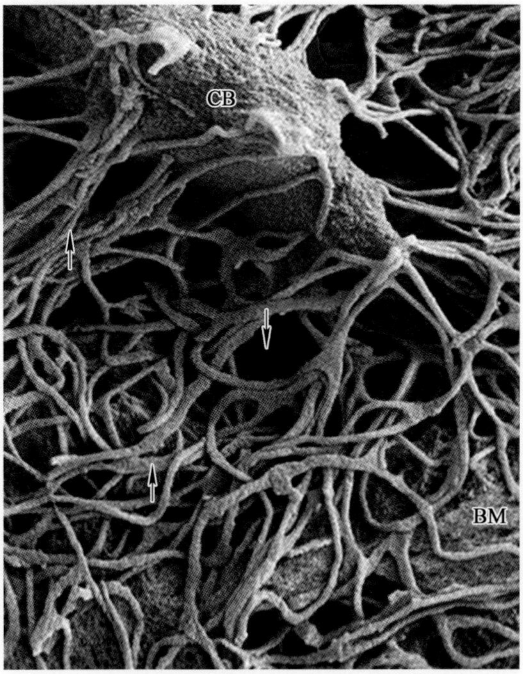

图 6–21 骨细胞（SEM）（大鼠长骨）
骨细胞扁平形，胞体（CB）位于骨质（BM）内部的骨陷窝（↓）内，由胞体发出众多细胞突起（↑）。×3 800

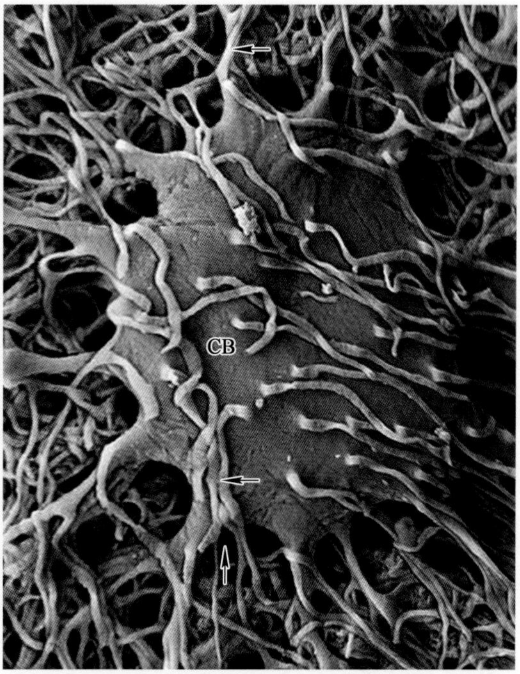

图 6–22 骨细胞（SEM）（大鼠长骨）
骨细胞扁平形，胞体（CB）位于骨质内部的骨陷窝（↑）内，由胞体发出众多细胞突起（←）。×4 000

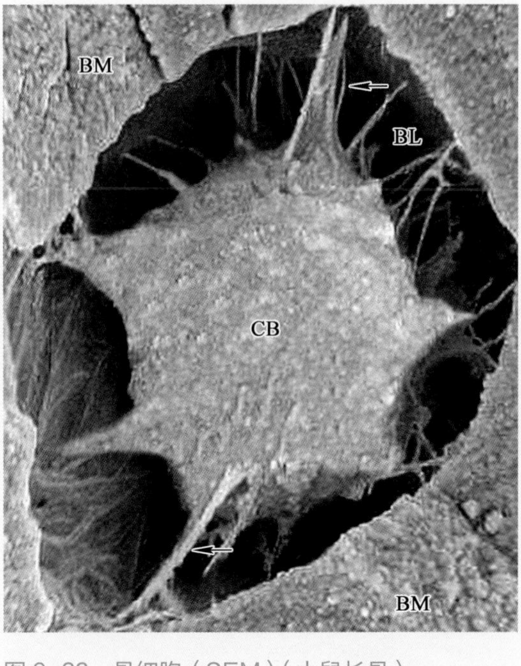

图 6–23 骨细胞（SEM）（大鼠长骨）
骨细胞扁平形，胞体（CB）位于骨质（BM）内部的骨陷窝（BL）内，由胞体发出众多细胞突起（←）。×5 200

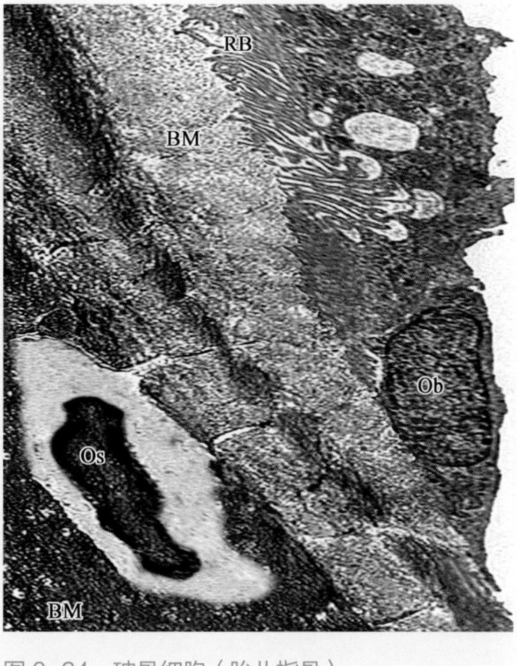

图 6–24 破骨细胞（胎儿指骨）
破骨细胞（Ob）位于骨质（BM）表面。骨细胞（Os）位于骨质内部。破骨细胞较大，位于骨质表面，皱褶缘（RB）明显。×2 000

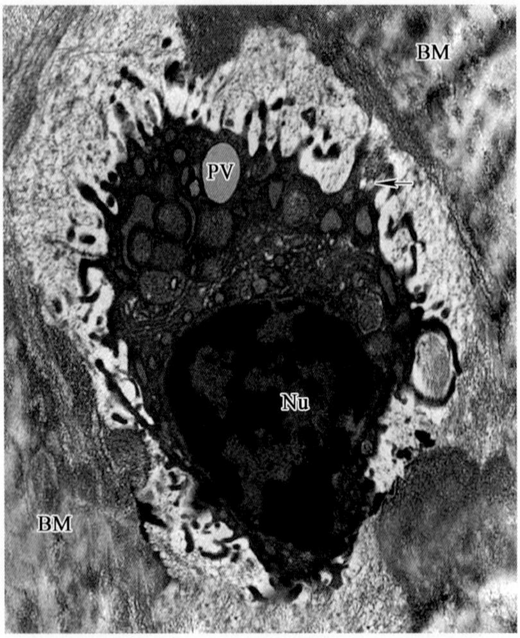

图 6-25 破骨细胞（胎儿指骨）

破骨细胞大，有多个细胞核（Nu），胞体位于骨质（BM）表面。细胞表面有众多皱褶和微绒毛（←），胞质内含大量吞饮小泡（PV）。×5 000

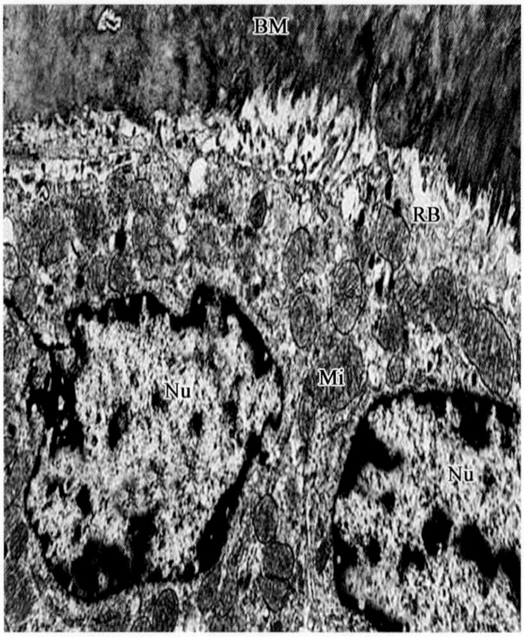

图 6-26 破骨细胞（胎儿指骨）

破骨细胞大，含多个细胞核（Nu），线粒体（Mi）丰富。功能活跃时，贴近骨质（BM）的细胞表面指状突起明显，称皱褶缘（RB）。×7 000

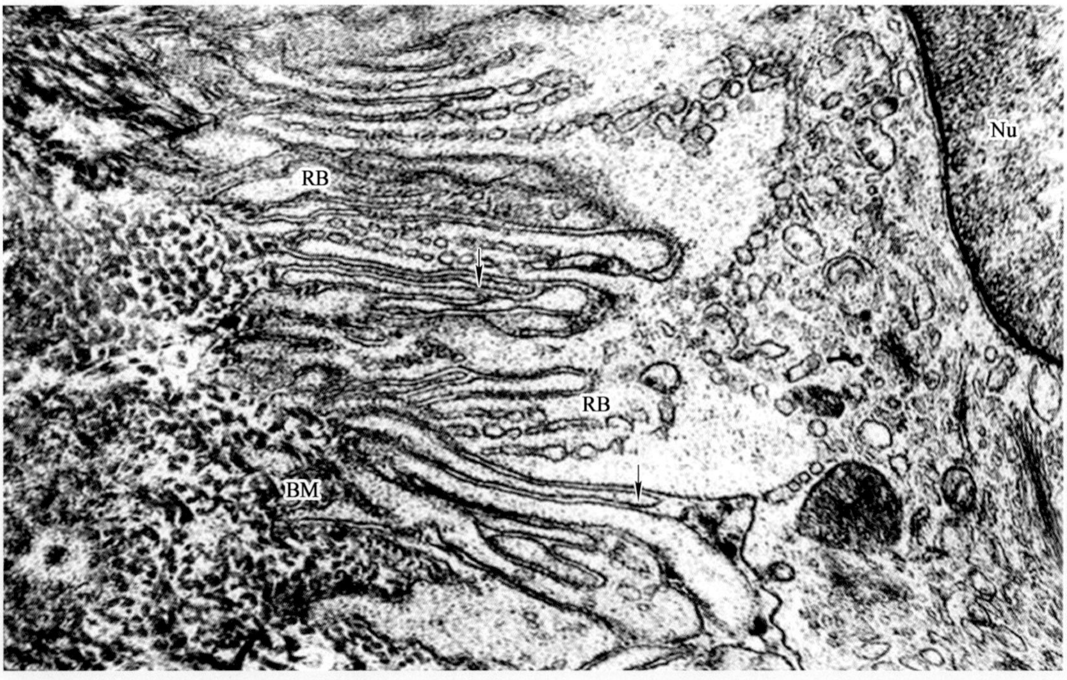

图 6-27 破骨细胞皱褶缘（胎儿指骨）

破骨细胞含多个细胞核（Nu）。功能活跃时，贴近骨质（BM）的细胞表面有大量指状突起（↓）的区域，称皱褶缘（RB）。×12 000

第7章 肌组织

肌组织（muscular tissue）主要由肌细胞构成。肌细胞（muscle cell）呈细长纤维形，因此又称肌纤维（muscle fiber）。肌纤维能收缩、舒张是由于肌质中含有大量的肌丝，肌丝集合成光镜下可见的肌原纤维（myofibril，Mf）。

根据肌细胞的结构和分布，肌组织分为骨骼肌、心肌和平滑肌三种。

一、骨 骼 肌

骨骼肌（skeletal muscle，SM）一般借肌腱附于骨骼。

1. 肌原纤维　由数千条平行排列的肌丝组成。肌丝（myofilament）有粗肌丝和细肌丝两种。肌原纤维由明带和暗带相间排列。位于肌节中央的为暗带（dark band，DB），又称A带。粗肌丝两端游离，中央固定在M线（M line）上。细肌丝（thin filament）位于肌节两侧，一端附着于Z线，另一端伸入粗肌丝之间，止于H带（H band，H）的边缘。明带（light band，LB）又称I带，因只有细肌丝而显得明亮，H带则仅有粗肌丝，H带两侧的暗带既有细肌丝又有粗肌丝而显得深暗（图7-1）。在横断面上，可见每条粗肌丝周围排列着6条细肌丝，每条细肌丝周围有3条粗肌丝排布。

2. 横小管（transverse tubule，TT）　是肌膜向细胞内凹陷形成的微细小管，又称T小管。横小管的走向与肌纤维垂直，人和哺乳类动物的横小管位于每个肌节的暗带与明带交界处。同一水平面的横小管分支吻合，环绕每条肌原纤维（图7-2，图7-3）。横小管开口于肌纤维表面，因此可将肌膜的兴奋迅速传到肌纤维内部。

3. 肌质网（sarcoplasmic reticulum，SR）　是肌纤维中特化的滑面内质网，位于两条相邻的横小管之间，包绕在每条肌原纤维的周围。肌质网中部纵行的小管相互连通，称纵小管（longitudinal tubule，LT）；肌质网两端在靠近横小管处扩大，呈扁囊状，称终池（terminal cisterna，TC）。每条横小管与两侧的终池组成三联体（triad，Tr）。在此部位将兴奋从肌膜传递到肌质网膜（图7-1～图7-3）。

此外，肌原纤维之间有较多线粒体、糖原及少量脂滴。

二、心　肌

心肌（cardiac muscle，CM）分布于心壁和邻近心脏的大血管壁上，其收缩有自动节律性。心肌纤维呈不规则的短圆柱状，多数心肌纤维有一个核，核呈卵圆形，位于细胞中央。心肌纤维有分支，互相连接成网，心肌纤维的连接处称闰盘（intercalated disk，ID）（图 7–4）。

心肌纤维的超微结构与骨骼肌纤维相似，也含有粗肌丝和细肌丝并组成肌节。心肌纤维的超微结构特点是：①肌原纤维粗细不等，界限不很分明。这是由于肌原纤维之间有横小管、肌质网和极为丰富的线粒体，把肌丝分隔成粗细不等的肌丝束所致（图 7–4 ~ 图 7–10）。②横小管较粗，位于 Z 线水平。③肌质网稀疏，纵小管不发达，终池少而小，横小管多与一侧的终池紧贴形成二联体（diad，Di）（图 7–11）。因此，心肌纤维的贮钙能力低，收缩前尚需从细胞外摄取 Ca^{2+}。④闰盘位于 Z 线水平，横向连接的部分有中间连接和桥粒，加强了细胞间连接的牢固性；在纵向连接的部分有缝隙连接，便于细胞间信息的直接传导，保证心肌纤维整体同步收缩和舒张（图 7–12 ~ 图 7–14）。⑤心房肌纤维还具有内分泌功能，可分泌心房纳尿肽（又称心钠素），具有排钠、利尿和扩张血管、降低血压的作用。

三、平　滑　肌

平滑肌纤维呈长梭形，细胞中央有一个杆状或椭圆形的核，常呈扭曲状，无横纹。

分布在每个肌纤维外面的结缔组织称肌内膜（endomysium，Em）。结缔组织中有胶原原纤维（图 7–15 ~ 图 7–22）。

平滑肌纤维的肌膜向胞质内凹陷形成数量众多的小凹（caveola），相当于横纹肌的横小管。细胞核两端的肌质较多，主要含有线粒体、少量粗面内质网、高尔基复合体、糖原及脂滴（图 7–23）。平滑肌的细胞骨架系统比较发达，由密斑（dense patch，DP）、密体（dense body，DB）和中间丝组成。密斑和密体都是电子密度高的小体。密斑位于肌膜下，为扁平斑块状；密体位于肌质中，为梭形小体（图 7–17，图 7–18，图 7–20 ~ 图 7–32）。中间丝斜行或纵行，连接于密斑、密体之间，形成梭形的细胞骨架。平滑肌细胞胞质内有粗、细两种肌丝。细肌丝主要由肌动蛋白组成，一端附着于密斑或密体，另一端游离，环绕在粗肌丝周围。粗肌丝由肌球蛋白构成，呈圆柱状，表面有成行排列的横桥，相邻的两行横桥屈动方向相反。

（刘佳梅）

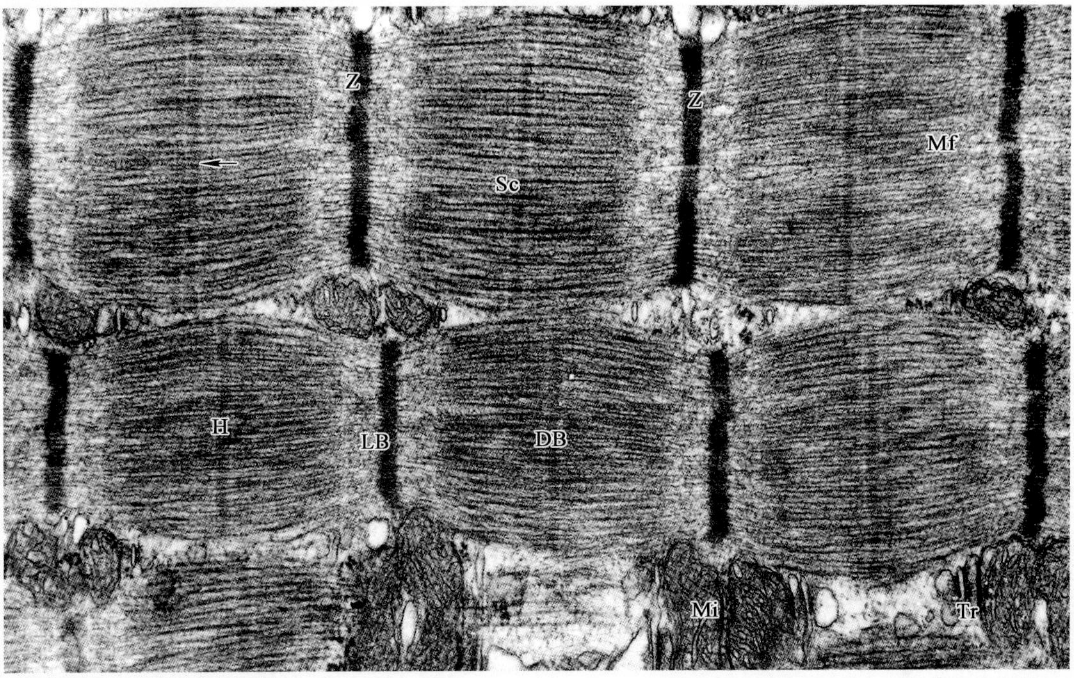

图 7-1　骨骼肌纤维（小鼠）

肌原纤维（Mf）由明带（LB）和暗带（DB）相间排列，明带中央为 Z 线（Z），暗带中央有 H 带（H），H 带中央为 M 线（←），相邻 Z 线之间的肌原纤维为肌节（Sc），可见三联体（Tr）及线粒体（Mi）。×80 000

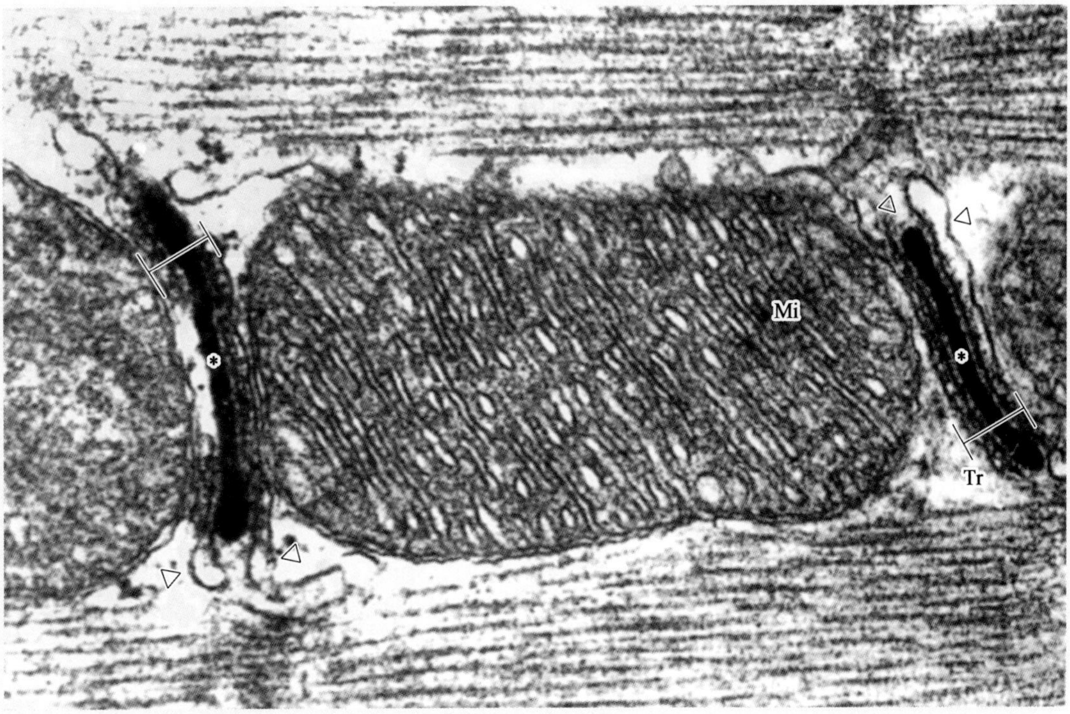

图 7-2　骨骼肌三联体

横小管（*）和两侧的终池（△）构成三联体（Tr），中央为线粒体（Mi）。×45 000

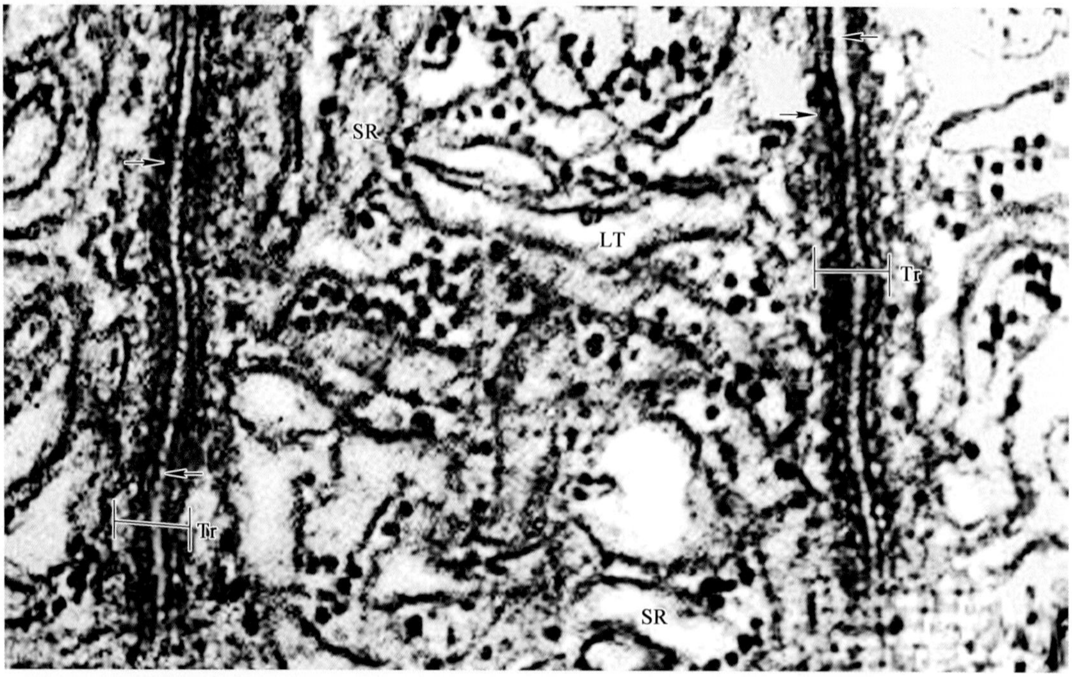

图 7-3 骨骼肌三联体和纵小管

肌质网（SR）位于横小管（←）之间，其中部纵行称纵小管（LT），两端扩大为终池（→）。横小管与两侧的终池组成三联体（Tr）。×60 000

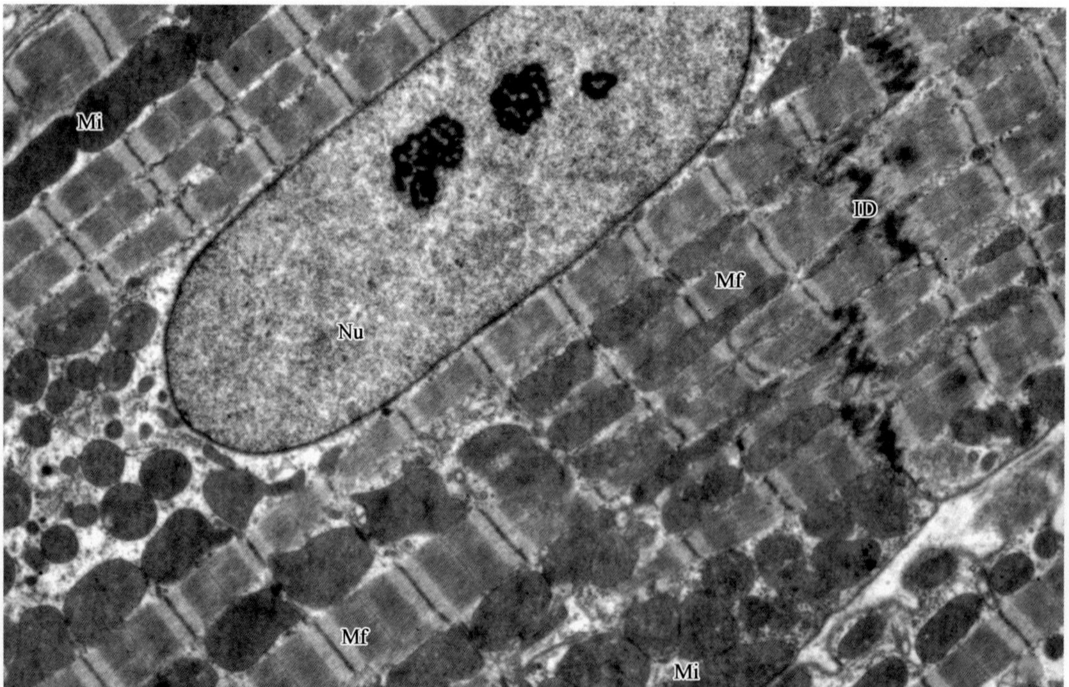

图 7-4 心肌（大鼠）

可见心肌纤维的细胞核（Nu），肌原纤维（Mf）间可见丰富的线粒体（Mi），心肌纤维间可见闰盘（ID）。×4 200

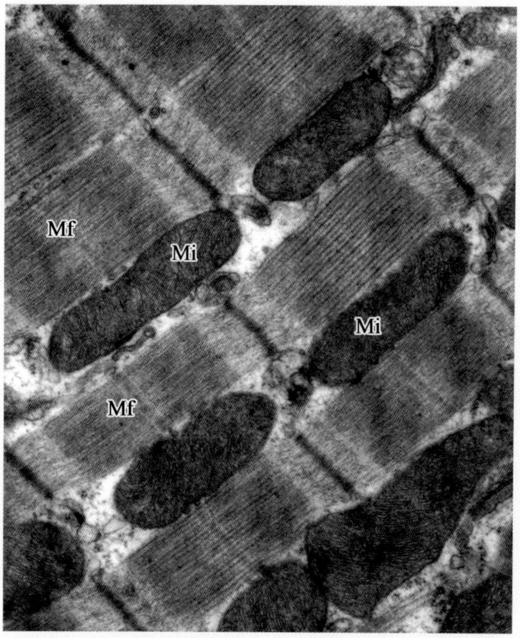

图7-5 心肌（大鼠）

肌原纤维（Mf）粗细不等，肌原纤维间可见丰富的线粒体（Mi）。×9 900

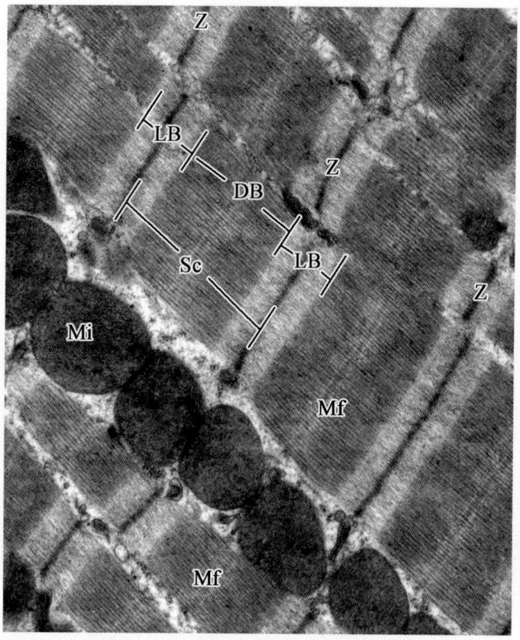

图7-6 心肌（大鼠）

肌原纤维（Mf）间可见丰富的线粒体（Mi），相邻Z线（Z）间的肌原纤维是肌节（Sc），肌节由1/2明带（LB）+1个暗带（DB）+1/2明带（LB）构成。×9 900

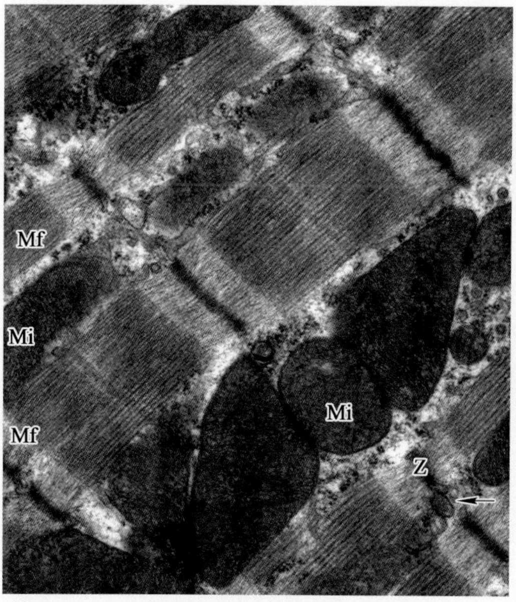

图7-7 心肌（大鼠）

肌原纤维（Mf）间可见丰富的线粒体（Mi），横小管（←）位于Z线（Z）水平。×9 900

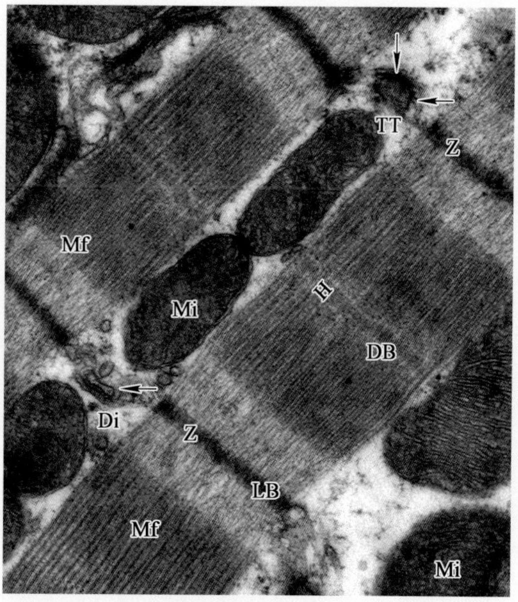

图7-8 心肌（大鼠）

肌原纤维（Mf）间可见丰富的线粒体（Mi）、清晰的明带（LB）及暗带（DB），明带中央可见Z线（Z），暗带中央可见H带（H），二联体（← Di）由横小管（TT）及一侧的终池（↓）构成，位于Z线（Z）水平。×9 900

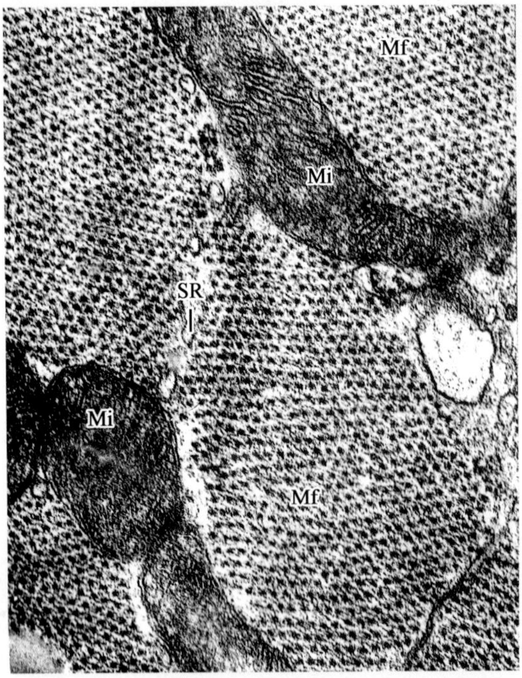

图 7-9 心肌横断（猴）
肌原纤维（Mf）内可见点状肌丝，可见肌质网（SR）及线粒体（Mi）。×70 000

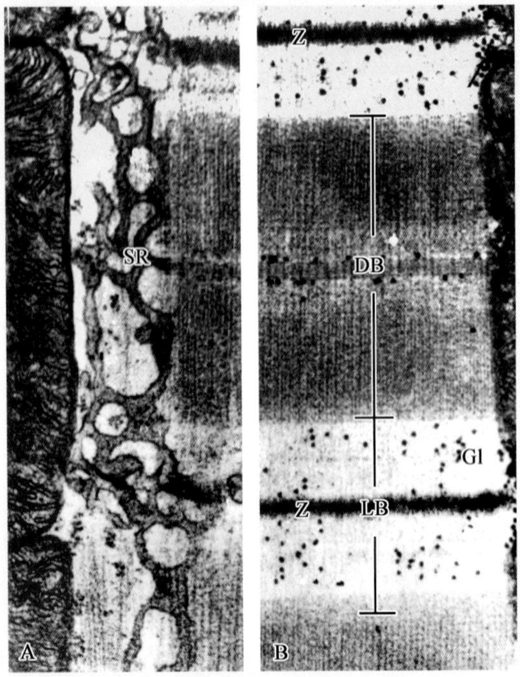

图 7-10 心肌（人）
A 图可见丰富的肌质网（SR）。B 图可见明带（LB）及暗带（DB）及糖原（Gl）颗粒。×30 000

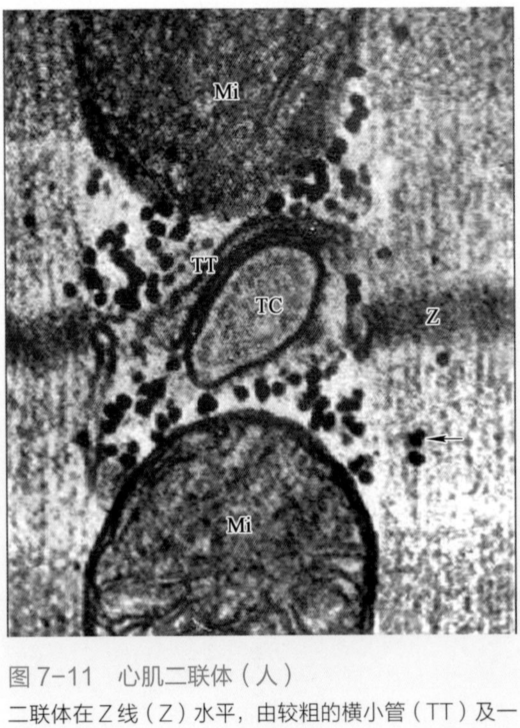

图 7-11 心肌二联体（人）
二联体在 Z 线（Z）水平，由较粗的横小管（TT）及一侧的终池（TC）构成，致密颗粒为糖原（←）颗粒。可见粗大的线粒体（Mi）。×60 000

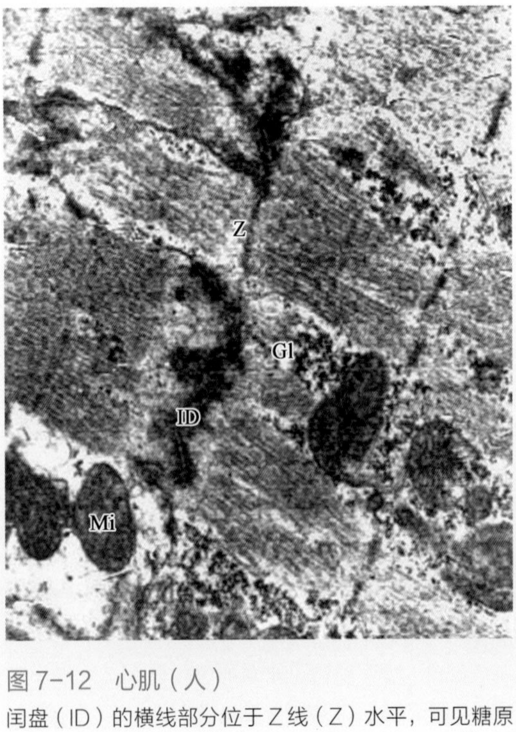

图 7-12 心肌（人）
闰盘（ID）的横线部分位于 Z 线（Z）水平，可见糖原（Gl）颗粒及线粒体（Mi）。×30 000

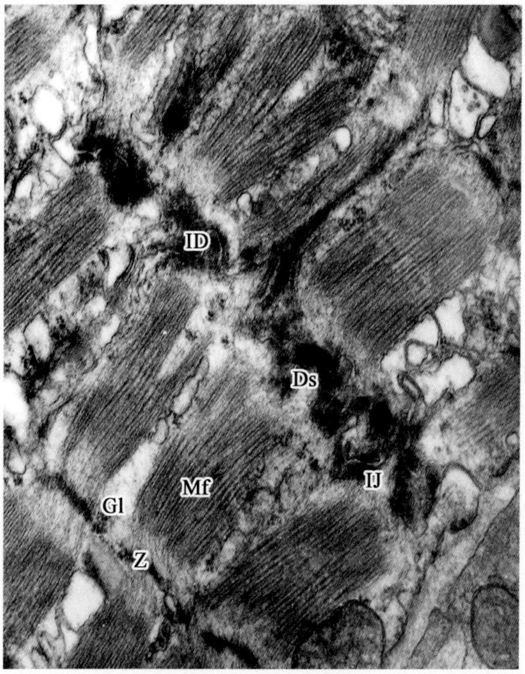

图 7-13 心肌（大鼠）
肌原纤维（Mf）粗细不等，可见闰盘（ID）、中间连接（IJ）、桥粒（Ds）和糖原（Gl）颗粒。×9 900

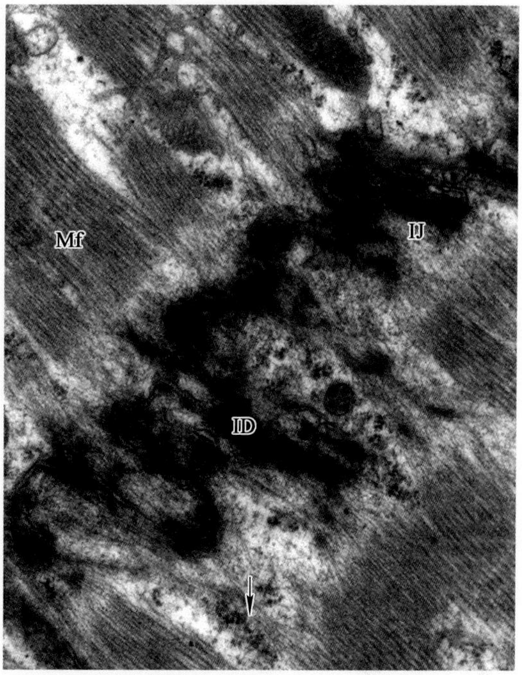

图 7-14 心肌闰盘（大鼠）
肌原纤维（Mf）粗细不等，心肌纤维间可见闰盘（ID）、中间连接（IJ）和糖原（↓）颗粒。×9 900

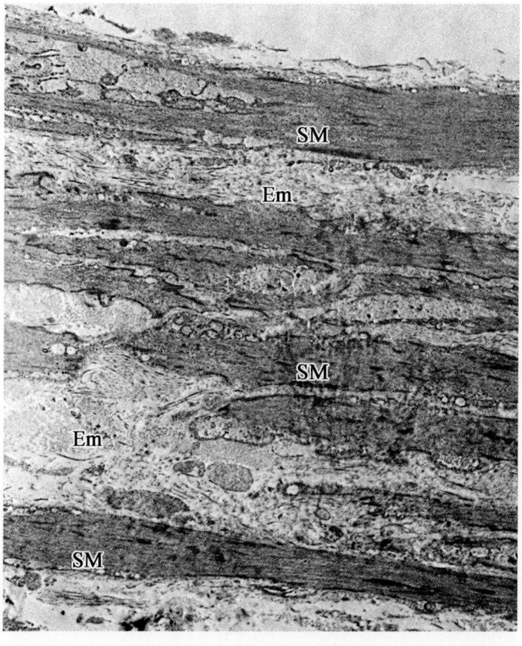

图 7-15 平滑肌（人脐动脉舒展状态，纵断面）
平滑肌（SM）纤维呈长梭形。可见肌纤维外面的肌内膜（Em）。×6 000

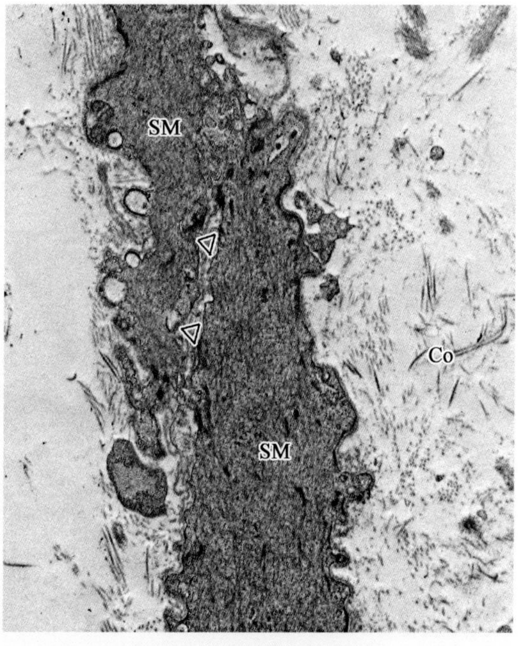

图 7-16 平滑肌（人脐动脉平滑肌纤维间的纵向连接）
可见平滑肌（SM）间纵向连接（△），平滑肌纤维间可见胶原原纤维（Co）。×12 000

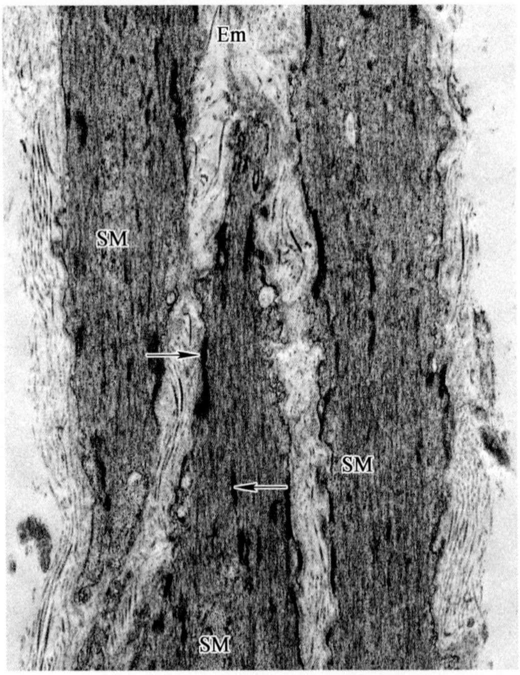

图 7-17　平滑肌（人脐动脉平滑肌间的纵向连接）
平滑肌（SM）纤维间可见肌内膜（Em）。密斑（→）位于肌膜下，密体（←）位于肌质中。×12 000

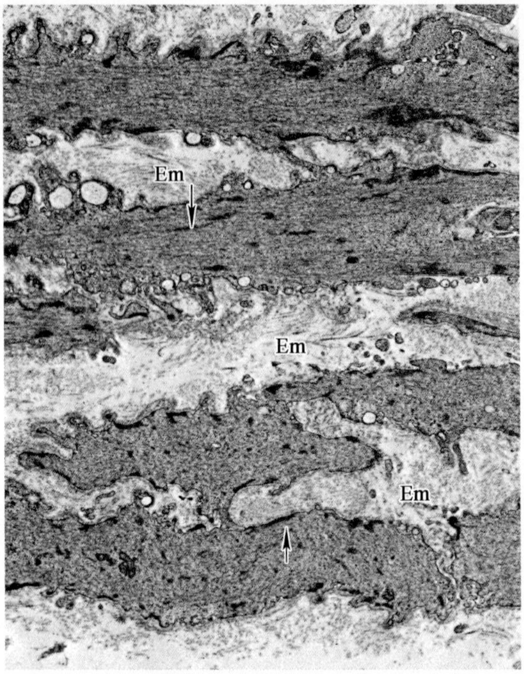

图 7-18　平滑肌（人脐动脉平滑肌间的纵向连接）
平滑肌纤维间可见肌内膜（Em），密斑（↑）位于肌膜下，密体（↓）位于肌质中。×12 000

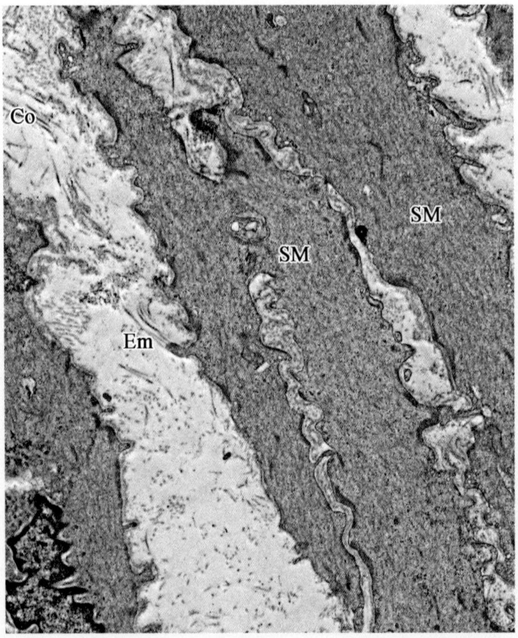

图 7-19　平滑肌（人脐动脉平滑肌间的纵向连接）
平滑肌（SM）纤维间可见肌内膜（Em）及胶原原纤维（Co）。×12 000

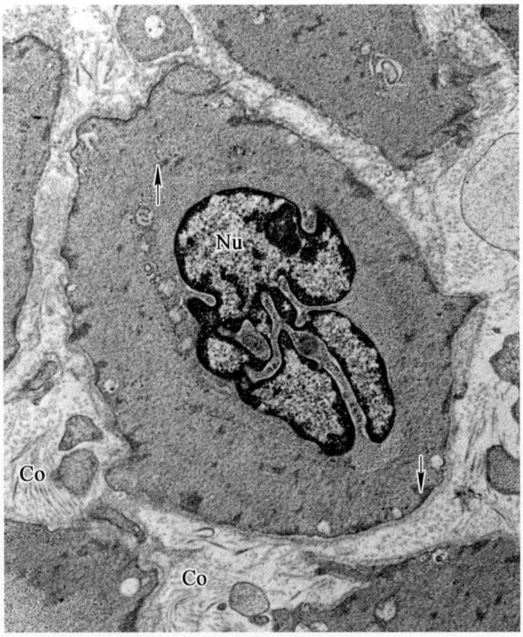

图 7-20　平滑肌（人脐动脉收缩状态，横断面）
平滑肌纤维内可见细胞核（Nu），密斑（↓）及密体（↑），平滑肌纤维间可见纵断及横断的胶原原纤维（Co）。×15 000

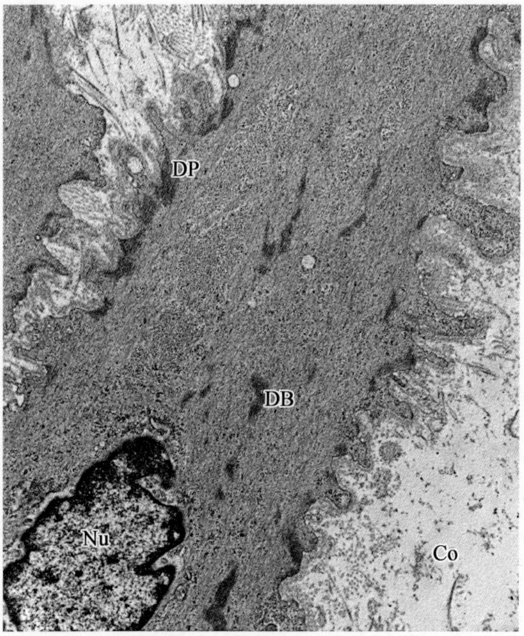

图7-21　平滑肌（人脐动脉收缩状态，纵断面）
平滑肌纤维内可见细胞核（Nu）、密斑（DP）、密体（DB），平滑肌纤维外可见胶原原纤维（Co）。×15 000

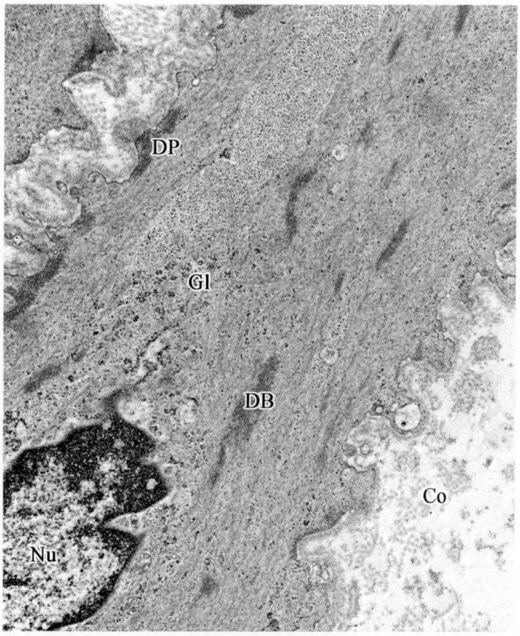

图7-22　平滑肌（人脐动脉收缩状态，纵断面）
平滑肌纤维内可见细胞核（Nu）、密斑（DP）、密体（DB）及糖原（Gl）颗粒，平滑肌纤维外可见胶原原纤维（Co）。×20 000

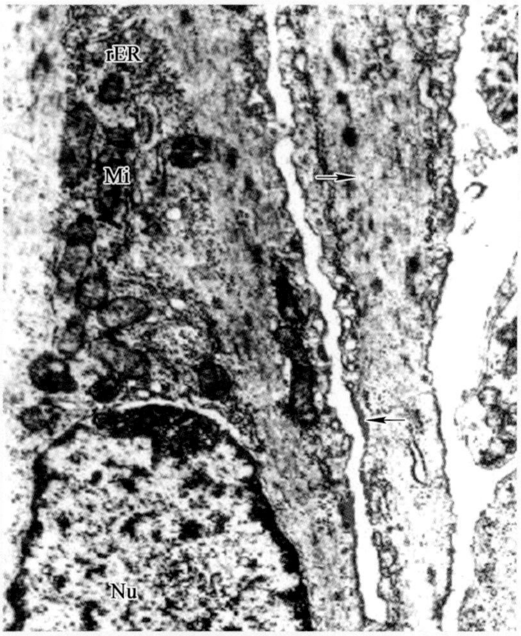

图7-23　平滑肌（鼠输精管）
平滑肌纤维内可见细胞核（Nu）、密斑（←）、密体（→），胞质中可见线粒体（Mi）及粗面内质网（rER）。×20 000

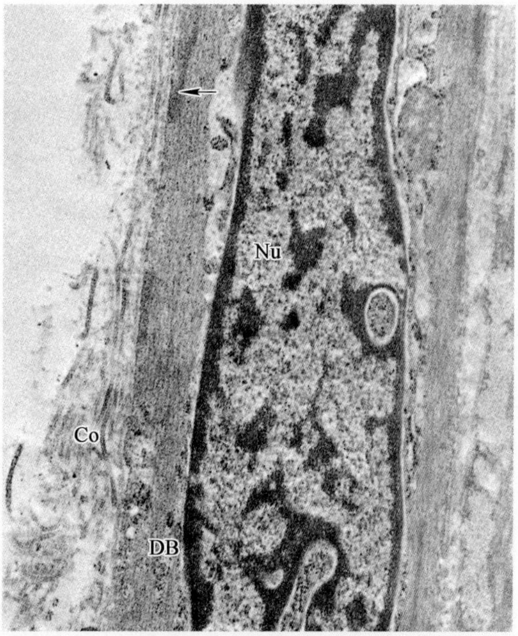

图7-24　平滑肌（人脐动脉舒展状态，纵断面）
平滑肌纤维内可见细胞核（Nu）、密斑（←）、密体（DB），平滑肌纤维外可见胶原原纤维（Co）。×20 000

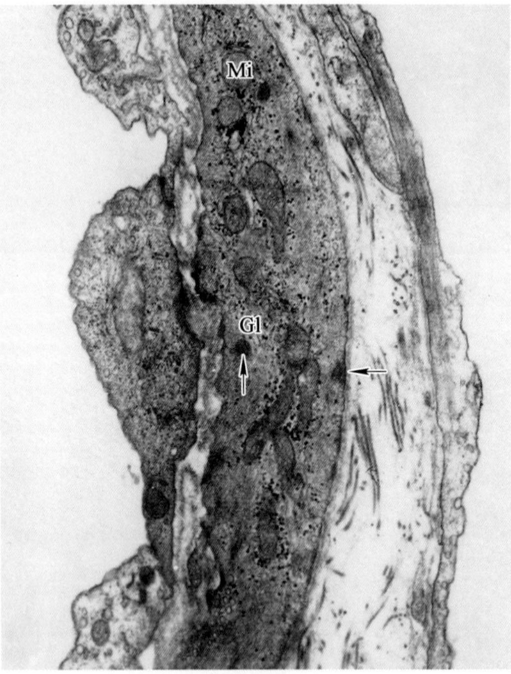

图 7-25 平滑肌（猴血管壁）
平滑肌纤维内可见细胞核（Nu）、密斑（←），密体（↑）、糖原（Gl）颗粒及线粒体（Mi）。×10 000

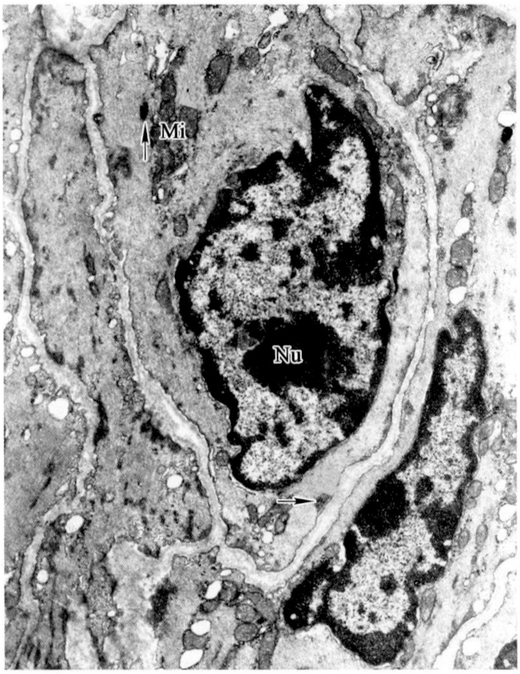

图 7-26 平滑肌横断（猴）
平滑肌纤维内可见细胞核（Nu）、密斑（→）、密体（↑）及线粒体（Mi）。×20 000

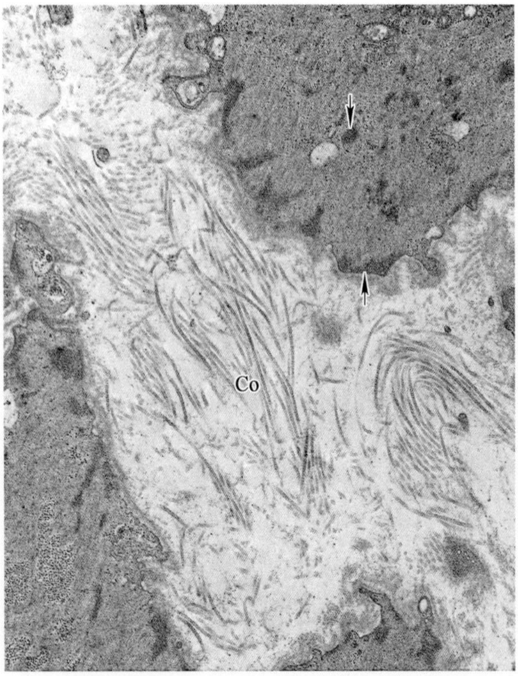

图 7-27 平滑肌（SM）（人脐动脉平滑肌）
平滑肌纤维内可见密斑（↑）及密体（↓），平滑肌纤维外可见胶原原纤维（Co）。×20 000

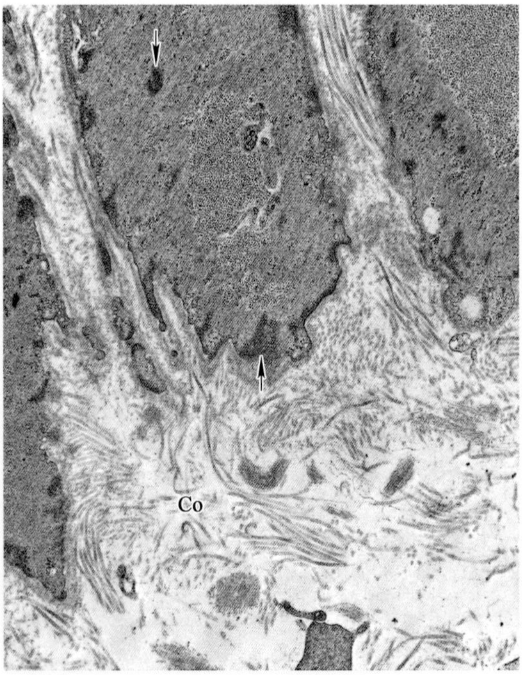

图 7-28 平滑肌（人脐动脉平滑肌）
平滑肌纤维内可见密斑（↑）及密体（↓），平滑肌纤维外可见胶原原纤维（Co）。×20 000

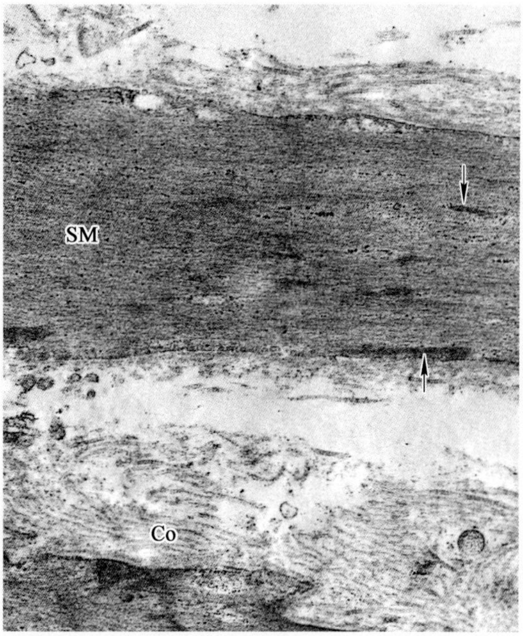

图 7-29　平滑肌（人脐动脉舒展状态，纵断面）
纵断平滑肌（SM）纤维的局部，可见密斑（↑）、密体（↓）及平行排列可见明暗相间横纹的胶原原纤维（Co）。×20 000

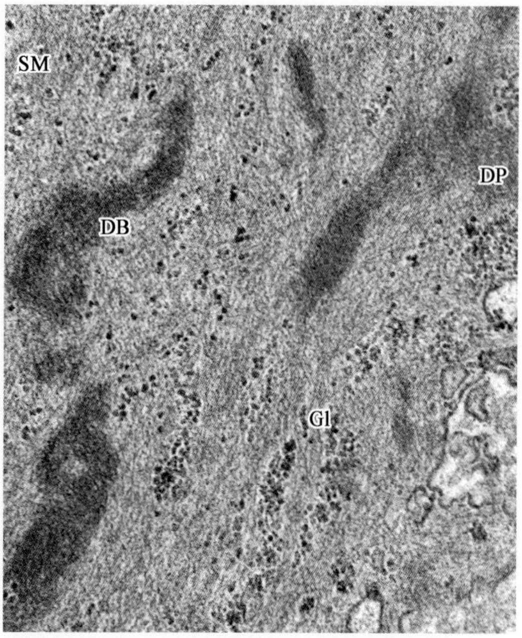

图 7-30　平滑肌（人脐动脉收缩状态，纵断面）
纵断平滑肌（SM）纤维的局部，可见密斑（DP）、密体（DB）及糖原（Gl）颗粒。×50 000

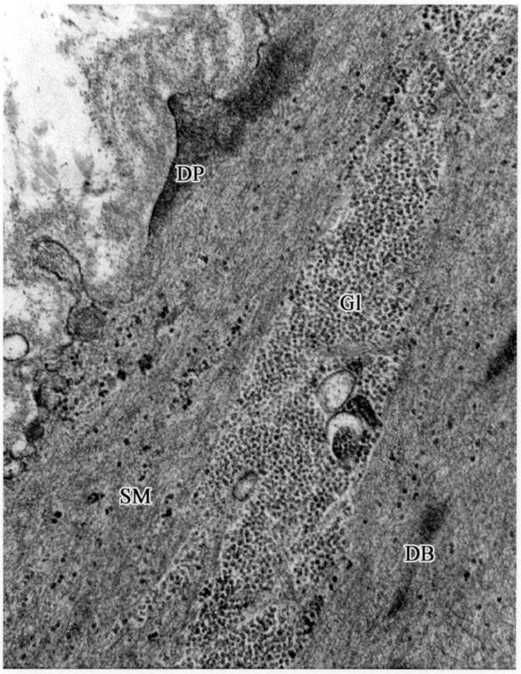

图 7-31　平滑肌（人脐动脉收缩状态，纵断面）
纵断平滑肌（SM）纤维的局部，可见密斑（DP）、密体（DB）及丰富的糖原（Gl）颗粒。×50 000

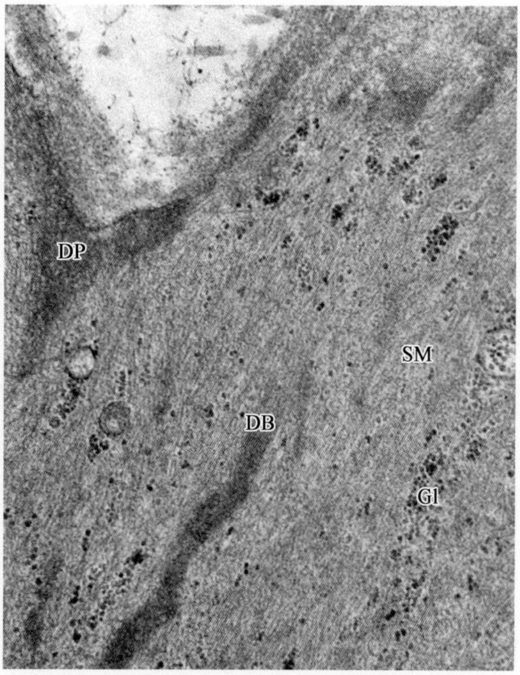

图 7-32　平滑肌（人脐动脉收缩状态，纵断面）
纵断平滑肌（SM）纤维的局部，可见密斑（DP）、密体（DB）及糖原（Gl）颗粒。×50 000

第8章

神经组织

神经组织（nerve tissue）是神经系统的主要成分，由神经细胞（nerve cell）和神经胶质细胞（neuroglial cell）组成。神经细胞又称神经元，是神经组织的结构和功能单位，具有感受刺激、传导冲动和整合信息的功能。神经元之间通过突触彼此连接，形成复杂的神经通路和联系，调控机体生命活动。神经胶质细胞对神经元起支持、保护、绝缘、营养等作用，本身不具备传导神经冲动的功能。

一、神　经　元

神经元（neuron，Ne）由胞体和突起组成（图 8-1 ~ 图 8-6）。突起分为树突和轴突两种。树突有多条或一条，呈树枝状，可接收刺激并把神经冲动传向胞体。轴突只有一条，呈细索状，末端常有分支，可将神经冲动从胞体传向轴突终末。

（一）胞体

胞体存在于脑和脊髓灰质及神经节内，形态、大小差异很大，呈圆形、锥体形、梭形或星形；直径通常为 5 ~ 150 μm，是神经元的代谢和营养中心。

1. 细胞膜　大部分为单位膜，某些部分特化为突触区和连接结构，具有接受刺激、处理信息，以及产生和传导神经冲动的功能。细胞膜上有各种受体和离子通道，突触部分的细胞膜增厚。

2. 细胞质　位于核的周围。细胞质又称核周质（perikaryon），其内含有丰富的细胞器和包涵物。胞质中有许多平行排列的粗面内质网、游离核糖体或多聚核糖体，形成光镜下特征性的结构尼氏体，其是神经元合成蛋白质的主要场所。神经元中也含有大量的神经原纤维，神经原纤维由成束的神经丝和微管构成，参与神经元内代谢物质或递质的输送并起骨架支持作用。

除此以外，细胞质内还有发达的高尔基复合体，多呈马蹄形，分布在核周或大树突中，但不伸入轴突，参与神经分泌物或神经递质的形成。线粒体数量多，散在分布，一般为圆形或杆状，线粒体嵴为板状或管状。

3. 细胞核 一个神经元通常只有一个大而圆的细胞核，位于细胞中央，核着色浅，呈空泡状，核仁明显。

（二）突起

神经元由胞体发出若干突起，根据其结构及功能分为树突和轴突。

1. 树突 神经元有一个或多个树突（dendrite，Dd），一般自胞体发出后即多次反复分支，形如树枝状。树突内的结构与核周质相似，有粗面内质网、线粒体、高尔基复合体、滑面内质网、微丝和微管等（图 8–7）。线粒体多为长杆状，与树突长轴平行分布。微丝少，微管多，均与树突长轴平行。有些神经元的树突分支上还生有短小的突起，称树突棘，内有 2 ~ 3 层滑面内质网形成的板层，板层间有少量致密物质，称为棘器。树突棘是神经元之间形成突触的主要部位。树突的主要功能是接受冲动并将其传入胞体。

2. 轴突 一个神经元一般只有一个轴突（axon，Ax），一般由胞体发出，也可由主树突干的基部发出。胞体发出轴突的部位称轴丘（axon hillock，AH），轴丘内光镜下无尼氏体，电镜下可见少量的粗面内质网及核糖体（图 8–8）。轴突一般比树突细，粗细均匀，主干无分支，但可有侧支呈直角分出。轴突内含有微丝、微管、线粒体及滑面内质网，有时可见多泡体。有髓神经纤维轴突外有髓鞘包绕。轴突内无尼氏体，故不能合成蛋白质，其成分的更新及神经递质合成所需的蛋白质和酶由胞体内合成后输送到轴突。终末通常分为很多细小的分支，可与另外一个神经元的胞体或树突形成突触，或者与骨骼肌、平滑肌、腺体等效应细胞构成突触，如运动终板等。

二、突　触

突触（synapse，Sn）是神经元与神经元之间，或神经元与效应细胞之间的一种特化的细胞连接，是神经元之间传递信息的重要结构。可分为化学突触（chemical synapse）和电突触（electrical synapse）两大类，前者通过化学物质（神经递质或神经调质）传递信息，后者即缝隙连接，通过电流（电信号）传递信息。通常所说的突触即化学突触。

（一）化学突触的结构

化学性突触是以化学递质为媒介，定向传导神经冲动。化学突触一般由突触前成分、突触间隙和突触后成分三部分构成（图 8–9，图 8–10）。突触前成分通常是神经元的轴突终末，呈球状膨大，附着在另一神经元的胞体或树突上，称突触扣结。突触前成分内含许多突触小泡（synapse vesicle，SV），还有少量线粒体、滑面内质网、微管和微丝等，突触小泡内含神经递质或神经调质。突触前成分的细胞膜为突触前膜（presynaptic membrane，Pr），突触后成分的细胞膜为突触后膜（postsynaptic membrane，Po），两者之间有宽 15 ~ 30 nm 的狭窄间隙称为突触间隙（synaptic cleft，Sc），间隙内含有来自两侧跨膜蛋白的胞外部分和细胞外基质（如神经细胞黏附分子等）。突触前、后膜胞质面有一些致密物质附着，导致突触前、后膜比一般细胞膜略厚。

突触前膜一般稍膨大，内含的突触小泡根据所含神经递质的不同，往往具有不同的功能：①球形小泡（spherical vesicle，SV），直径 40 ~ 60 nm，着色浅而均匀，又叫清亮小泡，含兴奋性胆碱能神经递质；②扁平小泡（flattened vesicle，FV），长径 50 nm，扁圆形，含有 γ- 氨基丁酸等抑制性神经递质；③颗粒小泡（granular vesicle，GV），直径 30 ~ 60 nm，内有直径为 25 nm 的致密颗粒，含肾上腺素、去甲肾上腺素等胺类神经递质。大颗粒小泡直径可达 80 ~ 200 nm，内有直径为 50 nm 的致密颗粒，含 5- 羟色胺或脑啡肽等肽类神经递质（图 8-11 ~ 图 8-13）。

（二）电突触

电突触是以电流传递信息，不需要神经递质为媒介，神经冲动传导为双向。即两个神经元之间的缝隙连接，膜间的间隙仅 1 ~ 1.5 nm，直接通过电流传递信息。

三、神经胶质细胞

神经胶质细胞（neuroglial cell）简称神经胶质（neuroglia）或胶质细胞（glial cell），其数量是神经元的 10 倍，广泛分布于中枢和周围神经系统，对神经元有支持、营养、隔离和绝缘的作用。胶质细胞也是多突起细胞，突起之间无差别。

（一）中枢神经系统的胶质细胞

中枢神经系统的胶质细胞包括星形胶质细胞、少突胶质细胞、小胶质细胞和室管膜细胞等。

1. 星形胶质细胞（astrocyte，At） 是胶质细胞中体积最大、数量最多的一种（图 8-14 ~ 图 8-16）。胞体呈星形，胞质内含有胶质丝，胶质丝是一种中间丝，参与细胞骨架的组成。从胞体发出的突起伸展充填在神经元胞体及其突起之间，有些突起末端扩大形成脚板，在脑和脊髓表面形成胶质界膜。星形胶质细胞的胞质一般细胞器较少，电子密度低，胞质中常可见较多的胶质微丝（glial filament，GF）束，细胞核中常染色质多，也较为分散。细胞总体着色较少突胶质细胞明亮。

星形胶质细胞可分为两种：①纤维性星形胶质细胞，多分布于脑和脊髓的白质，其胞突长而直，分支较少，胶质丝丰富（图 8-15）。②原浆性星形胶质细胞，多分布在脑和脊髓的灰质，胞突较短粗，分支多，胞质内胶质丝较少。

2. 少突胶质细胞（oligodendrocyte，Od） 胞体较星形胶质细胞小，细胞较暗（图 8-17，图 8-18）。异染色质多，密集在近核膜处；细胞质较少，但含细胞器较丰富，故染色较深。突起较少且短。少突胶质细胞分布在灰质神经元附近及白质的神经纤维周围，每个突起包卷神经元的轴突，形成髓鞘。突胶质细胞是中枢神经系统中的髓鞘形成细胞。

3. 小胶质细胞（microglia，Mc） 是胶质细胞中最小的一种。胞体细长形或长椭圆形，胞体小，胞质也少，但着色较深，胞体内溶酶体系统特别发达（图 8-19）。细胞突起细长有分支，表面有许多小棘突。小胶质细胞具有较强的吞噬能力，可吞噬细胞碎屑及退化的髓鞘。小胶质细胞属于单核吞噬细胞系统，由血液中的单核细胞进入神经组织转变而来，是神经组织的巨噬细胞。

4. 室管膜细胞（ependymal cell，EC）　排列紧密，形成单层立方或柱状上皮，覆盖在脑室及脊髓中央管的腔面，称室管膜。室管膜细胞表面有许多微绒毛或纤毛，胞质顶部有丰富的线粒体（图 8-20）。有些部位的室管膜细胞向深部发出细长突起，称为伸长细胞。室管膜细胞参与脑脊液的形成，并具有支持和保护作用。

（二）周围神经系统的胶质细胞

1. 施万细胞（Schwann cell，SC）　又称神经膜细胞，包裹周围神经系统的轴突形成髓鞘，是周围神经系统的髓鞘形成细胞（图 8-21）。施万细胞与周围神经的营养和损伤后的再生密切相关。施万细胞外表面有一层基膜，在神经纤维的再生中起到诱导作用。

2. 卫星细胞（Satellite cell）　是神经节内包裹神经元胞体的一层扁平或立方形细胞，又称被囊细胞。具有营养和保护神经节的作用。

四、神经纤维和神经

（一）神经纤维

神经纤维（nerve fiber）由神经元的长轴突及包绕在其外的神经胶质细胞构成（图 8-22 ~ 图 8-24）。根据胶质细胞是否形成髓鞘，将神经纤维分为有髓神经纤维和无髓神经纤维。

1. 有髓神经纤维（myelinated nerve fiber）　位于中枢及周围神经系统的有髓神经纤维在结构上略有差异。

（1）周围神经系统的有髓神经纤维　由施万细胞包绕轴突构成。多个施万细胞呈长卷筒状一个接一个套在轴突外面形成似藕节的节段性髓鞘（图 8-24 ~ 图 8-29），相邻施万细胞不完全连接而形成节段性缩窄，该缩窄部位称郎飞结（Ranvier node）（图 8-30）。相邻两个郎飞结之间的一段神经纤维称结间体（internode）。一个结间体的髓鞘由一个施万细胞呈同心圆状包卷轴突而形成，电镜下横断面呈明暗相间的同心状板层（图 8-27）。施万细胞的胞核呈长卵圆形，位于髓鞘边缘的少量细胞质内。其外面包有一层基膜与施万细胞最外面的一层细胞膜共同构成神经膜（neurilemma）。髓鞘主要由髓磷脂（myelin）和蛋白质所组成，新鲜时呈亮白色。在锇酸固定和染色的标本上，类脂被保存，髓鞘呈黑色。在其纵切面上可见漏斗形的斜裂，称施 - 兰切迹（Schmidt-Lantermann incisure）（图 8-31），由施万细胞围绕轴突缠绕过程中残留在髓鞘板层的细胞质形成，是施万细胞内、外边缘细胞质相通的螺旋性通道。

在髓鞘的形成过程中，伴随轴突一起生长的施万细胞表面凹陷，形成一纵沟，轴突陷入纵沟内，沟缘的细胞膜相贴形成轴突系膜（mesaxon）。轴突系膜不断伸长并反复包卷轴突，将细胞质挤至细胞的内外边缘及两端郎飞结处，从而在轴突周围形成许多同心圆环绕的螺旋状髓鞘板层。

（2）中枢神经系统的有髓神经纤维　其基本结构与周围神经系统的有髓神经纤维相同，但髓鞘由少突胶质细胞突起末端的扁平薄膜包卷轴突形成（图 8-17，图 8-18）。一个少突胶质细胞有多个突起，可分别包卷多个轴突，其胞体位于神经纤维之间。神经纤维外表面没有基膜包裹，髓鞘内也无施－兰切迹。

髓鞘有保护和绝缘作用，可防止神经冲动的扩散。有髓神经纤维的神经冲动传导，是从一个郎飞结到下一个郎飞结呈跳跃式传导，因而传导速度较快。有髓神经纤维的轴突越粗，其髓鞘也越厚，节间体也越长，神经冲动跳跃的距离便越大，传导速度也越快。

2. 无髓神经纤维（unmyelinated nerve fiber） 周围神经系统内的无髓神经纤维由轴突及包在其外面的施万细胞组成。一个施万细胞可包裹多条细小轴突（图 8-32 ~ 图 8-37），施万细胞外面有基膜。中枢神经系统内的无髓神经纤维外面没有任何细胞包裹，其轴突是裸露的，常分散在有髓神经纤维和胶质细胞突起之间。

（二）神经

神经（nerve）由周围神经系统许多神经纤维及其周围的结缔组织、血管和淋巴管等共同构成。每条神经纤维又由薄层疏松结缔组织包裹，称神经内膜（endoneurium）。若干神经纤维集合而成神经纤维束（简称神经束），包绕在神经束周围的结缔组织称为神经束膜（perineurium）。神经束膜由外层的疏松结缔组织和内层的神经束膜细胞组成，后者为多层扁平上皮样细胞，细胞之间有紧密连接。许多神经束聚合成一根神经，其外面包绕的结缔组织称神经外膜（epineurium）。

五、神 经 末 梢

神经末梢（nerve ending）是周围神经纤维的终末部分，分布于全身各组织或器官内。按其功能可分为感觉神经末梢和运动神经末梢。

（一）感觉神经末梢

感觉神经末梢（sensory nerve ending）是指感觉神经元（假单极神经元）周围突的终末部分，与其他组织共同组成感受器。感觉神经末梢能感受人体内外的各种刺激，并将刺激转化为神经冲动，传向中枢，产生感觉。按其结构可分游离神经末梢和有被囊神经末梢两类。

1. 游离神经末梢（free nerve ending） 结构较简单，较细的神经纤维终末部分失去施万细胞，裸露的轴突末段分成细支，在表皮、角膜和毛囊的上皮细胞之间及骨膜、脑膜、血管外膜、关节囊、肌腱、牙髓等各种结缔组织中广泛分布。此类神经末梢能感受冷、热、轻触和痛等刺激。

2. 有被囊神经末梢（encapsulated nerve ending） 形式繁多，大小不一，但外面均包有结缔组织被囊，常见的有触觉小体、环层小体和肌梭。

（1）触觉小体（tactile corpuscle） 又称梅氏小体（Meissner's corpuscle），分布在皮肤真皮乳头内，以手指、足趾的掌侧的皮肤居多。触觉小体呈卵圆形，长轴与皮肤表面垂直，周围包结缔组织被囊，小体内有许多横列的扁平触觉细胞。有髓神经纤维进入小体时失去髓鞘穿入被囊内，轴突分成细支盘绕在触觉细胞间（图 8-38）。触觉小体可感受触觉。

（2）环层小体（lamellar corpuscle） 又称帕奇尼小体（Pacinian corpuscle），广泛分布在皮下组织、肠系膜、韧带和关节囊等处。环层小体较大（直径 1 ~ 4 mm），卵圆形或球形，周围由几十层结缔组织扁平细胞疏松排列，形成同心板层的被囊。中央有一条均质状的圆柱体称为内棍，有髓神经纤维失去髓鞘后穿行于其中（图 8-39）。环层小体主要感受压力、振动和张力等刺激。

（3）肌梭（muscle spindle） 是分布在全身骨骼肌内的细长梭形小体，表面包绕结缔组织被囊，内含若干条细小的骨骼肌纤维，称为梭内肌纤维（intrafusal muscle fiber）。梭内肌纤维的胞核成串排列或集中在肌纤维中段而使该处膨大。感觉神经纤维终末进入肌梭，裸露的终末呈爪状包绕梭内肌纤维的中段，或呈花枝样附着在近中段。肌梭内还有一种来自脊髓前角小型神经元（γ 神经元）的细运动神经纤维，分布在梭内肌纤维的两端。肌梭是一种本体感受器，主要感受肌纤维的伸缩变化。

（二）运动神经末梢

运动神经末梢（motor nerve ending）是运动神经元传出神经纤维的终末结构，终止于肌组织和腺体，与邻近组织共同组成效应器（effector）。支配肌纤维的收缩和腺体的分泌。运动神经末梢分为躯体运动神经末梢和内脏运动神经末梢两类。

1. 躯体运动神经末梢（somatic motor nerve ending） 是分布于骨骼肌内的运动神经末梢。来自脊髓灰质前角或脑干运动神经元的长轴突到达所支配的肌肉后失去髓鞘，发出许多分支，每一分支终末呈葡萄状膨大，与一条骨骼肌纤维形成化学突触连接，此连接区呈椭圆形板状隆起，称运动终板（motor end plate）或神经肌肉接头（neuromuscular junction）（图 8-40）。电镜下，运动终板处的肌纤维向内凹陷形成浅槽，此处的轴膜为突触前膜，槽底的肌膜即为突触后膜，两者之间的间隙为突触间隙。槽底肌膜又凹陷形成许多深沟和皱褶，使突触后膜的表面积增大（图 8-41，图 8-42）。

轴突终末含有大量圆形、清亮、直径为 20 ~ 40 nm 的突触囊泡，内含神经递质乙酰胆碱。与轴突终末对应的肌膜（突触后膜）含有乙酰胆碱 N 型受体。当神经冲动到达运动终板时，突触前膜与一般化学突触的突触前膜一样，其电压门控钙通道开放，Ca^{2+} 进入轴突终末内，使其中的突触囊泡移向突触前膜并通过出胞作用释放乙酰胆碱到突触间隙，释放的乙酰胆碱与突触后膜上的 N 受体结合后使肌膜兴奋。兴奋经横小管系统传导至整个肌纤维，引起肌纤维收缩。

一个运动神经元可支配多个肌纤维，每个运动神经元的轴突及其分支所支配的全部肌纤维组成一个运动单位（motor unit）。一个运动神经元支配肌纤维数量越少，运动单位越小，产生的运动越精细。

2. 内脏运动神经末梢（visceral motor nerve ending） 是分布于内脏心血管的平滑肌、心肌和腺上皮细胞等处的自主性神经末梢。从中枢到效应器的通路通常要经过两个神经元：第一个神经元称节前神经元（preganglionic neuron），其胞体位于脊髓灰质侧角或脑干，其轴突称节前纤维；第二个神经元称节后神经元（postganglionic neuron），其胞体位于自主神经节或神经丛内，其轴突称节后纤维。节后纤维离开自主神经节或神经丛，分布到相应的靶器官或靶细胞，形成内脏运动神经末梢。内脏运动神经末梢较细，无髓鞘，轴突终末分支常形成膨体（varicosity），多个膨体呈串珠样排列，附着于平滑肌纤维或穿行于腺细胞间，本质上也属于化学突触。膨体相当于突触前成分，与其对应的是突触后膜，两者之间是突触间隙。膨体内有许多圆形或颗粒形小泡，内含神经递质。膨体并不与效应器细胞形成像运动终板一样的典型突触结构，肌膜不凹陷成槽，也不形成沟和皱褶。当神经冲动传至末梢时，神经递质释放，作用于效应细胞膜上的相应受体，引起肌肉收缩和腺体分泌。

（梁 非 温莉莉）

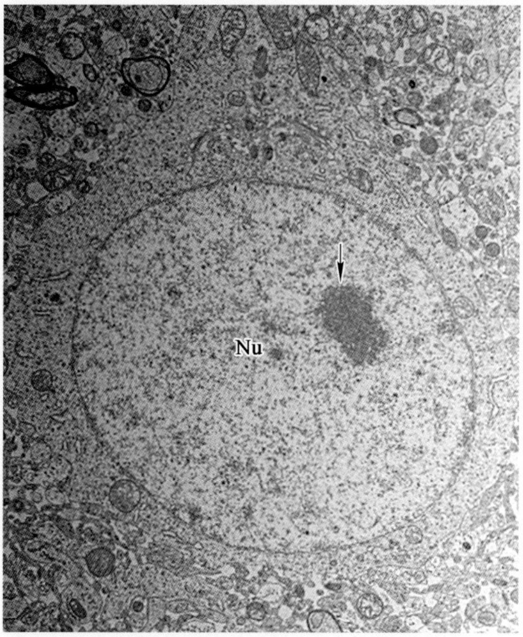

图 8–1 神经元（小鼠）
细胞核（Nu）大而圆，异染色质少，核仁（↓）明显。×8 000

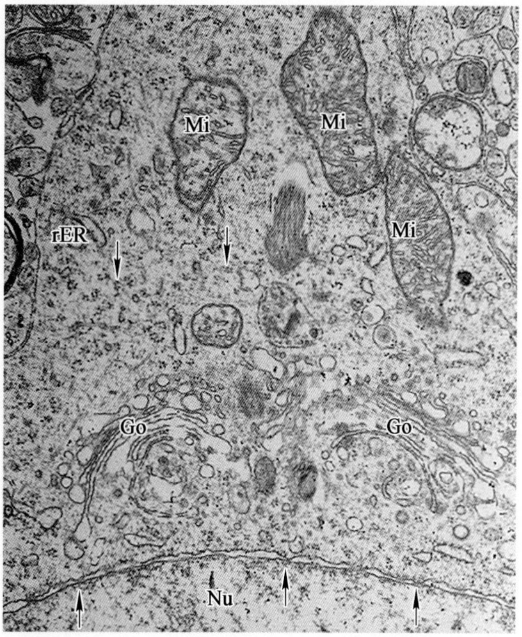

图 8–2 神经元（小鼠）
线粒体（Mi），高尔基复合体（Go），游离的核糖体（↓），粗面内质网（rER）；细胞核（Nu）的核膜上可见核孔（↑）。×25 000

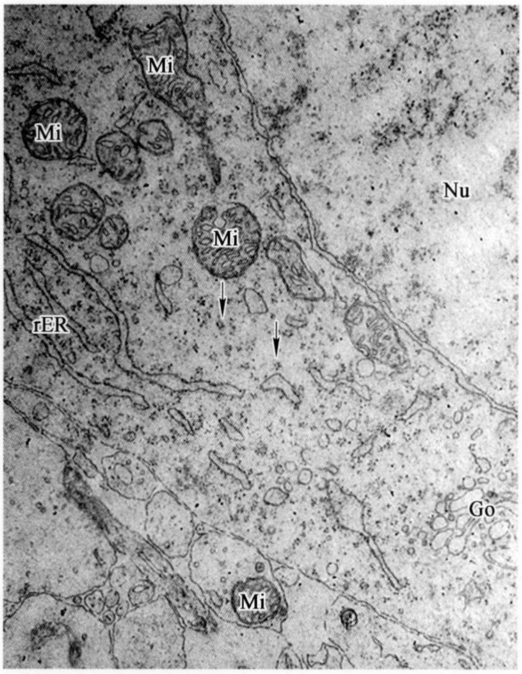

图 8–3 神经元（小鼠）
细胞核（Nu），线粒体（Mi），高尔基复合体（Go），游离核糖体（↓）和粗面内质网（rER）。×25 000

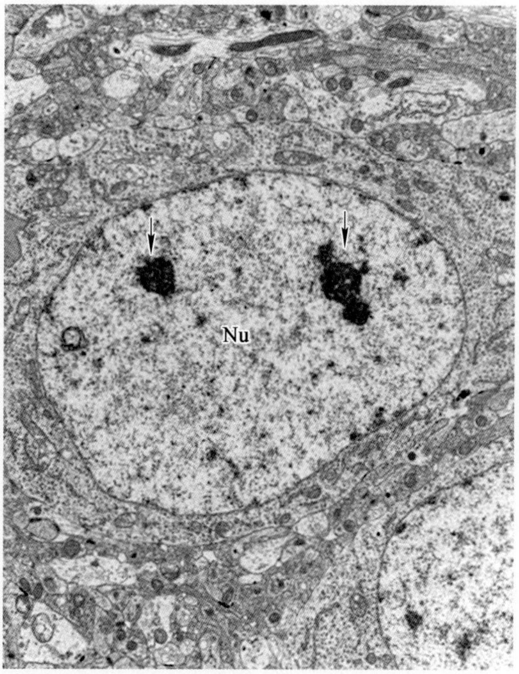

图 8–4 神经元（小鼠）
细胞核（Nu）较大，核仁（↓）明显。×8 000

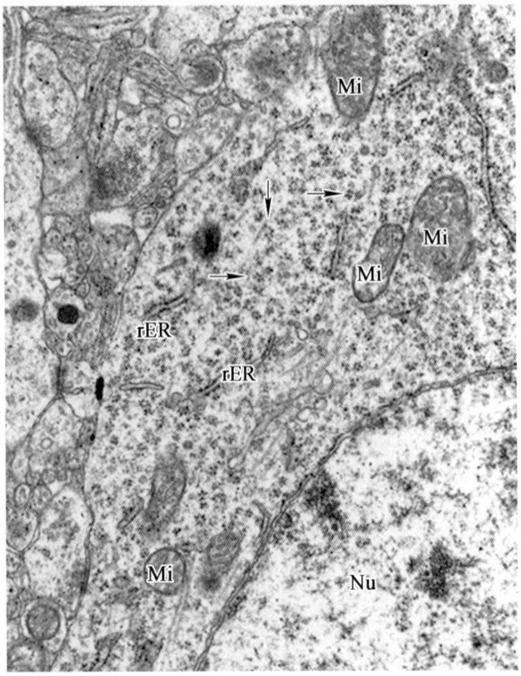

图 8-5 神经元（小鼠）
游离核糖体（→），粗面内质网（rER），线粒体（Mi），微管（↓）。×25 000

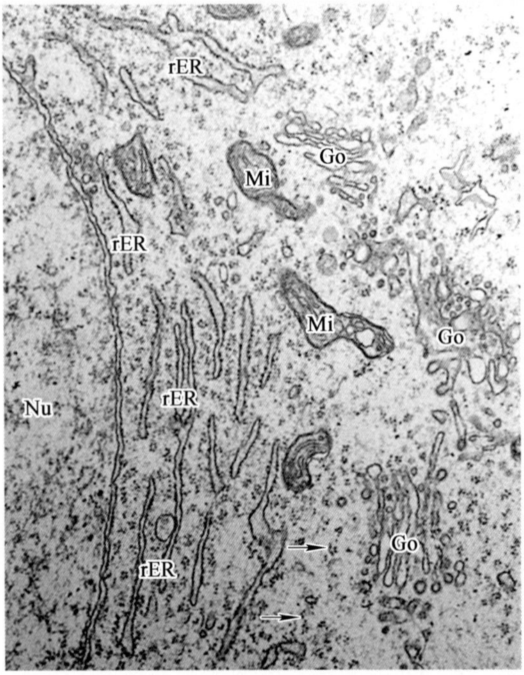

图 8-6 神经元（小鼠）
呈平行排列的粗面内质网（rER），游离核糖体（→），高尔基复合体（Go）及线粒体（Mi）。×25 000

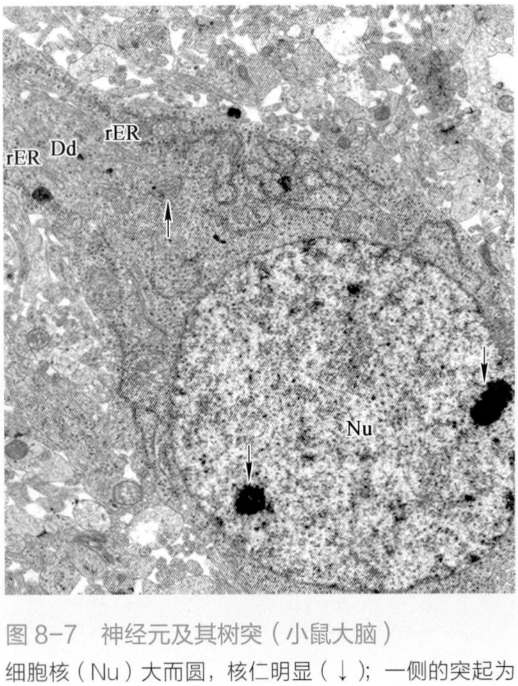

图 8-7 神经元及其树突（小鼠大脑）
细胞核（Nu）大而圆，核仁明显（↓）；一侧的突起为神经元树突（Dd），可见丰富的粗面内质网（rER）及散在的线粒体（↑）。×5 000

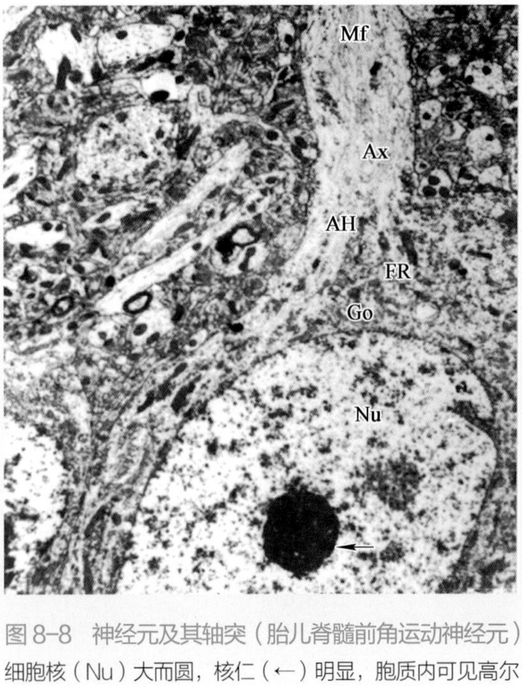

图 8-8 神经元及其轴突（胎儿脊髓前角运动神经元）
细胞核（Nu）大而圆，核仁（←）明显，胞质内可见高尔基复合体（Go）。胞体一侧的突起为轴突（Ax），轴突内有丰富的微丝（Mf）。胞体发出轴突的部位为轴丘（AH），内有少量粗面内质网及游离核糖体（FR）。×15 000

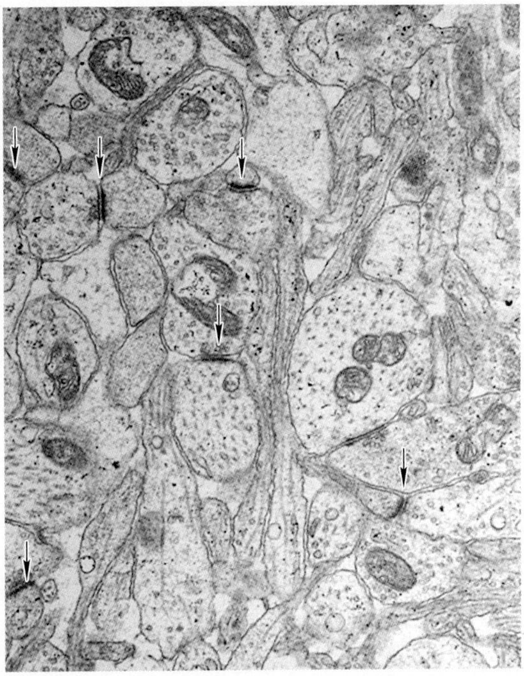

图 8-9　突触（小鼠大脑）
突触（↓）。×2 500

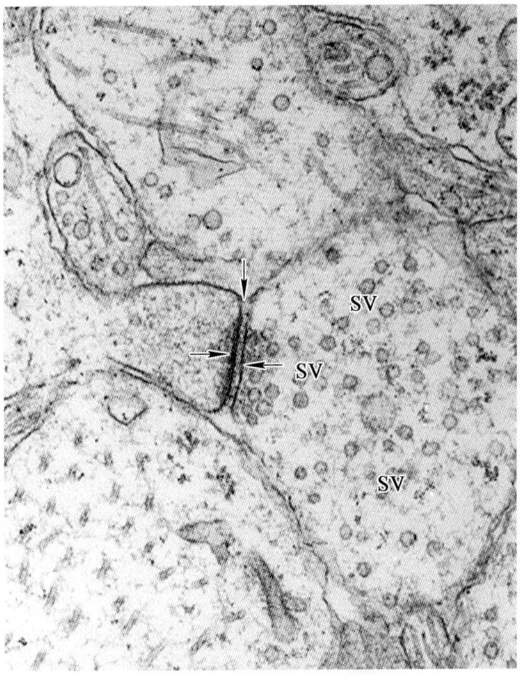

图 8-10　突触（小鼠大脑）
突触小泡（SV），突触前膜（←）与突触后膜（→）之间即为突触间隙（↓）。×6 000

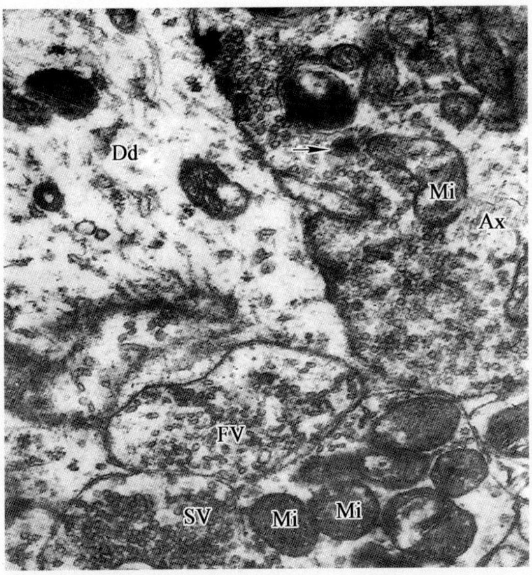

图 8-11　突触（恒河猴脊髓前角运动神经元）
色浅的部位为树突（Dd），下方及左侧为若干个轴突（Ax）。突触因不同的功能具有不同类型的突触小泡。含有球形小泡（SV）为兴奋型突触，含有扁平小泡（FV）为抑制型突触，而颗粒小泡（→）内为胺类和肽类神经递质。×46 000

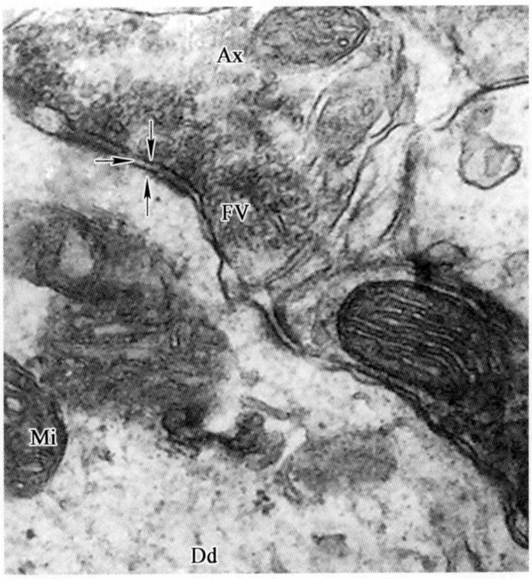

图 8-12　轴 - 树突触（胎儿脊髓神经元）
突触位于轴突（Ax）与树突（Dd）之间，突触前膜（↓）与突触后膜（↑）之间为突触间隙（→）。突触前膜内有密集的扁平小泡（FV）。×50 000

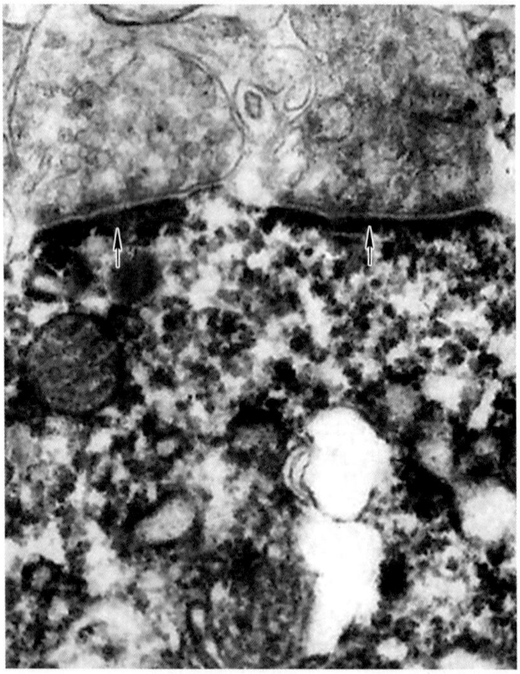

图 8-13 轴 - 体突触（大鼠室旁核催产素神经元）
催产素抗体免疫电镜图，可见胞质和突触后膜呈现显著的阳性反应（↑）。×50 000

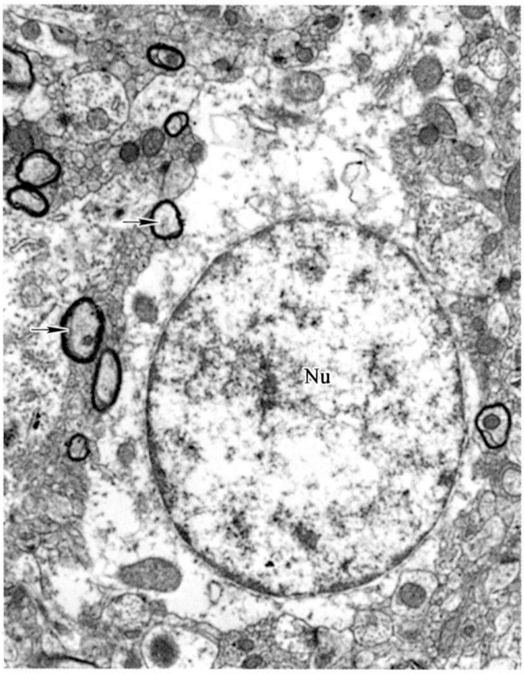

图 8-14 星形胶质细胞（小鼠大脑）
细胞核（Nu）常染色质多，细胞质中细胞器较少。可见毗邻神经元的轴突（→）。×8 000

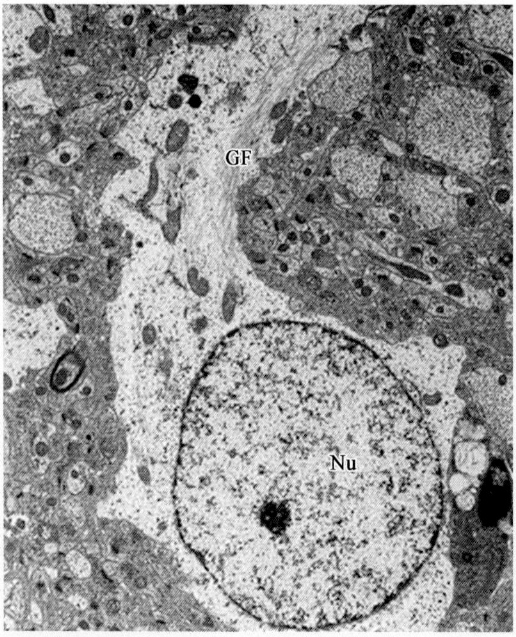

图 8-15 纤维性星形胶质细胞（小鼠大脑）
细胞核（Nu）常染色质多，胞质中可见较多的胶质微丝（GF）束。×5 000

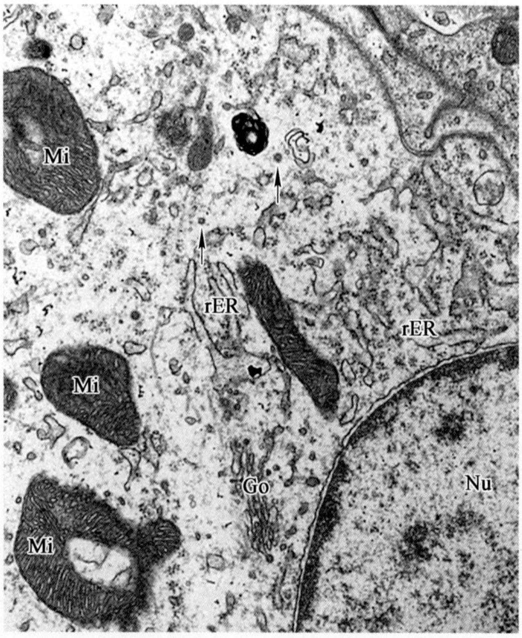

图 8-16 星形胶质细胞（小鼠大脑）
细胞核（Nu）常染色质多，核膜下可见异染色质；细胞质中见散在的线粒体（Mi）、粗面内质网（rER）、游离核糖体（↑）和高尔基复合体（Go）。×25 000

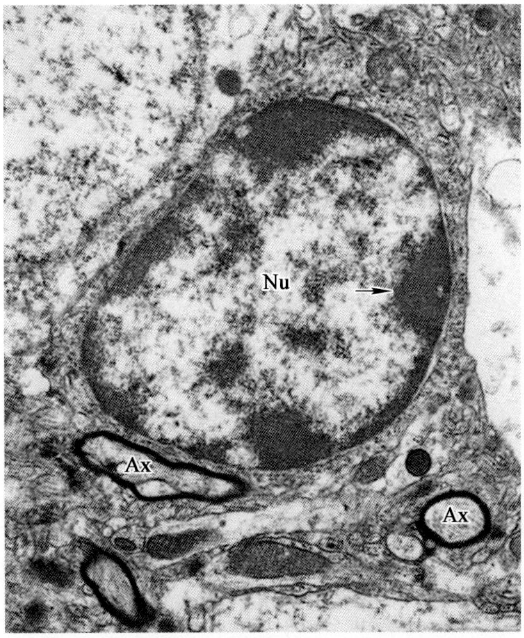

图 8-17　少突胶质细胞（小鼠大脑）
细胞核（Nu）卵圆形，异染色质（→）多，密集在近核膜处；胞质较少。少突胶质细胞包绕轴突（Ax）形成髓鞘。×15 000

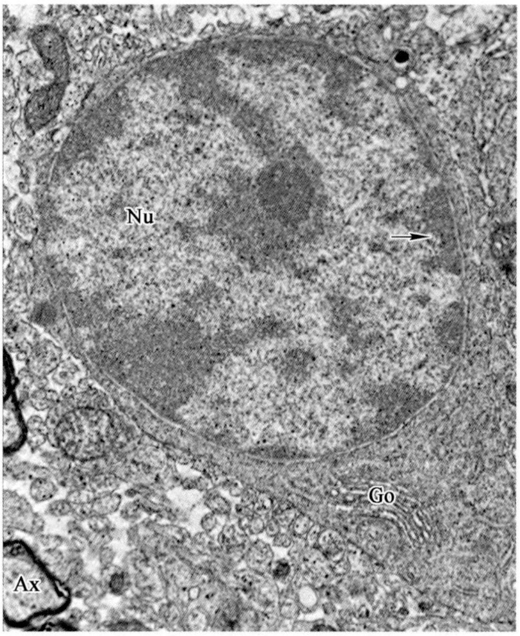

图 8-18　少突胶质细胞（小鼠大脑）
细胞基质电子密度高，核内异染色质（→）多。胞质少而细胞器多，可见高尔基复合体（Go）等结构。下方可见被髓鞘包绕的轴突（Ax）。×5 000

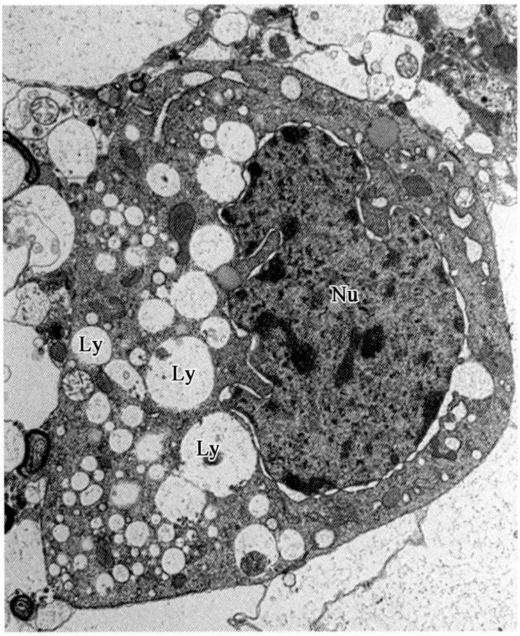

图 8-19　小胶质细胞（大鼠）
细胞核（Nu），细胞质中可见大量的溶酶体（Ly）。×18 000

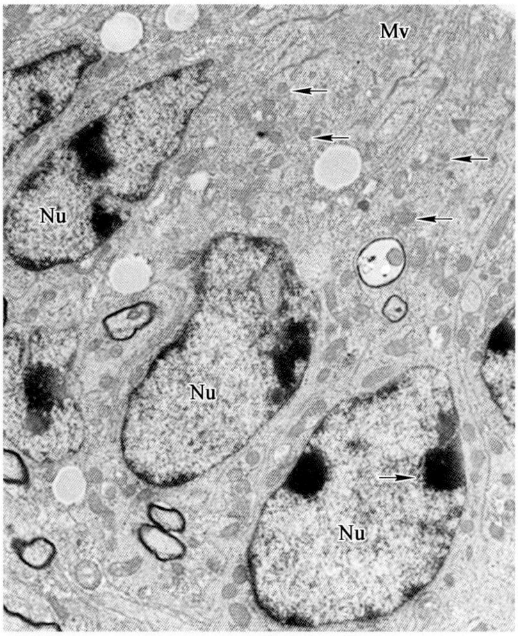

图 8-20　室管膜细胞（小鼠脊髓）
细胞为立方或柱状。细胞核（Nu）呈卵圆形，可见核仁（→）。游离面可见大量微绒毛（Mv），胞质顶部有丰富的线粒体（←）。×8 000

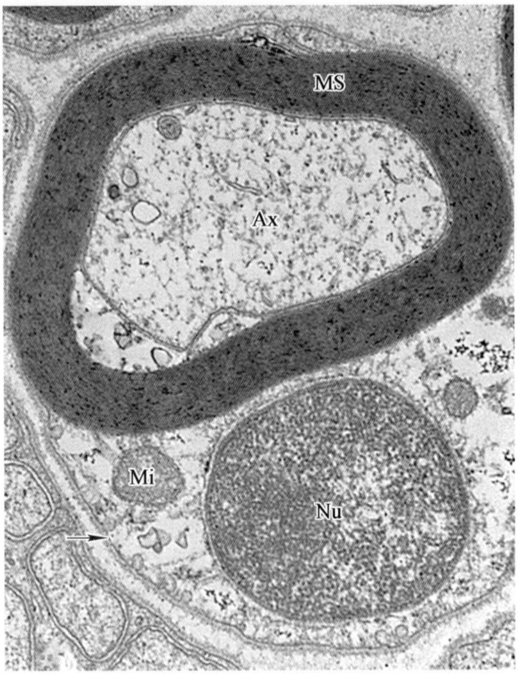

图 8-21 施万细胞（有髓神经纤维）（小鼠坐骨神经）
施万细胞包绕在神经纤维轴突（Ax）周围，其细胞膜形成髓鞘（MS）。细胞外可见完整的基膜（→）。×15 000

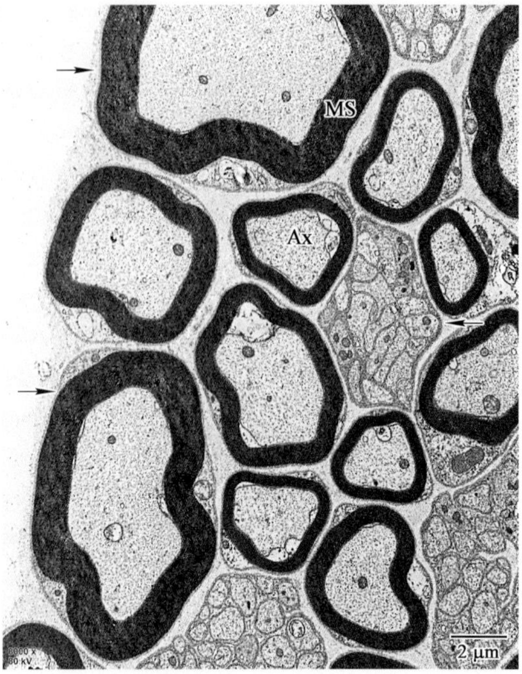

图 8-22 神经纤维束（小鼠坐骨神经）
可见多个神经纤维断面，有髓神经纤维（→）、无髓神经纤维（←）、轴突（Ax）、髓鞘（MS）。

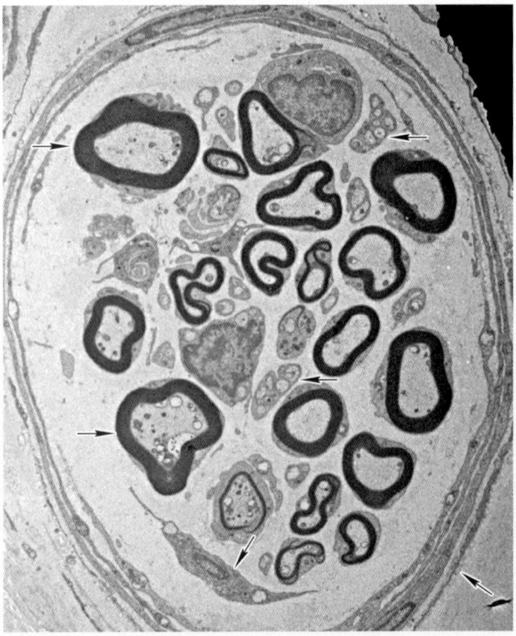

图 8-23 神经纤维束（大鼠指皮）
可见一个神经纤维束横断、神经束膜（↖）、有髓神经纤维（→）和无髓神经纤维（←），亦可见成纤维细胞（↙）。

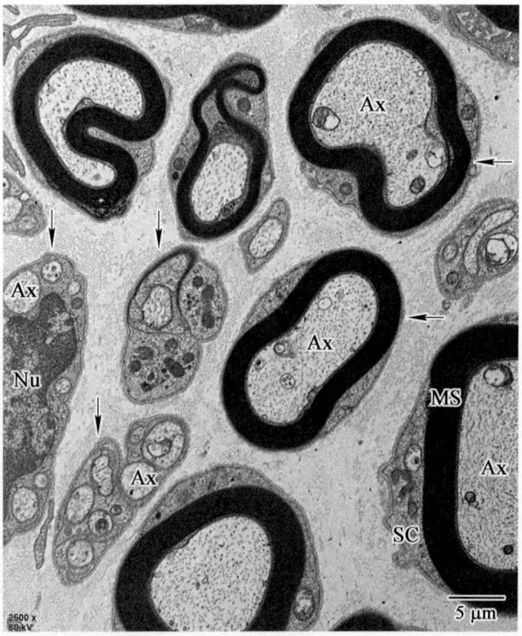

图 8-24 神经纤维（大鼠指皮）
可见神经纤维横断、有髓神经纤维（←）、无髓神经纤维（↓）、髓鞘（MS）、轴突（Ax）、施万细胞（SC）、细胞核（Nu）。

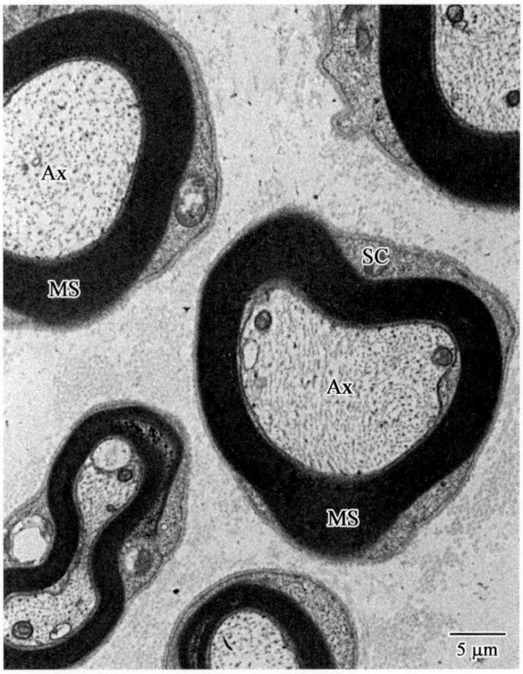

图 8-25　有髓神经纤维（大鼠指皮）
可见有髓神经纤维的髓鞘（MS）、轴突（Ax）、施万细胞（SC）。

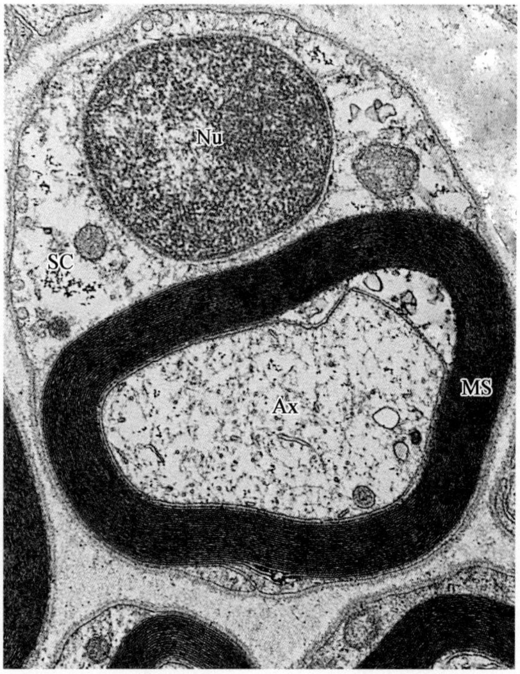

图 8-26　有髓神经纤维（小鼠坐骨神经）
可见轴突（Ax）、髓鞘（MS）、施万细胞（SC）的细胞核（Nu）。

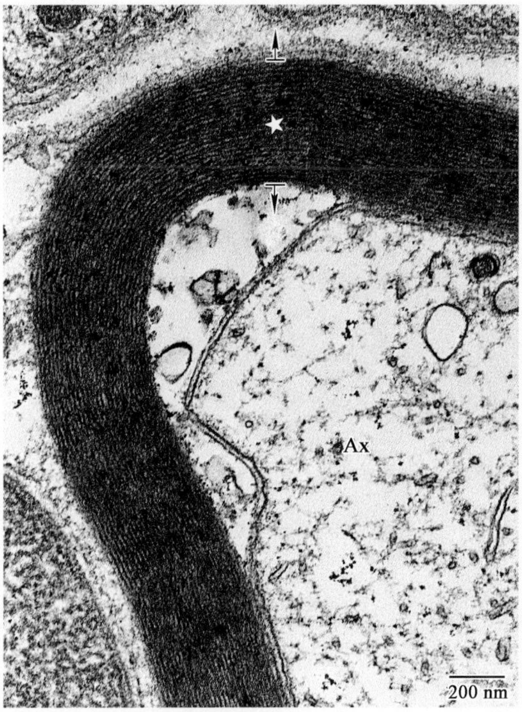

图 8-27　髓鞘（小鼠坐骨神经）
可见轴突（Ax）、平行排列的髓鞘板层（☆，↤↦）。

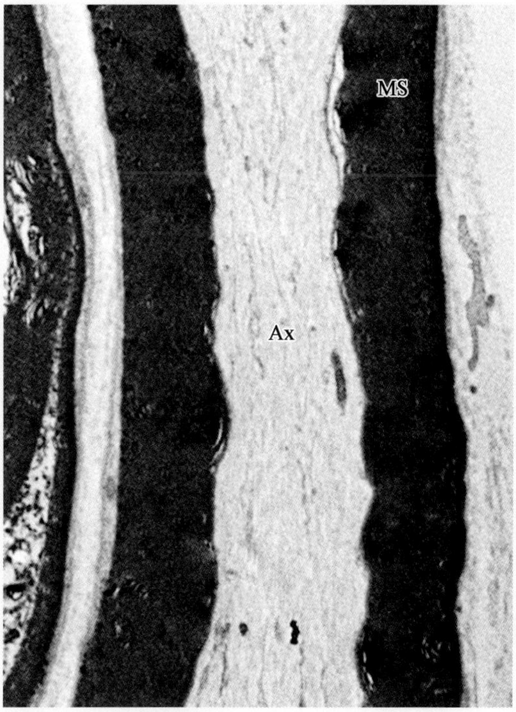

图 8-28　有髓神经纤维（大鼠坐骨神经）
可见轴突（Ax）、髓鞘（MS）。

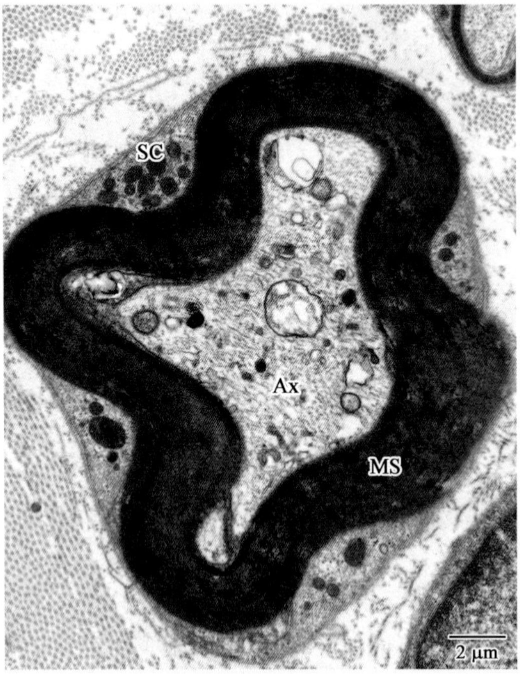

图 8-29 有髓神经纤维（大鼠坐骨神经）
中央为轴突（Ax），周边为髓鞘（MS）、施万细胞（SC）。

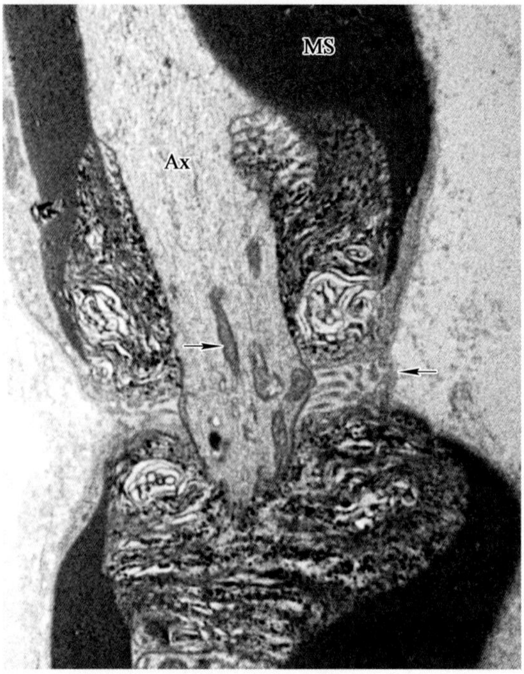

图 8-30 郎飞结（大鼠坐骨神经）
可见郎飞结（←）、轴突（Ax），轴突内可见线粒体（→），轴突外包绕髓鞘（MS）。

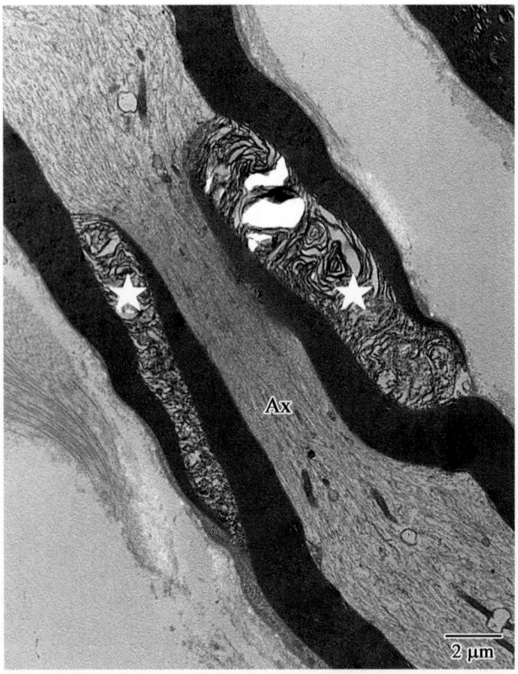

图 8-31 施－兰切迹（大鼠坐骨神经）
有髓神经纤维的纵断，可见施－兰切迹（☆）、轴突（Ax）。

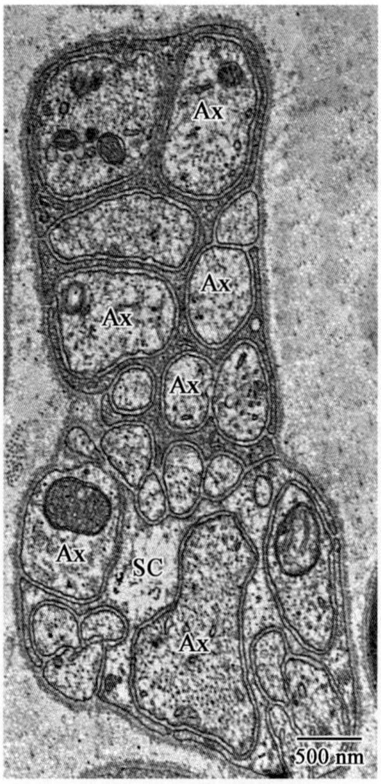

图 8-32 无髓神经纤维（小鼠坐骨神经）
可见多个无髓神经纤维的断面、轴突（Ax）、施万细胞（SC）。

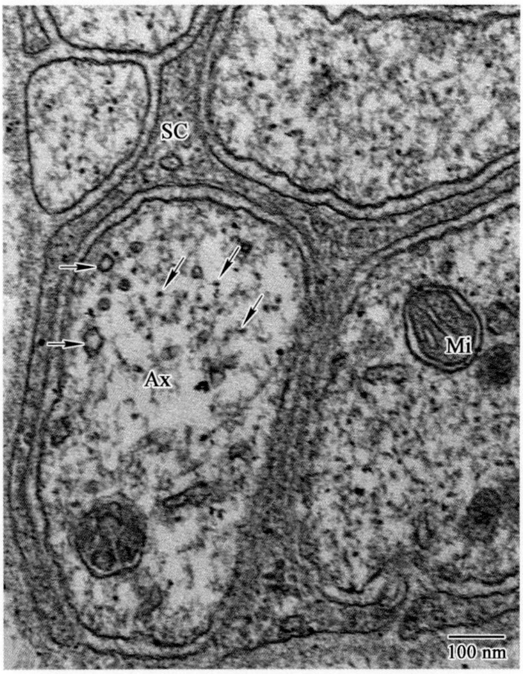

图 8-33　无髓神经纤维（小鼠坐骨神经）
施万细胞（SC），轴突（Ax）内可见线粒体（Mi）、粗面内质网（→）和微管（↙）。

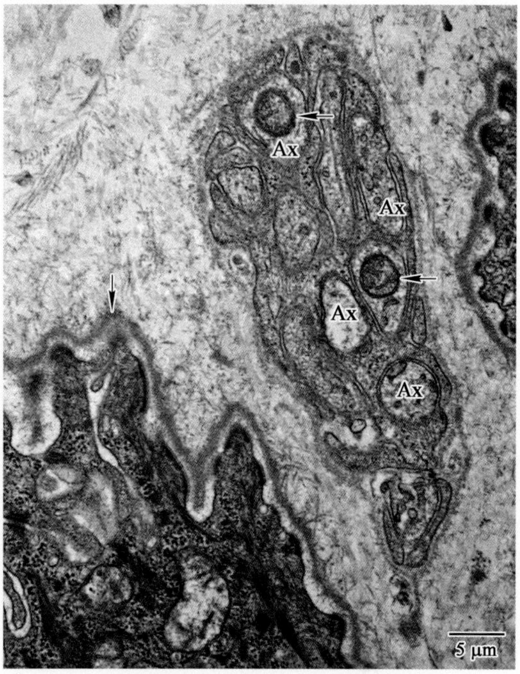

图 8-34　无髓神经纤维（大鼠指皮）
轴突（Ax）内可见线粒体（←），表皮与真皮交界处可见基膜（↓）。

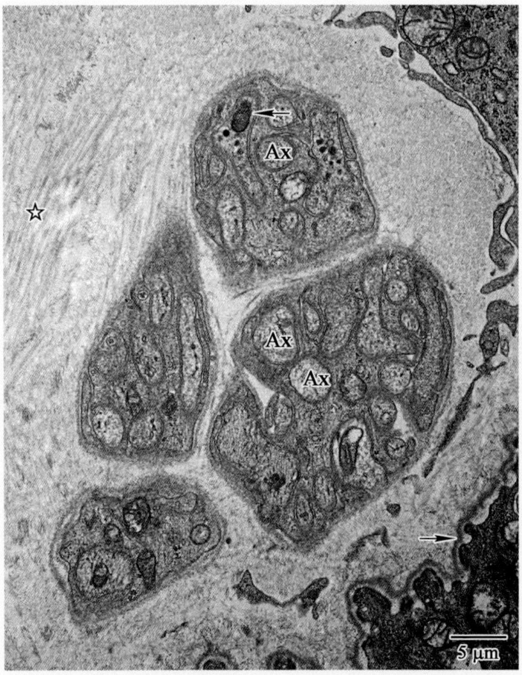

图 8-35　无髓神经纤维（大鼠指皮）
轴突（Ax）内有线粒体（←），真皮层可见大量的胶原原纤维（☆），表皮和真皮交界处可见基膜（→）。

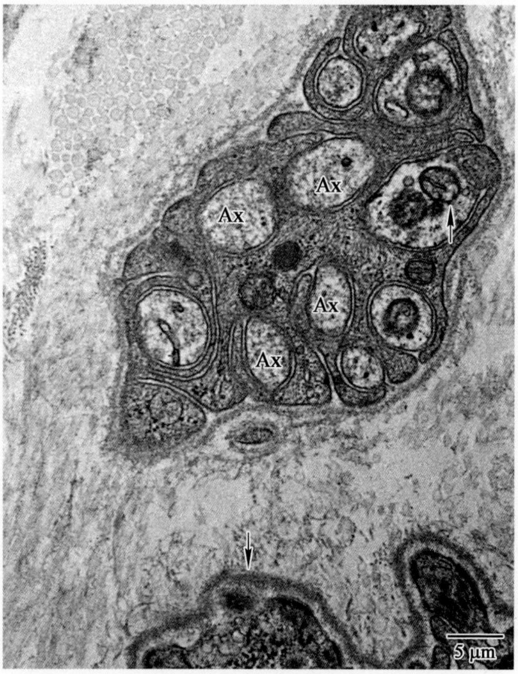

图 8-36　无髓神经纤维（大鼠指皮）
真皮层中有多个轴突（Ax），轴突内可见线粒体（↑），表皮和真皮交界处可见基膜（↓）。

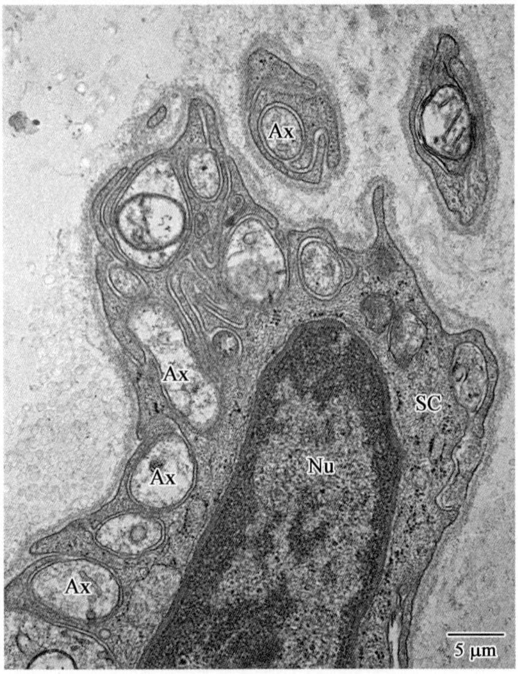

图 8-37 无髓神经纤维（大鼠指皮）
可见施万细胞（SC）、轴突（Ax）、细胞核（Nu）。

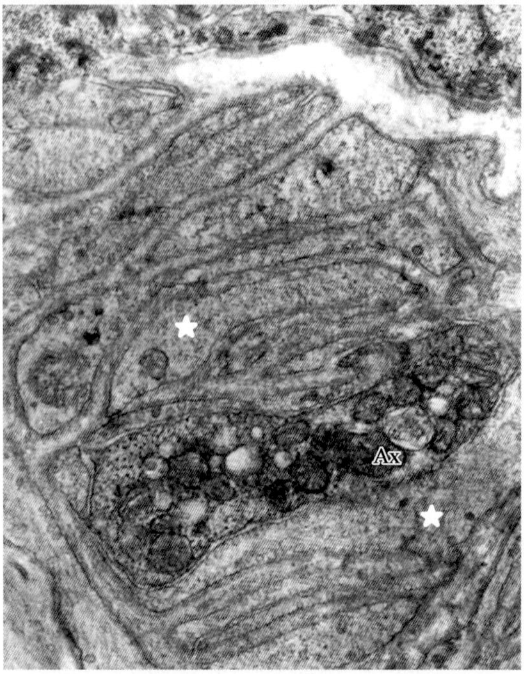

图 8-38 触觉小体（小鼠足底）
可见扁平的触觉细胞（☆）、轴突（Ax）。×11 000

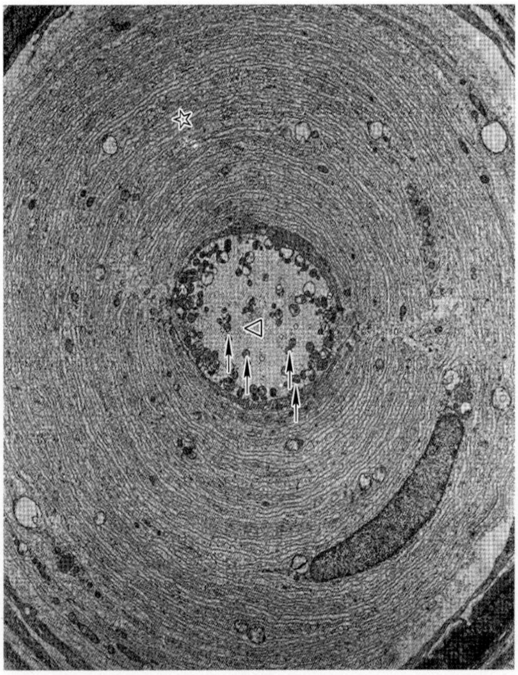

图 8-39 环层小体（猫肠系膜）
环层小体的轴突（△）和内棍（☆），轴突内可见较多线粒体（↑）。×5 200

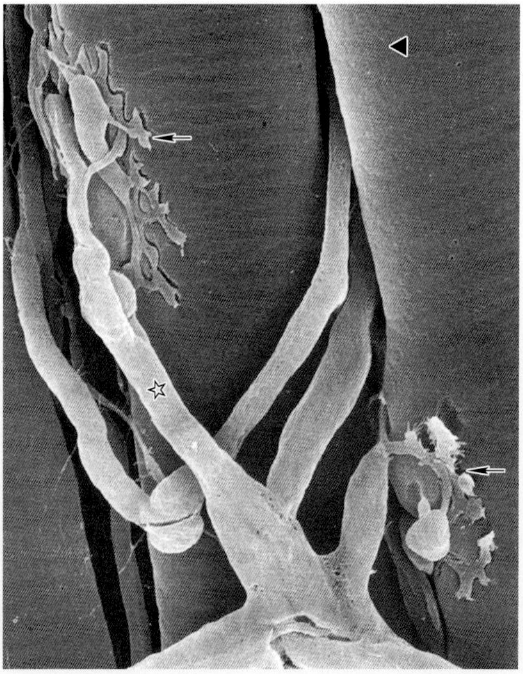

图 8-40 运动终板（SEM）（中国仓鼠胸骨甲状肌）
可见神经纤维（☆）、运动终板（←）、肌纤维（▲）。×1 900

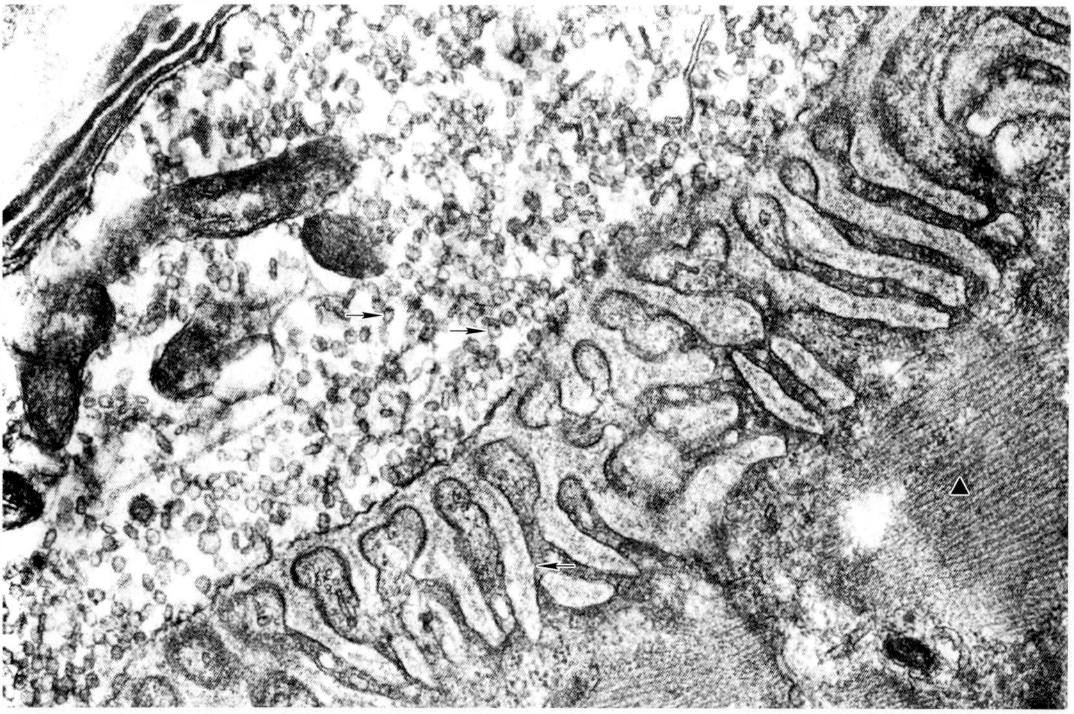

图 8-41　神经肌肉接头

可见大量突触小泡（→）、皱褶（←）、肌纤维（▲）。×41 000

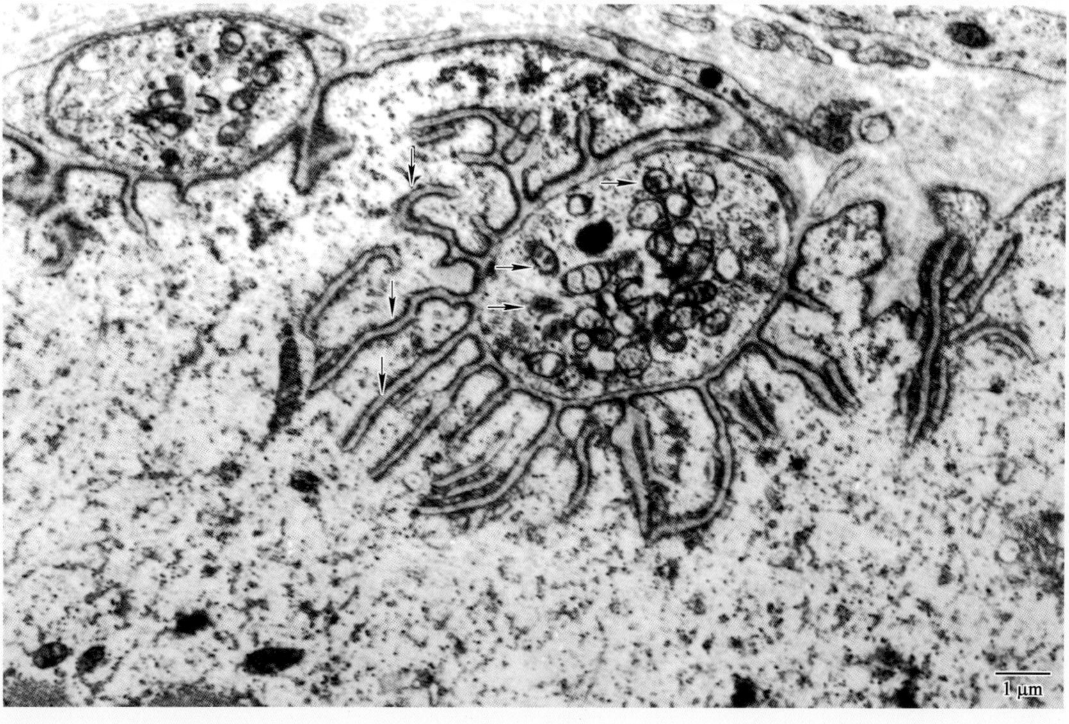

图 8-42　神经肌肉接头

膨大的轴突末端包含大量突触小泡（→），肌膜形成许多皱褶（↓）。

第9章 神经系统

神经系统是一个不可分割的整体，由位于颅腔和椎管中的脑和脊髓，以及与脑和脊髓相连并分布于全身各处的周围神经组成。神经系统按照结构和功能可分为中枢神经系统和周围神经系统，前者包括脑和脊髓，后者由神经节和神经构成。灰质（gray matter）是神经元胞体集中的结构，主要由神经元的胞体、树突、轴突起始段和胶质细胞组成；白质（white matter）主要由神经纤维集聚而成，其中无神经元胞体。在脑，灰质位于表层，故又称皮质（cortex）；白质位于皮质的内侧或脑的深层，也称髓质（medulla）。一部分灰质在白质内形成细胞团，称神经核。在脊髓中，灰质位于中央，而白质位于周边。周围神经系统是指脑和脊髓以外的神经成分，一端与脑或脊髓相连，另一端通过各种神经末梢装置与全身各器官和系统相联系。神经节是周围神经系统中神经元胞体集中的部位，包括脑脊神经节和自主神经节。

神经系统的主要功能是通过神经元之间复杂的网络联系而实现的。一方面它控制与调节各器官、系统的活动，使人体成为一个统一的整体；另一方面通过神经系统的分析与综合，使机体对环境变化的刺激作出相应的反应，达到机体与环境的统一。

一、大脑皮质

大脑皮质（cerebral cortex）位于整个脑组织的表面，分左、右两半球，由排列有序的神经元、神经胶质细胞和神经纤维构成（图 9–1 ~ 图 9–3），有 150 亿 ~ 200 亿个神经元。

（一）大脑皮质神经元

大脑皮质神经元按细胞的形态可分为锥体细胞、颗粒细胞和梭形细胞三大类（图 9–4，图 9–5），以分层方式排列，各层细胞间通过突触形成复杂的联系（图 9–6 ~ 图 9–8）。

1. 锥体细胞（pyramidal cell） 是大脑皮质的主要投射神经元，分为大、中，小三型：大型锥体细胞的胞体多在 40 μm 微米以上，中型的为 20 ~ 30 μm，而小型的为 10 ~ 12 μm。

锥体细胞因形如锥状而得名，具有两种树突：从锥形体的尖端发出一条较粗的称为主树突的突起，只有一个，伸向皮质的表层，沿途不断发出许多小斜行侧支并分支成簇，称终末簇（terminal tuft）；在锥体细胞底部发出基树突，较短，有数个，多呈水平方向，分支与邻近的神经元联系。所有树突上都有丰富的树突棘，棘的数量随至胞体的距离增加而增加。轴突自细胞底部中央与主树突相对的位置发出，细而均匀，长短不一。

2. 颗粒细胞（granular cell） 是大脑皮质中数量最多的一类神经元，胞体较小，呈颗粒状，根据细胞形态及突起走行可分为星形细胞（stellate cell）、水平细胞（horizontal cell）、篮状细胞（basket cell）、上行轴突细胞（ascending axonic cell）等多个亚类。其中星形细胞数量最多，它有许多树突从胞体呈放射状发出，使细胞外形呈星状，无主树突。放射状树突表面有大量树突棘。轴突多数很短。水平细胞的树突和轴突与皮质表面平行分布，与锥体细胞主树突联系。篮状细胞的树突表面仅有少量或没有树突棘，其轴突分支向水平方向伸展。上行轴突细胞是一种小型的多极神经元，其树突短，有分支，并有树突棘；其轴突垂直上行至皮质表面，沿途发出水平方向伸展的分支。

3. 梭形细胞（fusiform cell） 大脑皮质中的梭形细胞数量较少，大小不一，胞体为梭形，树突自胞体的上、下两端发出，上端树突多行至皮质表面，而下端树突则走行至皮质的深层。轴突起自下端树突的主干，其终末分支与锥体细胞形成突触。

（二）大脑皮质的分层

大脑皮质的神经元分布呈层状，由浅层至深层依次分为分子层、外颗粒层、外锥体细胞层、内颗粒层、内锥体细胞层和多形细胞层 6 层。

1. 分子层（molecular layer） 位于大脑皮质最浅层，神经元小而少，主要由水平细胞和星形细胞构成。

2. 外颗粒层（external granular layer） 含有许多星形细胞、篮状细胞等颗粒细胞和少量小型锥体细胞的胞体，其树突、轴突和邻近层的锥体细胞主树突等交织形成神经毡（图 9-9，图 9-10）。

3. 外锥体细胞层（external pyramidal layer） 主要由许多中型锥体细胞组成，并含有少量颗粒细胞。该层是主要的皮质输出层。

4. 内颗粒层（internal granular layer） 主要由密集排列的星形细胞组成，含有少量小型锥体细胞，是丘脑到皮质的主要输入层。

5. 内锥体细胞层（internal pyramidal layer） 主要由中型和大型锥体细胞组成，还有篮状细胞和上行轴突细胞等颗粒细胞。

6. 多形细胞层（polymorphic layer） 含有多种类型细胞，以梭形细胞为主。梭形细胞的长轴与皮质表面垂直，胞体较大的树突可延伸到分子层，胞体较小的树突则分布在本层或仅上行到内颗粒层。该层将信息传入丘脑，建立皮质和丘脑之间非常精确的双向连接。

二、小脑皮质

位于小脑外层的组织称小脑皮质（图 9-11，图 9-12）。小脑皮质的结构较大脑皮质简单，各部小脑皮质的结构大致相同，在垂直叶片长轴的切面上，可见皮质包于表面；白质位于叶片的中央，由平行的神经纤维构成，伸向小脑髓质。髓质内有灰质块构成的神经核。小脑皮质由星形细胞、篮状细胞、浦肯野细胞、颗粒细胞和高尔基细胞 5 种细胞组成，可分为明显的三层，从表面的浅层——分子层、中层——浦肯野细胞层，到最深层——颗粒层。

1. 分子层（molecular layer） 较厚，主要由神经纤维组成，而神经元的数量较少，呈分散排列。分子层中的神经元主要包括两种，一种是星形细胞，其胞体小，分布于皮质浅层，突起多而短，轴突沿小脑叶片横向走行，并与浦肯野细胞的树突系形成突触联系。位于深部的是篮状细胞，胞体较大，轴突较长，与皮质表面平行，由轴突发出几个侧支，每一侧支走向浦肯野细胞体，其末端反复分支，形成筐篮状包围着浦肯野细胞体。

2 浦肯野细胞层（Purkinje cell layer） 由排列规则、形态相似的单行浦肯野细胞（Purkinje cell）胞体组成。浦肯野细胞层呈梨形或烧瓶形，是体积很大的多极细胞，在小脑皮质内有 1 500 多万个浦肯野细胞。它从顶端发出 2 ~ 3 条粗大的主树突伸向分子层，主树突沿途发出很多分支，形如扁柏树叶状或扇形。浦肯野细胞的轴突在与主树突相对的方向从胞体底部发出，离开胞体不远便形成有髓神经纤维（图 9–1，图 9–2），穿过深层皮质进入髓质。由于只有浦肯野细胞的轴突进入白质，因而是组成小脑皮质唯一的传出纤维。

3 颗粒层（granular layer） 由密集的颗粒细胞和一些高尔基细胞（Golgi cell）组成。颗粒细胞胞体很小，核呈圆形或椭圆形，数目很多，每立方毫米有 3 百万 ~ 7 百万个，其直径为 4 ~ 8 μm。从胞体上发出 4 ~ 5 个短树突，树突末端形成爪状末梢。每一颗粒细胞有一无髓的轴突，伸入分子层的深部，形成“T”形分支，穿过浦肯野细胞的扇形树突，每条平行纤维可与 400 多个浦肯野细胞的树突棘建立突触。高尔基细胞主要位于颗粒层浅层，数量较少，其胞体较大，树突分支较多，树突棘较少，大部分分支伸入分子层向各方向伸展，与平行纤维接触；轴突仅分布在颗粒层内，分支丛密，与颗粒细胞的树突形成突触。

三、脊　髓

脊髓位于椎管内，较长，呈背、腹稍扁的圆柱状，向末端逐渐缩细成圆锥状，最后形成一根来自软膜的细丝，称为终丝。在横切面上，脊髓中央为中央管（central canal），内衬室管膜上皮；灰质在中央管的周围，主要由神经细胞和纵横交错的无髓神经纤维组成（图 9–13）；白质位于灰质的外面，主要由上行和下行有髓神经纤维组成。脊髓两旁发出成对的神经，广泛分布于躯干和四肢的肌肉和皮肤，使脊髓与各部直接联系而成为许多简单反射的中枢。同时脊髓与脑的各部有广泛的传导径路，可把外周的信息通过脊髓传导到脑，也可将脑的冲动通过脊髓传至外周，引起各部的活动。

（一）脊髓灰质

脊髓灰质纵贯脊髓全长，横切面呈蝴蝶形或 H 形，分为前角和后角，前、后角之间为中间带，侧方突起形成侧角。

1. 前角　前角内含有多极运动神经元，根据大小分为 α 运动神经元和 γ 运动神经元。α 运动神经元较大，其胞体的平均直径超过 25 μm，核周质内尼氏体典型，呈斑片状，核大而圆，核仁明显，轴突粗而长。γ 运动神经元较小，胞体直径 15 ~ 25 μm，轴突较细。

2. 后角　脊髓后角内的神经元类型复杂，多为小型神经元，其中有一类神经元具有长轴突，在白质中形成上行投射纤维束到达脑干、小脑和丘脑，称为束细胞（tract cell）或投射神经元。

3. 侧角　侧角内含有中型多极神经元，为交感神经的节前神经元，其轴突形成节前纤维终止于交感神经节，并与其中的节细胞建立突触。

此外，脊髓灰质内还有许多中间神经元，其轴突长短不一，在脊髓内与前角和后角内的神经元建立联系。

（二）脊髓白质

脊髓白质的主要结构为各种纵行的神经纤维，多数为有髓神经纤维（图 9–1），包括来自脊神经节细胞经后根进入脊髓的传入纤维，起自脊髓灰质神经元将传入的感觉信息上传至脊髓以上结构的上行传导束，起自脊髓以上不同脑区将运动信息下传至脊髓的下行传导束，起自脊髓神经元且终止于脊髓、完成节段内及节段间联系的纤维，以及起自脊髓前角和侧角经前根传出脊髓的运动纤维。

四、神　经　节

神经节可分为脑脊神经节（cerebrospinal ganglion）和自主神经节（autonomic ganglion），其中自主神经节又分为交感神经节和副交感神经节。交感神经节位于脊柱两旁及前方，副交感神经节则位于器官附近或器官内。神经节多为卵圆形，外包结缔组织被膜。神经节内的神经元称为节细胞，其突起形成神经纤维，卫星细胞（图 9–14）及其外面的基膜包绕在节细胞胞体周围。

（一）脑脊神经节

脑神经节分布于某些脑神经干上，而脊神经节是脊髓两侧脊神经背根上的膨大结构。脑脊神经节内的神经元为假单极神经元，其胞体为圆形或卵圆形，大小不等，含有细小分散的尼氏体，细胞核圆形，体积较大，位居胞体中央，染色较浅，核仁明显。脑脊神经节突起形成的神经纤维平行排列成束，将神经元胞体分隔成群。在神经元胞体及突起起始部外面有一层卫星细胞包裹，在突起分支处改由施万细胞（图 9–15）包裹，参与形成有髓神经纤维。

（二）自主神经节

自主神经节中的神经节细胞为自主神经系统的节后神经元，属于多极运动神经元，其胞体较感觉神经节细胞的胞体小，散在分布。细胞核常位于胞体一侧，尼氏体呈细颗粒状均匀分布。在交感神经节内，节细胞可分为体积较大的主节细胞（principal ganglion cell）和体积较小的小强荧光细胞（small intensely fluorescent cell），其中主节细胞占多数。主节细胞多数为肾上腺素能神经元，少数为胆碱能神经元，小强荧光细胞为中间神经元。副交感神经节的节细胞为胆碱能神经元。

五、脑脊膜、脉络丛

脑脊膜是包在脑和脊髓外表面的结缔组织膜，共有三层，从外向内依次分为硬膜（dura mater）、蛛网膜（arachnoid）和软膜（pia mater）。硬膜由致密结缔组织构成，厚而坚韧。蛛网膜是一层无血管的透明薄膜，由薄层疏松结缔组织构成。软膜紧贴脑和脊髓的表面，为一层富含血管的疏松结缔组织，其外表面也覆盖单层扁平上皮。脑脊膜在颅骨和椎骨内形成三个腔隙，即硬膜外腔、硬膜下腔和蛛网膜下腔。

由富含血管的软膜与室管膜上皮共同构成脉络组织，其中有些部位血管反复分支成丛，连同其表面的软脑膜和室管膜上皮一起突入脑室而形成脉络丛（choroid plexus），为产生脑脊液（cerebrospinal fluid）的结构（图 9–16，图 9–17）。脑脊液的主要功能是营养和保护脑和脊髓，并进行脑和血液之间的物质交换。

六、脑 屏 障

维持中枢神经系统内神经元的正常功能活动需要其周围的微环境保持一定的稳定性，脑屏障能选择性地引起某些物质通过，阻止其他物质通过，由血 – 脑屏障、血 – 脑脊液屏障和脑脊液 – 脑屏障构成。

血 – 脑屏障（blood-brain barrier）是介于血液与脑实质之间的屏障结构，主要由脑毛细血管的内皮细胞、血管基膜和星形胶质细胞突起末端扩大的脚板共同构成（图 9–18 ~ 图 9–20）。

血 – 脑脊液屏障（blood-cerebrospinal fluid barrier）位于脑室脉络丛的毛细血管和脑脊液之间，由脉络丛毛细血管内皮及其基膜和脉络丛上皮细胞共同构成，其中脉络丛上皮细胞之间的紧密连接构成屏障的主要结构。

脑脊液 – 脑屏障（cerebrospinal fluid–brain barrier）主要由脑表面的软膜、胶质膜和脑室的室管膜构成。

七、神经系统的超微结构

在第 8 章神经组织中已介绍了神经元、神经胶质细胞，此处主要从大脑皮质、小脑皮质和脊髓等作为神经系统的重要成分来论述在各自结构中的神经元及神经胶质细胞等的超微结构特点。

（一）中枢神经系统的神经元

人类中枢神经系统中约含 1 000 亿个神经元。神经元的细胞质中除含有线粒体、高尔基复合体、滑面内质网、中心体、溶酶体、脂滴、微管及脂褐素颗粒等细胞器外，还含有两种神经细胞所特有的成分，即尼氏体和神经原纤维。

神经元可分为胞体和突起两部分（图 9–21）。胞体包括细胞核、核糖体、线粒体及大多数细胞中含有的其他结构。胞体的大小差异很大，小的直径仅 5 ~ 6 μm，大的可达

100 μm 以上，可呈球形、锥体形、梨状、星状和颗粒状等。胞体的结构与一般的细胞相似，由细胞膜、细胞质和细胞核构成。胞核一般呈球形，位于细胞中央，异染色质少，核仁明显。突起分为树突和轴突两种。树突多呈树状分支，基部较宽大，随着突起延长和反复分支而逐渐变细。轴突是自神经元发出的一条突起，属于有固定直径的细微纤维，通常情况下轴突都较长，直径均一，表面光滑，分支较少，长度相差悬殊。轴突表面覆盖着一层叫做髓鞘（图 9–22 ~ 图 9–25）的绝缘物质，髓鞘之间的无髓鞘部分称为郎飞结。

（二）中枢神经系统的神经胶质细胞

中枢神经系统的神经胶质细胞主要包括星形胶质细胞、少突胶质细胞、小胶质细胞等。

1. 星形胶质细胞　是一种呈放射状形的大细胞，这些细胞通常会围绕着神经元且同脑血管紧密相连，直径 3 ~ 5 μm，核呈圆球形，常位于中央（图 9–26，图 9–27）。此类胶质细胞呈星形，从胞体发出许多长而分支的突起，参与血 – 脑屏障的形成。星形胶质细胞分为两种：纤维性星形胶质细胞（图 9–28），多分布在脑脊髓的皮质，突起细长，分支较少，胞质中含大量胶质丝，又称蜘蛛细胞（spider cell）；原浆性星形胶质细胞（protoplasmic astrocyte），多分布在灰质，细胞突起粗短，分支多。电镜下星形胶质细胞的胞核有缺失，胞质较清亮，游离核糖体和粗面内质网均很少，糖原颗粒丰富，有大量的胶质丝。

2. 少突胶质细胞　构成中枢神经纤维的髓鞘，分布于中枢神经系统。直径比星形胶质细胞小，其突起短而少，细胞核呈圆形，小而致密，电镜下胞质电子密度高，主要含线粒体、核糖体和微管（图 9–29，图 9–30）。在灰质中，少突胶质细胞主要位于核周体附近；在白质中，它们并排存在于有髓神经纤维之间，并构成髓鞘。

3. 小胶质细胞　是一种形状小而且不规则的胶质细胞，细胞体很小，呈短棒状，伸出数支枯条样突起，突起表面粗糙，显有棘刺，分支少。胞核较小，约为 5 μm，形态不规则，可呈肾形、椭圆形或三角形，核染色质多（图 9–31，图 9–32）。小胶质细胞为神经组织的巨噬细胞，通过吞噬作用清除因衰老、疾病而变性的神经元及其细胞碎片。正常脑组织中，小胶质细胞呈高度分枝状，具有三级和四级分枝结构，且细胞间的分枝很少发生重叠。激活的小胶质细胞胞体增大，突起变短，细胞形态呈圆形或杆状；活化的小胶质细胞进一步被激活和调整，细胞突起消失，细胞形态呈阿米巴状，并具有吞噬功能。

（王春芳）

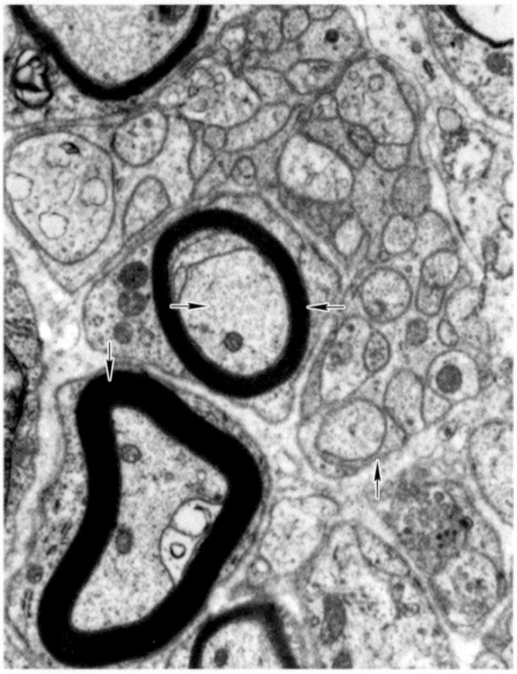

图 9-1 大脑皮质的神经纤维（人）
有髓神经纤维（↓），无髓神经纤维（↑），轴突（→），髓鞘（←）。×10 000

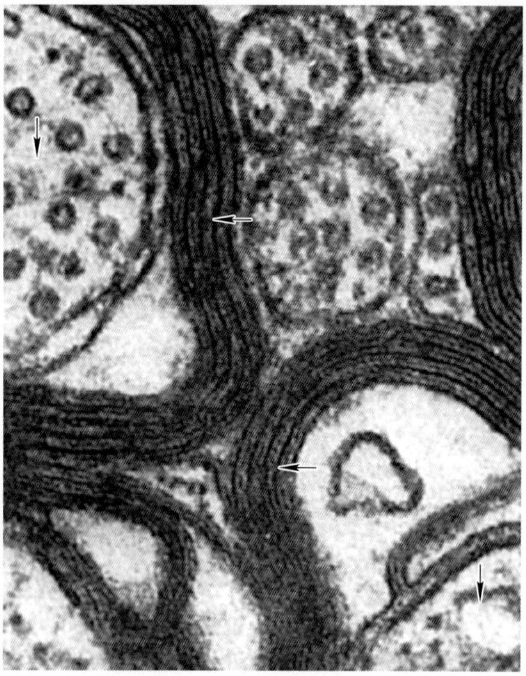

图 9-2 大脑白质的有髓神经纤维（大鼠）
轴突（↓），髓鞘（←）。×131 000

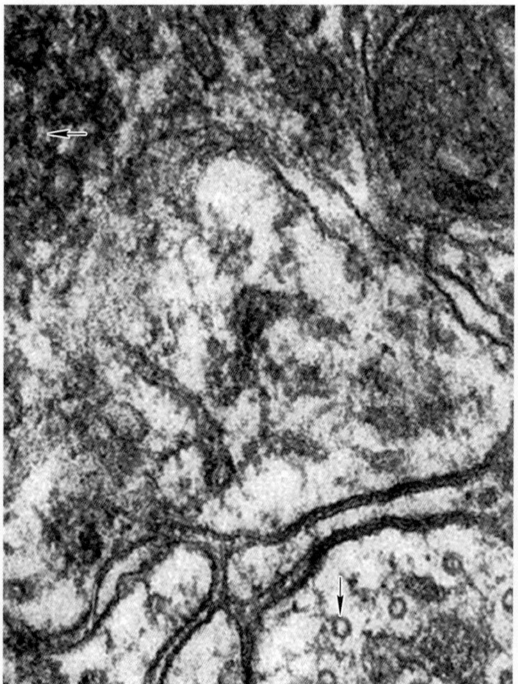

图 9-3 大脑皮质的无髓神经纤维（大鼠）
轴突（←），突触小泡（↓）。×122 000

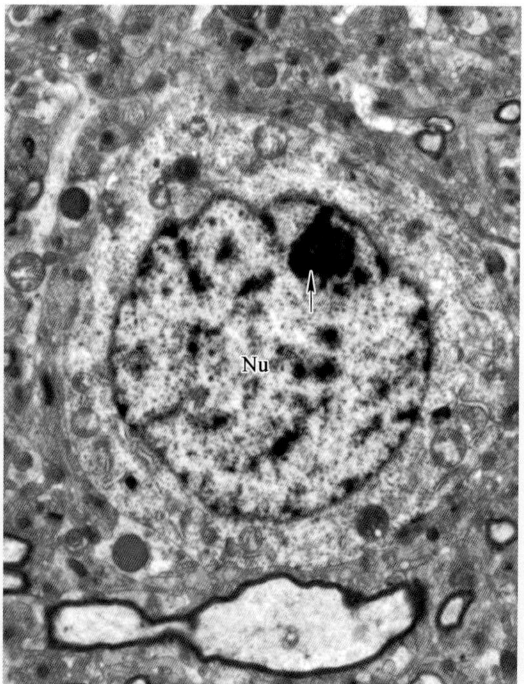

图 9-4 大脑皮质的神经元（人）
细胞核（Nu），核仁（↑）。×8 000

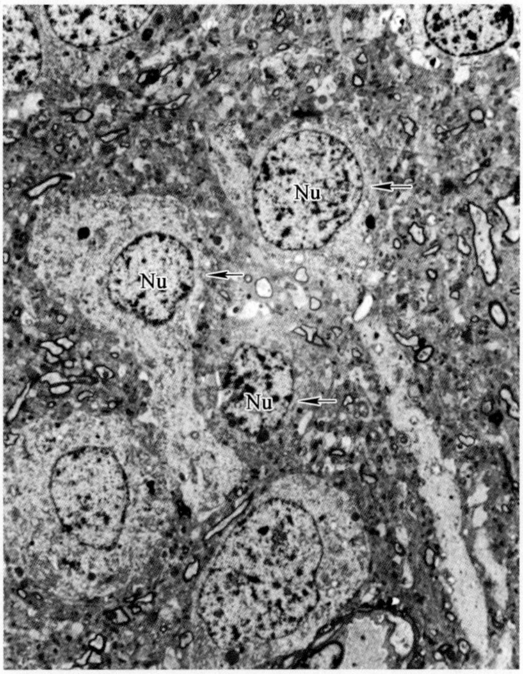

图 9-5 大脑皮质的神经元（人）
神经元（←），细胞核（Nu）。×2 500

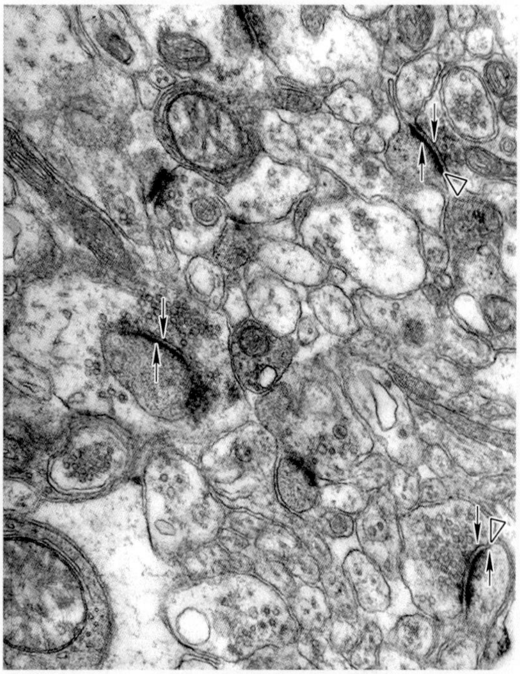

图 9-6 大脑皮质的化学突触（小鼠）
突触前膜（↓），突触后膜（↑），突触间隙（△）。×40 000

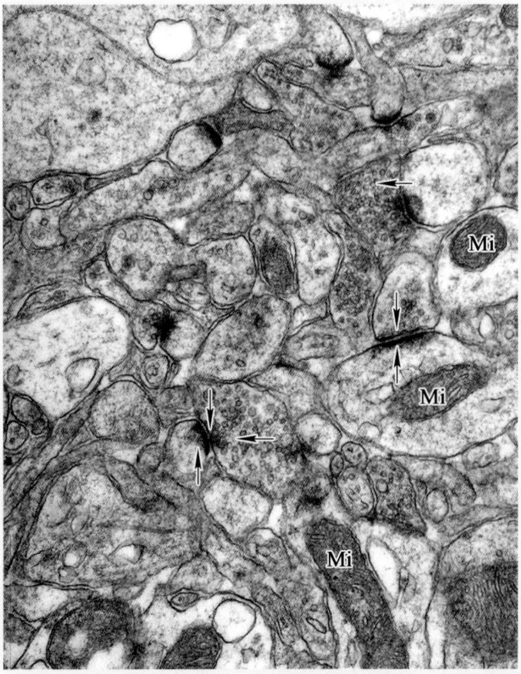

图 9-7 大脑皮质的化学突触（小鼠）
突触小泡（←），突触前膜（↓），突触后膜（↑），线粒体（Mi）。×40 000

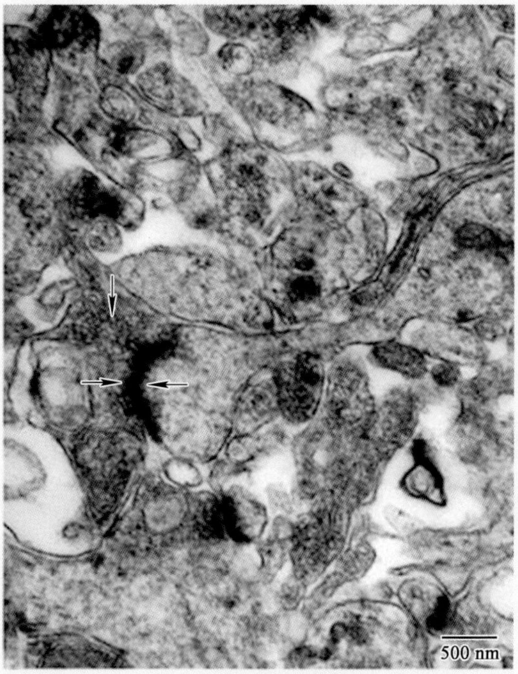

图 9-8 大脑皮质的兴奋性突触（小鼠）
突触小泡（↓），突触前膜（→），突触后致密物（←）。×40 000

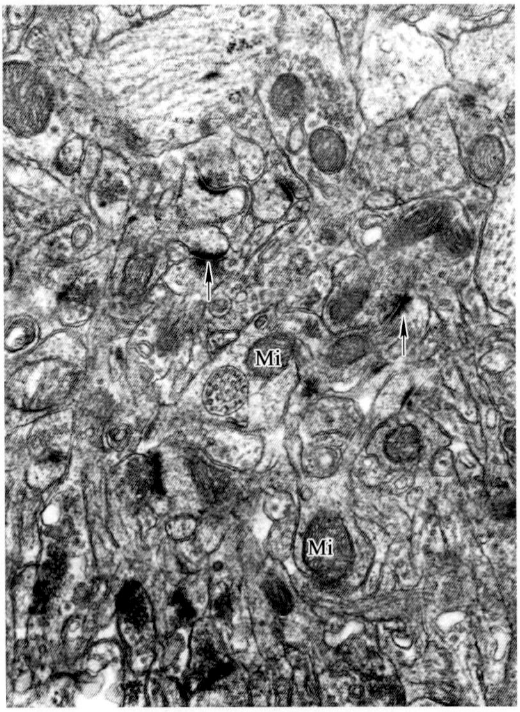

图 9-9 大脑皮质外颗粒层的神经毡（人）
突触（↑），线粒体（Mi）。×30 000

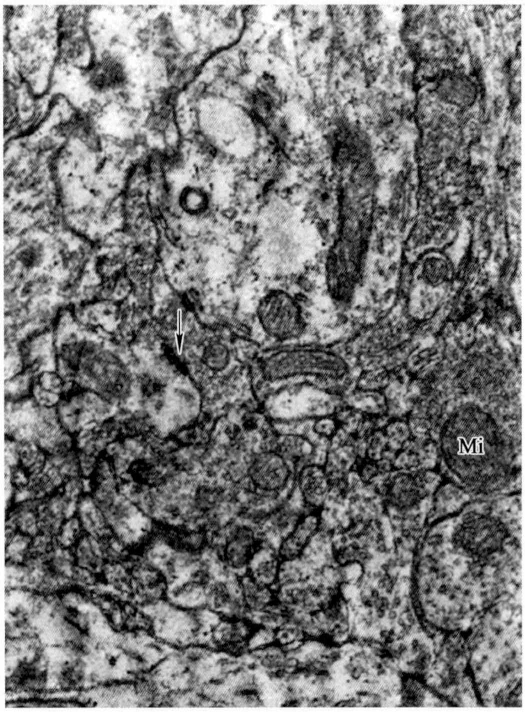

图 9-10 大脑皮质外颗粒层的神经毡（大鼠）
突触（↓），线粒体（Mi）。×11 000

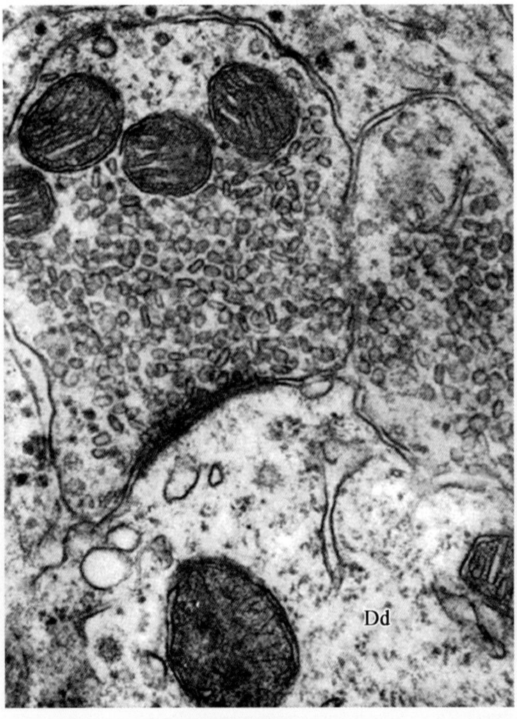

图 9-11 小脑皮质神经元的树突（猫）
树突（Dd）。×56 000

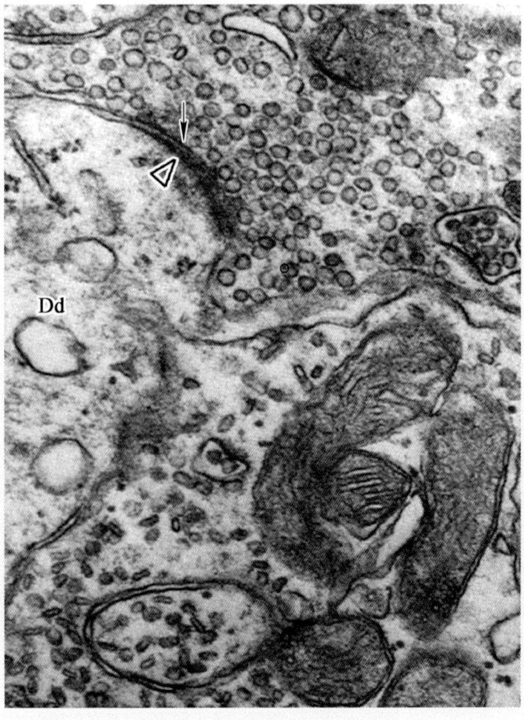

图 9-12 小脑皮质的突触（猫）
突触前膜（↓），突触后膜（△），树突（Dd）。×56 000

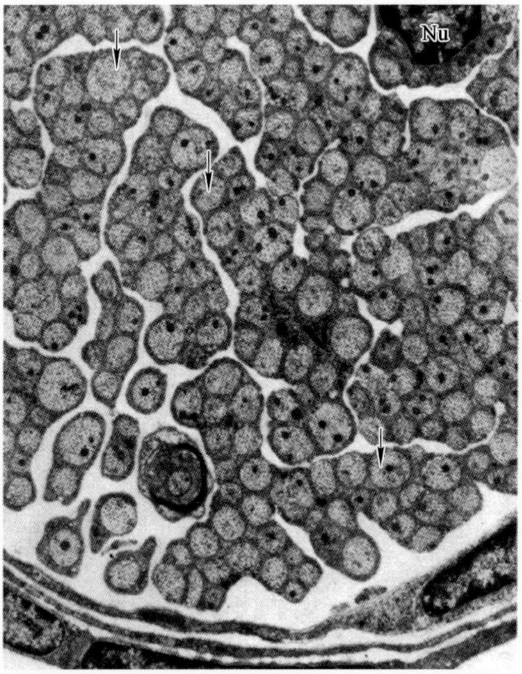

图 9-13 脊髓的无髓神经纤维（大鼠）
无髓神经纤维（↓），施万细胞细胞核（Nu）。×6 300

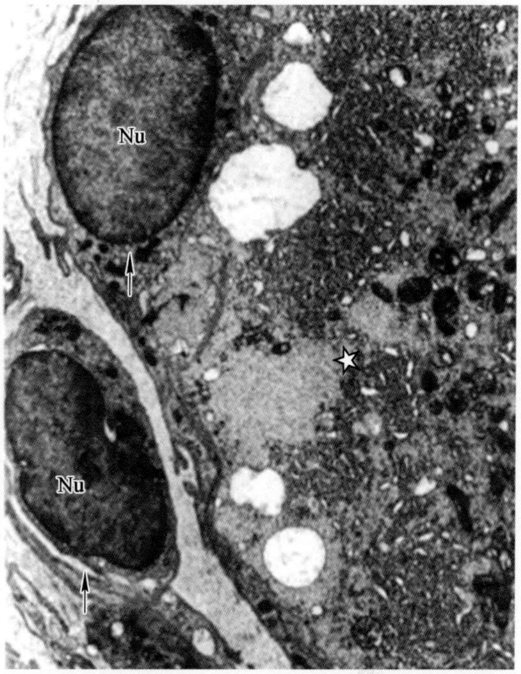

图 9-14 脑脊神经节的卫星细胞（人）
卫星细胞（↑），脊神经节细胞（☆），卫星细胞细胞核（Nu）。×10 000

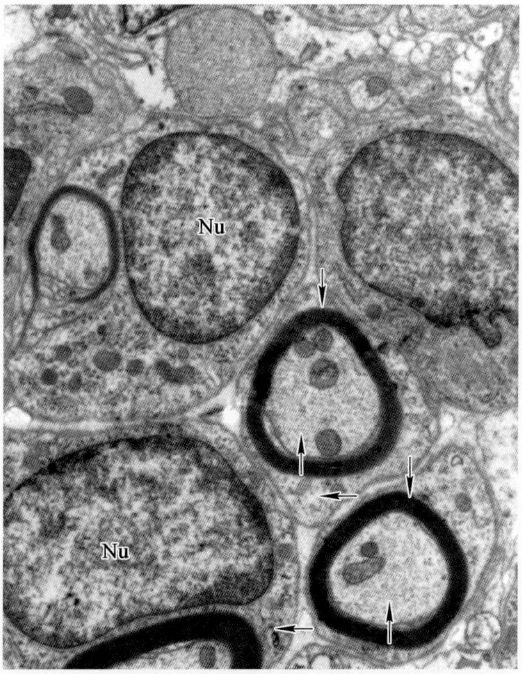

图 9-15 脑脊神经节的施万细胞（人）
施万细胞（←），轴突（↑），髓鞘（↓），施万细胞细胞核（Nu）。×12 000

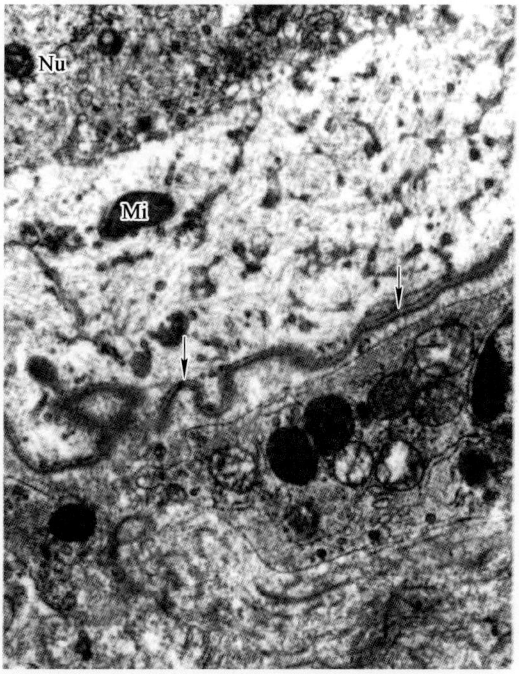

图 9-16 大脑脉络丛的室管膜细胞（人）
基板（↓），细胞核（Nu），线粒体（Mi）。×20 000

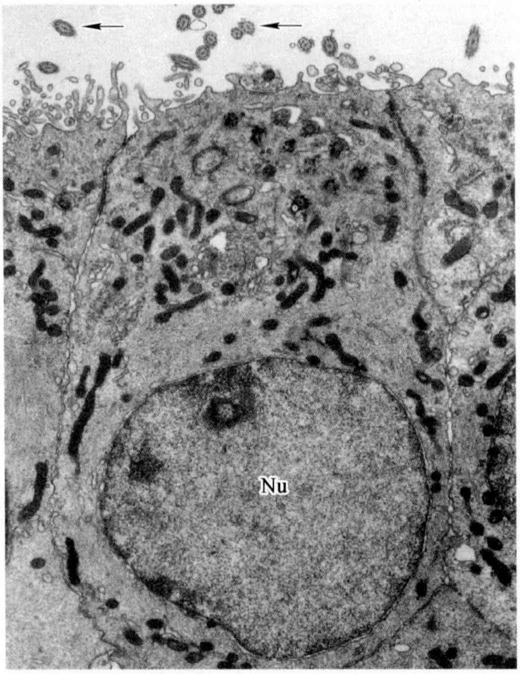

图 9-17 大脑脉络丛的室管膜细胞（大鼠）

纤毛（←），细胞核（Nu）。×8 100

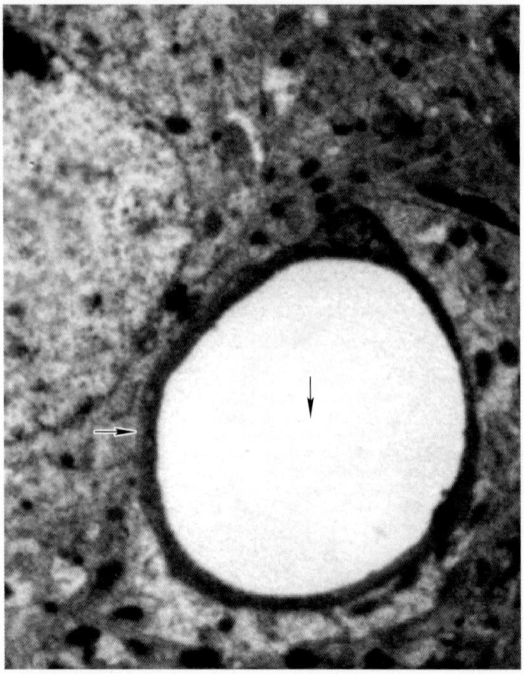

图 9-18 大脑的血 - 脑屏障（人）

毛细血管腔（↓），基膜（→）。×15 000

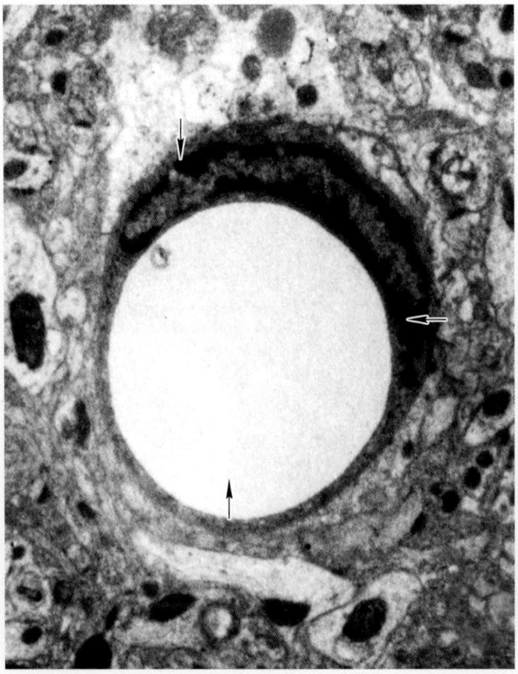

图 9-19 大脑的血 - 脑屏障（人）

毛细血管腔（↑），内皮细胞（←），基膜（↓）。×20 000

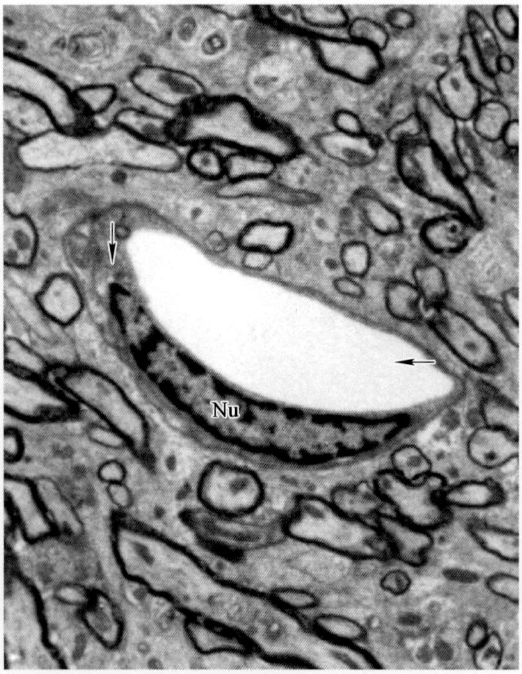

图 9-20 大脑的血 - 脑屏障（人）

毛细血管腔（←），内皮细胞（↓），细胞核（Nu）。×15 000

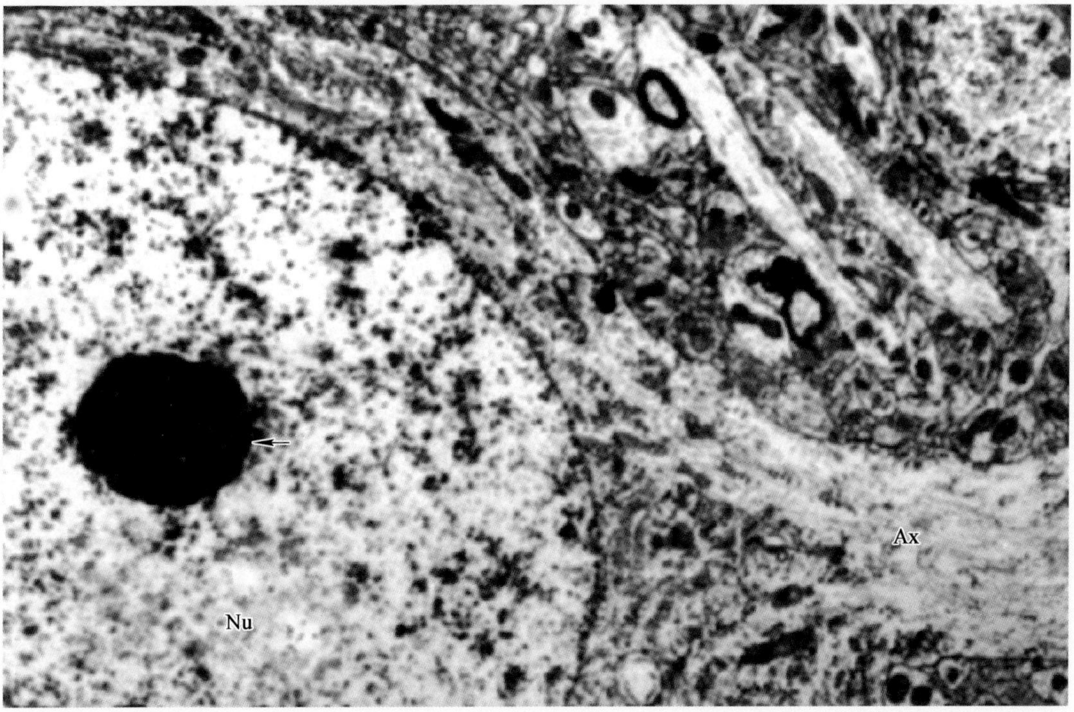

图 9-21 脊髓前角运动神经元（胎儿）
细胞核（Nu），核仁（←），轴突（Ax）。×15 000

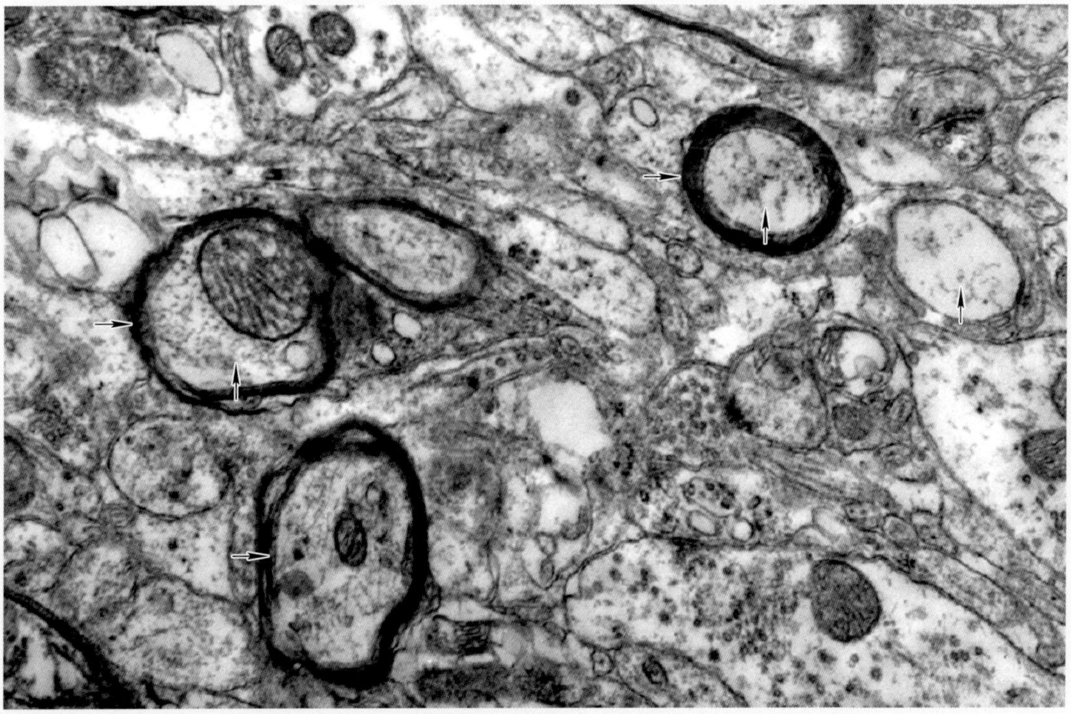

图 9-22 大脑皮质的有髓神经纤维（小鼠）
髓鞘（→），轴突（↑）。×25 000

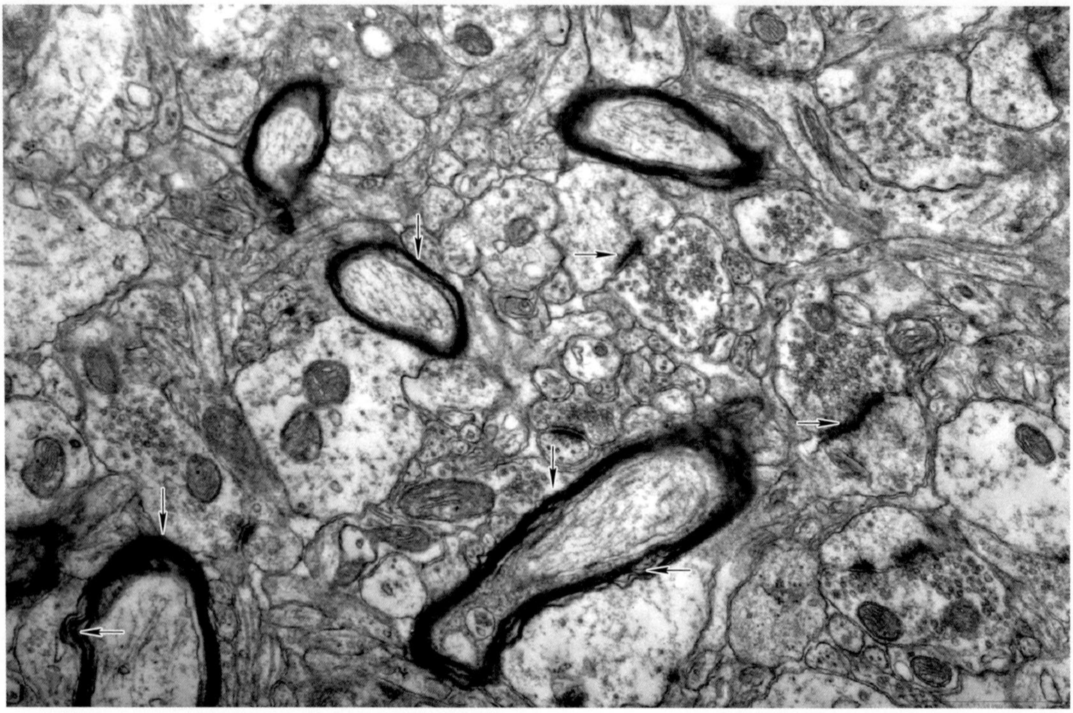

图 9-23　大脑皮质的有髓神经纤维（小鼠）
髓鞘（↓），髓鞘的板层结构（←），突触（→）。×25 000

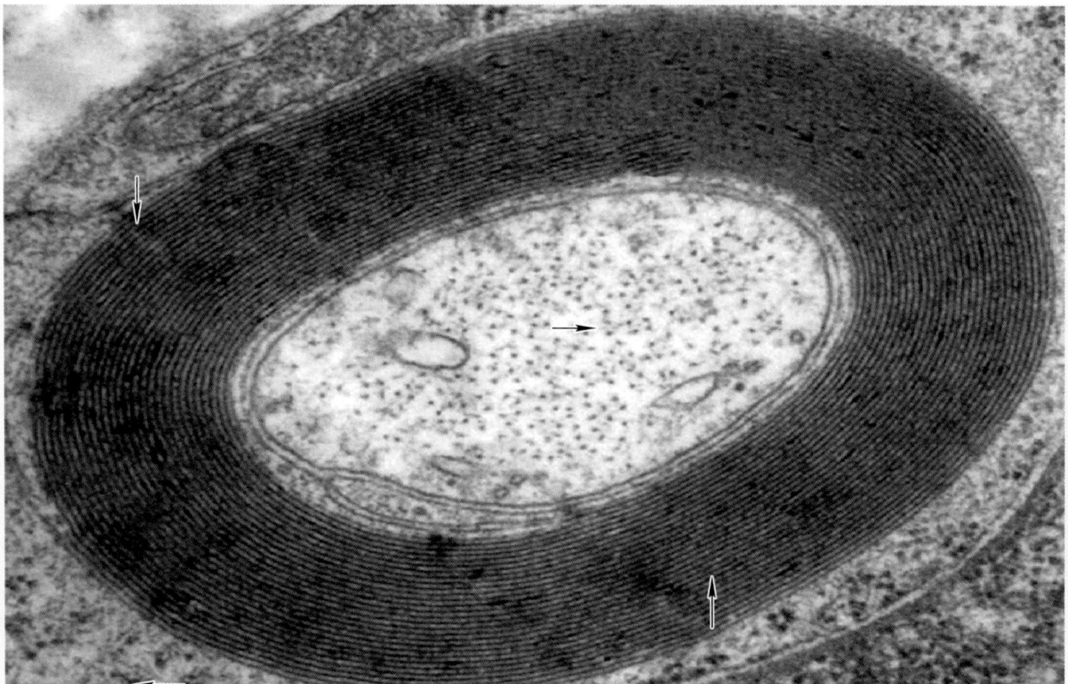

图 9-24　脊髓白质的有髓神经纤维（人）
髓鞘（↓），髓鞘的板层结构（↑），轴突（→），施万细胞（←）。×40 000

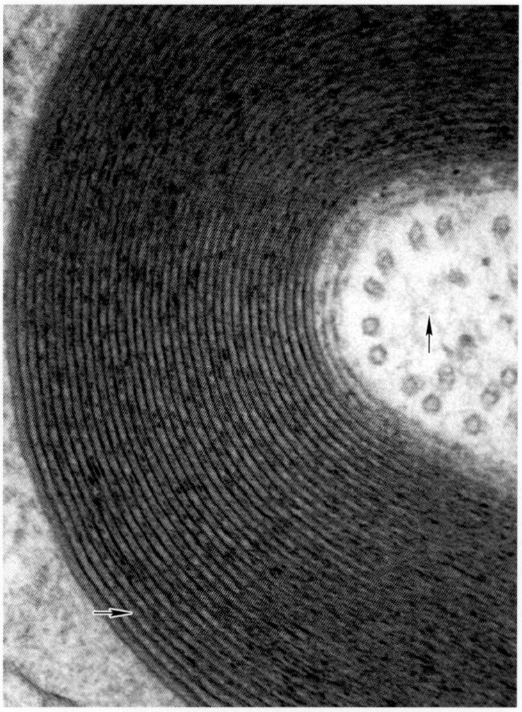

图 9-25　脊髓白质的有髓神经纤维（人）
髓鞘板层（→），轴突（↑）。×120 000

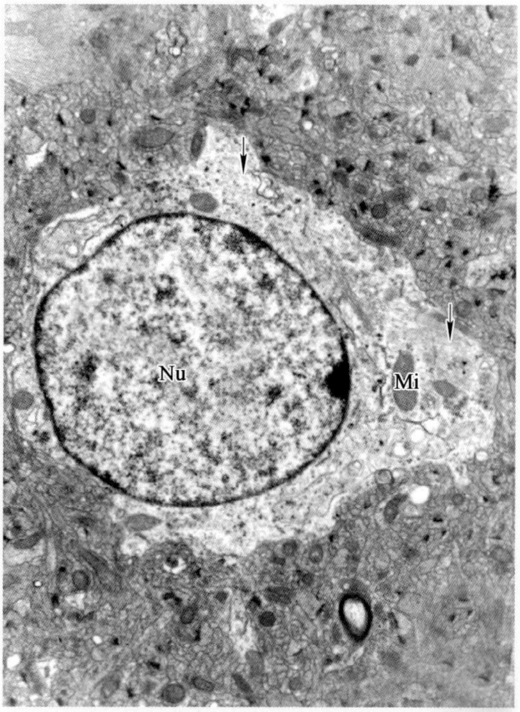

图 9-26　脊髓灰质的星形胶质细胞（人）
突起（↓），细胞核（Nu），线粒体（Mi）。×10 000

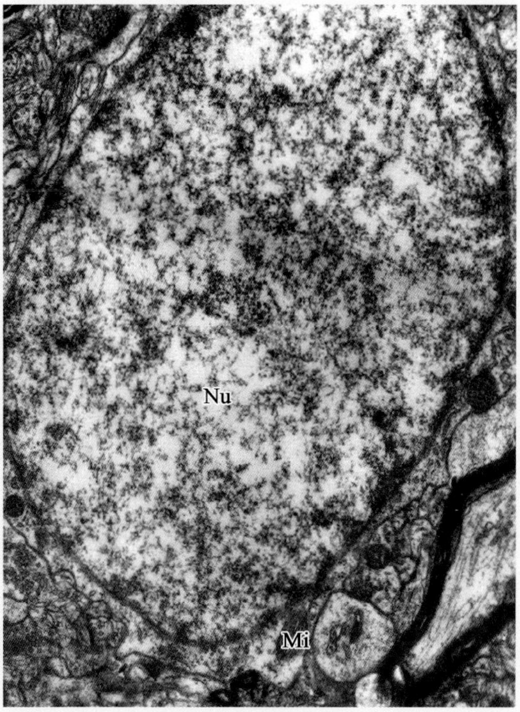

图 9-27　大脑皮质的星形胶质细胞（大鼠）
细胞核（Nu），线粒体（Mi）。×16 000

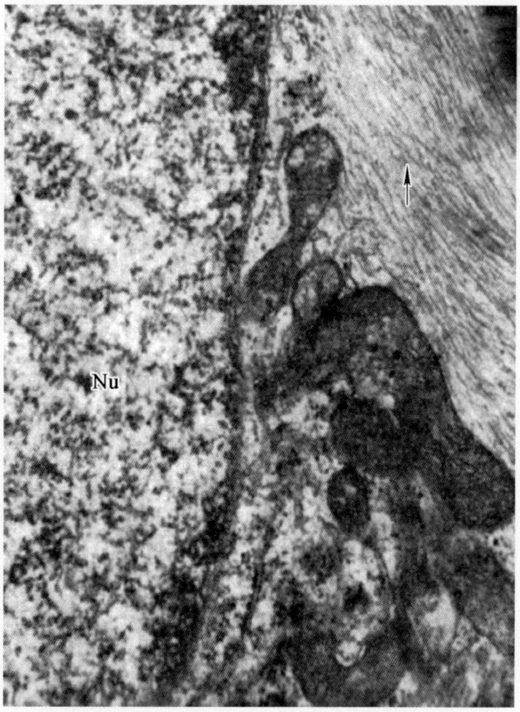

图 9-28　大脑胼胝体的纤维性星形胶质细胞（大鼠）
细胞核（Nu），胶质丝（↑）。×17 000

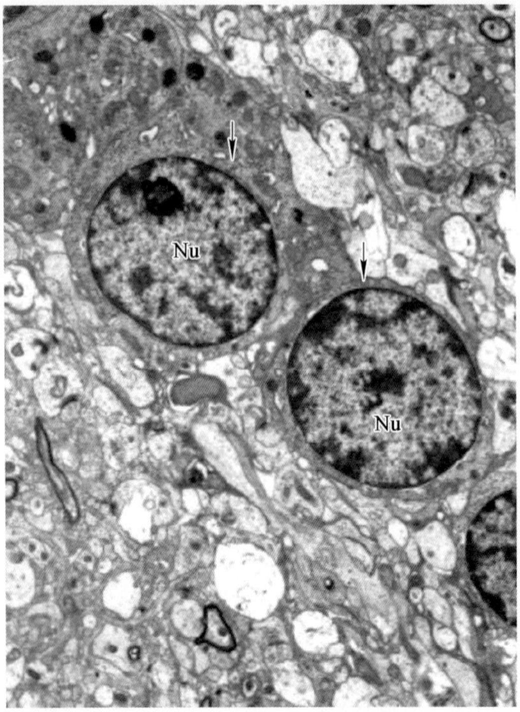

图 9-29 大脑皮质的少突胶质细胞（人）
少突胶质细胞（↓），细胞核（Nu）。×7 000

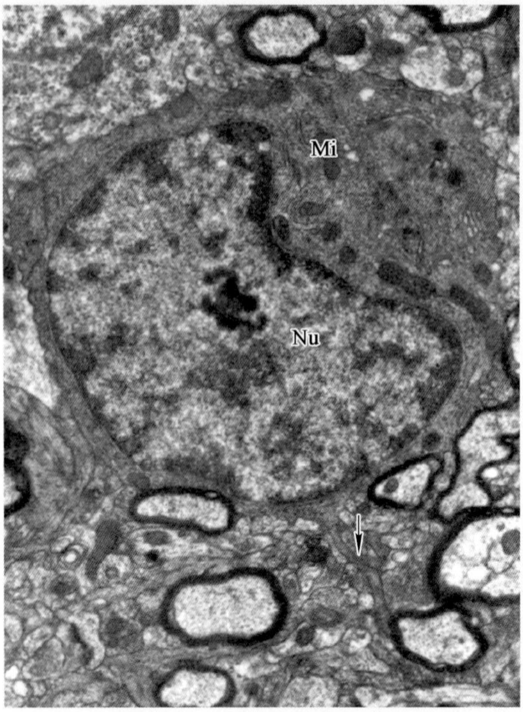

图 9-30 大脑胼胝体的少突胶质细胞（大鼠）
突起（↓），细胞核（Nu），线粒体（Mi）。×8 200

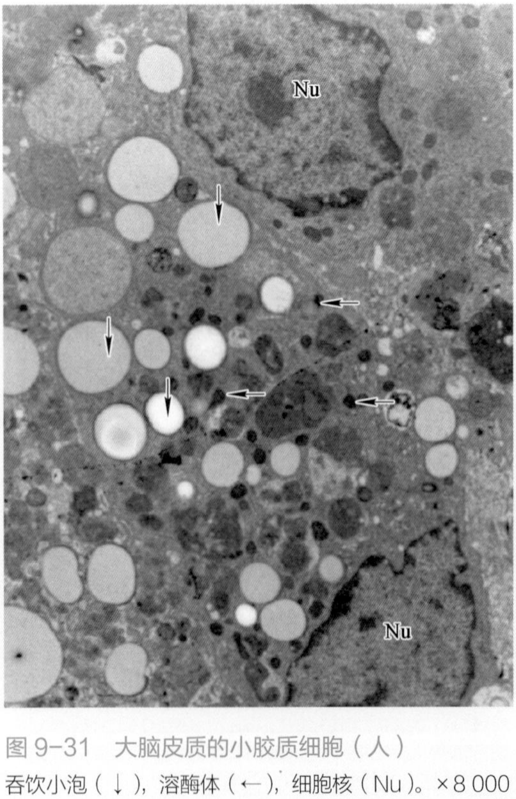

图 9-31 大脑皮质的小胶质细胞（人）
吞饮小泡（↓），溶酶体（←），细胞核（Nu）。×8 000

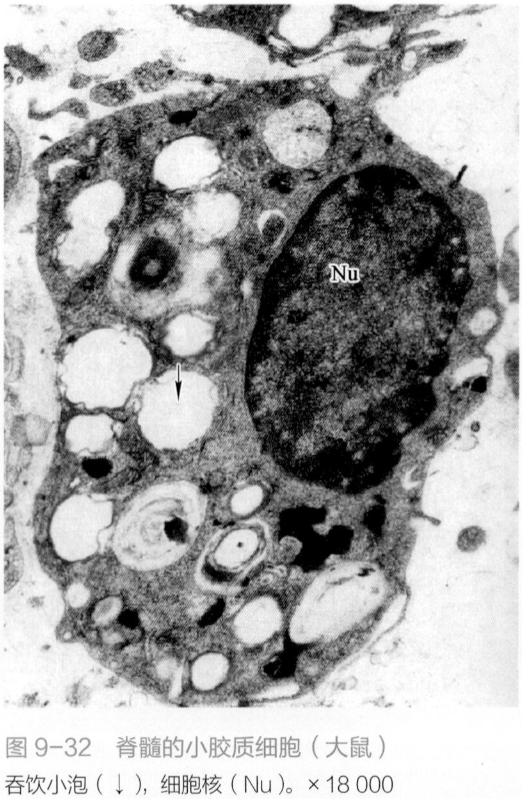

图 9-32 脊髓的小胶质细胞（大鼠）
吞饮小泡（↓），细胞核（Nu）。×18 000

第10章 循环系统

循环系统是连续而封闭的管道系统，包括心血管系统和淋巴管系统两个部分。其中，心血管系统由动脉、毛细血管、静脉和心脏组成。

一、动　　脉

动脉根据管径的大小和管壁的结构特点，可分为大动脉、中动脉、小动脉和微动脉四种。动脉管壁由内膜、中膜和外膜构成，三层结构较清晰，随着管腔逐渐减小，管壁各层也逐渐变化，尤其是中膜的变化最大。其中，大动脉也称弹性动脉，其内膜有多层弹性膜构成的内弹性膜，而且内弹性膜与中膜的弹性膜延续，因此内膜与中膜的分界不清楚；中膜很厚，有 40 ~ 70 层弹性膜，弹性膜之间有弹性纤维、平滑肌和少量胶原纤维；外膜较薄，没有明显的外弹性膜，主要由疏松结缔组织构成（图 10–1）。微动脉（arteriole）是管径在 0.3 mm 以下的动脉，内皮清晰可见，无内弹性膜；中膜由 1 ~ 2 层平滑肌组成；外膜较薄（图 10–2，图 10–3）。

二、毛 细 血 管

毛细血管（capillary）连接于动脉和静脉之间，是体内分布最广、管径最细、管壁最薄的血管，是血液与周围组织内细胞进行物质交换的主要部位。

（一）毛细血管的基本结构

毛细血管管壁主要由一层内皮和基膜组成，在内皮与基膜之间散在分布着一种扁而有突起的周细胞（pericyte）（图 10–4）。周细胞含有肌动蛋白、肌球蛋白等，具有收缩功能。血管损伤后，周细胞增殖和分化为内皮细胞、平滑肌细胞和成纤维细胞，参与血管的生长和修复。

（二）毛细血管的分类

在电镜下，根据内皮细胞和基膜的连续性，可以将毛细血管分为以下三种类型。

1. 连续毛细血管（continuous capillary） 特点是内皮细胞相互连续，细胞间有紧密连接封闭细胞间隙；细胞向管腔伸出内皮突起；细胞质中有许多大小相近的质膜小泡，质膜小泡的主要功能是运输大分子物质，是毛细血管与组织液之间进行物质交换的主要形式；基膜完整（图 10–4 ~ 图 10–6）。连续毛细血管分布于结缔组织、肌组织、肺、胸腺和中枢神经系统等处。

2. 有孔毛细血管（fenestrated capillary） 特点是内皮细胞不含核的部分极薄，有许多贯穿细胞质的窗孔，直径为 60 ~ 80 nm，一般有厚 4 ~ 6 nm 的隔膜封闭，内皮窗孔有利于血管内外中、小分子物质的交换；内皮细胞基底面有连续的基膜（图 10–7 ~ 图 10–9）。此型毛细血管主要存在于胃肠黏膜、某些内分泌腺和肾血管球等处。

3. 窦状毛细血管（sinusoid capillary） 也称血窦（sinusoid），管腔较大，形状不规则，内皮细胞间隙较大，有利于大分子物质或血细胞出入。血窦主要分布于肝、脾、骨髓和某些内分泌腺。不同器官内的血窦结构常有较大差别，有些血窦内皮细胞有孔，有连续的基膜；有些血窦细胞间隙较宽，基膜不连续或不存在。肝血窦的特点是其内皮细胞有间隙，内皮细胞上有许多大小不等的窗孔，胞质内细胞器较少，质膜小泡较多，内皮细胞外无基膜，仅见散在的网状纤维（图 10–10，图 10–11）。

三、微　循　环

微循环（microcirculation）是指从微动脉到微静脉之间的血液循环，是血液循环的基本功能单位，一般由微动脉、毛细血管前微动脉和中间微动脉、真毛细血管、直捷通路和动静脉吻合组成。其中，毛细血管前微动脉（precapillary arteriole）是微动脉的分支，其管壁有稀疏的平滑肌纤维（图 10–12）。

四、静　　脉

静脉也根据管径的大小分为大静脉、中静脉、小静脉和微静脉。静脉管壁也可分为内膜、中膜和外膜三层，但三层膜常无明显的界限，管壁的平滑肌和弹性组织不及动脉丰富。其中，中静脉内膜薄，内弹性膜不明显；中膜环行平滑肌分布稀疏；外膜一般比中膜厚，没有外弹性膜，主要由结缔组织组成，有的中静脉外膜可有纵行平滑肌束（图 10–13）。毛细血管后微静脉（postcapillary venule）是紧接毛细血管的微静脉，其管壁结构与毛细血管相似，但管径略粗，内皮细胞呈单层立方形或矮柱状，又称高内皮微静脉（high endothelial venule），内皮细胞间的间隙较大，故通透性较大，有物质交换功能，有时可见内皮细胞内或内皮细胞间有淋巴细胞穿过（图 10–14）。

五、心　脏

心脏是一种肌性器官，通过有节律地收缩和泵血，推动循环系统的血液流动。

心脏的壁很厚，由心内膜、心肌膜和心外膜三层组成。

1. 心内膜（endocardium） 由内皮和内皮下层组成。

2. 心肌膜（myocardium） 为心脏的主体，主要由心肌构成。心肌纤维呈螺旋状排列，大致可分为内纵、中环和外斜三层。心肌纤维多集合成束，在肌束之间或心肌纤维之间有数量不等的结缔组织和极为丰富的毛细血管；在心肌纤维表面有许多突起；心肌纤维内可见许多线粒体和平行排列的肌原纤维；相邻心肌纤维间可见闰盘（图 10–15 ~ 图 10–17）。有时会在心肌纤维及心肌纤维间结缔组织中的纤维细胞内观察到脂褐素颗粒，为不规则小体，内容物为电子密度不等的物质、脂滴和小泡等，是某些物质经溶酶体作用后未能被完全消化而形成的残余体（图 10–18，图 10–19）。部分心房肌纤维内含电子致密的分泌颗粒，称为心房特殊颗粒（specific atrial granule）（图 10–20 ~ 图 10–23），内含心房钠尿肽（atrial natriuretic peptide），这种激素具有很强的利尿、排钠、扩张血管和降血压的作用。在心肌纤维之间可见少量巨噬细胞，细胞呈梭形或星形，细胞表面有许多不规则的皱褶和微绒毛，胞质内含有丰富的溶酶体、吞噬体、吞饮小泡和残余体等（图 10–24）。

3. 心外膜（epicardium） 即心包的脏层，由薄层结缔组织和一层间皮构成。

（张　莉）

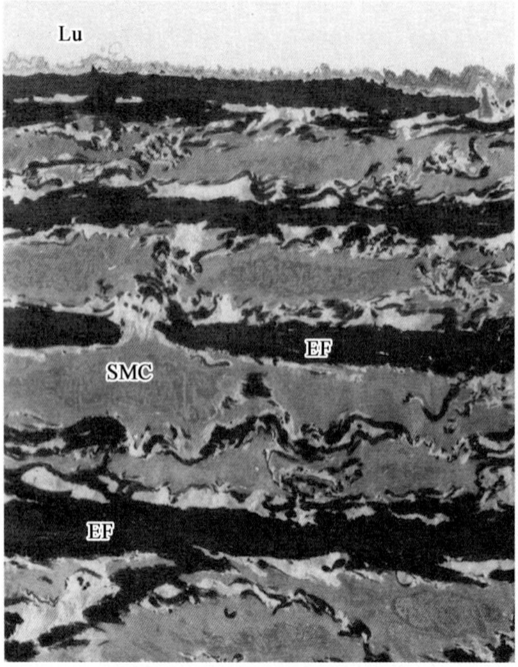

图 10-1　大动脉细胞（大鼠胸主动脉）
动脉腔（Lu），平滑肌细胞（SMC）和弹性纤维（EF）。×2 800

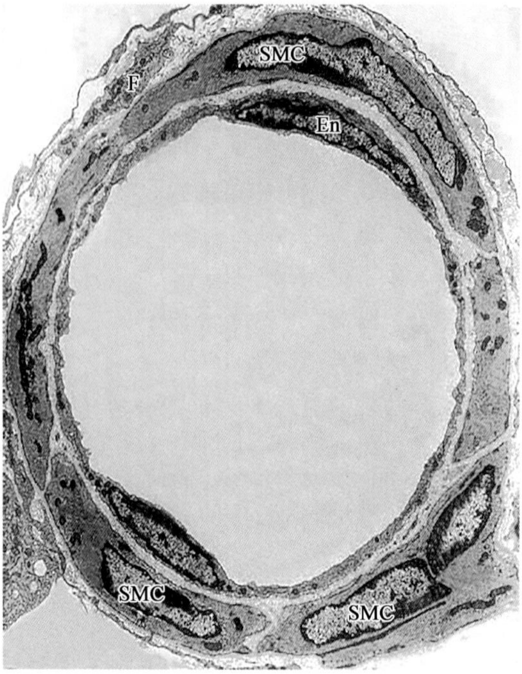

图 10-2　微动脉
内皮（En），平滑肌细胞（SMC），成纤维细胞（F）。×6 000

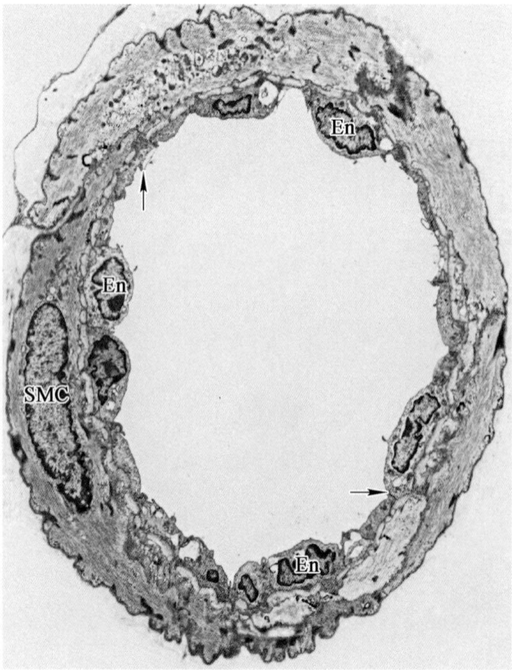

图 10-3　微动脉（小鼠胃黏膜）
内皮（En），平滑肌细胞（SMC），紧密连接（→）和内皮突起（↑）。×6 000

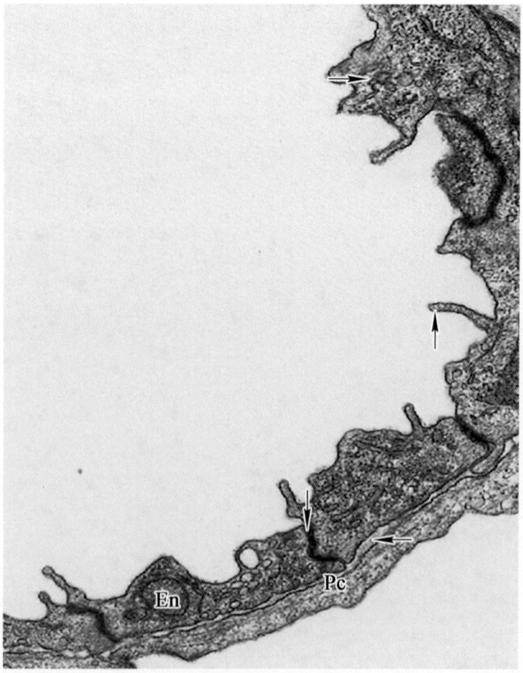

图 10-4　连续毛细血管
内皮（En），周细胞（Pc），质膜小泡（→），内皮突起（↑），紧密连接（↓），基膜（←）。×6 000

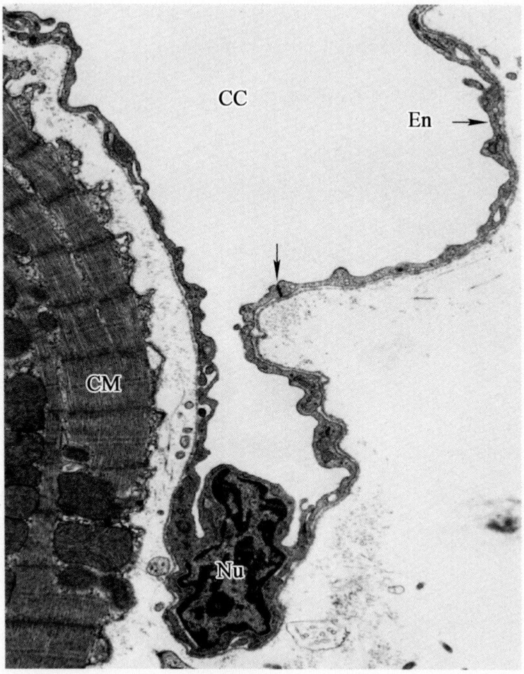

图 10-5　连续毛细血管（大鼠心肌）
连续毛细血管（CC），内皮（En），细胞核（Nu），紧密连接（↓），心肌纤维（CM）。×10 000

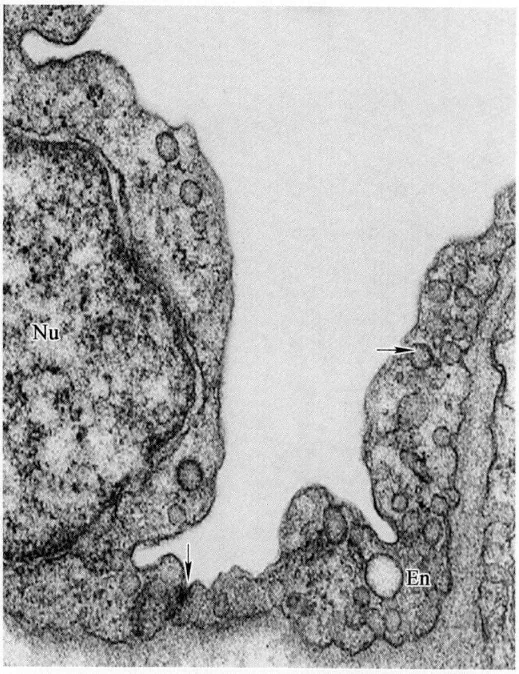

图 10-6　连续毛细血管
细胞核（Nu），内皮（En），质膜小泡（→），紧密连接（↓）。×12 000

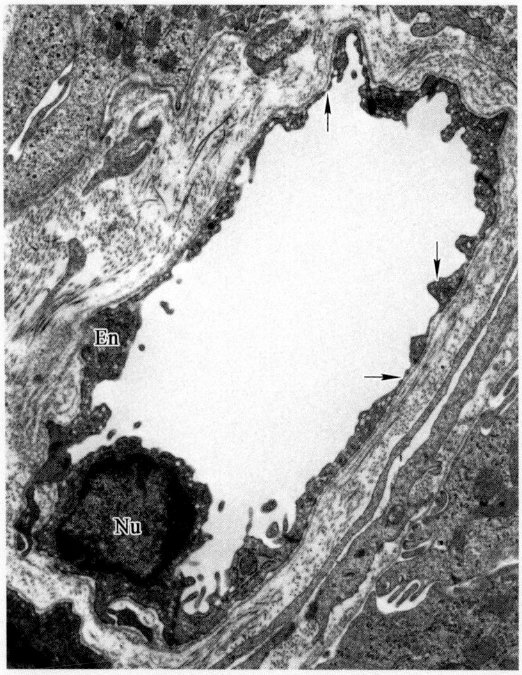

图 10-7　有孔毛细血管（小鼠小肠绒毛）
细胞核（Nu），内皮（En），内皮突起（↓），有隔膜的内皮孔（→，↑）。×12 000

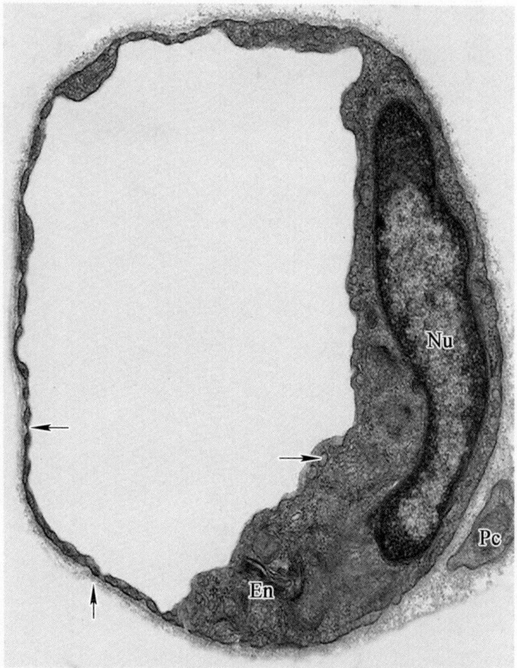

图 10-8　有孔毛细血管（胰腺内分泌部）
细胞核（Nu），内皮（En），质膜小泡（→），内皮上的孔（←），基膜（↑），周细胞（Pc）。×4 000

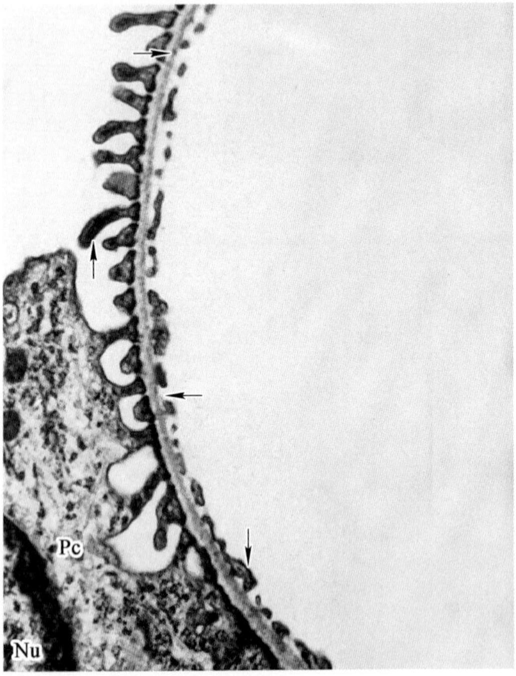

图 10-9 有孔毛细血管（肾小体）
细胞核（Nu），足细胞（Pc），周内皮（↓），内皮窗孔（←），足细胞次级突起（↑），基膜（→）。×9 000

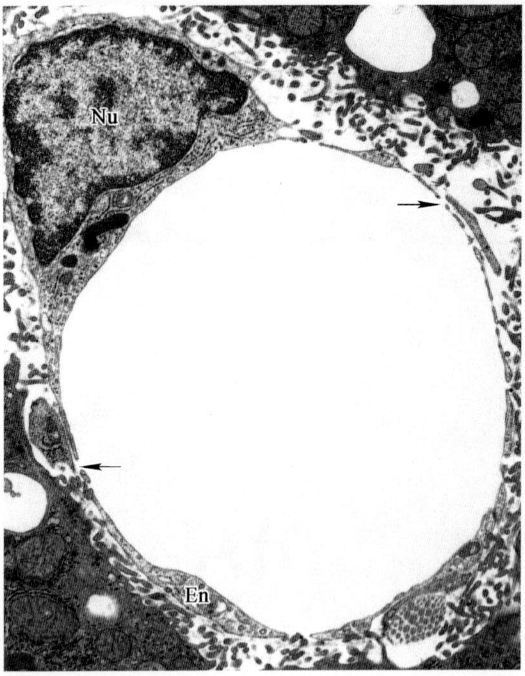

图 10-10 血窦（小鼠肝）
细胞核（Nu），内皮（En），内皮上有孔（→，←）。×12 000

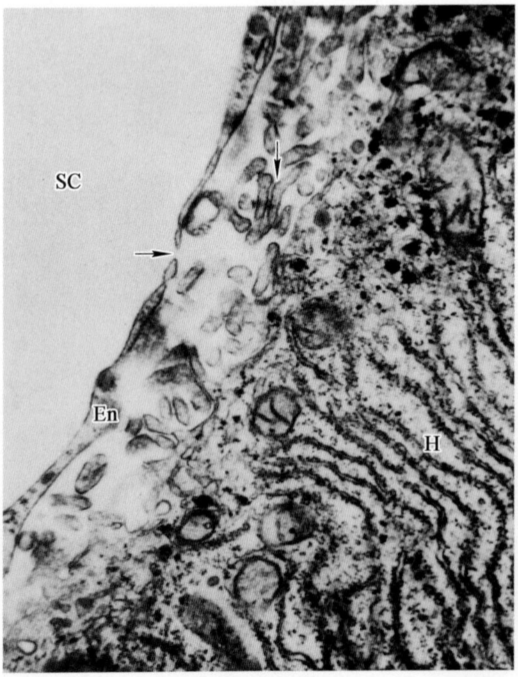

图 10-11 血窦（大鼠肝）
血窦（SC）内皮（En），血窦内皮有孔（→）。×18 000

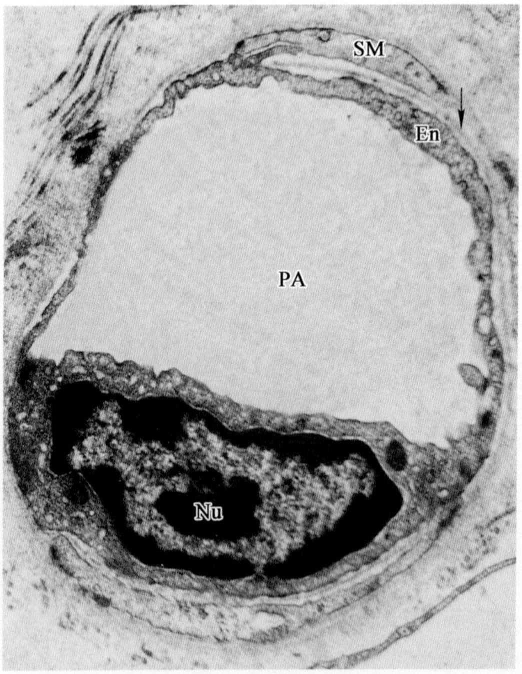

图 10-12 毛细血管前微动脉
毛细血管前微动脉（PA），细胞核（Nu），内皮（En），平滑肌（SM），基膜（↓）。×15 000

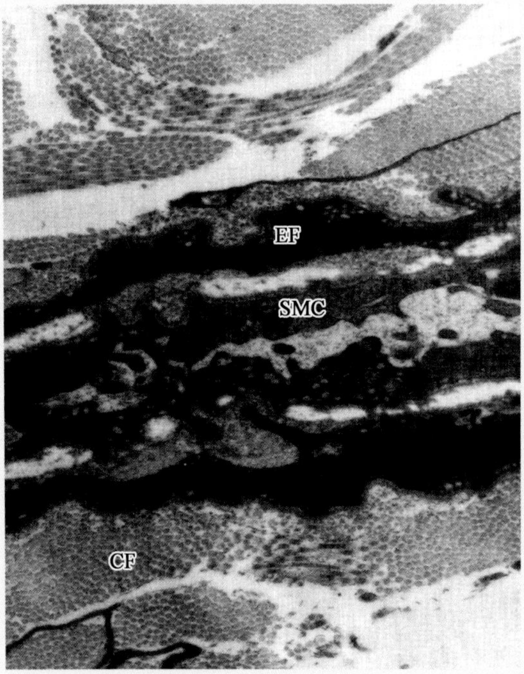

图 10-13 中静脉（大鼠腓肠肌）

平滑肌细胞（SMC），弹性纤维（EF），胶原纤维（CF）。×28 000

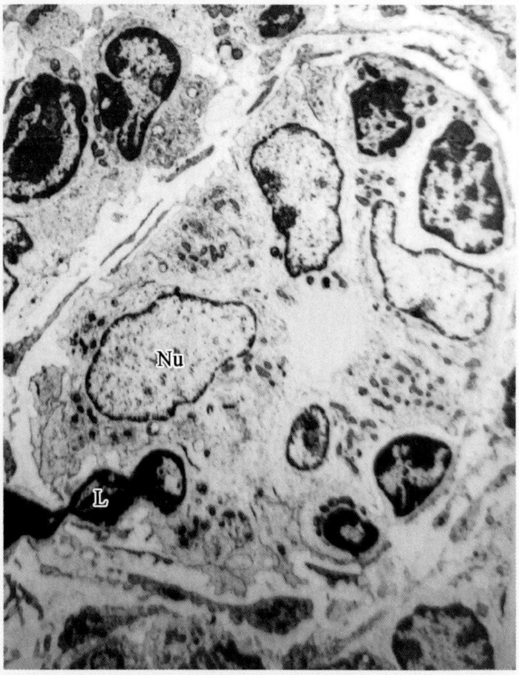

图 10-14 毛细血管后微静脉（小鼠淋巴结）

细胞核（Nu），穿入内皮壁的淋巴细胞（L）。×1 200

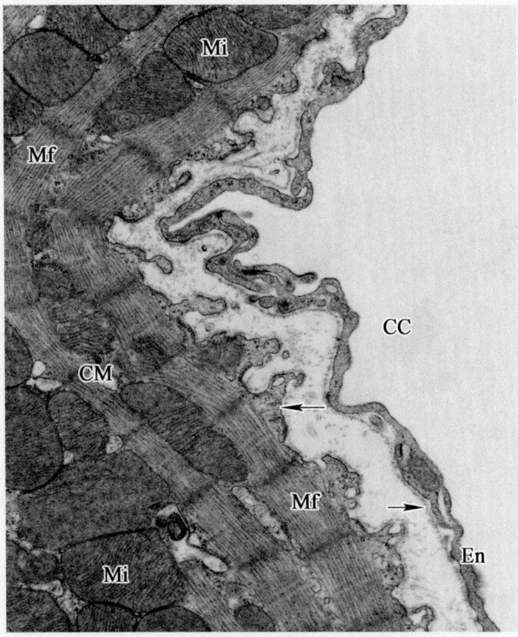

图 10-15 心肌纤维与连续毛细血管（大鼠）

心肌纤维（CM），肌原纤维（Mf），线粒体（Mi），连续毛细血管（CC），内皮（En），心肌表面的突起（←），基膜（→）。×20 000

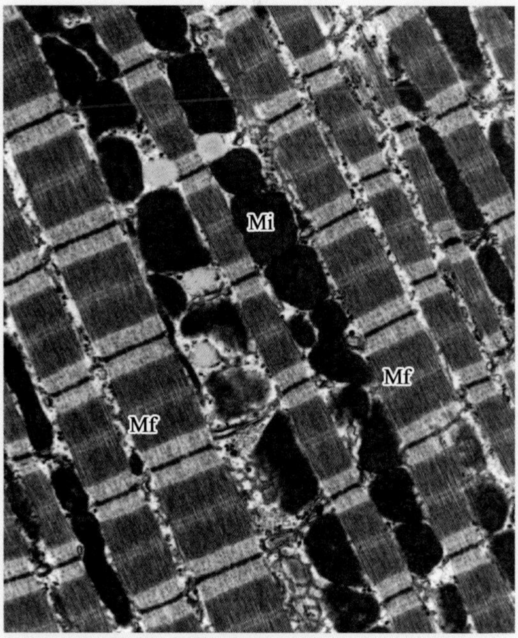

图 10-16 心肌（大鼠）

肌原纤维（Mf），线粒体（Mi）。×8 000

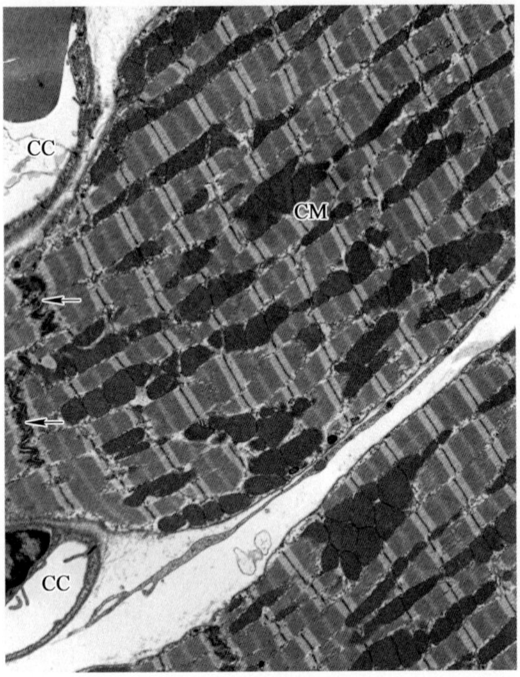

图 10-17 心肌纤维（大鼠）
心肌纤维（CM），连续毛细血管（CC），闰盘（←）。×6 000

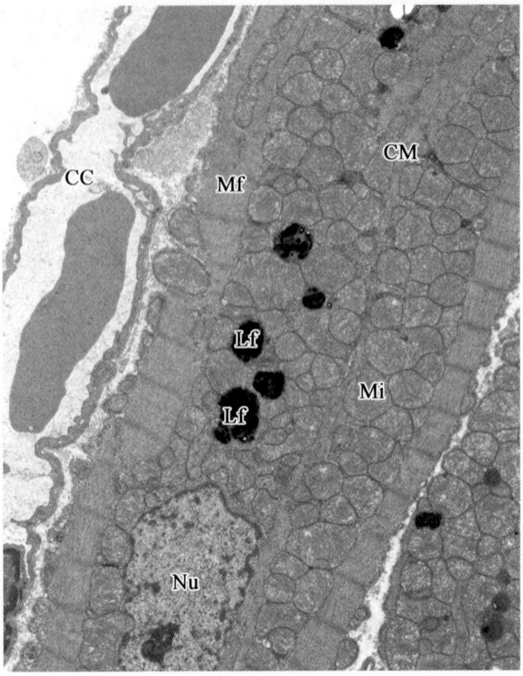

图 10-18 含有脂褐素颗粒的心肌纤维（大鼠）
细胞核（Nu），脂褐素颗粒（Lf），心肌纤维（CM），肌原纤维（Mf）连续毛细血管（CC），线粒体（Mi）。×8 000

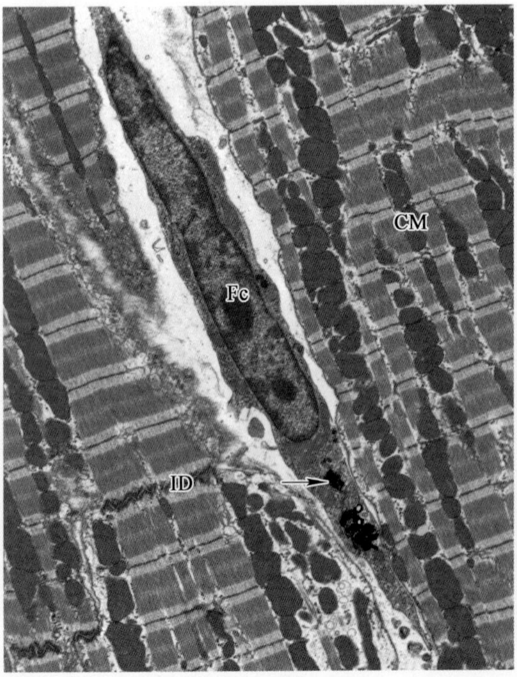

图 10-19 含有脂褐素颗粒的纤维细胞（大鼠心肌）
纤维细胞（Fc），闰盘（ID），心肌纤维（CM），脂褐素颗粒（→）。×8 000

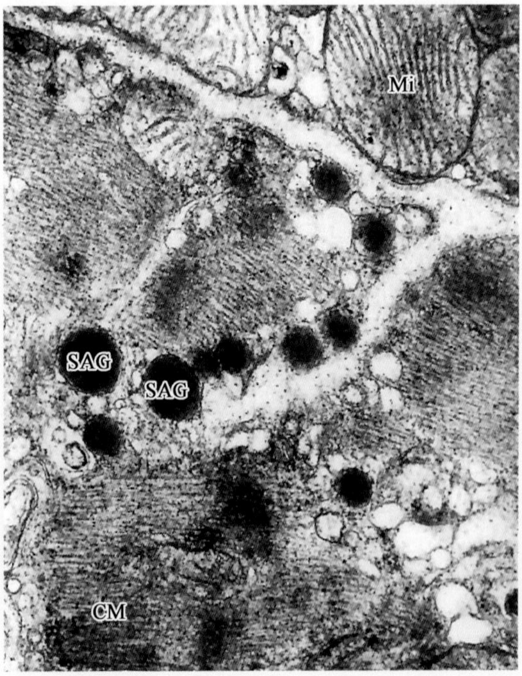

图 10-20 含有心房特殊颗粒的心肌纤维（大鼠）
心房特殊颗粒（SAG），心肌纤维（CM），线粒体（Mi）。×30 000

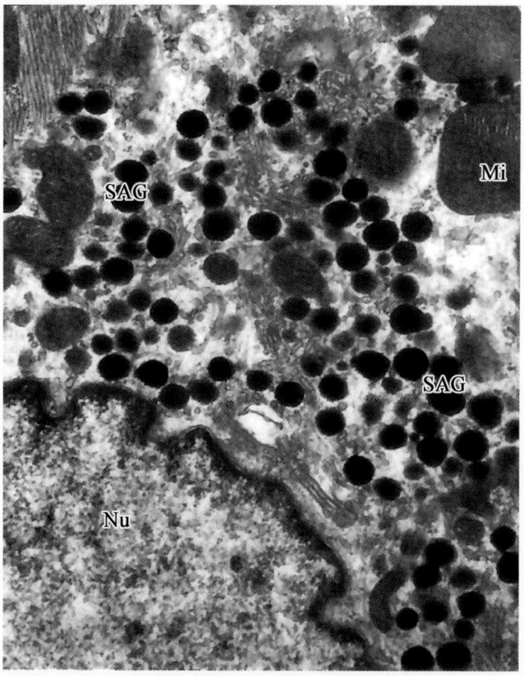

图 10-21 含有心房特殊颗粒的心肌纤维（大鼠）
心房特殊颗粒（SAG），细胞核（Nu），线粒体（Mi）。×20 000

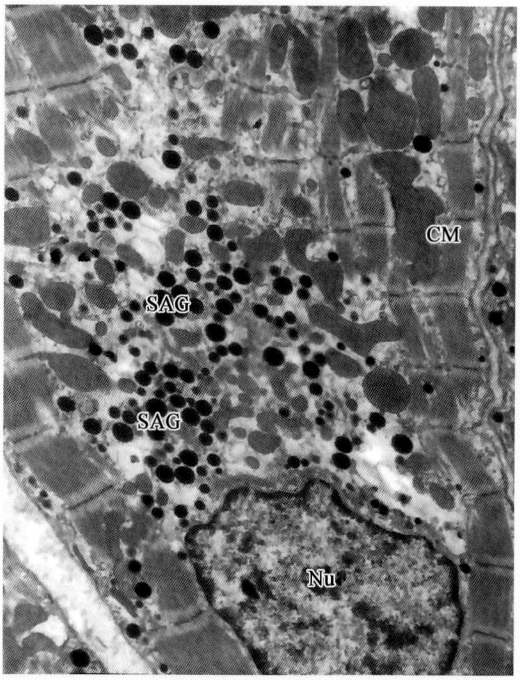

图 10-22 含有心房特殊颗粒的心肌纤维（大鼠）
心房特殊颗粒（SAG），细胞核（Nu），心肌纤维（CM）。×7 000

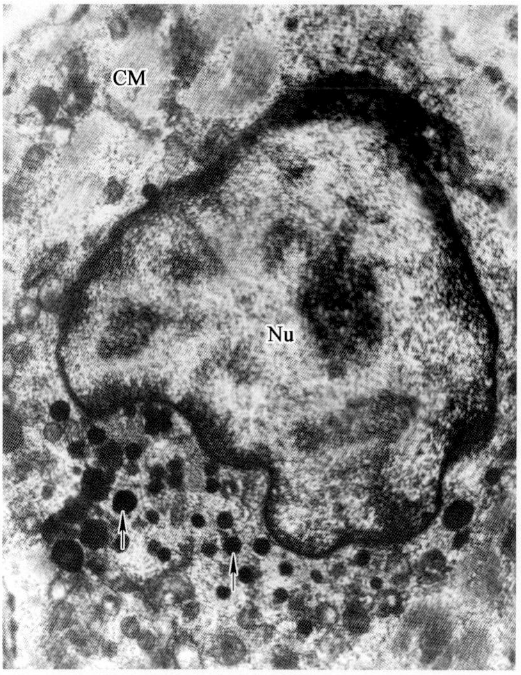

图 10-23 含有心房特殊颗粒的心肌纤维（大鼠）
细胞核（Nu），心肌纤维（CM），心房特殊颗粒（↑）。×9 600

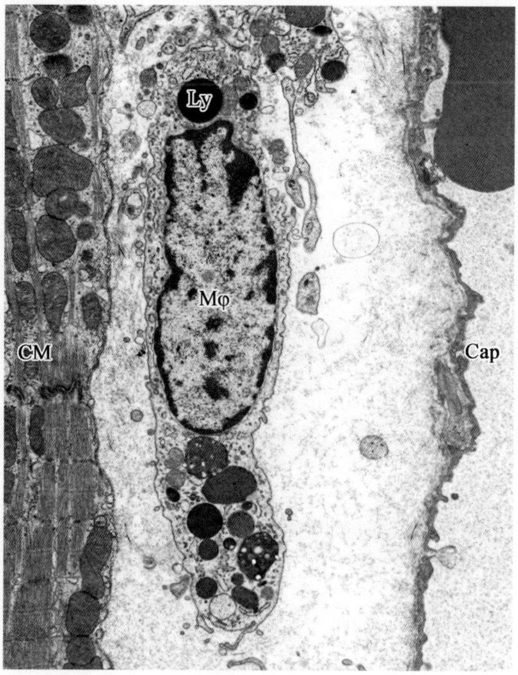

图 10-24 巨噬细胞（大鼠心肌）
心肌纤维（CM），巨噬细胞（Mφ），溶酶体（Ly），毛细血管（Cap）。×10 000

第11章

免疫系统

免疫系统主要由中枢淋巴器官（胸腺、骨髓）、周围淋巴器官（淋巴结、脾、扁桃体）、淋巴组织，以及分散于血液、淋巴及其他组织内的淋巴细胞、浆细胞、抗原呈递细胞及其分泌的多种免疫活性分子组成。这些成分虽然分散于全身各处，但是它们通过血液循环和淋巴循环相互联系，形成一个整体。免疫系统是机体的防御系统，具有免疫防御、免疫监视和免疫稳定的生理功能。也可引起超敏反应、自身免疫病、肿瘤及移植排斥反应等病理性结果。在免疫应答中起中心作用的是淋巴细胞。

一、免疫细胞

免疫细胞主要指能识别抗原，产生免疫应答的淋巴细胞，此外还有浆细胞、巨噬细胞和抗原呈递细胞（图 11–1）。

（一）淋巴细胞

淋巴细胞是构成免疫系统的主要细胞群体，也是执行免疫功能的主要成员。淋巴细胞种类繁多，分工极细，依据其表面标志和功能，主要分为 T 淋巴细胞（简称 T 细胞）、B 淋巴细胞（简称 B 细胞）、NK 细胞。各种淋巴细胞又可进一步分为若干亚群，其寿命长短不一。

1. T 淋巴细胞　呈圆形或椭圆形，细胞核占细胞体积的绝大部分，胞质极少，核染色深，在形态上与 B 细胞很难区分。电镜下，有的 T 细胞可见表面质膜向外伸展形成的微绒毛突起，微绒毛的存在与否，反映了细胞亚群间的形态差异。T 细胞核形态多样，有圆形、卵圆形或卷曲形态，核内异染色质丰富，常染色质相对较少。胞质内核糖体丰富，线粒体、内质网及高尔基复合体均不十分发达，因而显示胞质电子密度不大。T 细胞的表面存在多种膜分子，称为 T 细胞的表面标志，是 T 细胞分类的依据。成熟 T 细胞表面标志主要包括 T 细胞抗原受体（T cell antigen receptor，TCR）和一些表面分化抗原（cluster of

differentiation，CD）。

2. B 淋巴细胞　呈球形，细胞核圆形、椭圆形或肾形，常在一侧有小凹陷，核占细胞的大部分，染色质呈块状，着色较深。B 细胞胞质较少，呈嗜碱性，近细胞核处着色较浅。各类 B 细胞在形态上无明显区别。电镜下，B 细胞表面有较多微绒毛，细胞核内有较大的异染色质分布在核的周缘，胞质内可见少量的粗面内质网、球状或杆状线粒体，有时可见少量嗜天青颗粒，但很少见到溶酶体（图 11–1，图 11–2）。当 B 细胞受到抗原刺激后，增殖分化为大量浆细胞。浆细胞具有独特的形态结构，核多居于一侧，染色质呈粗块状，沿核膜呈辐射状排列，胞质丰富，嗜碱性。电镜下，胞质内含有大量平行排列的粗面内质网和游离核糖体（图 11–3）。浆细胞可合成和分泌抗体，通过抗体与抗原结合，可中和毒素，抑制细菌或靶细胞的代谢，溶解靶细胞，并促进巨噬细胞吞噬抗原。由 B 细胞产生的免疫应答称为体液免疫。

3. NK 细胞　胞质丰富，着色较浅，可见嗜天青颗粒。电镜下，细胞颗粒包括致密核心区和多囊泡皮质区。致密核心区内有分泌性蛋白，如穿孔素、颗粒酶和蛋白多糖等。多囊泡皮质区含多种溶酶体蛋白，如酸性磷酸酶等。

（二）抗原呈递细胞

抗原呈递细胞是指能捕获和处理抗原，形成抗原肽 –MHC 分子复合物，并将抗原肽呈递给 T 细胞，激发 T 细胞活化、增殖的一类免疫细胞。包括树突状细胞、巨噬细胞和 B 细胞等。

1. 树突状细胞（dendritic cell，DC）　是一类具有很强免疫刺激能力，能启动 T 细胞初级免疫应答反应的抗原呈递细胞。树突状细胞分布广泛，包括血液 DC，表皮和消化管上皮的朗格汉斯细胞，心、肝、肾、肺、消化管内的间质 DC，淋巴内的面纱细胞，淋巴器官和淋巴组织中的交错突细胞等，是同一类细胞在不同阶段的不同表现形式。扫描电镜下可见 DC 表面有许多褶皱和不规则的突起（图 11–4）。透射电镜下可见 DC 形态不规则，表面伸出多级突起，细胞核清晰，细胞质内含丰富的线粒体和溶酶体，粗面内质网发达（图 11–5 ~ 图 11–7）。

2. 巨噬细胞（macrophage，Mφ）　血液中的单核细胞是巨噬细胞的前体。电镜下，巨噬细胞的外形不规则，细胞表面布满许多微绒毛和皱褶，还有较大的伪足。这些表面突起主要作为质膜的储备，并与细胞的伸展、吞噬和运动有关，细胞膜也可向细胞内凹陷。在细胞膜的外表面有一层较厚的细胞衣，内含酸性黏多糖，与巨噬细胞的黏附性有关。巨噬细胞的细胞核常有凹陷，呈卵圆形或马蹄形，异染色质呈小块状，多沿核膜内面分布，核孔特别多。巨噬细胞的细胞质和细胞器丰富，在核的凹陷处有中心体和高尔基复合体，胞质内散在分布有游离核糖体和滑面内质网（图 11–8）。单核细胞和由其分化来的具有吞噬功能的细胞称为单核吞噬细胞系统。

二、淋巴组织

淋巴组织又称免疫组织（immune tissue），以网状组织为基础，网孔中充满大量的淋巴细胞和一些巨噬细胞、浆细胞等。淋巴组织主要有弥散淋巴组织和淋巴小结两种形态。

（一）弥散淋巴组织

弥散淋巴组织无固定的形态，是以网状细胞和网状纤维形成支架，网孔中分布有大量松散的淋巴细胞，与周围的结缔组织无明显分界，其中除含有 T、B 淋巴细胞外，还有浆细胞、巨噬细胞和肥大细胞等。

（二）淋巴小结

淋巴小结呈圆形或椭圆形，小结的形态明显，境界清晰。淋巴小结的形态结构随生长发育程度和免疫功能状态而处于动态变化之中。根据是否受抗原刺激，淋巴小结可分为初级淋巴小结和次级淋巴小结。

根据存在形式，淋巴小结又可分为孤立淋巴小结和集合淋巴小结。淋巴小结除分布在淋巴器官外，还分布于消化道、呼吸道及泌尿、生殖管道的黏膜中，构成免疫的第一道防线。

三、淋巴器官

淋巴器官主要由淋巴组织构成，根据结构和功能不同，分为中枢淋巴器官和周围淋巴器官。中枢淋巴器官包括胸腺和骨髓，周围淋巴器官包括淋巴结、脾和扁桃体等。

（一）胸腺

胸腺（thymus）是实质性器官，表面包有结缔组织被膜，结缔组织伸入胸腺内形成小叶间隔（interlobular septum）。小叶间隔将胸腺分成许多不完全分隔的小叶（图 11–9）。小叶周边部的胸腺细胞密集，染色较深，称为皮质（cortex）；中央部染色较浅，称为髓质（medulla），相邻小叶的髓质相互通连。

1. 皮质　主要由胸腺上皮细胞（epithelial cell）、密集的淋巴细胞及一些巨噬细胞组成（图 11–10，图 11–11）。胸腺上皮细胞又称上皮性网状细胞（epithelial reticular cell），分布在被膜下和胸腺细胞之间的胸腺上皮细胞多呈星形，称为星形上皮细胞（stellate epithelial cell）。星形上皮细胞的细胞核较大，呈圆形，着色较浅。胞质内含有许多张力丝。相邻星形上皮细胞的突起以桥粒相连，形成海绵状结构，孔隙间充满淋巴细胞及巨噬细胞（图 11–12）。

正常胸腺内的浆细胞较少，主要位于小叶间隔内（图 11–13）。胸腺内的淋巴细胞又称胸腺细胞（thymocyte）。靠近被膜下及小叶间隔周围皮质浅层的淋巴细胞较大而幼稚，常见分裂象；皮质中层为中等大的淋巴细胞；皮质深层的淋巴细胞较小而成熟，并常见退化的淋巴细胞。骨髓中的造血干细胞经血流进入胸腺后，在皮质内增殖分化为 T 淋巴细胞，但其中绝大部分（约 95%）凋亡，被巨噬细胞吞噬，仅小部分发育成熟，称为初始 T 细胞。皮质内毛细血管及其周围的结构形成血液 – 胸腺屏障，为胸腺细胞的发育提供相对稳定的内环境。血液 – 胸腺屏障由连续毛细血管的内皮、完整的内皮基膜、血管周隙（内有巨噬细胞）、上皮性网状细胞及其基膜构成（图 11–14）。

2. 髓质　含有较多胸腺上皮细胞，少量的成熟胸腺细胞、巨噬细胞等（图 11–15，

图 11–16)。髓质内胸腺上皮细胞呈多边形，细胞间以桥粒连接。髓质内常见椭圆形或不规则形的胸腺小体（thymic corpuscle），直径为 30 ~ 150 μm，由数层扁平的胸腺上皮细胞呈同心圆状围成。胸腺小体外周的上皮细胞较幼稚，细胞核清晰。小体中心的上皮细胞则完全角质化，已变性解体，细胞核消失。小体内还常见巨噬细胞和嗜酸性粒细胞。

（二）淋巴结

淋巴结多呈扁平豆形或卵圆形，大小不等，不同年龄人群、不同部位的淋巴结有一定差异。淋巴结一侧凹陷，为淋巴结门部（hilus），有输出淋巴管、血管及神经等出入。淋巴结由被膜和实质组成。

1. 被膜与小梁　被膜是包在淋巴结表面的一层致密结缔组织，有数条输入淋巴管穿越被膜与被膜下淋巴窦相通。被膜的结缔组织向内伸入淋巴结的实质中，形成小梁（trabecula），互相连结成网，构成淋巴结实质的粗支架。

2. 实质　可分为两部分，周围部分为皮质，染色较深；中央部分为髓质，染色较浅。皮质与髓质的结构相互通连，两者无明显分界。

（1）皮质　位于被膜下方，由浅层皮质、副皮质区及皮质淋巴窦构成。

浅层皮质（peripheral cortex）：是皮质的浅层，含淋巴小结及小结之间的弥散淋巴组织，为 B 细胞区。该区是最先接受抗原刺激和 B 淋巴细胞增殖活化的部位，也是体液免疫密切相关的区域。

副皮质区（paracortical area）：又称深皮质（deep cortex），是在浅层皮质和髓质之间的区域，为较大的弥散淋巴组织。无明显界限，主要由密集的 T 淋巴细胞所构成，还有交错突细胞（interdigitating cell）、巨噬细胞和少量 B 细胞等。副皮质区内有许多毛细血管后微静脉，也称高内皮微静脉，其管腔内皮细胞呈立方形或矮柱状，细胞质丰富，内皮细胞核较一般内皮细胞大，异染色质少，核仁明显，常见淋巴细胞穿越管壁现象（图 11–17，图 11–18）。此处是血液内淋巴细胞进入淋巴结实质的重要通道。

（2）髓质　位于淋巴结的中央部，由髓索和髓窦构成。髓索是排列成索状的淋巴组织，主要有 B 细胞和浆细胞，还有巨噬细胞、肥大细胞、嗜酸性粒细胞等（图 11–19，图 11–20）。髓窦是髓索之间或髓索与小梁之间的淋巴窦，窦腔内巨噬细胞较多，有较强的滤过功能。

（三）脾

脾（spleen）是人体最大的免疫器官，也是血液循环路径上唯一的淋巴器官。脾的结构分为白髓、边缘区和红髓。脾内无淋巴窦，而有许多血窦。

1. 被膜与小梁　脾的被膜较厚，是致密结缔组织，富含平滑肌纤维，表面有间皮覆盖。被膜结缔组织伸入实质形成小梁，小梁呈索状分支，互相吻合，连接成粗的网架（图 11–21）。被膜和小梁内平滑肌及弹性纤维的伸缩可调节脾的容积和血量。

2. 白髓（white pulp）　在新鲜脾的切面上呈散在的灰白色点状区域，由密集的淋巴细胞组成（图 11–22，图 11–23），沿中央动脉周围分布（图 11–24，图 11–25）。中央动脉是小梁动脉分支进入白髓形成的，电镜下可见内皮细胞较高，管壁平滑肌细胞中可见密体（图 11–26，图 11–27）。白髓包括动脉周围淋巴鞘和淋巴小结。①动脉周围淋巴鞘（periarterial lymphatic sheath）：是环绕在中央动脉周围的弥散淋巴组织，由大量 T 细胞和少量巨噬细胞与交错突细胞等构成（图 11–28）。此区相当于淋巴结的副皮质区，在细胞免疫应答时可增大变厚，但无毛细血管后微静脉。②淋巴小结：又称脾小体（splenic corpuscle），位于动脉周围淋巴鞘的一侧，与淋巴结内的结构相似，主要由 B 细胞组成（图 11–29，图 11–30）。

3. 边缘区（marginal zone） 位于白髓与红髓的交界处，宽约 100 μm。该区的淋巴细胞较白髓稀疏，但比红髓密集，含有 B 和 T 淋巴细胞，以 B 淋巴细胞为主（图 11–31），也有巨噬细胞和浆细胞。中央动脉的侧支末端在此区膨大，形成小的血窦，称边缘窦。边缘区是淋巴细胞从血液进入淋巴组织的重要通道，也是脾首先接触抗原并引起免疫应答的重要部位。

4. 红髓（red pulp） 在新鲜的脾切面上，大部分深红色的组织为红髓。红髓可分为脾索及脾窦。① 脾索（splenic cord）：由富含血细胞的淋巴组织索构成。脾索宽窄不等，互相连接成网，脾索间的血液通路为脾窦。脾索内含有许多 B 淋巴细胞、浆细胞、巨噬细胞及树突状细胞（图 11–32 ~ 图 11–34）。中央动脉分支形成笔毛微动脉，少数直接注入脾窦，多数末端扩大成喇叭状，开口于脾索。巨噬细胞可吞噬异物、衰老的红细胞及血小板。脾索对滤过血液和产生抗体有重要作用。②脾窦（splenic sinusoid）：宽 12 ~ 14 μm，形状不规则，相互吻合成网，位于脾索之间。窦壁由长杆状内皮细胞纵向排列而成，细胞间隙为 0.2 ~ 0.5 μm，核突入管腔，内皮外基膜不完整，网状纤维环绕血窦，形成栅栏状多缝隙结构，有利于血细胞的穿透。窦壁附近有较多的巨噬细胞，其突起可通过内皮间隙伸向窦腔。图 11–35 和图 11–36 显示了脾中巨核细胞的超微结构，可见核不规则，异染色质团块少，胞质边缘部分有大量的血小板前体。鸡脾红髓中脾窦内可见有核的红细胞（图 11–37，图 11–38）。

5. 脾的功能 脾具有造血、贮血、滤血和免疫的功能。在失血或严重缺血时，脾能恢复造血，产生红细胞、粒细胞和血小板等。

（四）扁桃体

扁桃体有腭扁桃体、咽扁桃体和舌扁桃体，它们与咽黏膜内分散的淋巴组织共同构成咽淋巴环，是机体的第一道重要防线。腭扁桃体最大，呈扁卵圆形，黏膜表面覆盖复层扁平上皮，上皮向固有层内陷入形成隐窝（crypt）。隐窝周围的固有层内有大量弥散淋巴组织及淋巴小结。隐窝深部的复层扁平上皮内含有许多淋巴细胞（图 11–39，图 11–40）。

（雷　蕾）

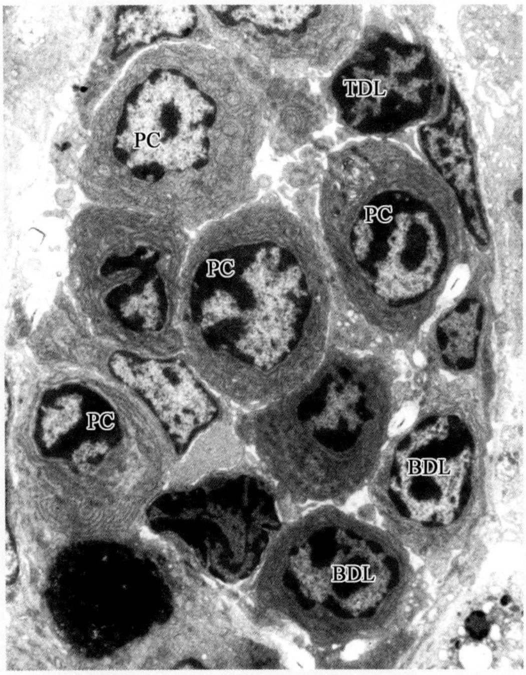

图 11-1 免疫细胞（小鼠淋巴结）
B 淋巴细胞（BDL），浆细胞（PC），T 淋巴细胞（TDL）。×8 000

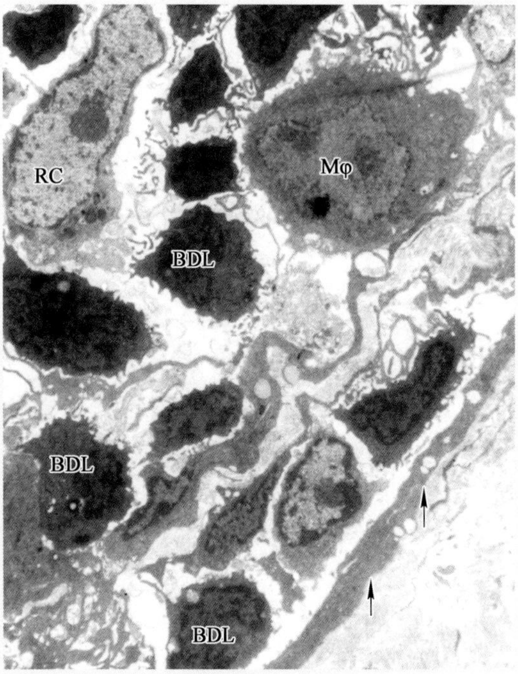

图 11-2 B 淋巴细胞（小鼠淋巴结）
被膜（↑），B 淋巴细胞（BDL），巨噬细胞（Mφ），网状细胞（RC）。×8 000

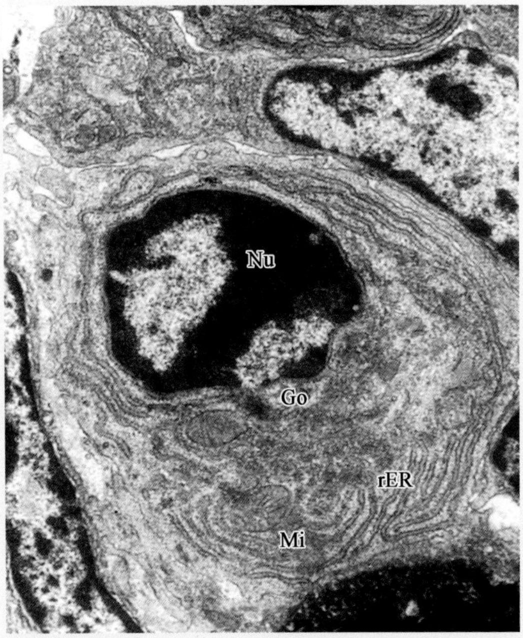

图 11-3 浆细胞（小鼠淋巴结）
浆细胞核（Nu）偏位，高尔基复合体（Go）位于核旁浅染区，胞质中富含线粒体（Mi）和粗面内质网（rER）。×24 000

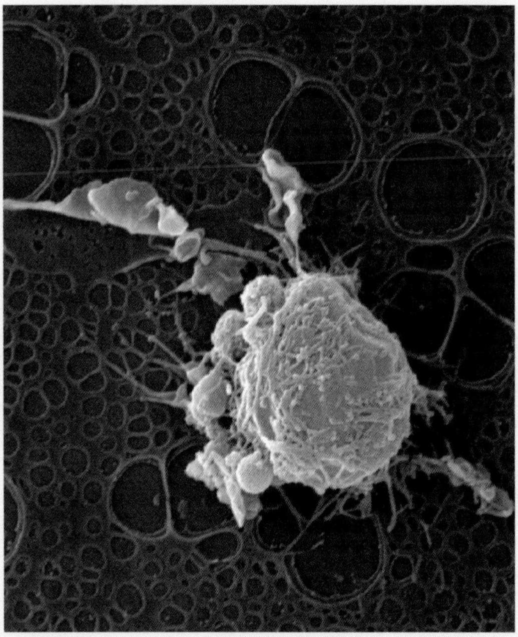

图 11-4 体外培养的树突状细胞 SEM（小鼠）
×8 000

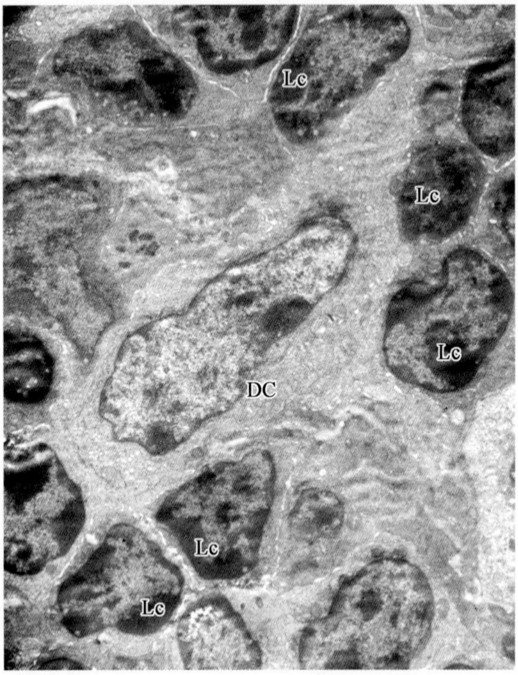

图 11-5 树突状细胞（小鼠淋巴结）
树突状细胞（DC），淋巴细胞（Lc）。×9 600

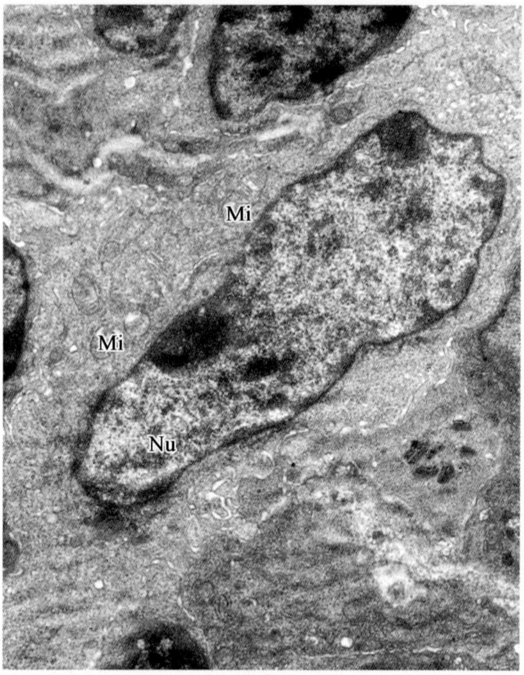

图 11-6 树突状细胞（小鼠淋巴结）
树突状细胞核（Nu）长形，胞质中线粒体（Mi）清晰。×16 000

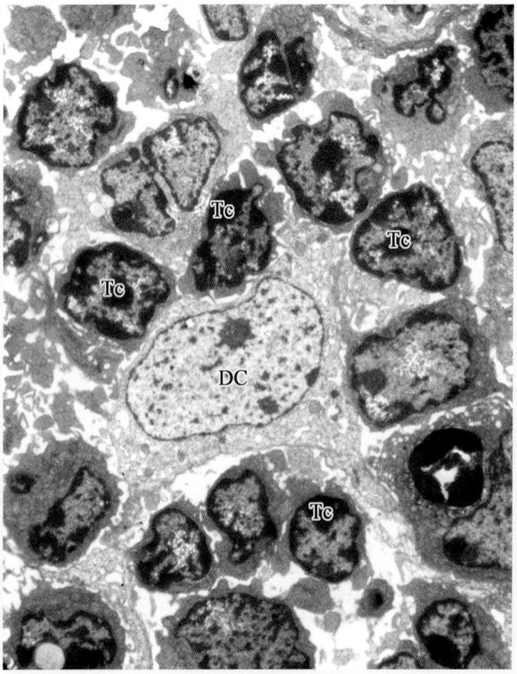

图 11-7 树突状细胞（小鼠胸腺）
树突状细胞（DC），胸腺细胞（Tc）。×8 000

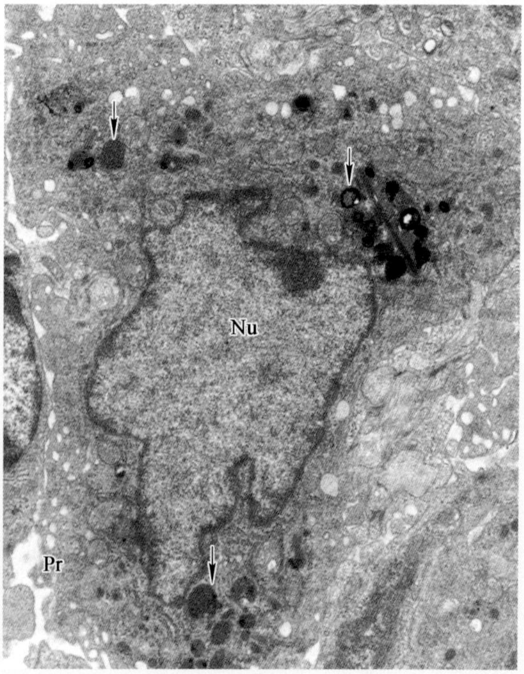

图 11-8 巨噬细胞（小鼠淋巴结）
细胞表面有突起（Pr），核（Nu）不规则，胞质中有大量溶酶体（↓）。×16 000

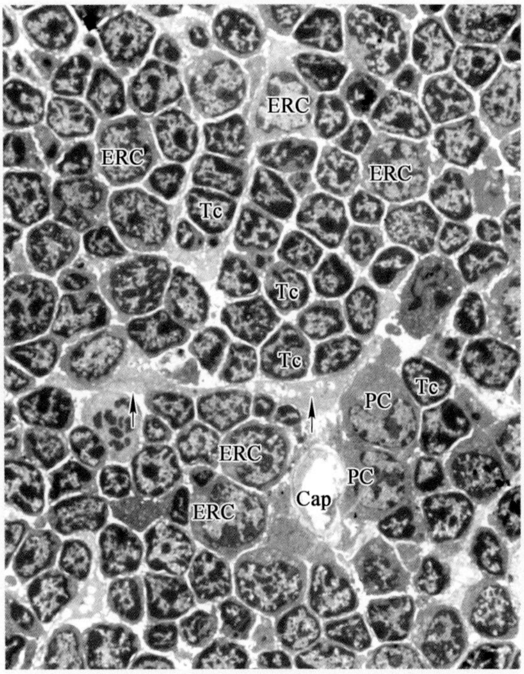

图 11-9 胸腺皮质（小鼠）

小叶间隔（↑），上皮性网状细胞（ERC），胸腺细胞（Tc），浆细胞（PC），毛细血管（Cap）。×4 000

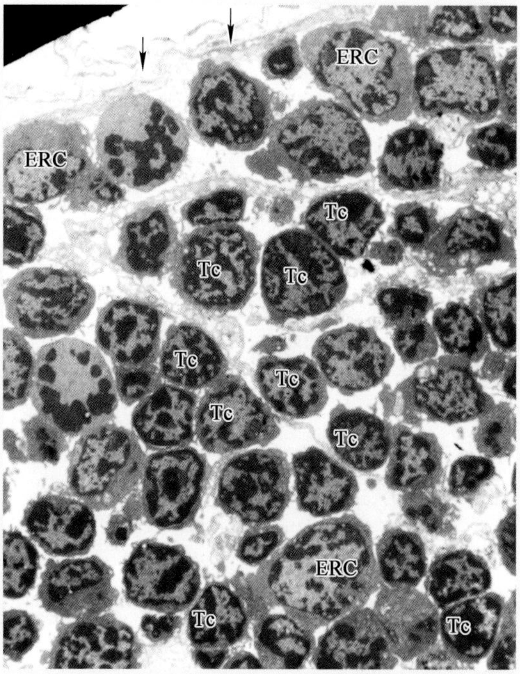

图 11-10 胸腺被膜和皮质（小鼠）

被膜（↓），胸腺细胞（Tc），上皮性网状细胞（ERC）。×5 600

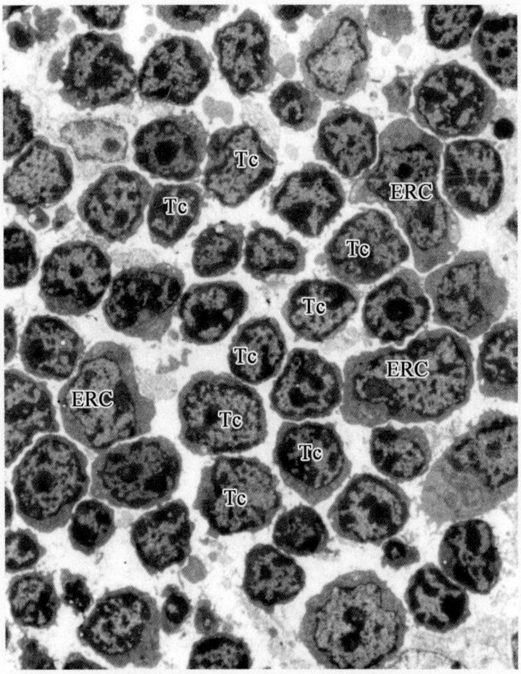

图 11-11 胸腺皮质（小鼠）

上皮性网状细胞（ERC），胸腺细胞（Tc）。×5 600

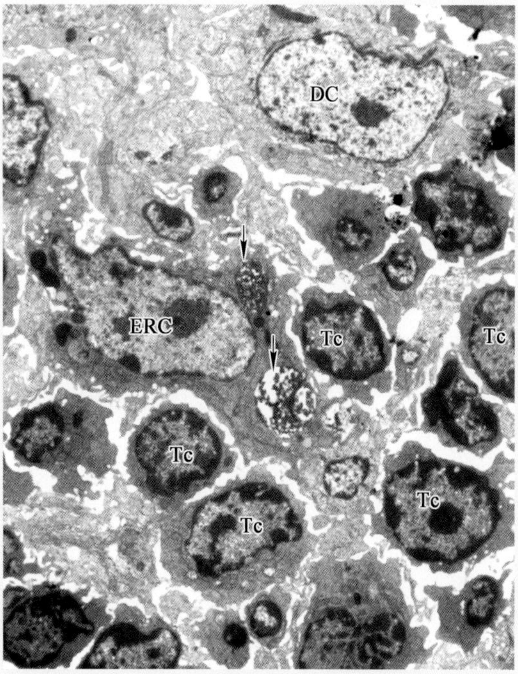

图 11-12 胸腺皮质中的细胞（小鼠）

树突状细胞（DC）、上皮性网状细胞（ERC），胸腺细胞（Tc），张力丝（↓）。×8 000

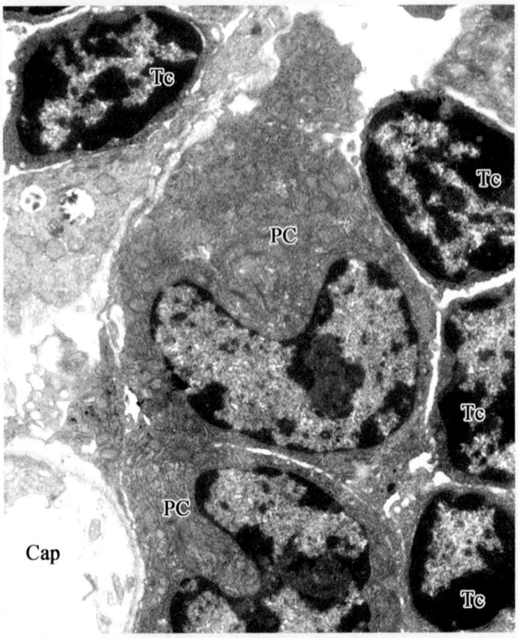

图 11-13 胸腺皮质（小鼠）

浆细胞（PC），毛细血管（Cap），胸腺细胞（Tc）。×16 000

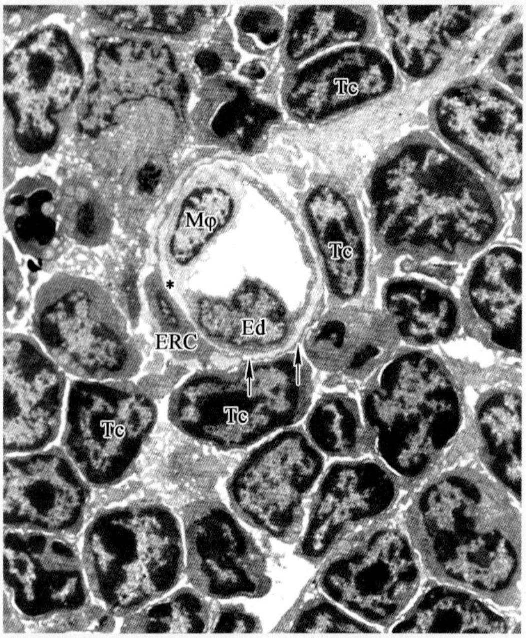

图 11-14 血液 - 胸腺屏障（小鼠胸腺）

连续毛细血管内皮（Ed），基膜（↑），血管周隙（*），上皮性网状细胞（ERC），巨噬细胞（Mφ），胸腺细胞（Tc）。×8 000

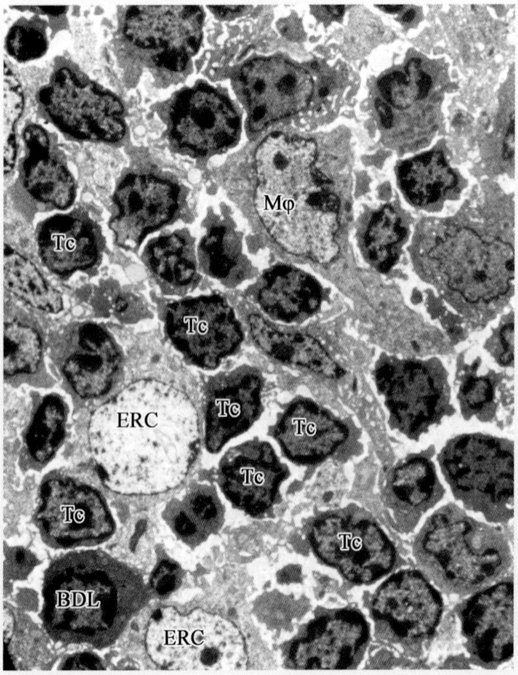

图 11-15 胸腺皮质髓质交界处（小鼠）

胸腺细胞（Tc），B 淋巴细胞（BDL），上皮性网状细胞（ERC），巨噬细胞（Mφ）。×5 600

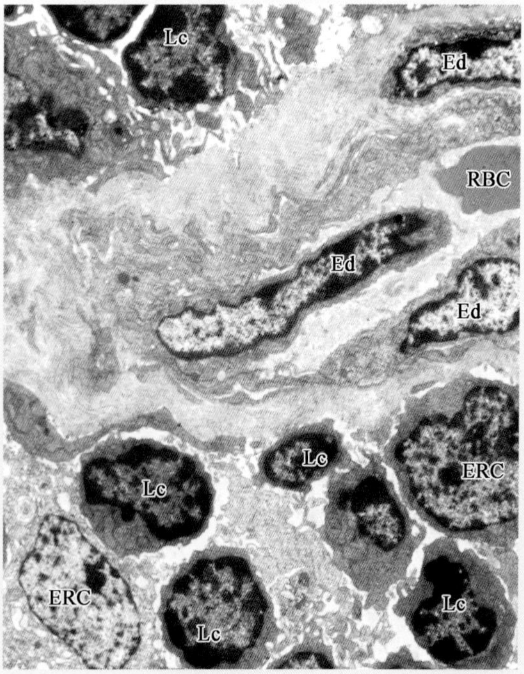

图 11-16 胸腺髓质中的血管（小鼠）

血管内皮（Ed），红细胞（RBC），上皮性网状细胞（ERC），淋巴细胞（Lc）。×9 600

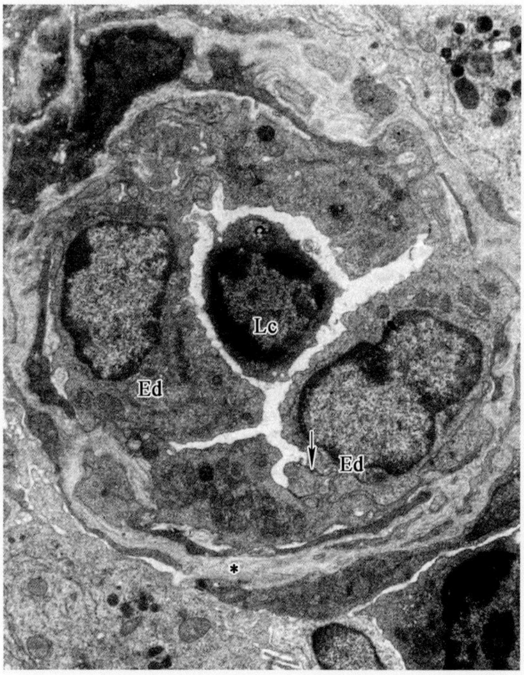

图 11-17　高内皮微静脉（小鼠淋巴结）
血管内皮（Ed），基膜（*），紧密连接（↓），淋巴细胞（Lc）。×12 000

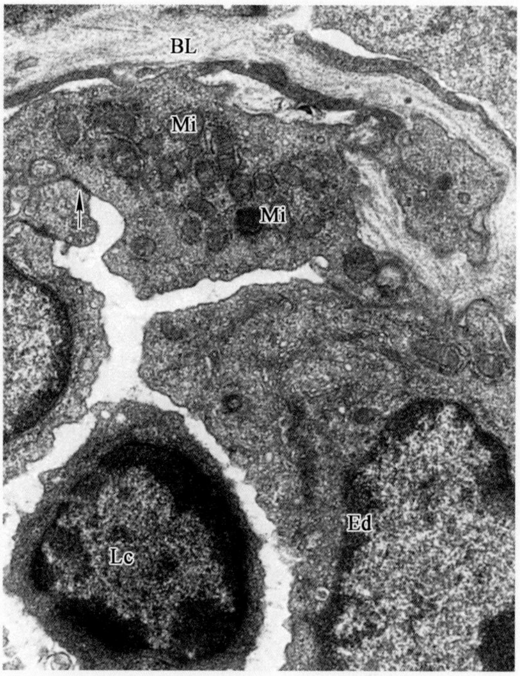

图 11-18　高内皮微静脉（小鼠淋巴结）
内皮细胞（Ed），基膜（BL），紧密连接（↑），线粒体（Mi），淋巴细胞（Lc）。×24 000

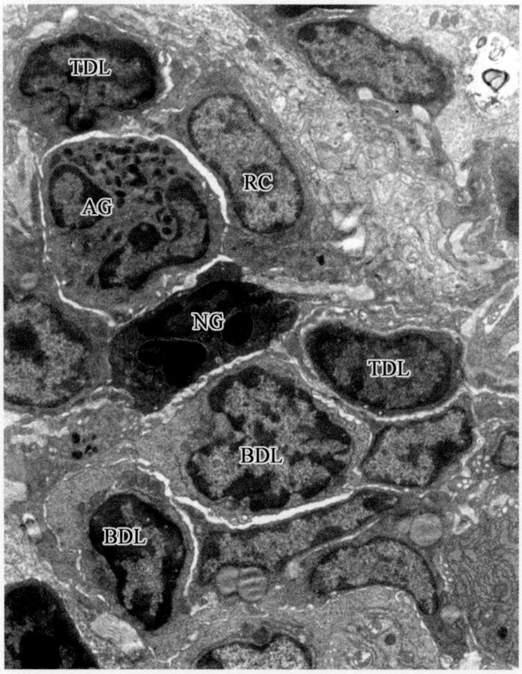

图 11-19　淋巴结髓质中的细胞（小鼠）
嗜酸性粒细胞（AG），B 淋巴细胞（BDL），中性粒细胞（NG），网状细胞（RC），T 淋巴细胞（TDL）。×9 600

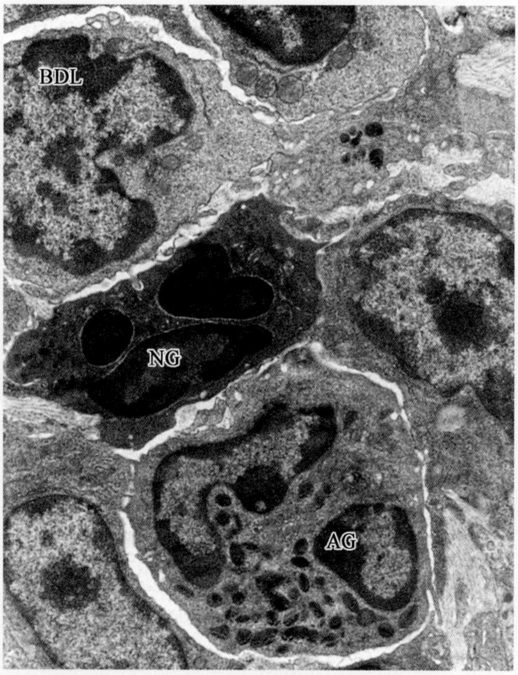

图 11-20　淋巴结髓质中的细胞（小鼠）
嗜酸性粒细胞（AG），B 淋巴细胞（BDL），中性粒细胞（NG）。×16 000

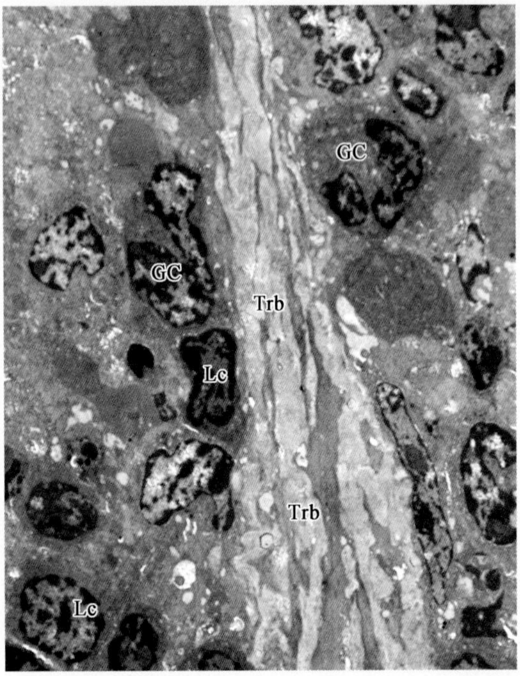

图 11-21 脾小梁（小鼠）
小梁（Trb），粒细胞（GC），淋巴细胞（Lc）。×8 000

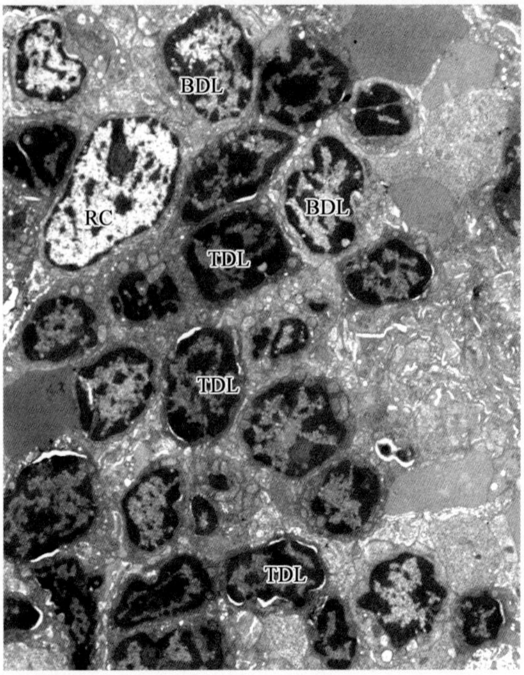

图 11-22 脾白髓（小鼠）
B 淋巴细胞（BDL），网状细胞（RC），T 淋巴细胞（TDL）。×8 000

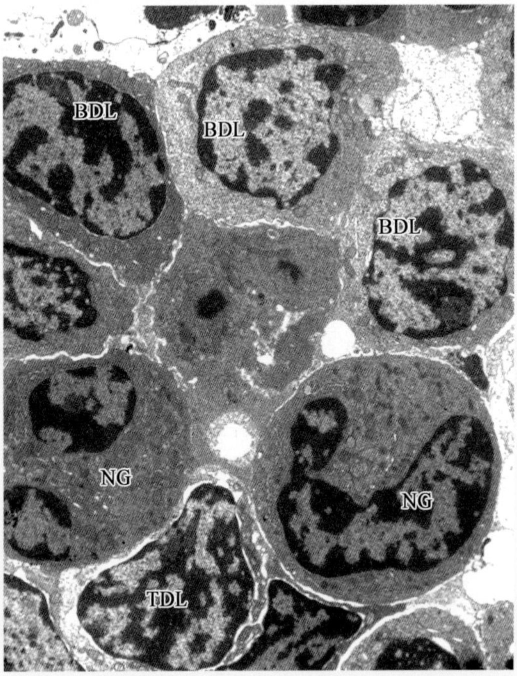

图 11-23 脾白髓（小鼠）
B 淋巴细胞（BDL），中性粒细胞（NG），T 淋巴细胞（TDL）。×12 000

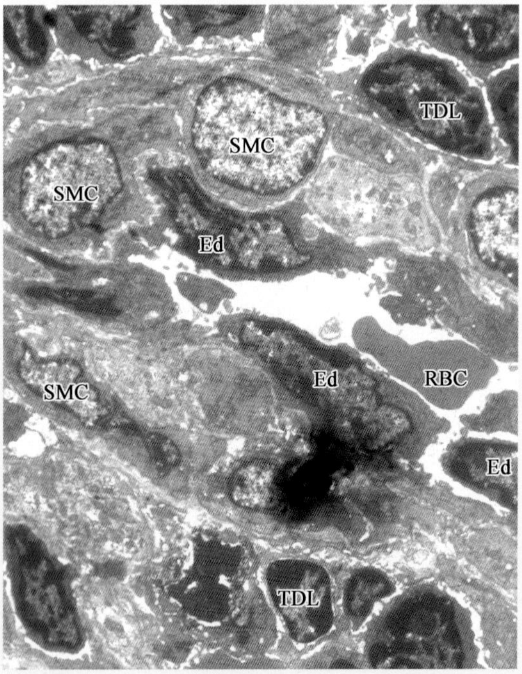

图 11-24 脾白髓中央动脉（小鼠）
血管内皮（Ed），平滑肌细胞（SMC），红细胞（RBC），T 淋巴细胞（TDL）。×8 000

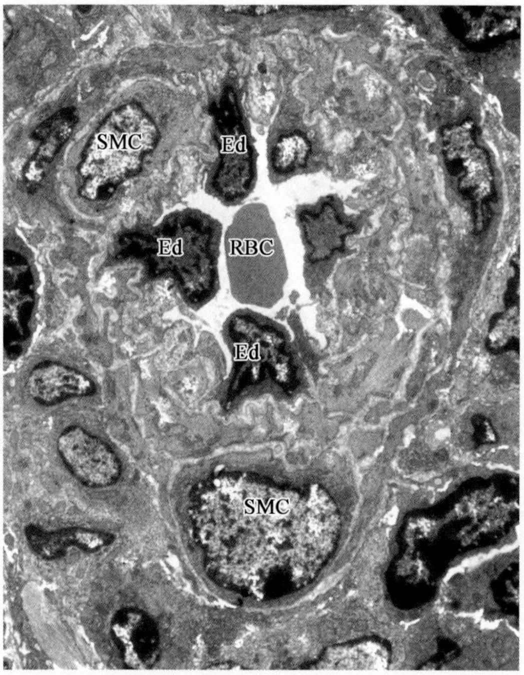

图 11-25 脾白髓中央动脉（小鼠）
血管内皮（Ed）、平滑肌细胞（SMC），红细胞（RBC）。×8 000

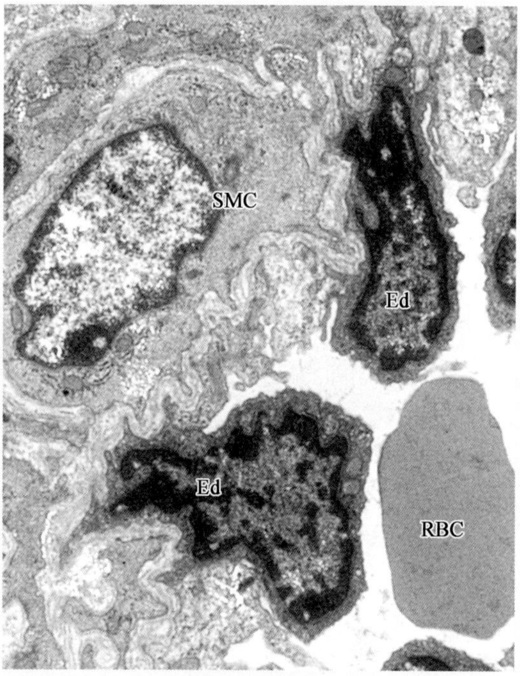

图 11-26 脾白髓中央动脉（小鼠）
血管内皮（Ed），红细胞（RBC），平滑肌细胞（SMC）。×20 000

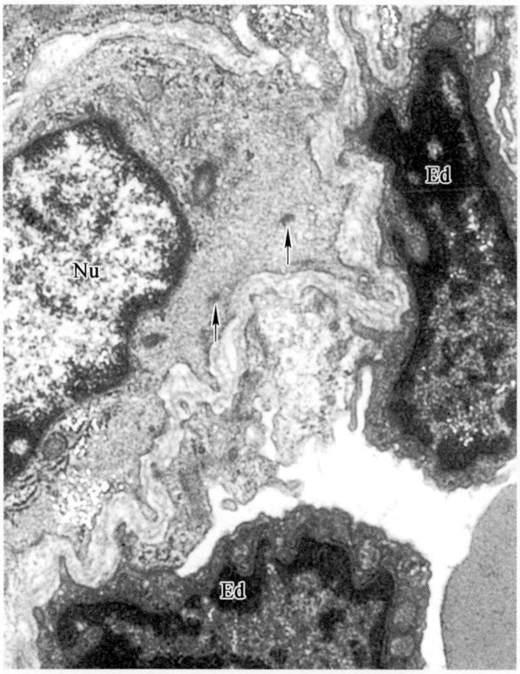

图 11-27 脾白髓中央动脉平滑肌细胞（小鼠）
血管内皮（Ed），平滑肌细胞核（Nu），胞质中的密体（↑）。×32 000

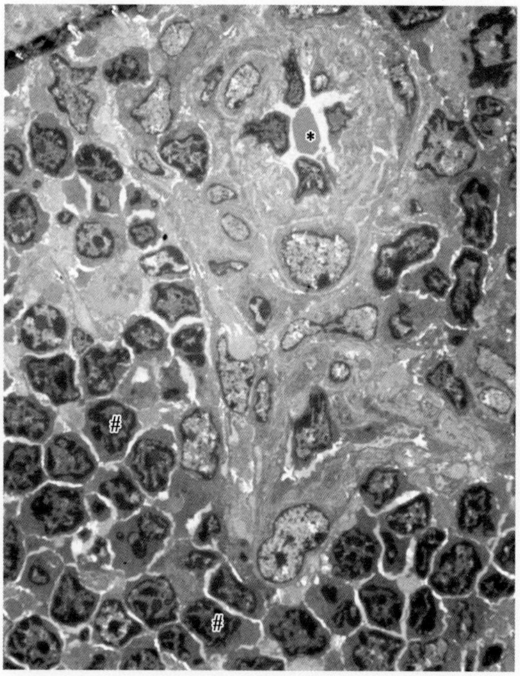

图 11-28 脾白髓动脉周围淋巴鞘（小鼠）
中央动脉（*），动脉周围淋巴鞘（#）。×4 000

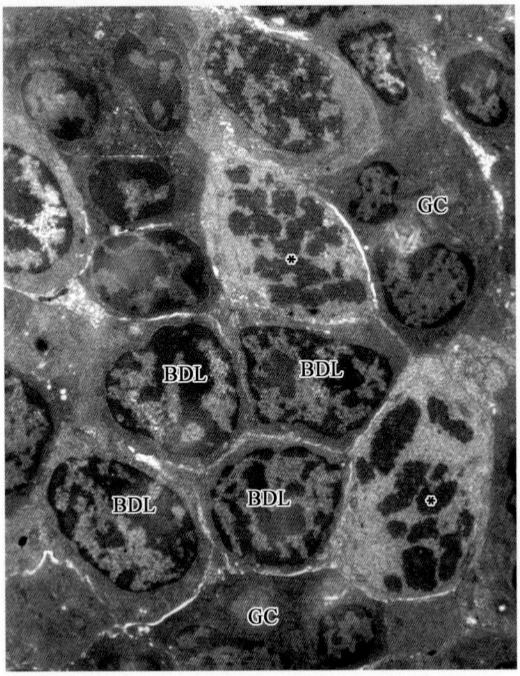

图 11-29 脾白髓淋巴小结（小鼠）
B 淋巴细胞（BDL）及其分裂象（*）。粒细胞（GC）。×9 600

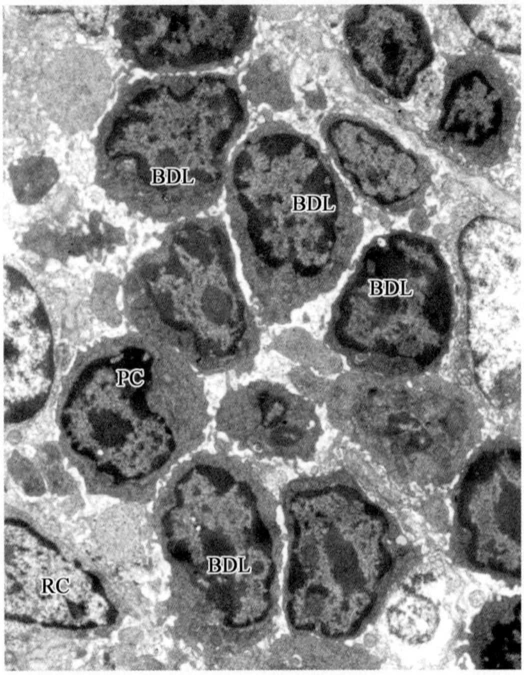

图 11-30 脾白髓淋巴小结（小鼠）
B 淋巴细胞（BDL），浆细胞（PC），网状细胞（RC）。×9 600

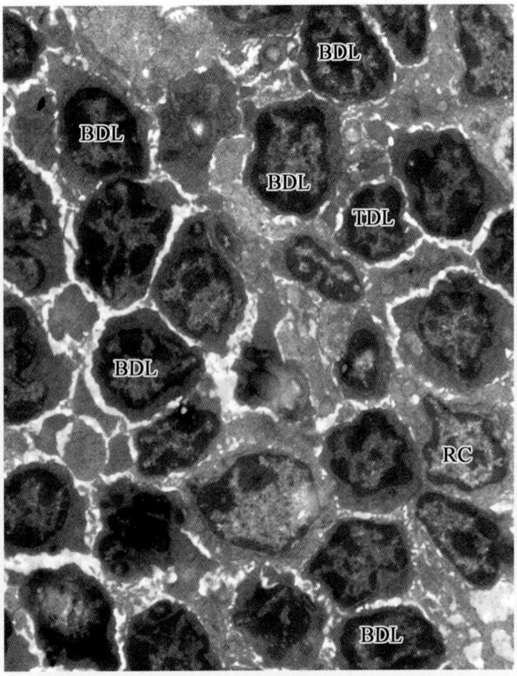

图 11-31 脾边缘区（小鼠）
B 淋巴细胞（BDL），网状细胞（RC），T 淋巴细胞（TDL）。×8 000

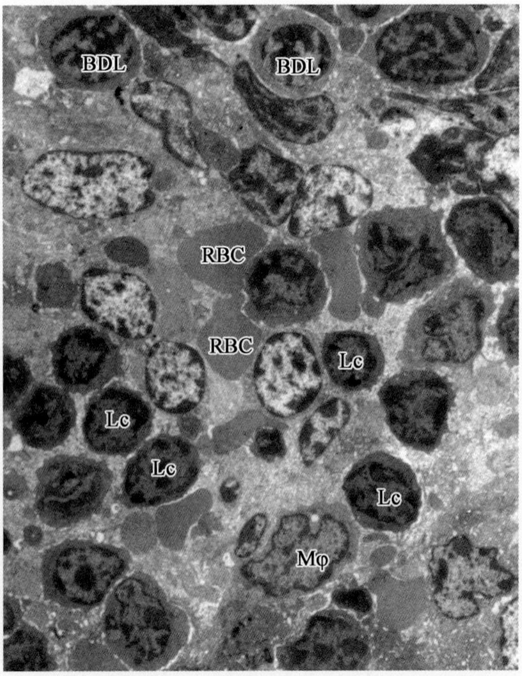

图 11-32 脾红髓（小鼠）
B 淋巴细胞（BDL），巨噬细胞（Mφ），淋巴细胞（Lc），红细胞（RBC）。×5 600

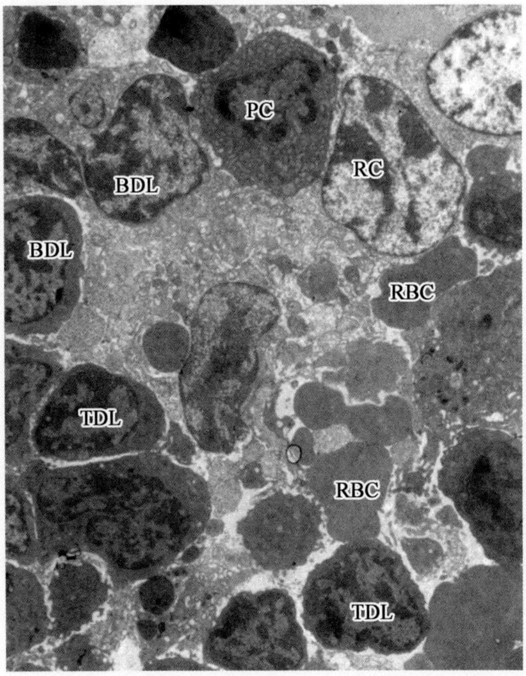

图 11-33 脾红髓（小鼠）

B 淋巴细胞（BDL），浆细胞（PC），网状细胞（RC），红细胞（RBC），T 淋巴细胞（TDL）。×8 000

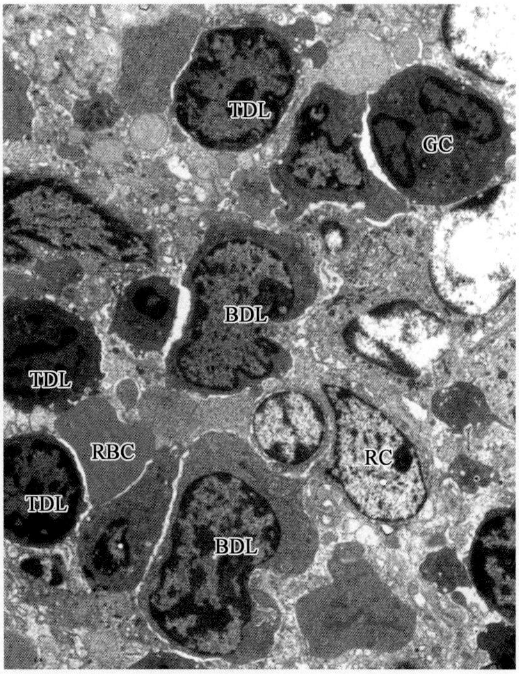

图 11-34 脾红髓（小鼠）

B 淋巴细胞（BDL），粒细胞（GC），网状细胞（RC），红细胞（RBC），T 淋巴细胞（TDL）。×8 000

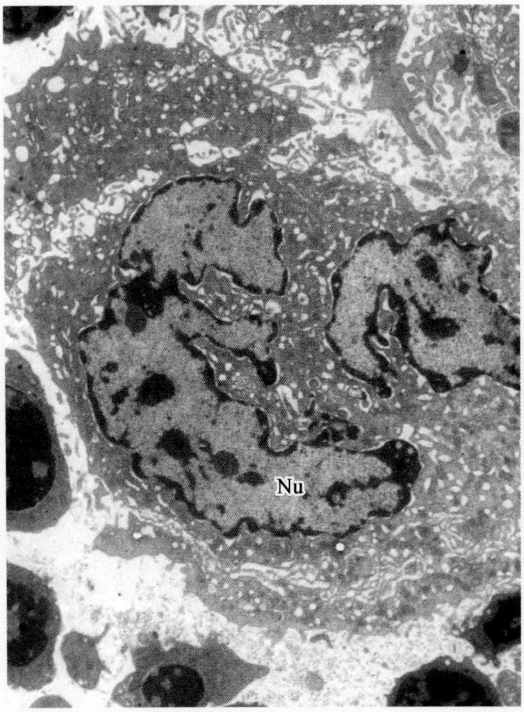

图 11-35 巨核细胞（小鼠脾）

细胞核（Nu）。×9 600

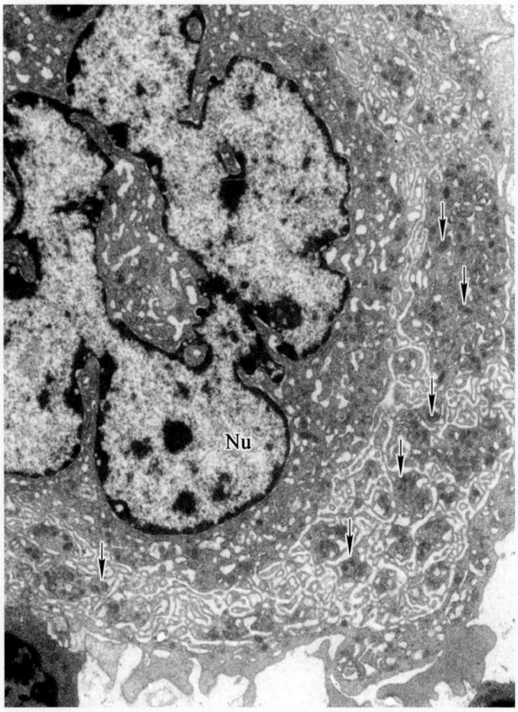

图 11-36 巨核细胞（小鼠脾）

细胞核（Nu），胞质中的血小板前体（↓）。×9 600

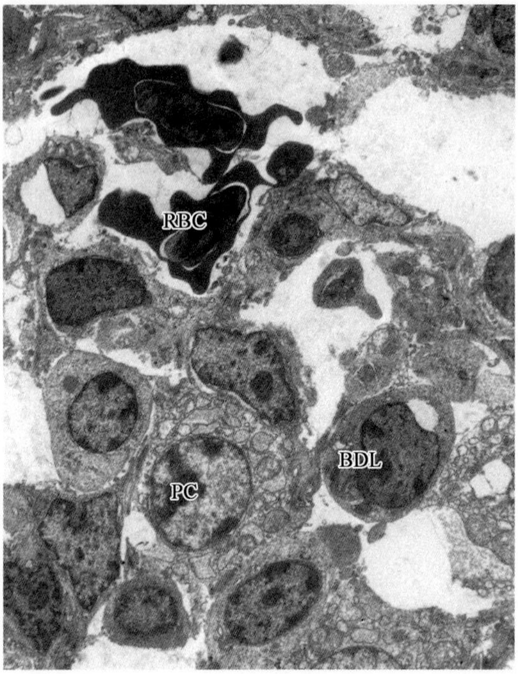

图 11-37 脾红髓（鸡）

B 淋巴细胞（BDL），浆细胞（PC），红细胞（RBC）（可见细胞核）。×9 600

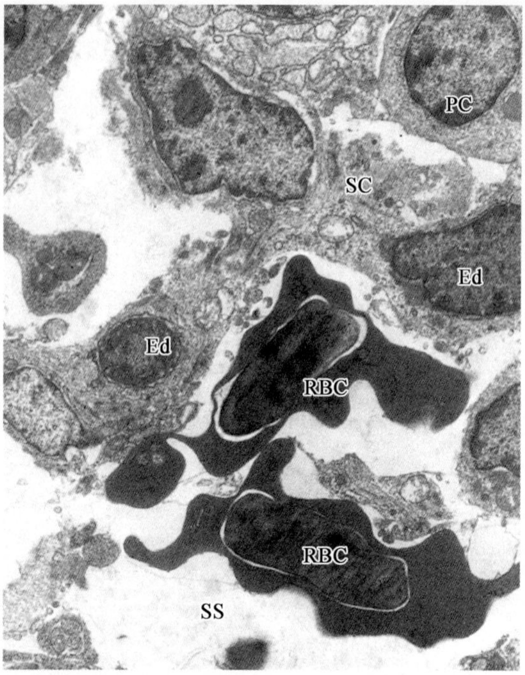

图 11-38 脾红髓（鸡）

血管内皮（Ed），浆细胞（PC），红细胞（RBC）（可见细胞核）。脾索（SC）和脾窦（SS）。×16 000

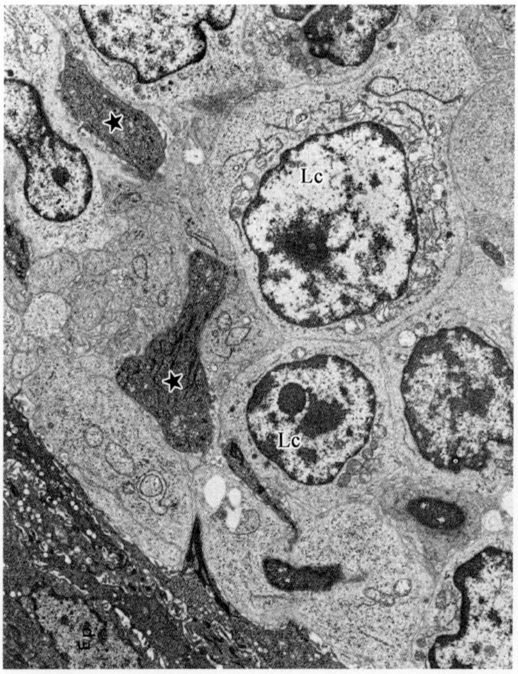

图 11-39 腭扁桃体（人）

淋巴细胞（Lc），上皮细胞突起（★）。×8 000

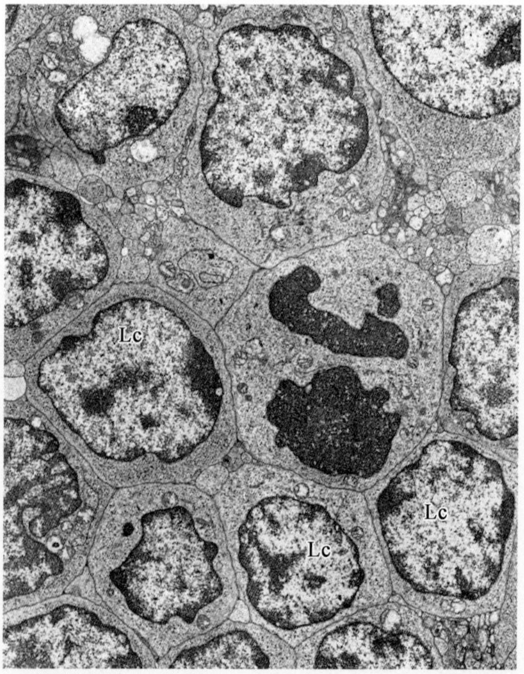

图 11-40 腭扁桃体（人）

淋巴细胞（Lc）。×8 000

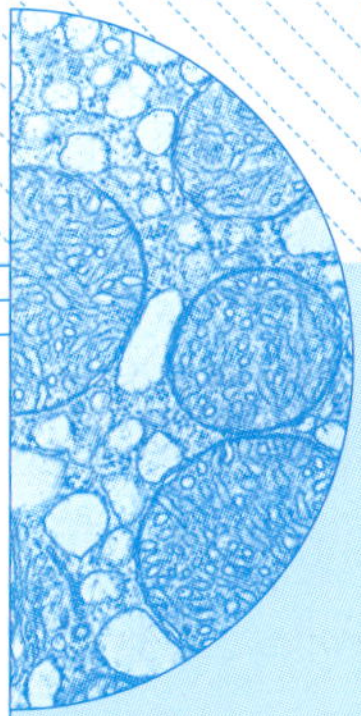

第12章 皮肤

皮肤（skin）被覆人体的表面，由表皮和真皮组成。皮肤借皮下组织与深部的组织相连。皮肤内有毛、指（趾）甲、皮脂腺和汗腺，它们都是由表皮衍生的皮肤附属器。

一、表　皮

表皮（epidermis）构成皮肤的表层，为角化的复层扁平上皮。人构成表皮的细胞有两类：一类是角质形成细胞，是组成表皮的主要细胞，占表皮细胞的绝大多数；另一类细胞为非角质形成细胞，数量少，分散存在于角质形成细胞之间，包括黑素细胞、朗格汉斯细胞和梅克尔细胞。

（一）表皮的分层和角化

手掌和足跟处的厚表皮的结构较典型，从基底到表面可分为5层（图12-1，图12-2）。

1. 基底层（stratum basale）　附着于基膜上，为一层立方形或矮柱状的细胞，称基底细胞。胞核相对较大，呈圆形。胞质较少，内含丰富的游离核糖体，成束的角蛋白丝（keratin filament）广布于胞质之中，因其具有很强的张力，故也称张力丝（tonofilament）。胞质中还有少量散布的黑素颗粒。基底细胞与相邻细胞之间有明显的细胞间隙存在，细胞靠近基底部的周缘表面有许多微细的指状突起伸入细胞间隙内。从细胞基底部周边往上的部分开始，这些突起变得短粗并与邻近细胞的突起形成桥粒相互连接。细胞的基底面附着于上皮的基膜，以半桥粒与基膜相连（图12-3～图12-5）。细胞可向真皮伸出许多长短不一、粗细不同、分支或不分支的指状突起。

2. 棘层（stratum spinosum）　在基底层上方，由5～10层细胞组成。细胞体积较大，呈多边形，向浅层渐趋变扁。细胞核较大，圆形或椭圆形。此层细胞因其表面有许多细短的棘状突起，故得名棘细胞。细胞的间隙大，大量细胞棘刺样的突起伸入其中，相邻棘细胞突起彼此紧密嵌合，并形成桥粒。胞质内含有许多游离核糖体和角蛋白丝，后者纵横交错成束分布于胞质之内并附着于桥粒之上（图 12-6 ~ 图 12-8）。接近表层，细胞间隙变小，棘刺变短。

3. 颗粒层（stratum granulosum） 约由 3 层较扁的梭形细胞组成，位于棘层上方，胞核和细胞器均趋于退化。上下层间细胞表面的棘刺趋于变短，并消失，细胞间的桥粒连接面逐渐与上皮的表面相平行。胞质内含有许多形状不一、无膜包被、高电子密度的透明角质颗粒（keratohyalin granule），常可见角蛋白丝伸入颗粒中（图 12-9 ~ 图 12-11）。

4. 透明层（stratum lucidum） 位于颗粒层上方，在无毛的厚表皮中明显易见。此层由 2 ~ 3 层扁平梭形完全角化的细胞组成，胞核和细胞器均已消失。细胞质呈均质状，细胞间的桥粒结构清晰（图 12-9）。

5. 角化层（stratum corneum） 为表皮的表层，由多层扁平的已完全角化的角化细胞（horny cell）组成。胞质中充满密集粗大的角蛋白丝束，浸埋在均质状的基质中。相比于透明层的细胞，此层细胞的胞质结构不似透明层的均匀、平滑。细胞侧面呈锯齿状，与相邻细胞互相嵌合，其上有桥粒（图 12-9 ~ 图 12-12）。上下层之间相邻细胞表面较为平滑，桥粒结构清晰，连接面与细胞走向一致。

与上述厚表皮相比，身体大部分的表皮非常薄。棘层、颗粒层及角化层的细胞层数均少，只有几层细胞，无透明层（图 12-13）。

（二）非角质形成细胞

1. 黑素细胞（melanocyte） 是生成黑色素的细胞，胞体多散在于基底细胞之间，有细长树状分支的突起，伸入基底层与棘层的细胞之间。黑素细胞的体积较小，细胞核圆形或椭圆形，胞质内细胞器较少，胞质电子密度明显低于周边的角质形成细胞（图 12-14）。胞质中有特征性的椭圆小体，称黑素体（melanosome）。这种小体由高尔基复合体生成，有膜包被，内含酪氨酸酶，能将酪氨酸转化为黑色素。黑素体不断合成黑色素，当黑素体充满黑素后成为黑素颗粒（melanin granule）。这些颗粒进入突起，并在突起的末端脱落，而后进入各层的角质形成细胞内。

2. 朗格汉斯细胞（Langerhans cell） 散在于棘层浅部细胞之间。电镜下可见胞质内有特征性的伯贝克颗粒（Birbeck granule），颗粒呈杆状或网球拍形（图 12-15，图 12-16）。

3. 梅克尔细胞（Merkel cell） 呈扁平状，数目很少，位于基底细胞之间。可与角质形成细胞形成桥粒，有短指状突起伸入角质形成细胞之间，胞质内有许多有包膜的含致密核芯的小泡，基底面有感觉神经末梢形成类似突触的圆盘状结构附于细胞的底部（图 12-17）。这种细胞于指尖较多，被认为可能是接受机械刺激的感觉细胞。

二、真　皮

真皮（dermis）位于表皮下面，分为乳头层和网织层，两者无明显界限。真皮深部与皮下组织相连。身体各部位真皮的厚薄不等，一般厚 1 ~ 2 mm。

1. 乳头层（papillary layer） 为紧邻表皮的薄层疏松结缔组织，表皮底部向真皮伸出许多突起，使表皮与真皮的连接面呈不规则的锯齿状（图 12-5）。乳头层毛细血管丰富，含多种结缔组织细胞，含许多游离神经末梢，并有汗腺导管穿行（图 12-18，图 12-19）。

2. 网织层（reticular layer） 在乳头层下方，较厚，由非规则致密结缔组织组成。大量粗大的胶原纤维纵横交错，少量弹性纤维夹杂在其间。此层内有许多血管、淋巴管和神经，以及汗腺分泌部和导管（图 12-20）。

三、皮肤的附属器

（一）毛

人体皮肤除手掌和足跟等部位外，大部分都长有毛（hair）。毛的粗细和长短不一，但基本结构相同。头发、胡须和腋毛等较粗较长，并富含黑素颗粒；其余部位的毛细而短，黑素颗粒含量少。

毛分为毛干、毛根和毛球三部分。伸在皮肤外面的毛称毛干（hair shaft），埋在皮肤内的称毛根（hair root）。毛干和毛根呈圆柱状，由髓质、皮质和毛小皮呈同心圆排布的角化细胞构成。髓质构成毛的中轴，由数行立方形的细胞组成，细胞内有核的遗迹和丰富的角蛋白丝。细胞间隙较大，其中常含有空气，细胞内和细胞间隙中都含有黑素颗粒。皮质是毛的主体，由紧密排列的梭形角化细胞组成，细胞的长轴与毛干一致。细胞内充满角蛋白丝束，并有许多黑素颗粒。毛小皮（hair cuticle）在毛的表面，由多层薄而透明、高度角化的细胞构成，形成毛干光滑的表面。毛小皮细胞如同屋瓦状彼此叠置，细胞的游离端朝上（图 12-21）。毛根包裹在毛囊（hair follicle）内，毛囊分内、外两层。内层属上皮性根鞘，与表皮相延续，其结构也与表皮相似。外层属结缔组织性根鞘，由致密结缔组织构成。上皮性根鞘又由界限分明的一层细胞分为密度较高的内根鞘和密度较低的外根鞘（图 12-22）。在毛囊下端，毛根和上皮性根鞘合为一体，膨大形成球状，称毛球（hair bulb）。毛球的上皮细胞称毛母质细胞，为干细胞，这些细胞不断分裂、增殖和分化，向上移动，形成毛根和上皮性根鞘的细胞。毛球基部的黑素细胞可将黑素颗粒转送到上皮细胞中。毛球的底面向内凹陷，下方的结缔组织呈乳头状伸入其中，称毛乳头（hair papilla），内含丰富的毛细血管和神经。

毛和毛囊斜长在皮肤内，在它们与皮肤表面呈钝角的一侧，有一束斜行的平滑肌，连接毛囊和真皮，称立毛肌（arrector pilli muscle）。

（二）皮脂腺

皮脂腺（sebaceous gland）多位于毛囊和立毛肌之间，为泡状腺。分泌部由腺泡构成，腺泡周边一层细胞较小，为干细胞，不断增殖，部分子细胞生成脂滴，逐渐向腺泡中心移动。腺泡中心细胞大，呈多角形，胞质内充满脂滴，细胞核固缩，细胞器消失（图 12-23）。

（三）汗腺

汗腺又称外泌汗腺（eccrine sweat gland）。它们遍布于全身皮肤中，手掌、足和腋窝最多。汗腺为单曲管状腺，分泌部盘曲成团，位于真皮深部和皮下组织中。分泌部由单层矮柱状或锥体形细胞组成，根据胞内细胞器的种类及密度不同，分泌细胞可分为明、暗两种类型，细胞之间在基底部沿细胞周边形成紧密连接，封闭管腔内外（图 12-24）。在腺细胞与基膜之间有肌上皮细胞（图 12-25，图 12-26）。导管由真皮进入表皮后，呈螺旋形行走，开口于皮肤表面的汗孔。

此外，于腋窝、乳晕、会阴部等处还有大汗腺，又称顶泌汗腺（apocrine sweat gland）。腺体分泌部由一层立方形细胞组成，管腔大，盘曲成团。细胞核呈圆形，分泌时顶部胞质连同分泌物一起脱落进入腺腔。在分泌细胞与基膜之间也有一层肌上皮细胞（图 12-27）。导管由两层以上的扁平细胞构成，外层细胞多为扁梭形，电子密度高；内层细胞梭形或低立方形，核椭圆形。表层细胞的胞质内可含有大小不一的脂滴及丰富的小泡。近游离面的胞质内细丝束交织构成高电子密度的网样结构，临腔面细胞表面形成大量微细突起，其表面堆积大量的小泡，这些结构一起构成了光镜下的所谓的“小皮（cuticle）”（图 12-28 ~ 图 12-30）。导管直行开口于毛囊上段或皮肤表面（图 12-31）。

（四）指（趾）甲

指（趾）甲（nail）由甲板（nail plate）及其周围和下面的几部分组织组成。甲板背侧表面光滑，腹侧粗糙（图 12-32，图 12-33）。甲板由多层连接牢固的角化细胞构成，细胞的突起很长，相邻细胞间借突起彼此深度嵌合，突起上有长且连续的桥粒连接（图 12-34，图 12-35）。甲板的近端埋在皮肤内的部分，称甲根，其余露在外面的部分称甲体。甲体位于甲床之上，甲床由非角化的复层扁平上皮和真皮组成，与甲体接触的甲床角质形成细胞也可形成颗粒层，与甲体分界明显（图 12-36）。甲体周缘的皮肤称甲襞（nail fold），甲襞与甲体之间的沟称甲沟（nail groove）。甲根附着处的甲床上皮称甲母质，是甲体的生长区。

（肖长义）

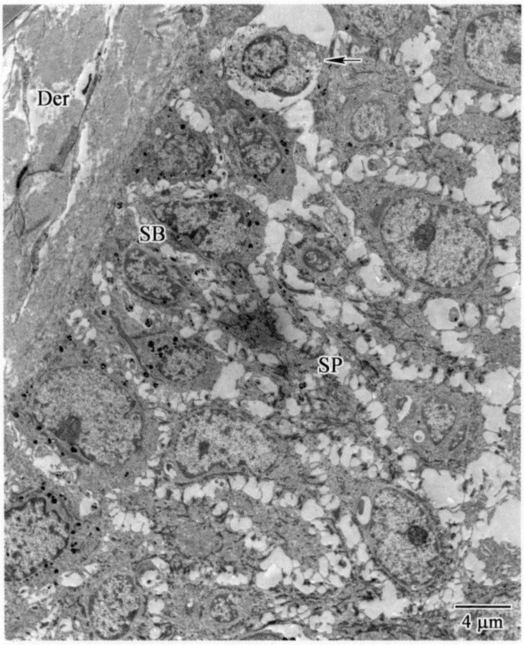

图 12-1 皮肤表皮深层（人腹股沟）
基底层（SB），棘层（SP），真皮（Der），黑素细胞（←）。

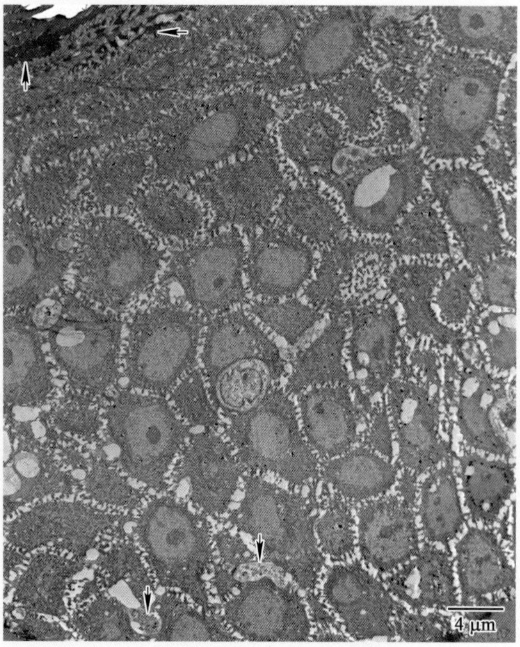

图 12-2 皮肤表皮浅层（人腹股沟）
颗粒层（←），角化层（↑），黑素细胞突起（↓）。

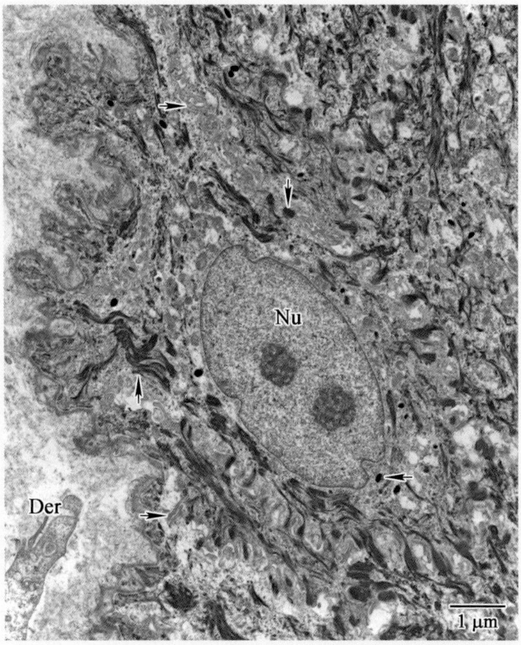

图 12-3 皮肤表皮基底层角质形成细胞（人前臂）
基底层细胞细胞核（Nu），真皮（Der），指状突起（→），角蛋白丝（↑），黑素颗粒（←），桥粒（↓）。

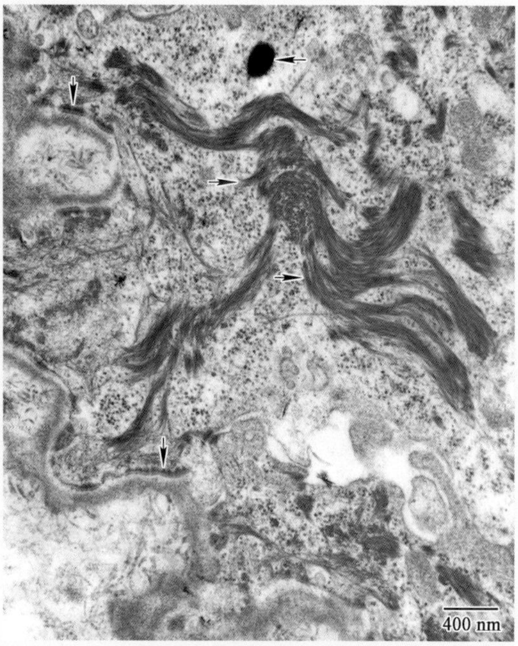

图 12-4 皮肤表皮基底层角质形成细胞（人前臂）
图 12-3 的局部放大。角蛋白丝（→），半桥粒（↓），黑素颗粒（←）。

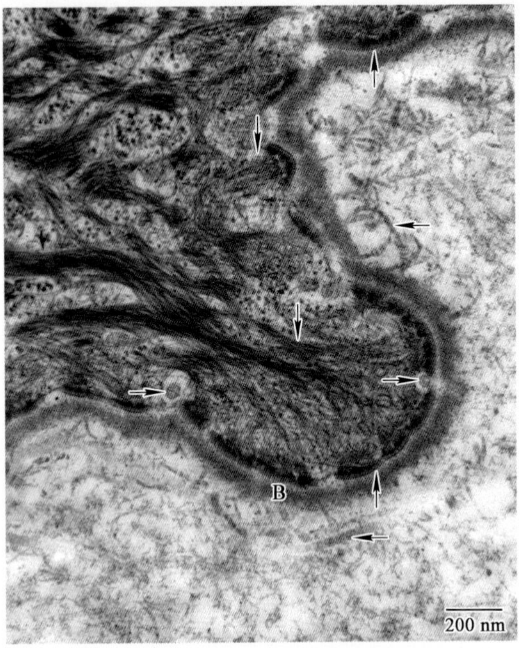

图 12-5　表皮与真皮交界（人胸部）
基膜基板（B），基膜网板内的微原纤维（←），半桥粒（↑），角蛋白丝（↓），吞饮泡（→）。

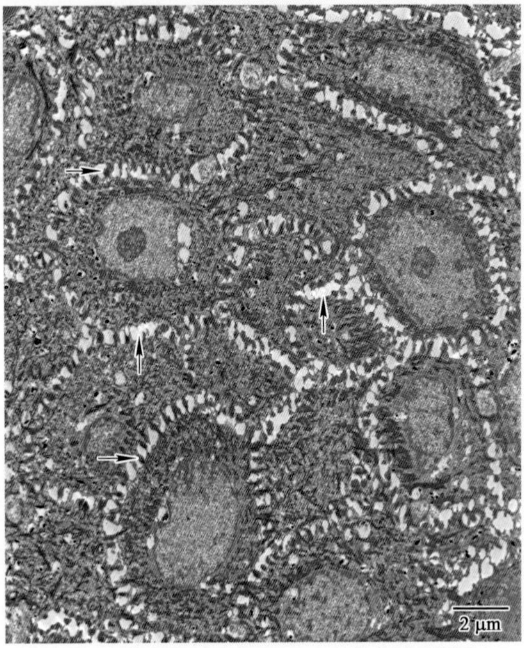

图 12-6　皮肤表皮棘层全貌（人前臂）
棘刺（→），细胞间隙（↑）。

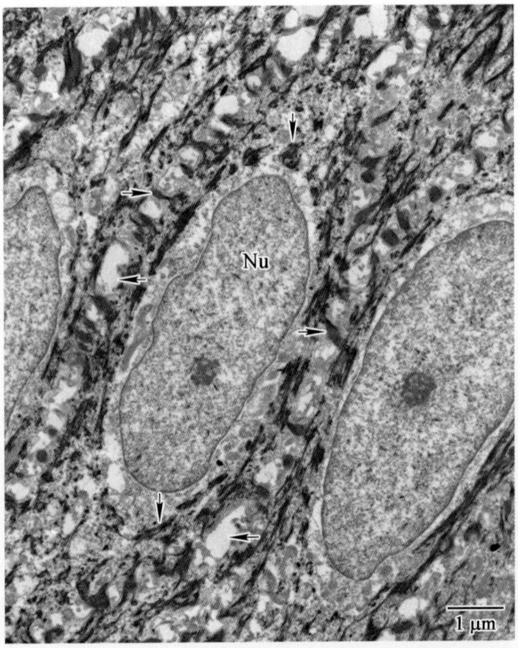

图 12-7　皮肤表皮棘层角质形成细胞（人前臂）
细胞核（Nu），角蛋白丝（↓），棘刺（→），细胞间隙（←）。

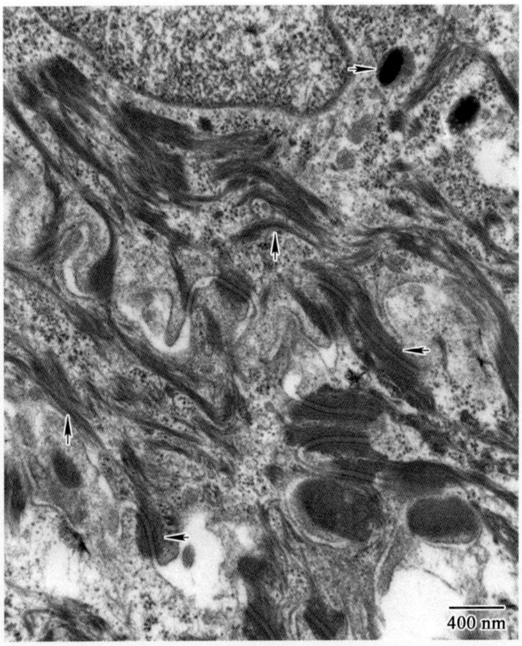

图 12-8　皮肤表皮棘层角质形成细胞（人前臂）
桥粒（←），角蛋白丝（↑），黑素颗粒（→）。

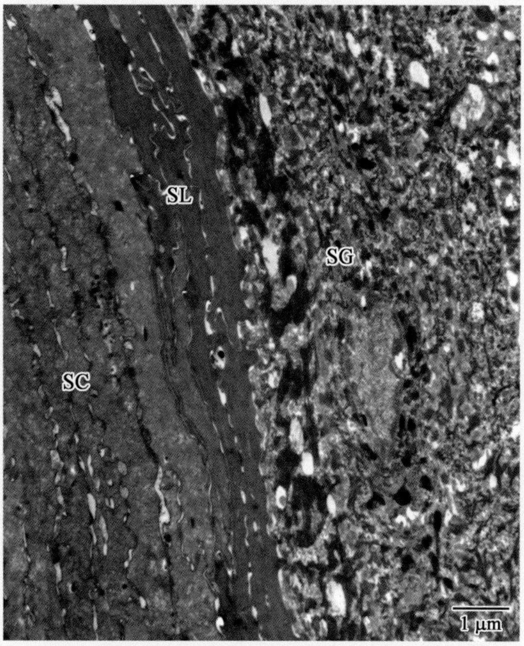

图 12-9 皮肤表皮颗粒层与角化层交界（人足跟）
颗粒层（SG），透明层（SL），角化层（SC）。

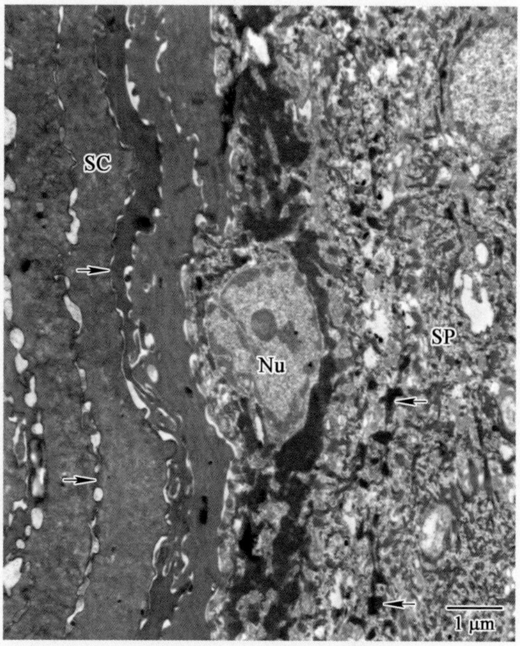

图 12-10 皮肤表皮颗粒层与角化层交界（人足跟）
颗粒层细胞细胞核（Nu），棘层（SP），角化层（SC），透明角质颗粒（←），桥粒（→）。

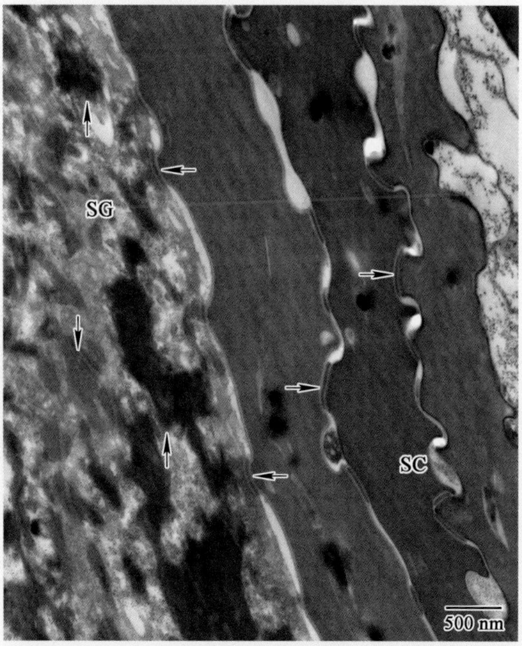

图 12-11 皮肤表皮颗粒层与角化层交界（人足跟）
颗粒层（SG）；角化层（SC），颗粒层细胞之间的桥粒（↓），透明角质颗粒（↑），角化层细胞与颗粒层细胞之间的桥粒（←），角化层细胞之间的桥粒（→）。

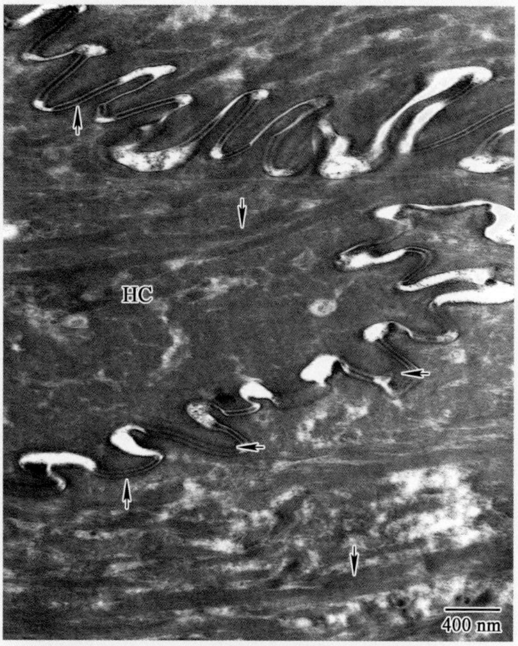

图 12-12 皮肤表皮角化层横断面（人足跟）
角化细胞（HC），桥粒（↑），角蛋白丝（↓），角化细胞的棘刺（←）。

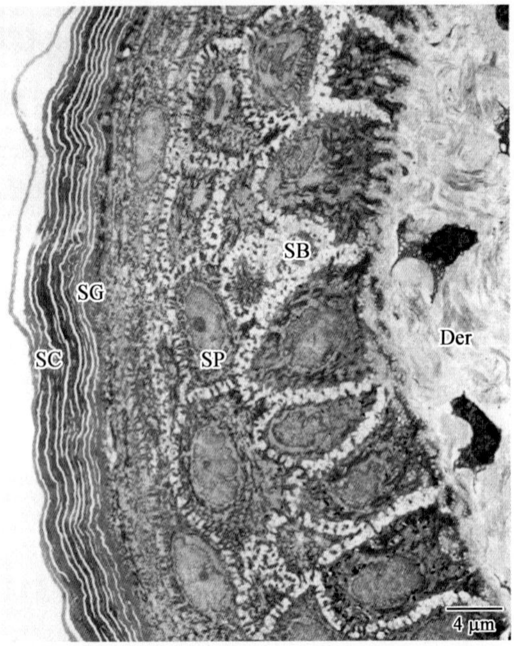

图 12-13 薄皮肤表皮全层（人腋下）
角化层（SC），颗粒层（SG），棘层（SP），基底层（SB），真皮（Der）。

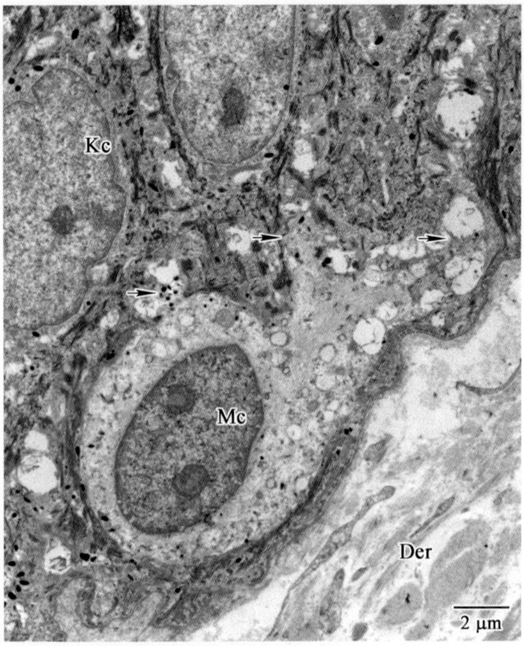

图 12-14 皮肤表皮内黑素细胞（人前臂）
黑素细胞（Mc），角质形成细胞（Kc），真皮（Der），黑素细胞胞质突起（→）。

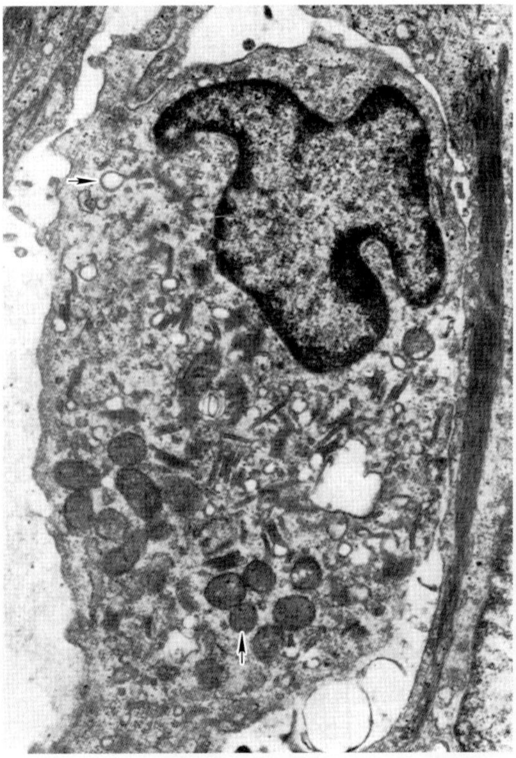

图 12-15 人表皮朗格汉斯细胞
伯贝克颗粒（→），线粒体（↑）。×1 300

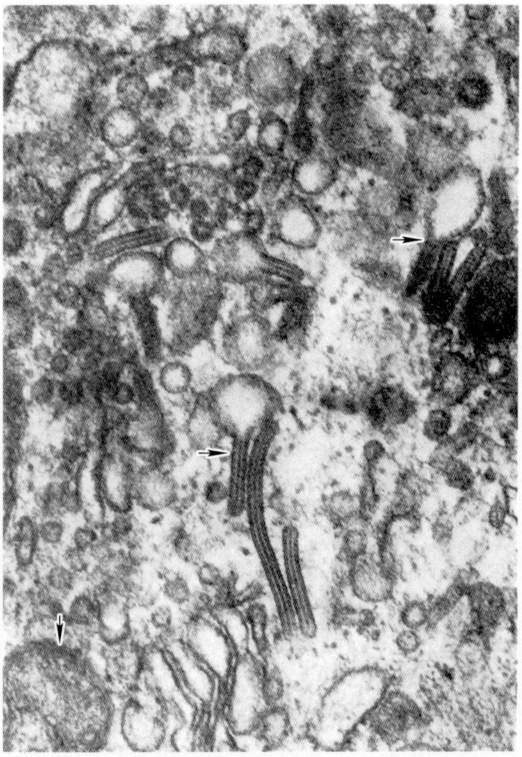

图 12-16 人表皮朗格汉斯细胞内伯贝克颗粒
伯贝克颗粒（→），线粒体（↓）。×59 000

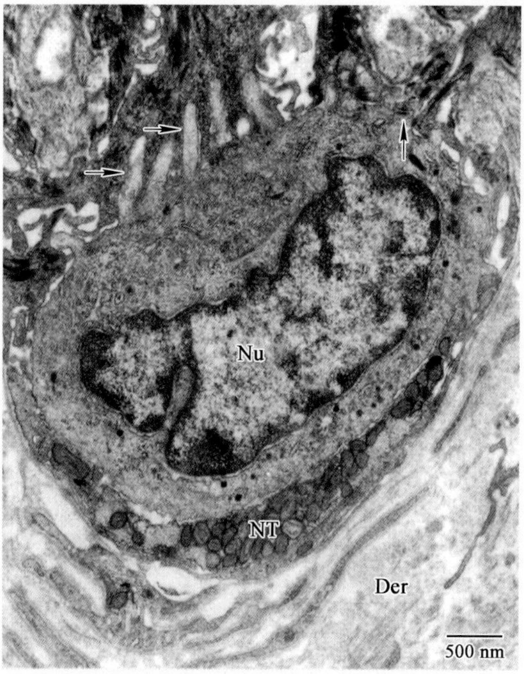

图 12-17 表皮内梅克尔细胞（大鼠）
细胞核（Nu），神经终末（NT），真皮（Der），桥粒（↑），细胞突起（→）。

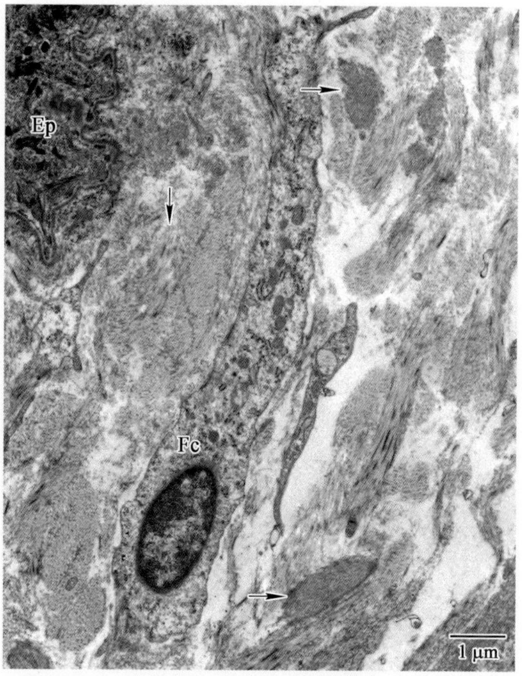

图 12-18 皮肤真皮浅部（人前臂）
纤维细胞（Fc），表皮（Ep），胶原纤维（↓），弹性纤维（→）。

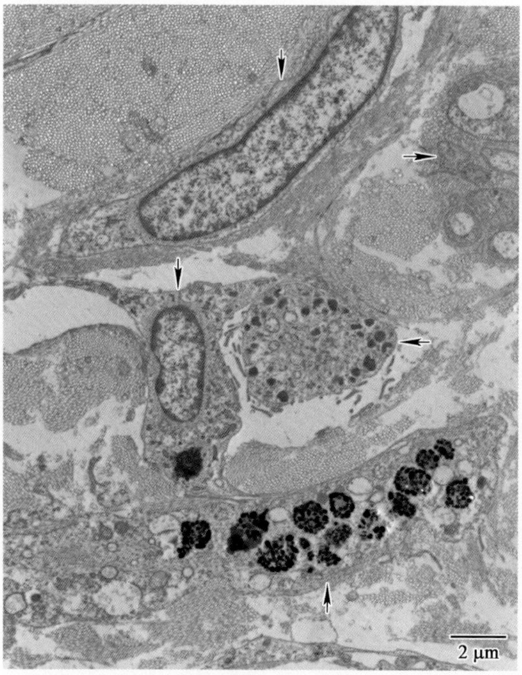

图 12-19 皮肤真皮浅部（人腹股沟）
纤维细胞（↓），巨噬细胞局部（↑），肥大细胞局部（←），无髓神经纤维（→）。

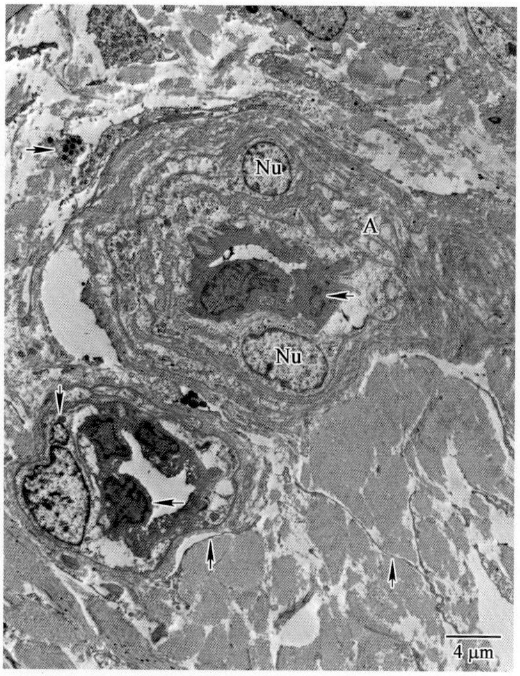

图 12-20 皮肤真皮深部（人足跟）
微动脉（A），平滑肌细胞核（Nu），血管内皮细胞（←），周细胞（↓），肥大细胞局部（→），游离神经末梢（↑）。

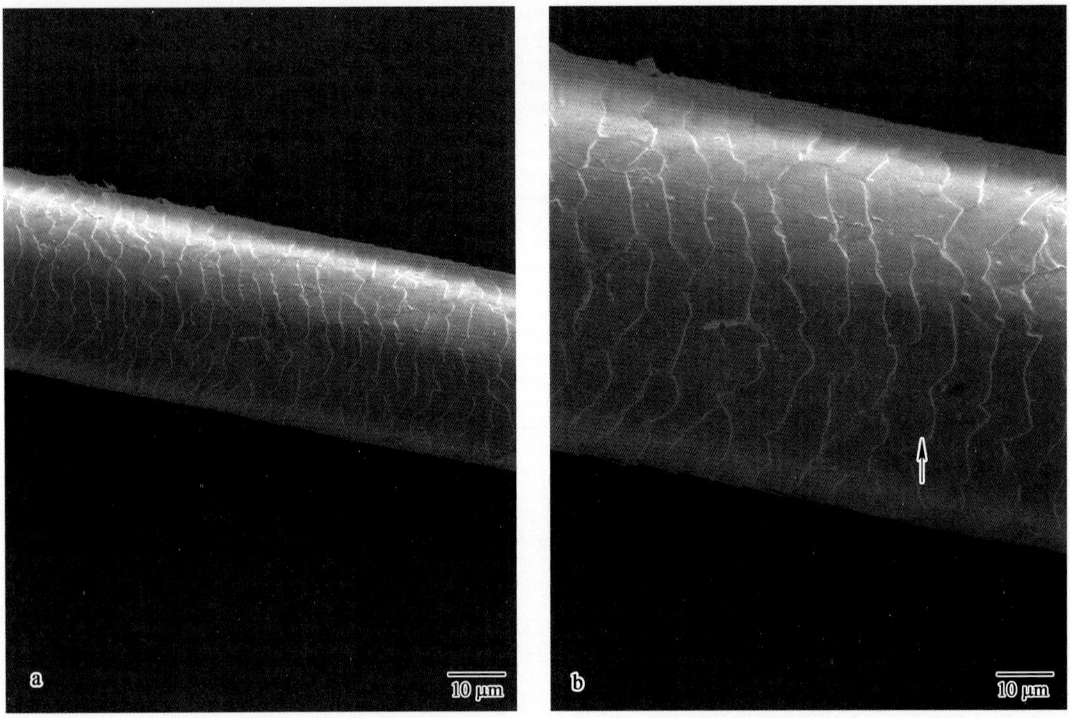

图 12-21 人头发毛干表面形貌（SEM）
毛小皮（↑）。

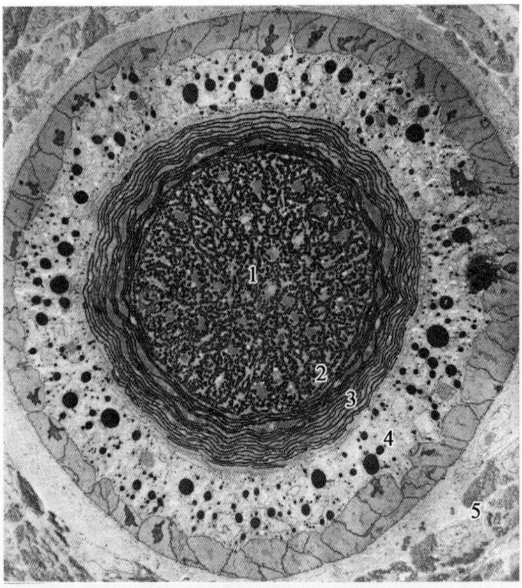

图 12-22 毛根和毛囊上皮性根鞘横断面（大鼠须毛）
中心电子密度高的圆形区域为毛根横断面（1~3），周围电子密度较低的区域为上皮性根鞘横断面（4~5）。毛髓质（1），毛皮质（2），毛小皮（3），内根鞘（4），外根鞘（5）。×1 700

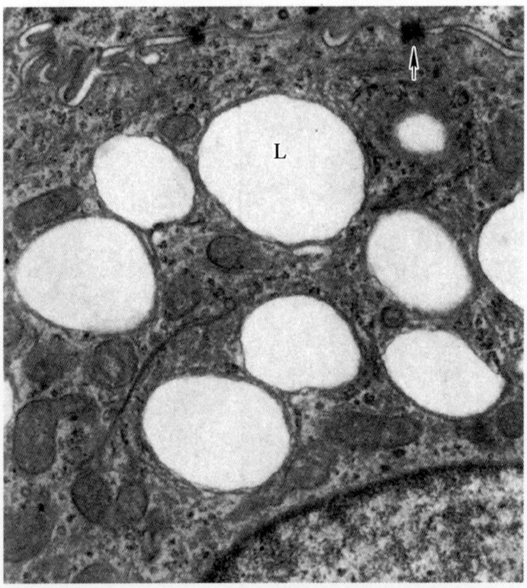

图 12-23 皮脂腺分泌细胞（猴面部）
分泌颗粒（L），桥粒（↑）。×12 000

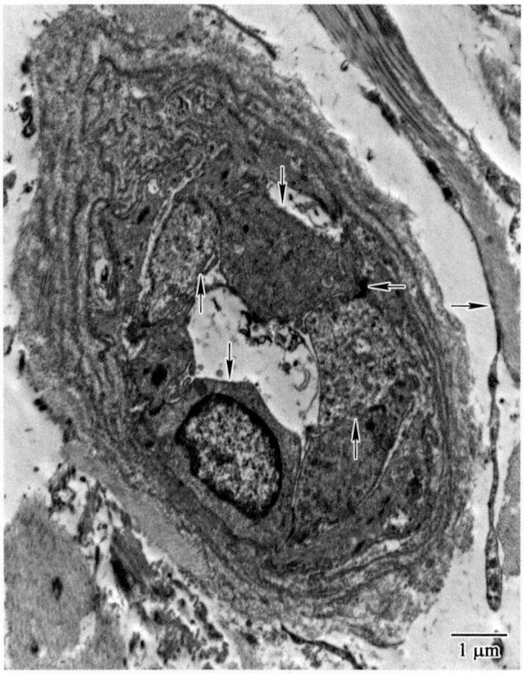

图 12-24 皮肤汗腺分泌部（人腹股沟）

暗细胞（↓），明细胞（↑），紧密连接（←），游离神经末梢（→）。

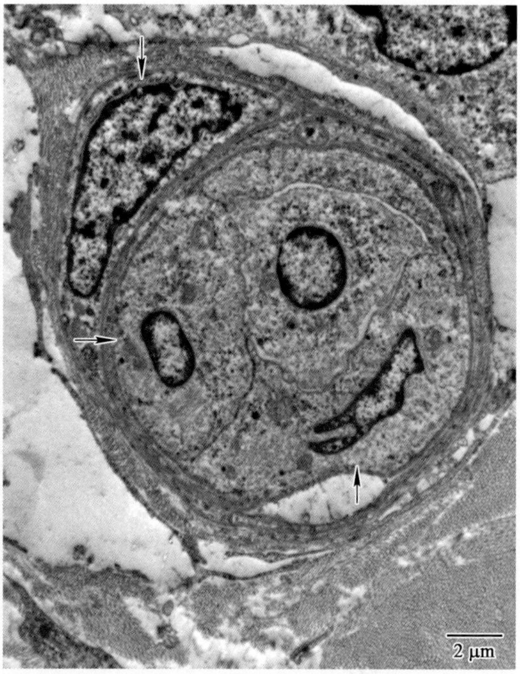

图 12-25 皮肤汗腺分泌部（人腹股沟）

分泌细胞（→），肌上皮细胞（↑），管周细胞（↓）。

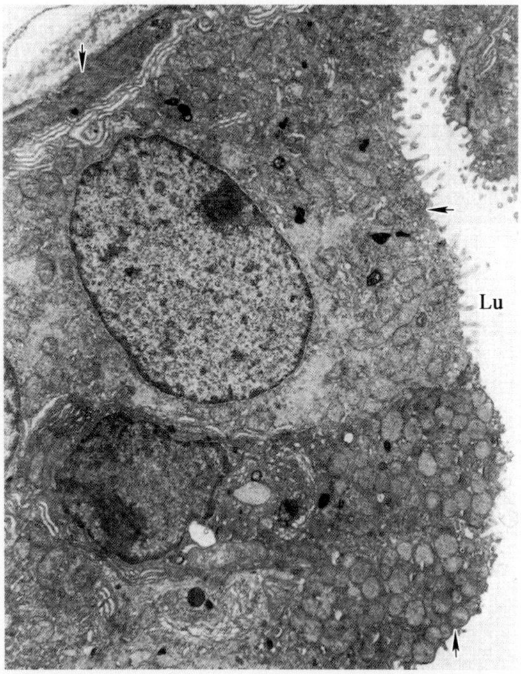

图 12-26 人皮肤汗腺分泌部

腺腔（Lu），明细胞（←），暗细胞（↑），肌上皮细胞（↓）。×9 900

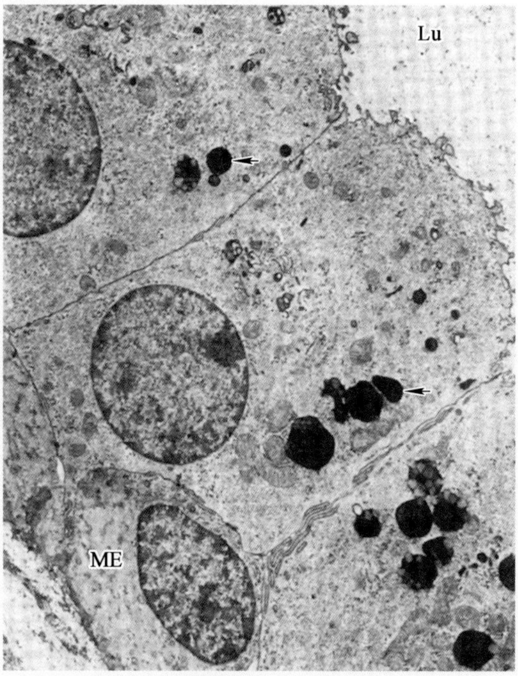

图 12-27 顶泌汗腺分泌部（人外耳道）

管腔（Lu），肌上皮细胞（ME），分泌颗粒（←）。×3 500

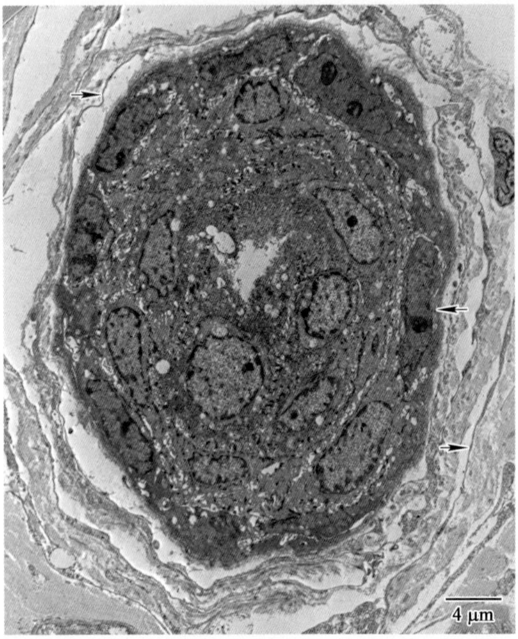

图 12-28 皮肤顶泌汗腺导管穿真皮横断面（人腹股沟）

导管外层细胞（←），游离神经末梢（→）。

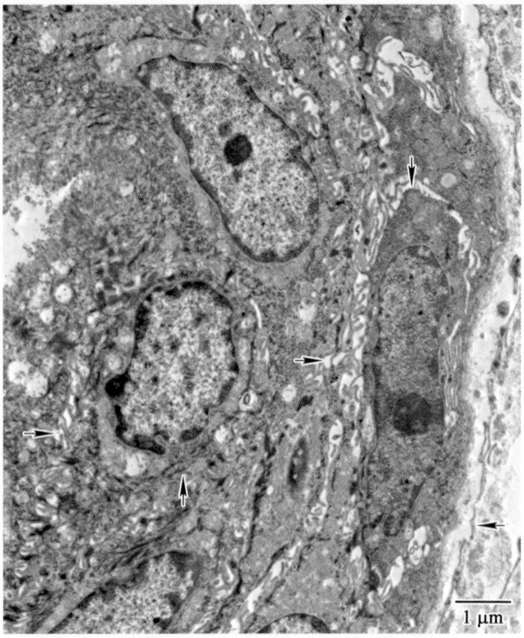

图 12-29 皮肤顶泌汗腺导管穿真皮横断面（人腹股沟）

图 12-28 局部放大。导管内层细胞（↑），导管外层细胞（↓），细胞间隙（→），游离神经末梢（←）。

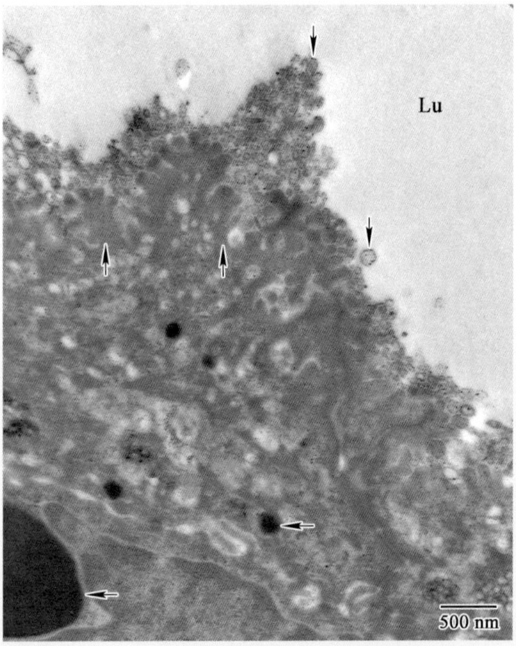

图 12-30 皮肤顶泌汗腺导管内表面的“小皮”（人腹股沟）

管腔（Lu），指状突起（↑），小泡（↓），脂滴（←）。

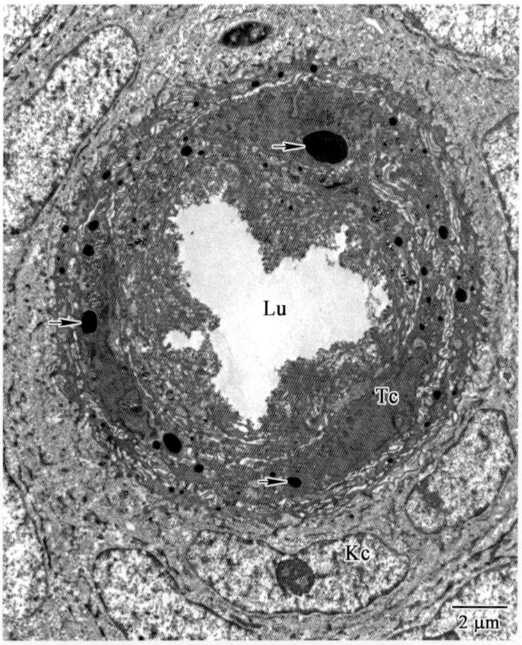

图 12-31 皮肤顶泌汗腺导管穿表皮横断面（人腹股沟）

管腔（Lu），导管细胞（Tc），角质形成细胞（Kc），脂滴（→）。

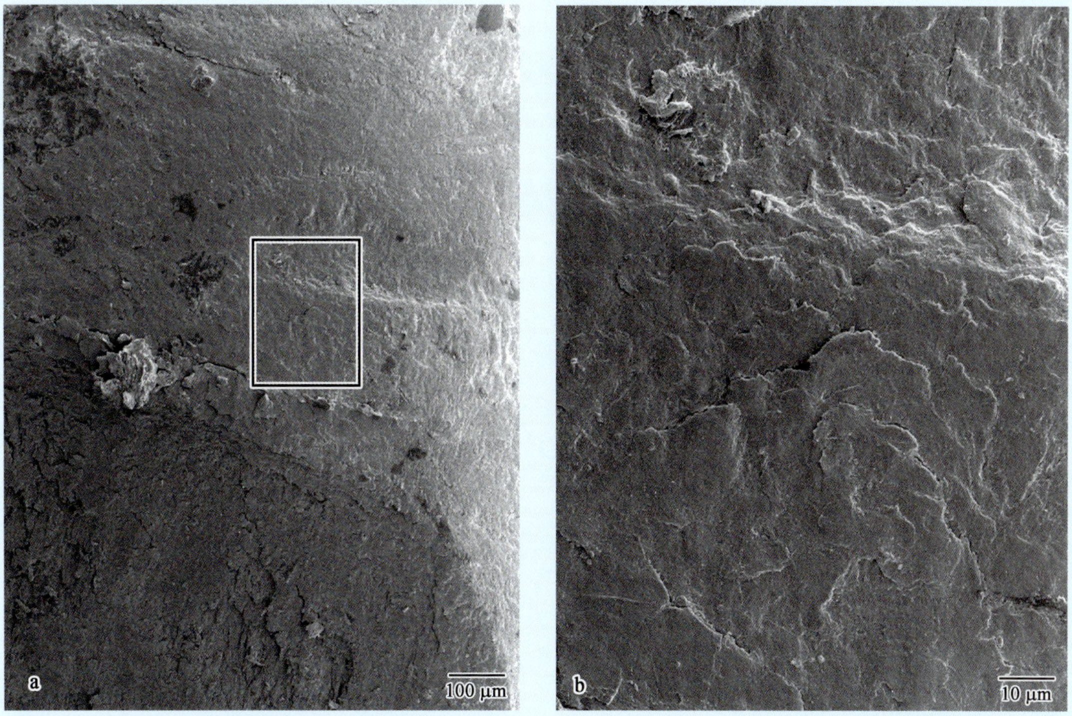

图 12-32 人指甲甲板背侧面（SEM）

甲板走向为从下往上，甲缘在上方。b 图是 a 图内方框的放大。

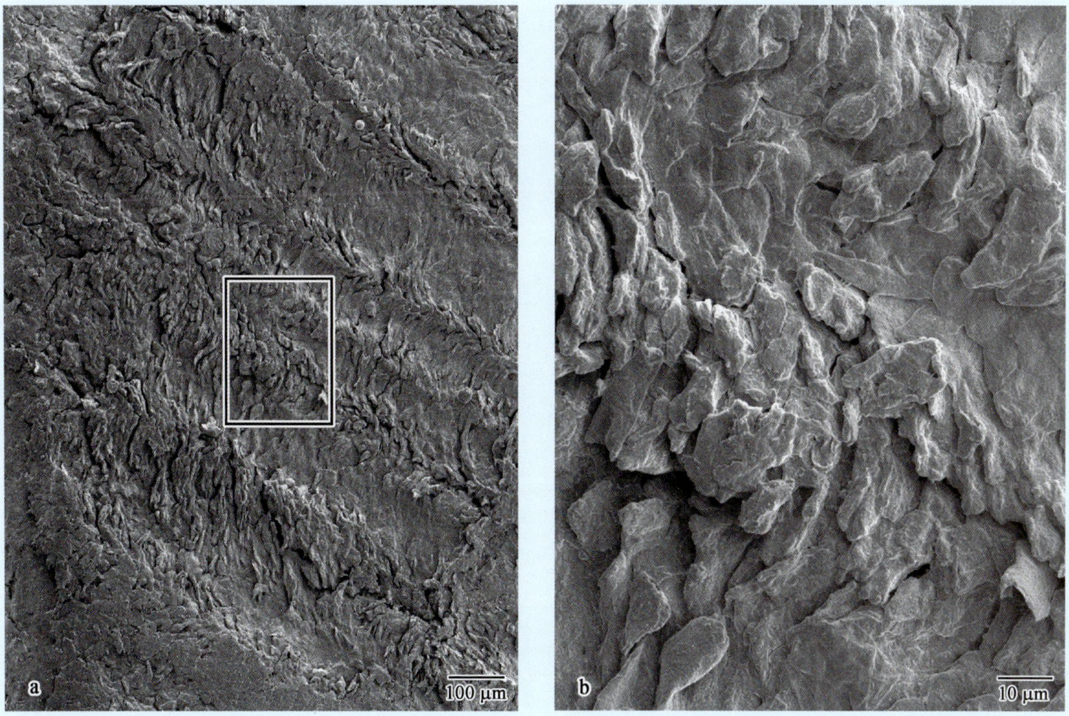

图 12-33 人指甲甲板腹侧面（SEM）

甲板走向为从上往下，甲缘在下方。b 图是 a 图内方框的放大。

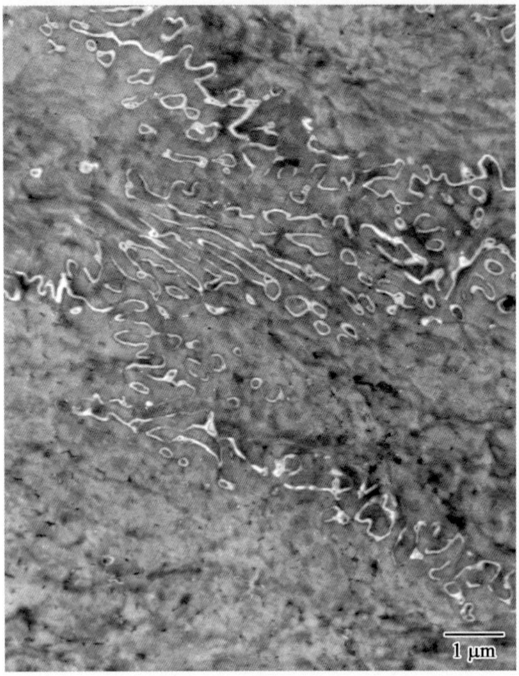

图 12-34 人指甲横断面

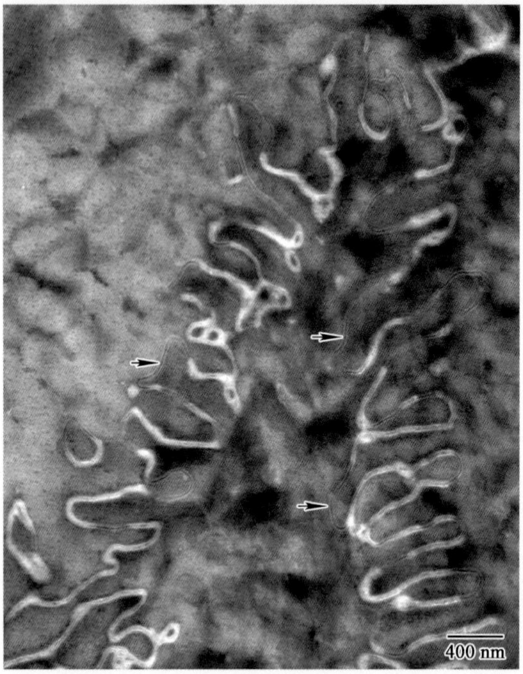

图 12-35 人指甲横断面
桥粒（→）。

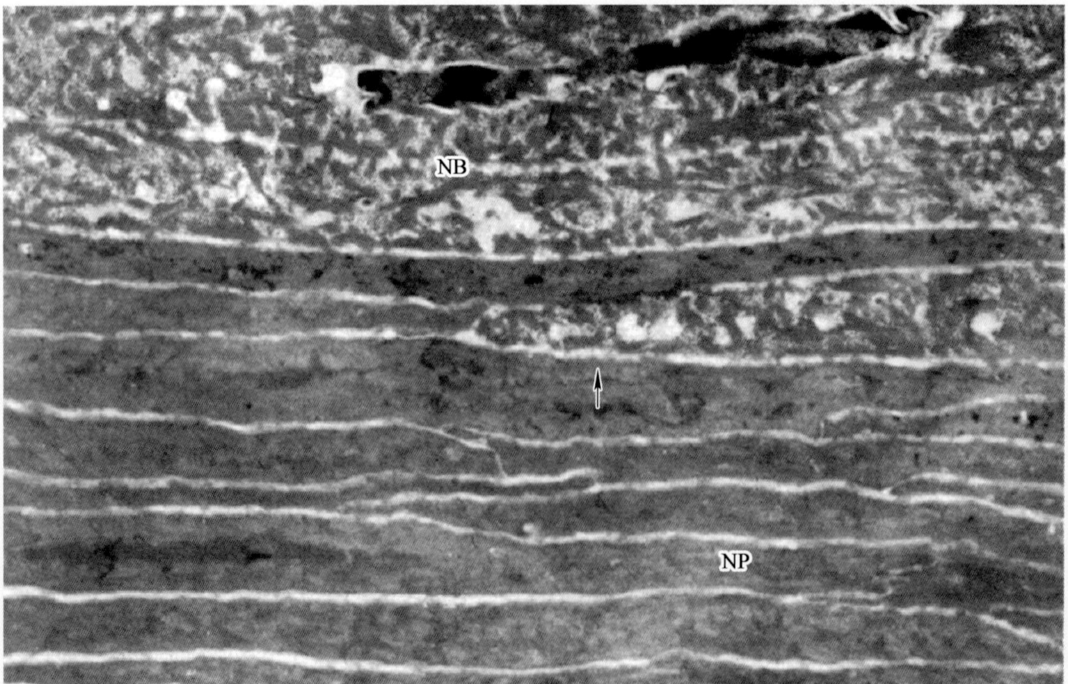

图 12-36 指甲甲板与甲床纵断面（猴）
甲板（NP），甲床（NB），甲板与甲床的分界处（↑）。×5 000

第13章

内分泌系统

内分泌系统是机体重要的调节系统，由内分泌腺（如甲状腺、甲状旁腺、肾上腺、垂体及松果体等）和分布于其他器官内的内分泌细胞组成。内分泌系统通过其产生的激素，与神经系统、免疫系统相互作用，共同维持机体内环境的稳定，调节机体的生长发育和物质代谢等。

一、甲 状 腺

甲状腺（thyroid gland）分为左、右两叶，中间以峡部相连。甲状腺外包薄层结缔组织被膜。被膜伸入甲状腺实质，将其分成若干小叶。甲状腺实质由大量滤泡组成。

（一）甲状腺滤泡

甲状腺滤泡（thyroid follicle）是甲状腺的基本功能单位，由滤泡上皮细胞（follicular epithelial cell）围成，滤泡腔内充满均质嗜酸性的胶质（colloid）。

甲状腺滤泡上皮细胞游离面有微绒毛，伸向滤泡腔中的胶质。细胞质内有较发达的粗面内质网，较多的线粒体和高尔基复合体，溶酶体散在于细胞质中。细胞顶部细胞质内有大小和电子密度都不同的小泡，有的是含甲状腺球蛋白的分泌颗粒，有的是从滤泡腔重吸收的胶质小泡。滤泡上皮细胞之间常见紧密连接，基底面有完整的基膜，邻近的结缔组织内富含有孔毛细血管和毛细淋巴管（图 13–1）。

（二）滤泡旁细胞

滤泡旁细胞（parafollicular cell）常单个或成群地分布于滤泡之间，或者散在分布于滤泡上皮细胞之间。细胞质中蛋白质合成细胞器发达，常见分泌颗粒，滤泡旁细胞分泌降钙素（图 13–2）。

二、甲状旁腺

甲状旁腺（parathyroid gland）一般为上、下两对，位于甲状腺左、右叶背面。腺表面包有薄层结缔组织被膜。实质内腺细胞排列成索团状，间质中富含毛细血管及少量结缔组织。腺细胞主要由主细胞和嗜酸性细胞组成。

（一）主细胞

主细胞（chief cell）的细胞质内粗面内质网较多，高尔基复合体较发达，并有膜被颗粒（图 13-3）。主细胞分泌甲状旁腺激素。

（二）嗜酸性细胞

嗜酸性细胞（oxyphil cell）单个或成群分布于主细胞之间。电镜观察到细胞质内线粒体密集，其他细胞器并不发达（图 13-4）。嗜酸性细胞的功能不详。

三、肾 上 腺

肾上腺（adrenal gland）是一对重要的内分泌腺，分别位于两侧肾的上方。肾上腺外覆一层较厚的结缔组织被膜，被膜伸入肾上腺实质。肾上腺由周边的皮质和中央的髓质两部分组成。

（一）皮质

肾上腺皮质（adrenal cortex）由皮质细胞、血窦和少量结缔组织构成。根据皮质细胞的排列特征，可将皮质分为三个带，从外至内依次是球状带、束状带和网状带。

1. 球状带（zona glomerulosa） 位于被膜的下方，约占肾上腺皮质体积的 15%。球状带的细胞较小，排列成球团状，细胞间含血窦和少量结缔组织。胞质内含有少量脂滴和溶酶体（图 13-5）。球状带细胞分泌盐皮质激素，主要是醛固酮。

2. 束状带（zona fasciculata） 位于球状带的下方，约占肾上腺皮质体积的 78%。束状带细胞排列成单行或双行细胞索，细胞较大，细胞质丰富，胞质内含有丰富的滑面内质网和线粒体，线粒体的嵴多呈管状，胞质内还有较多的脂滴。束状带细胞分泌糖皮质激素，主要为皮质醇（图 13-6）。

3. 网状带（zona reticularis） 位于皮质最内层，紧靠髓质，约占肾上腺皮质体积的 7%。网状带细胞排列成索状，相互吻合成网状。网状带细胞胞质中含有丰富的滑面内质网，线粒体嵴呈管状（图 13-7）。网状带细胞主要分泌雄激素、少量的雌激素及糖皮质激素。

（二）髓质

肾上腺髓质（adrenal medulla）位于肾上腺中央，主要由排列成索或团的髓质细胞组成。髓质细胞较大，在用含铬盐固定的标本中，其细胞质内呈现出黄褐色的嗜铬颗粒，因此，髓质细胞又被称为嗜铬细胞（chromaffin cell）。嗜铬细胞胞质中有较多的粗面内质网、发达的高尔基复合体和分泌颗粒。此外，髓质中还有少量的交感神经节细胞。嗜铬细胞的分泌受交感神经节前纤维的调控（图 13-8A）。与此同时，嗜铬细胞根据分泌颗粒所含物质的不同，可分为肾上腺素细胞和去甲肾上腺素细胞。肾上腺素细胞数量较多，占髓质细胞的 80% 以上。膜被颗粒的致密核心电子密度低，颗粒内含肾上腺素。去甲肾上腺素细胞膜被颗粒的致密核心电子密度高，颗粒内含去甲肾上腺素（图 13-8B）。

四、垂　　体

垂体（hypophysis）位于颅骨蝶鞍垂体窝内，为卵圆形小体，外包结缔组织被膜。由腺垂体和神经垂体组成。腺垂体可分为远侧部、中间部和结节部。神经垂体分为神经部和漏斗部两部分。远侧部最大，中间部位于远侧部和神经部之间，结节部围在漏斗周围。远侧部又称前叶，神经部和中间部合称后叶。

（一）腺垂体

腺垂体（adenohypophysis）的腺细胞排列成团索状，腺细胞间有丰富的血窦和少量结缔组织。

1. 远侧部（pars distalis） 腺细胞根据对染料亲和力的不同，分成嗜色细胞（chromophil cell）和嫌色细胞（chromophobe cell）两大类。嗜色细胞又进一步分成嗜酸性细胞和嗜碱性细胞两种。

（1）嗜酸性细胞（acidophil cell） 数量较多，约占远侧部腺细胞总数的 40%，胞质中含有大量的嗜酸性颗粒。分为生长激素细胞及催乳激素细胞两种。生长激素细胞（somatotroph，STH）约占腺垂体细胞的 50%，细胞质中含有丰富的粗面内质网和电子密度高而均匀的分泌颗粒，分泌生长激素（图 13-9）。催乳激素细胞（mammotroph）约占腺垂体细胞的 15%～20%，在妊娠和哺乳期数量增加，体积增大，其胞质内分泌颗粒也较大，分泌催乳素（图 13-10）。

（2）嗜碱性细胞（basophil cell） 数量少，约占远侧部腺细胞总量的 10%，胞质内含有嗜碱性颗粒。包括促甲状腺激素细胞、促肾上腺皮质激素细胞和促性腺激素细胞。促甲状腺激素细胞（thyrotroph）约占嗜色细胞的 5%，细胞质中分泌颗粒较小，多分布于细胞边缘，分泌促甲状腺激素（图 13-11）。促肾上腺皮质激素细胞（corticotroph）约占嗜色细胞的 15%～20%，细胞质内分泌颗粒较大，分泌促肾上腺皮质激素和促脂解素（图 13-12）。促性腺激素细胞（gonadotroph）约占嗜色细胞的 10%，细胞质内分泌颗粒中等大小，分泌促卵泡激素和黄体生成素（图 13-13）。

（3）嫌色细胞 数量多，约占远侧部腺细胞总数的 50%。细胞体积小，胞质少。细胞质中含少量分泌颗粒，故认为可能是处于形成嗜色细胞的初期阶段或者是脱颗粒的嗜色细胞。

电镜下远侧部的腺细胞具有含氮类激素分泌细胞的超微结构特征，即细胞质内含有丰富的粗面内质网和高尔基复合体，以及大量的膜被分泌颗粒。腺细胞间有丰富的窦状毛细血管和少量结缔组织，毛细血管最后汇集成小静脉注入垂体周围的静脉（图 13-14）。各种腺细胞合成的激素汇入静脉，运送至相应的靶器官或靶细胞发挥其生理功能。

2. 中间部（pars intermedia） 位于远侧部和神经部之间的狭窄部分，人垂体中间部退化，由嗜碱性细胞、嫌色细胞和若干大小不等、内含胶质的滤泡构成，其功能不明。

3. 结节部（pars tuberalis） 包绕在神经垂体的漏斗柄周围，主要为嫌色细胞，由于垂体门静脉从结节部通过，因此此处血管相当丰富。

（二）神经垂体

神经垂体（neurohypophysis）与下丘脑直接相连。主要由大量的无髓神经纤维和神经胶质细胞组成，并含有丰富的有孔毛细血管。下丘脑视上核和室旁核的神经内分泌细胞的轴突组成下丘脑 - 垂体束，下行至神经垂体的神经部，是神经部神经纤维的主要来源。这些神经内分泌细胞内的分泌颗粒沿轴突运输下行，可在不同部位形成串珠状的聚合体，称为赫林体（Herring body）。神经部的胶质细胞被称为垂体细胞（pituicyte），是神经部内的主要细胞成分（图 13-15，图 13-16）。

五、松 果 体

松果体（pineal body）又称脑上腺，以细柄与间脑相连。松果体表面包以软脑膜，腺实质主要由松果体细胞、神经胶质细胞和无髓神经纤维等组成。松果体细胞是构成松果体的主要细胞，约占腺实质细胞总数的 90%。细胞质内线粒体和游离核糖体较多，高尔基复合体较发达，还常见小圆形分泌颗粒（图 13-17）。该细胞分泌褪黑激素。

（漆 智 罗 娜）

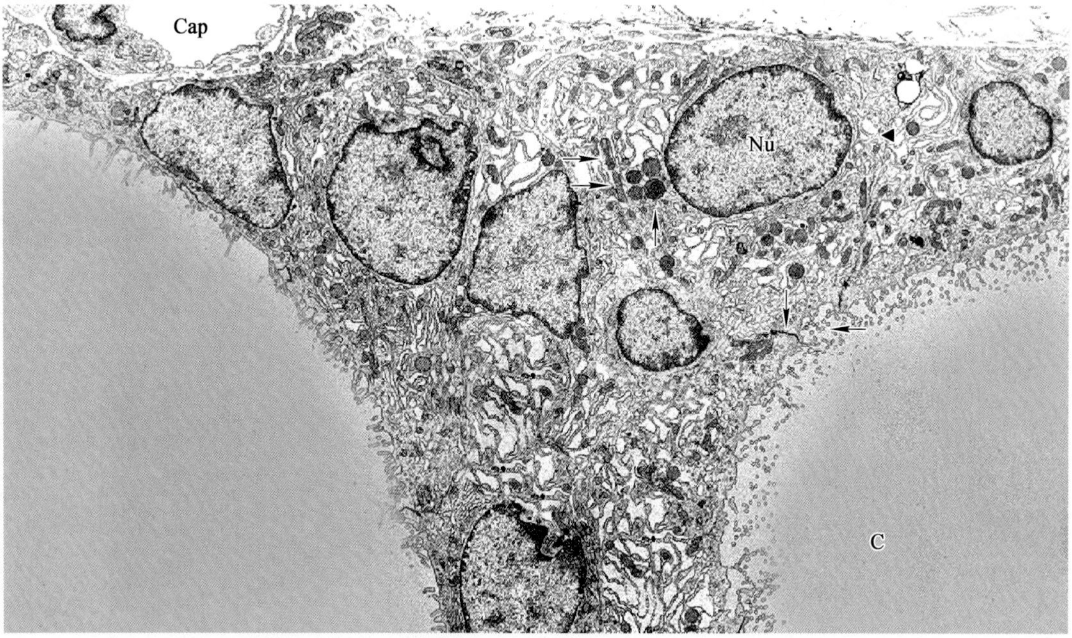

图 13-1 甲状腺滤泡上皮细胞（小鼠甲状腺）

细胞质中含有发达的粗面内质网（◄）、线粒体（→）和大量的溶酶体（↑）。滤泡上皮细胞的游离面有较多的微绒毛（←）伸向胶质（C）。紧密连接（↓）将相邻的滤泡上皮细胞连接在一起。图中亦可见细胞核（Nu）、毛细血管（Cap）。×5 000

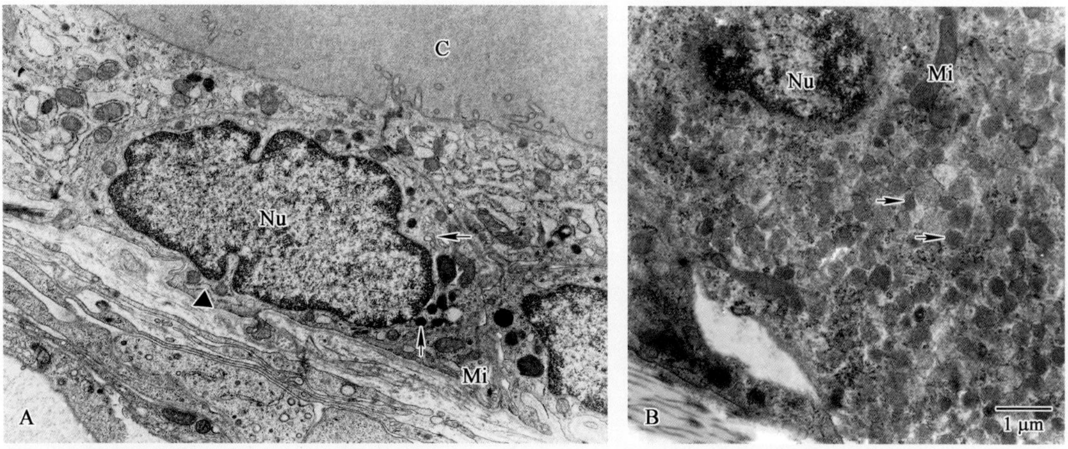

图 13-2 甲状腺滤泡旁细胞（大鼠甲状腺）

A. 细胞质中含有分泌颗粒（↑）、粗面内质网（▲）、高尔基复合体（←）、线粒体（Mi）。图中亦可见细胞核（Nu）、胶质（C）。×8 000

B. 细胞内可见大量的分泌颗粒（→），并有线粒体分布（Mi）。图中亦可见细胞核（Nu）。

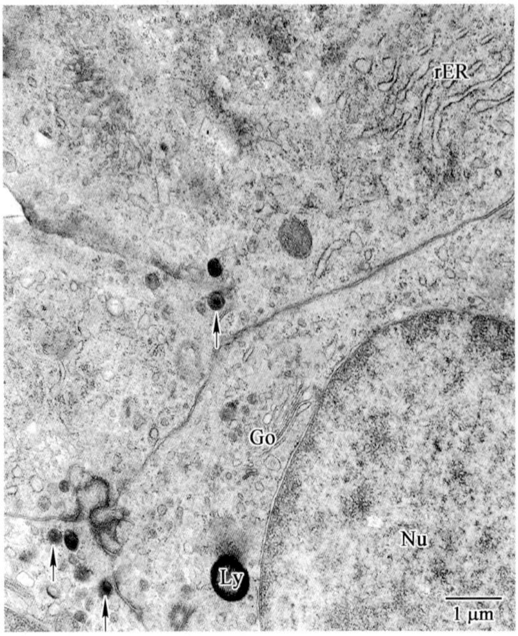

图 13-3 甲状旁腺主细胞（仓鼠甲状旁腺）

细胞质中含有较发达的粗面内质网（rER）和高尔基复合体（Go）。此外，还含有膜被颗粒（↑）和溶酶体（Ly）。图中亦可见细胞核（Nu）。

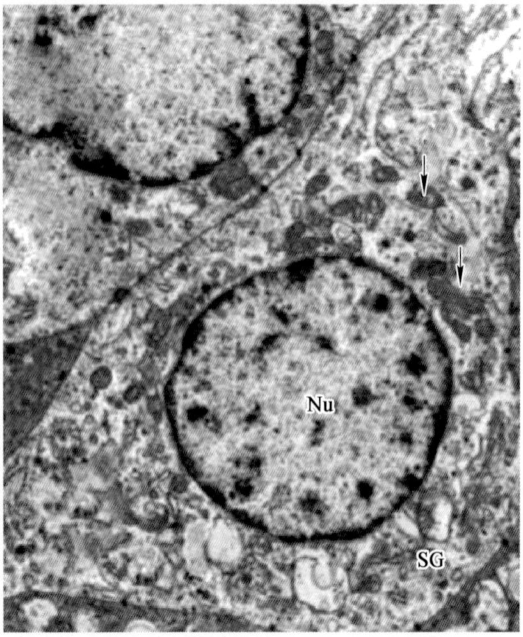

图 13-4 甲状旁腺嗜酸性细胞（骆驼甲状旁腺）

细胞质中含有大量的线粒体（↓）和分泌颗粒（SG）。图中亦可见细胞核（Nu）。×10 000

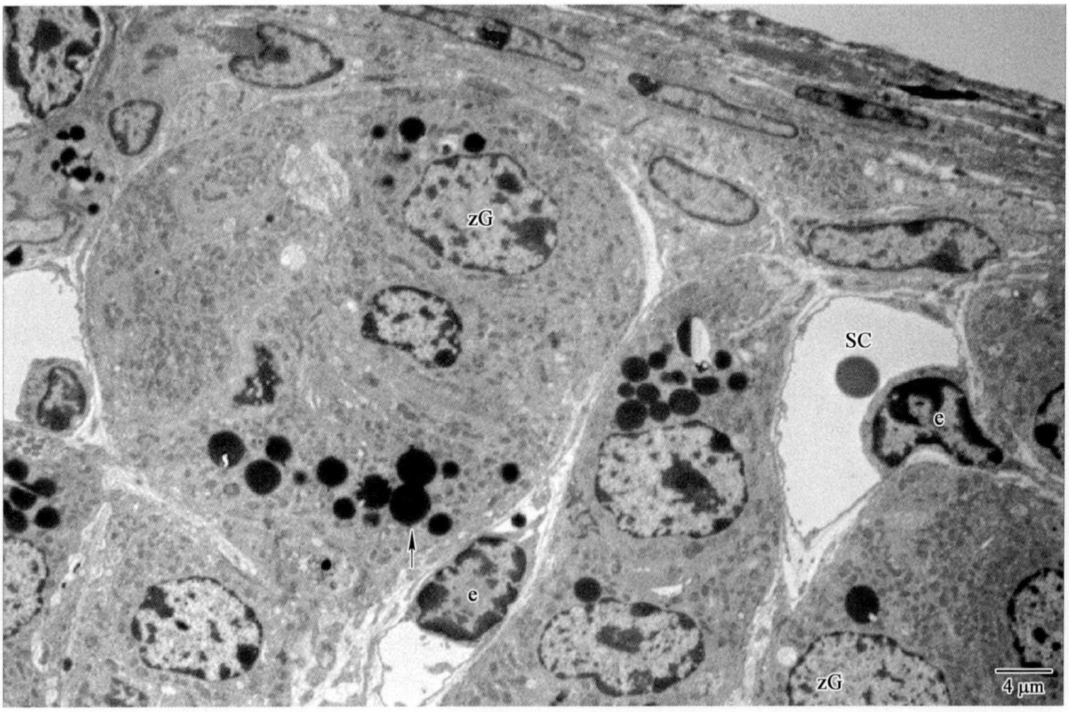

图 13-5 肾上腺皮质球状带细胞（小鼠肾上腺）

球状带细胞（zG）排列成球团状，细胞质中含有溶酶体（↑）。细胞团之间为含有内皮细胞（e）的血窦（SC）。

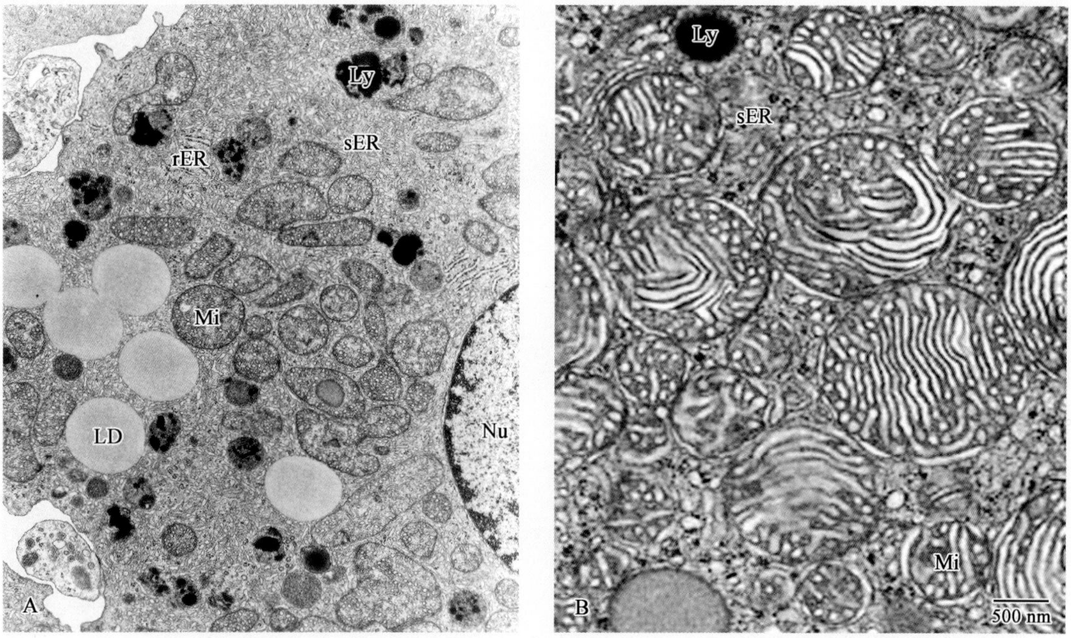

图 13-6　肾上腺皮质束状带细胞（大鼠肾上腺）

A. 胞质中含有丰富的滑面内质网（sER）、大量的脂滴（LD）及线粒体（Mi），还含有粗面内质网（rER）及溶酶体（Ly）。图中亦可见细胞核（Nu）。× 19 200

B. 线粒体（Mi）嵴呈管状，滑面内质网（sER）丰富，胞质中还含有大量的脂滴（LD）及溶酶体（Ly）。

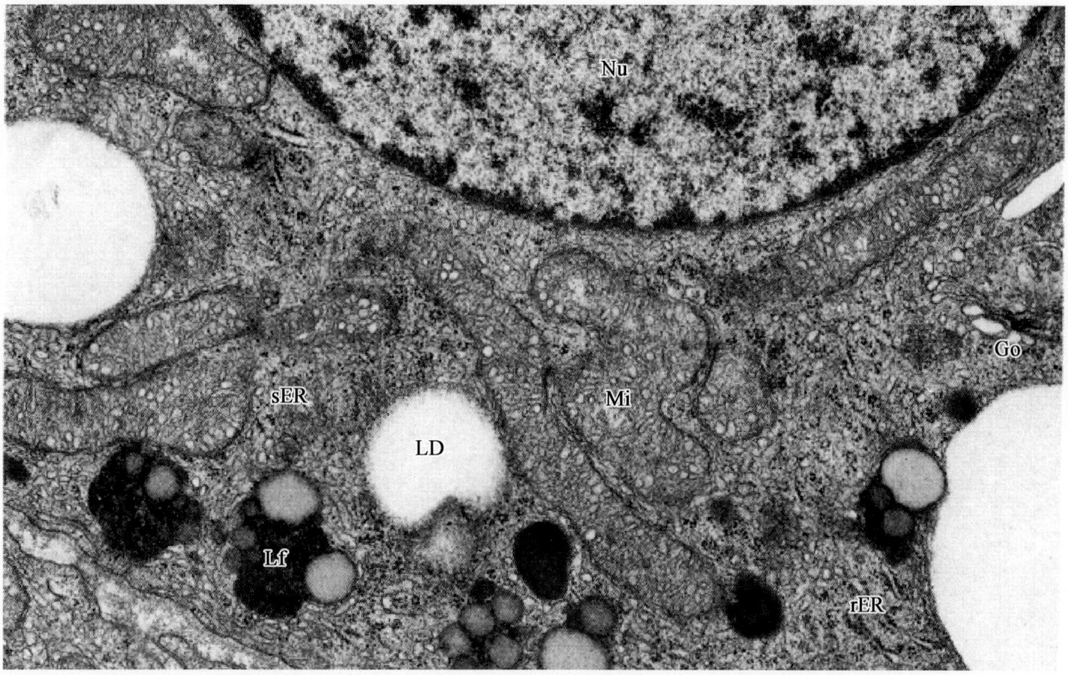

图 13-7　肾上腺皮质网状带细胞（人肾上腺）

图中可见线粒体（Mi）、脂滴（LD）、滑面内质网（sER）、粗面内质网（rER）、高尔基复合体（Go）、脂褐素（Lf）和细胞核（Nu）。× 12 000

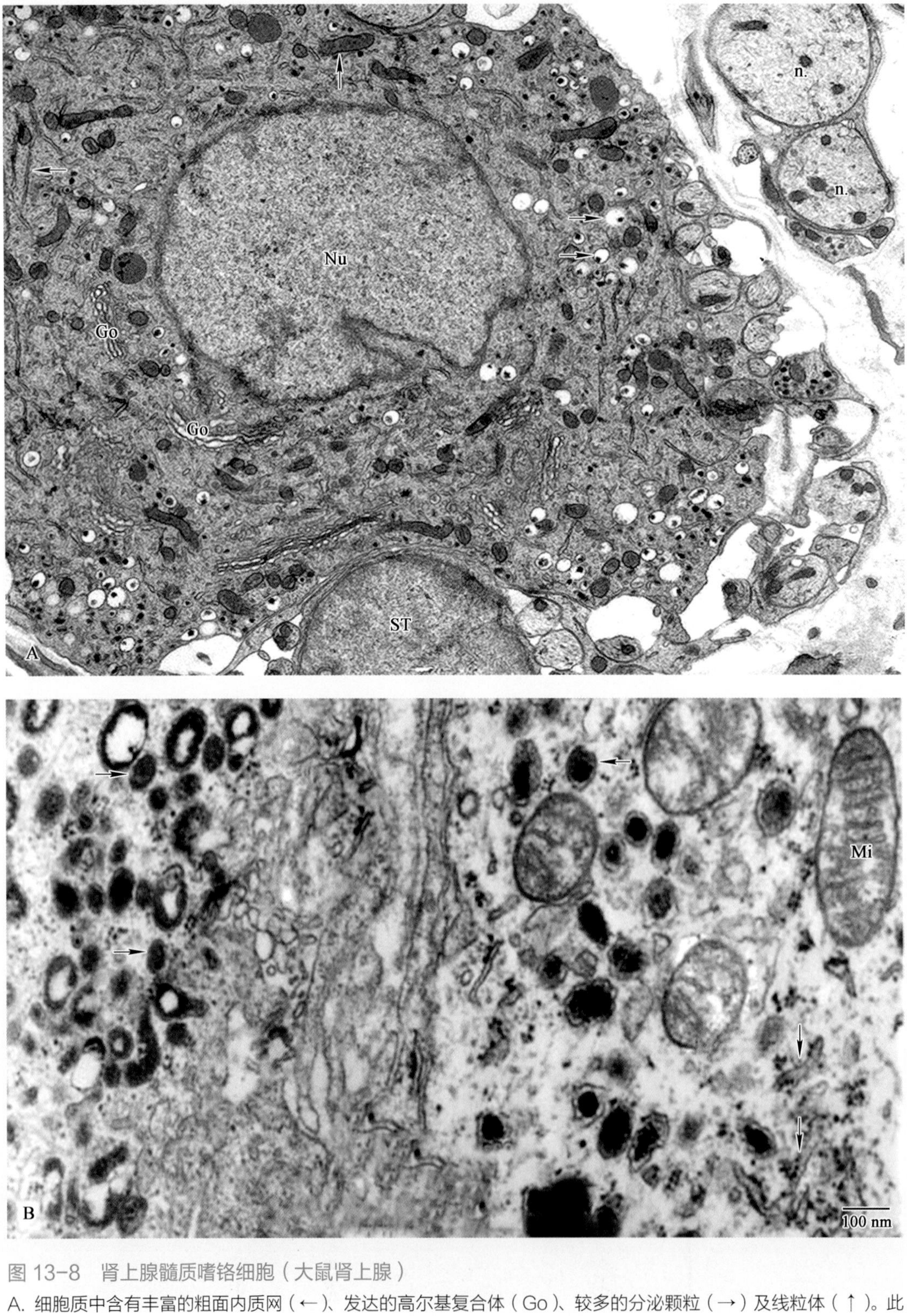

图 13-8　肾上腺髓质嗜铬细胞（大鼠肾上腺）

A. 细胞质中含有丰富的粗面内质网（←）、发达的高尔基复合体（Go）、较多的分泌颗粒（→）及线粒体（↑）。此外，可观察到交感神经节前纤维（n.）和终止于嗜铬细胞的突触末端（ST）。图中亦可见细胞核（Nu）。×15 000

B. 细胞质中含去甲肾上腺素的分泌颗粒（←），电子密度较高；含肾上腺素的分泌颗粒（→），电子密度较低。图中亦可见粗面内质网（↓）、线粒体（Mi）。

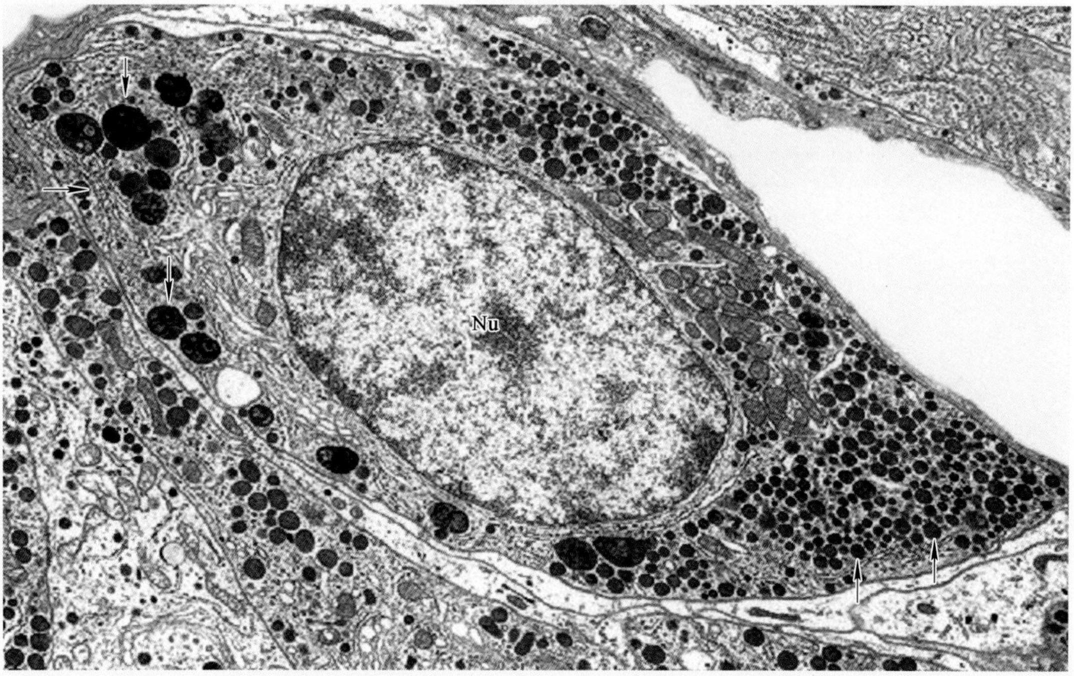

图 13-9　腺垂体生长激素细胞（小鼠腺垂体）

细胞质内含有丰富的粗面内质网（→）、溶酶体（↓）和大量电子密度高的分泌颗粒（↑）。图中亦可见细胞核（Nu）。×8 000

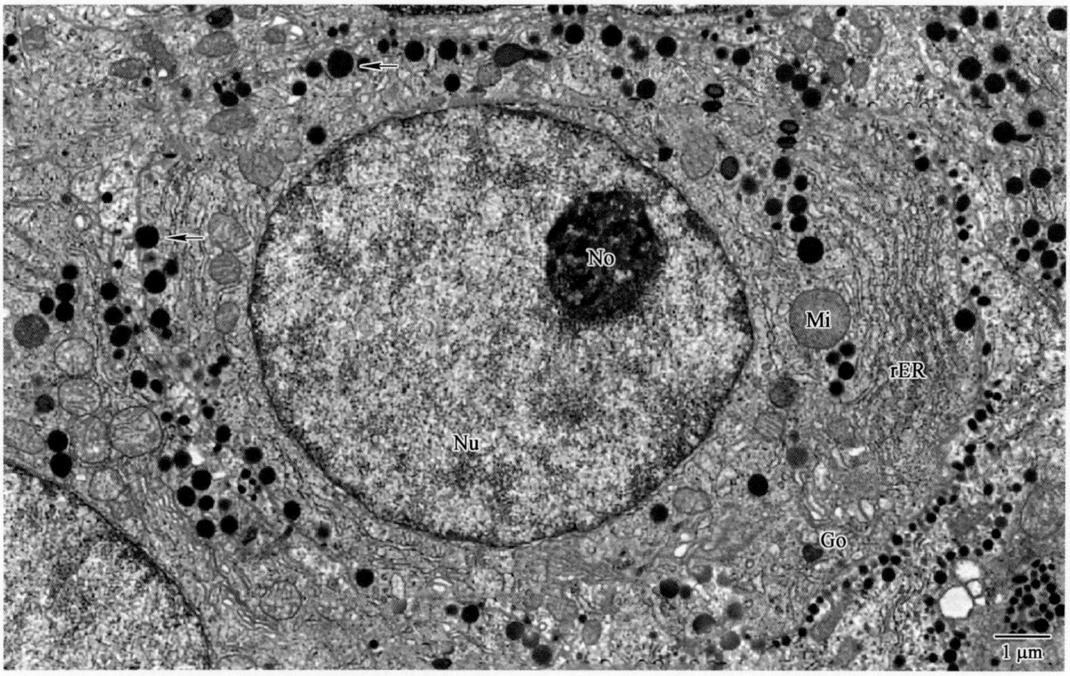

图 13-10　腺垂体催乳激素细胞（小鼠腺垂体）

细胞核（Nu）呈圆形，内含明显的核仁（No）。细胞质内含较发达的粗面内质网（rER）、高尔基复合体（Go）、线粒体（Mi）和分泌颗粒（←）。

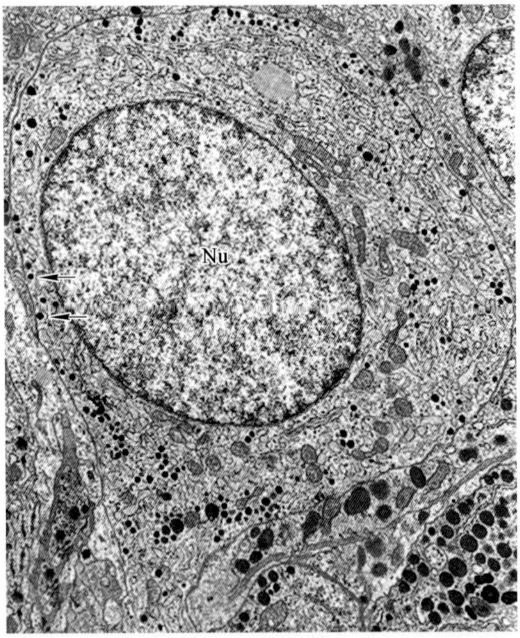

图 13-11 腺垂体促甲状腺激素细胞（小鼠腺垂体）

细胞质内的分泌颗粒（←）较小，多分布在细胞的边缘。图中亦可见细胞核（Nu）。×8 000

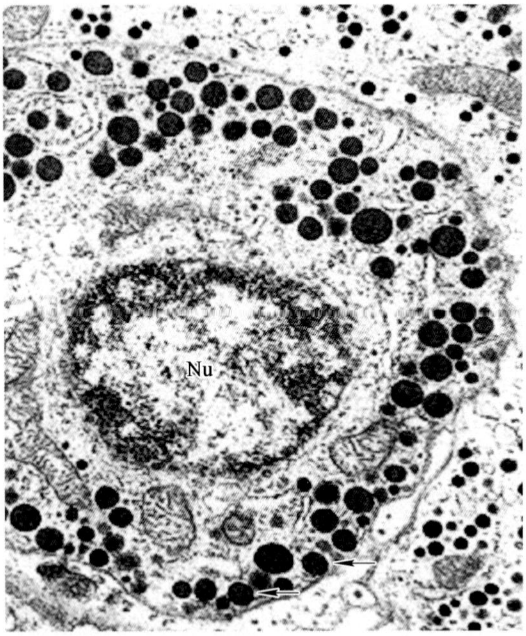

图 13-12 腺垂体促肾上腺皮质激素细胞（小鼠腺垂体）

细胞质内含大量的分泌颗粒（←）。图中亦可见细胞核（Nu）。×5000

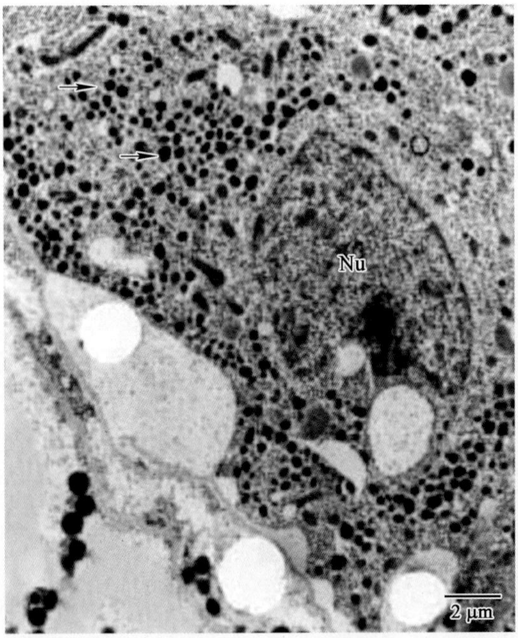

图 13-13 腺垂体促性腺激素细胞（山羊腺垂体）

细胞质内含有中等大小的分泌颗粒（→）。图中亦可见细胞核（Nu）。

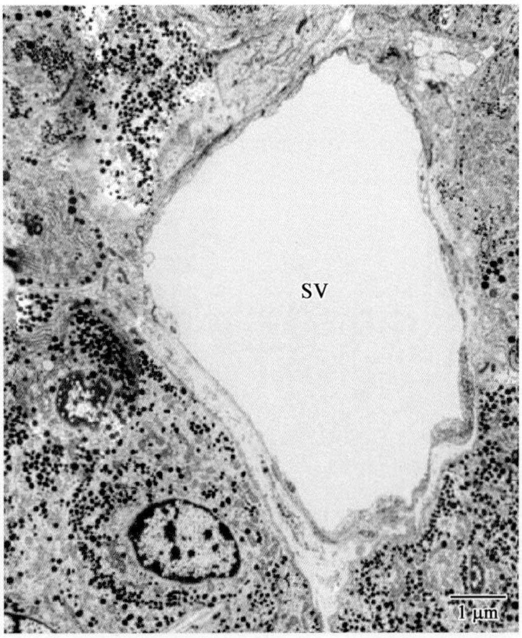

图 13-14 腺垂体中的静脉（猴腺垂体）

位于腺垂体中的小静脉（SV），周边包绕着含有不同分泌颗粒的腺细胞，其分泌的激素可汇入静脉中，进而运送至激素发挥作用的靶细胞或靶器官。

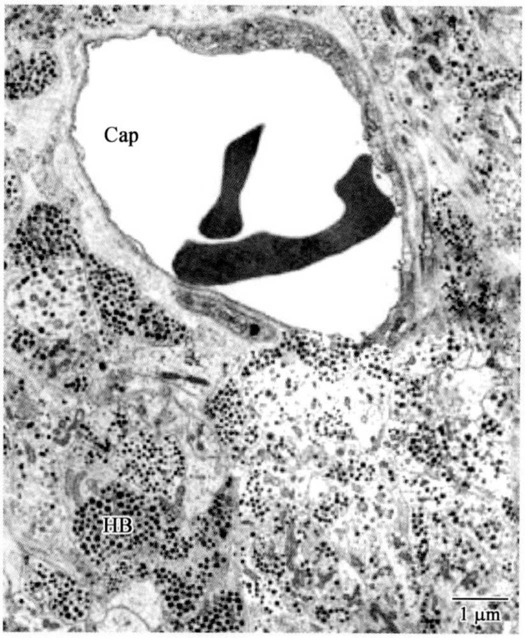

图 13-15　神经垂体中的赫林体（猴垂体神经部）
赫林体（HB）中含有大量的分泌颗粒。图中亦可见毛细血管（Cap）。

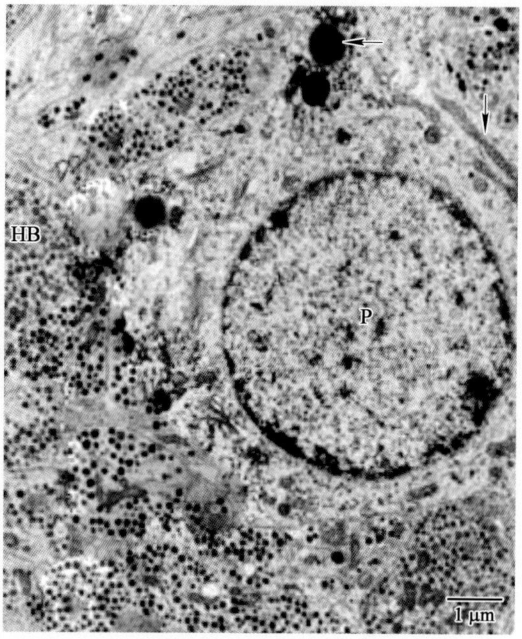

图 13-16　神经垂体中的垂体细胞（大鼠神经垂体）
神经垂体中的垂体细胞（P），细胞质中可观察到线粒体（↓）和溶酶体（←）。此外，可观察到含有大量分泌颗粒的赫林体（HB）。

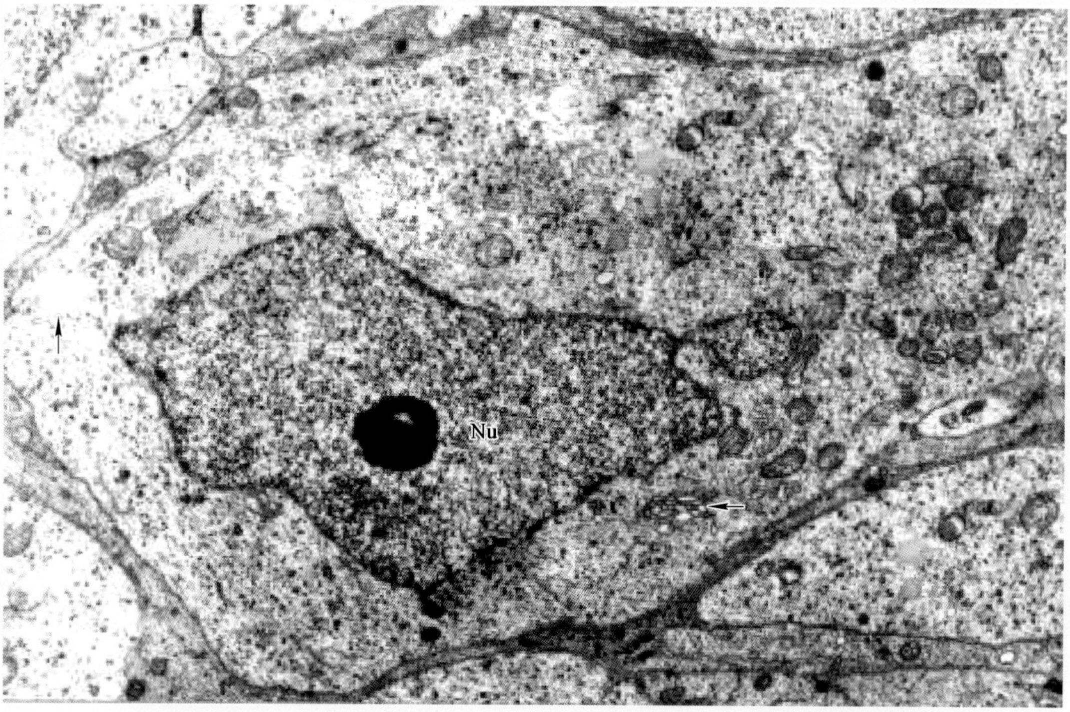

图 13-17　松果体细胞（小鼠松果体）
细胞质中含有高尔基复合体（←）和脂滴（↑），图中亦可见细胞核（Nu）。×8 000

第14章

消化管

消化系统由消化管与消化腺两部分组成，主要功能是对食物进行消化，将大分子物质降解为小分子的氨基酸、单糖、甘油酯和脂肪酸等，进而吸收营养物质并排出食物残渣。消化管是一段包括口腔、咽、食管、胃、小肠和大肠的连续性管道，各段管壁既具有共同的组织结构，又各具有与其功能相适应的结构特点。

一、消化管壁的一般微细结构

消化管（digestive tract）属于中空器官。除口腔与咽之外，自内向外可分为黏膜、黏膜下层、肌层与外膜四层。

（一）黏膜

黏膜（mucosa）是消化管各段结构差异最大、功能最重要的部分，由上皮、固有层和黏膜肌层组成。

1. 上皮（epithelium） 消化管的两端（口腔、咽、食管和肛管下段）为复层扁平上皮，以保护功能为主；其余为单层柱状上皮，以消化吸收功能为主。上皮与管壁内腺体相连续。

2. 固有层（lamina propria） 为细密结缔组织，与黏膜下层相比，固有层很薄，细胞较多，纤维细密，富含血管与淋巴管。此外，胃肠固有层内含较多的腺体和淋巴组织。

3. 黏膜肌层（muscularis mucosa） 为薄层平滑肌，其收缩可促进固有层内腺体分泌物排出、血液运行、物质吸收及转运等。

（二）黏膜下层

黏膜下层（submucosa）为连接黏膜与肌层的疏松结缔组织，内含血管、淋巴管和黏膜下神经丛。在食管及十二指肠的黏膜下层内分别有食管腺与十二指肠腺。黏膜与部分黏膜下层共同向管腔内突出形成皱襞（plica），有扩大黏膜表面积的作用。

（三）肌层

除口腔、咽、食管上段与肛门处的肌层为骨骼肌外，其余为平滑肌。肌层（muscularis）通常可分为内环、外纵两层。胃的肌层较厚，分为内斜、中环和外纵三层。肌层间有肌间神经丛，可调节肌层的运动。

（四）外膜

外膜（adventitia）分为纤维膜（fibrosa）和浆膜（serosa）两类。纤维膜由薄层结缔组织构成，与周围组织连接并得以固定，主要分布于食管、部分十二指肠及大肠末段。浆膜由间皮与其下的薄层结缔组织构成，表面光滑，可减少器官运动的摩擦，主要分布于胃、大部分小肠和大肠。

二、口　腔

（一）口腔黏膜

口腔黏膜仅由复层扁平上皮和固有层组成。硬腭部可见上皮角化。口腔底部上皮菲薄，通透性高，利于某些物质的吸收，如治疗心绞痛的硝酸甘油类药物常经舌下含服用药。固有层为结缔组织，突向上皮形成乳头，其内富含毛细血管，故新鲜黏膜呈红色，可见许多感觉神经末梢，还有小唾液腺。

（二）舌

1. 舌乳头　舌由表面的黏膜和深部的肌层组成。舌肌由纵行、横行及垂直等不同走行的骨骼肌交织构成。舌黏膜由复层扁平上皮和固有层组成，舌根部黏膜内有许多淋巴小结，构成舌扁桃体。舌背的黏膜较厚，表面形成许多乳头状隆起称舌乳头（lingual papilla）。舌乳头有 4 种类型。

（1）丝状乳头（filiform papilla）　遍布于舌背，数目最多。乳头呈圆锥形突起，尖端略向咽部倾斜，浅层上皮细胞角化（图 14–1），与黏液及食物残渣混合成舌苔。

（2）菌状乳头（fungiform papilla）　多分散在舌尖与舌缘的丝状乳头之间，数目较少。乳头呈蘑菇状，上皮不角化（图 14–2），内有味蕾。

（3）轮廓乳头（circumvallate papilla）　分布于舌界沟前方呈“V”形排列，有 7 ~ 12 个，形体较大，顶端宽而平坦，乳头周围的黏膜凹陷形成较深的环沟（图 14–3）。沟两侧的上皮内嵌有许多味蕾，沟底有味腺导管的开口。味腺为浆液腺，位于固有层中，其分泌物不断冲洗味蕾表面的食物残渣，以利于味蕾感受新的刺激。

（4）叶状乳头（foliate papilla）　位于舌的两侧，界沟前方。人的叶状乳头随年龄增长而逐渐退化，但兔等其他哺乳动物仍保留大量叶状乳头。

2. 味蕾（taste bud）　是味觉感受器，可感知酸、甜、苦、咸和鲜至少 5 种味道。呈卵圆形，主要分布于轮廓乳头、菌状乳头和叶状乳头，少数位于软腭、咽及会厌处。味蕾顶端表面上皮凹陷形成味孔，每个味蕾由 50 ~ 100 个细胞组成。电镜下，味蕾细胞可分为四种类型，即Ⅰ型细胞、Ⅱ型细胞、Ⅲ型细胞和Ⅳ型细胞（图 14-4，图 14-5）。

（1）Ⅰ型细胞　数量最多，主要位于味蕾的周边部或Ⅱ型细胞、Ⅲ型细胞之间。细胞呈狭长的梭形，位于基膜上。细胞顶部游离面有大量粗大的指状微绒毛，延伸出味孔外呈刷状。胞质内含浓密的微丝和大量的致密颗粒，还可见发达的粗面内质网和高尔基复合体、髓样小体和线粒体等，核糖体散在，偶可见中心粒。细胞核为不规则的长卵圆形，位于细胞基底部或中部，核膜内侧有较多异染色质聚集，常表现出大量核膜内凹（图 14-5）。Ⅰ型细胞也称为胶质样细胞，主要起支持和分泌作用，也参与离子再分配和神经递质的清除，类似于中枢神经系统中神经胶质细胞的功能。

（2）Ⅱ型细胞　数量较多，位于味蕾的中部。细胞从基膜伸向味孔，顶部胞质内有清亮小泡，微丝少而分散，因而胞质较透明。细胞顶部微绒毛的数量随细胞在味蕾所处位置而异，位于味蕾偏外侧的细胞没有微绒毛，位于中央的细胞有粗短的微绒毛止于味孔。在细胞核周围和上方，有许多滑面内质网和高尔基复合体，偶见中心粒。胞质内还含有散在的粗面内质网、游离核糖体和糖原颗粒。细胞核较大，呈圆形或卵圆形，核膜光滑，核基质均匀，异染色质少（图 14-4，图 14-5）。Ⅱ型细胞也称为受体细胞，具有 G 蛋白偶联受体，能感受甜味、苦味和鲜味，但对酸味和咸味的刺激没有反应。

（3）Ⅲ型细胞　数量较少，位于Ⅰ型细胞之间。细胞顶端无微绒毛，而是发出圆钝的突起，少数突起穿过致密物质到达味孔。胞质内可见散在的线粒体、游离核糖体、粗面内质网和滑面内质网。高尔基复合体发达，其成熟面有浓缩小泡。细胞核为不规则的圆形或卵圆形，核膜常内陷形成深沟，胞核的电子密度介于Ⅰ型细胞和Ⅱ型细胞之间。核周和基部胞质内有许多致密小泡和清亮小泡，在增厚的突触前膜内侧常成串堆积，小泡内含有突触蛋白，参与神经递质的合成（图 14-4）。Ⅲ型细胞也称为突触前细胞，与神经纤维形成典型的化学突触，可感受酸味的刺激。

（4）Ⅳ型细胞　数量最少，又称为基底细胞，位于味蕾基底部。胞体呈多角形，细胞核为不规则的多边形。胞质内有线粒体、游离核糖体及微丝束，粗面内质网不发达，无致密颗粒。细胞顶端不延伸至味孔（图 14-4，图 14-5）。Ⅳ型细胞可能是未分化或未成熟的味蕾细胞。

（三）牙

牙是人体最坚硬的器官，由牙本质、牙釉质、牙骨质三种钙化的硬组织和牙髓软组织构成，牙根周围的牙周膜、牙槽骨骨膜和牙龈统称牙周组织。牙的主要功能是咀嚼食物、辅助发音和维持面部形态等。

1. 牙本质　为牙的主体，主要由牙本质小管和间质构成。牙本质小管自牙髓腔面向周围呈放射状走行，有分支成网。在牙本质的内表面存在一层成牙本质细胞，其突起可伸入牙本质小管。此外，在牙本质小管内可见感觉神经末梢。牙本质由成牙本质细胞分泌有机基质后钙化而形成，在成牙本质细胞层与钙化的牙本质之间存在前期牙本质（图 14-6）。

2. 牙釉质　包在牙冠部的牙本质表面，由釉柱和少量的间质构成。牙釉质由高柱状的成釉细胞不断分泌釉质基质后钙化而形成。在釉质形成过程中，成釉细胞在靠近釉牙本质界的一端可形成一短的圆锥形突起，称为成釉细胞突（又名托姆斯突），突内含有分泌颗粒，而细胞内含丰富的蛋白质合成细胞器（图 14-7）。

3. 牙骨质 包在牙根部的牙本质表面，其组成和结构与骨组织相似。

4. 牙髓 位于髓腔内，为一种特殊的结缔组织，内含自牙根孔进入的血管、淋巴管和神经纤维，为牙本质和牙釉质提供营养和支持。牙髓和牙本质之间可见成牙本质细胞，为牙髓内最具特征的细胞。

三、咽

咽分为口咽、鼻咽和喉咽三部分。黏膜由上皮和固有层组成。口咽表面覆以未角化的复层扁平上皮，鼻咽和喉咽主要为假复层纤毛柱状上皮。固有层的结缔组织内有丰富的淋巴组织及黏液腺或混合腺，深部有一层弹性纤维。肌层由内纵与外斜或环行的骨骼肌组成，其间可有黏液腺。外膜为含有丰富的血管及神经纤维的纤维膜。

四、食　管

食管是运送口腔食物到胃的通道，其腔面有 7～10 条纵行皱襞，食物通过时皱襞暂时消失。

1. 黏膜 上皮为未角化的复层扁平上皮（图 14-8），下端与胃贲门部的单层柱状上皮骤然相接，该处是食管癌的易发部位。固有层为细密的结缔组织，并形成乳头突向上皮，在食管靠近贲门处可见少量的黏液腺。黏膜肌层由散在分布的纵行平滑肌束组成。

2. 黏膜下层 为疏松结缔组织，内含许多食管腺，其导管穿过黏膜开口于管腔。食管腺由黏液细胞构成，电镜下可见腺细胞的胞质内充满大量大小不等、低电子密度的黏原颗粒（图 14-9）。

3. 肌层 分内环与外纵两层，两层之间有肌间神经丛。食管上段为骨骼肌，下段为平滑肌，中段则兼具两者。食管两端的环行肌稍增厚，分别形成食管上、下括约肌。

4. 外膜 为纤维膜。

五、胃

胃是消化管的膨大部分，可储存食物并对食物进行机械性消化和初步化学性消化，吸收部分水、无机盐和醇类。

（一）黏膜

胃空虚时腔面可见许多不规则皱襞，充盈时皱襞消失。黏膜表面有许多浅沟，将黏膜分成许多胃小区。黏膜表面还可见许多由上皮向固有层凹陷所形成的不规则小孔，称胃小凹（gastric pit）（图 14-10）。胃小凹的底部有胃腺的开口。

1. 上皮 为单层柱状，主要为表面黏液细胞（surface mucous cell），并含少量干细胞和内分泌细胞。电镜下，表面黏液细胞游离面有短而稀疏的微绒毛，细胞衣明显。顶部胞质内有大量密集分布的黏原颗粒。黏原颗粒大部分致密而均匀，电子密度较高。胞质内高尔基复合体、线粒体和游离核糖体丰富，粗面内质网稀疏。胞核呈圆形或卵圆形，位于细胞基底部。细胞侧面的紧密连接发育良好，同时还存在缝隙连接和桥粒与相邻细胞相连（图 14–11）。紧密连接起屏障作用，防止胃腔内的化学物质进入胃壁。表面黏液细胞分泌黏液覆盖上皮，可润滑胃黏膜，使其免受食物中坚硬物质的机械损伤，还可与 HCO_3^- 共同构成黏液 – 碳酸氢盐屏障，对胃黏膜有重要保护作用。表面黏液细胞不断脱落，由干细胞增殖补充。正常胃上皮不存在杯状细胞，如果出现这种细胞，病理学上称此现象为胃的肠上皮化生，为胃癌的癌前病变表现。

2. 固有层　有大量紧密排列的胃腺（图 14–10），结缔组织内含成纤维细胞、浆细胞、肥大细胞、淋巴细胞、嗜酸性粒细胞及少量散在的平滑肌细胞。根据所在部位与结构的不同，胃腺分为胃底腺、贲门腺和幽门腺，其中胃底腺数量最多，功能最重要。

胃底腺（fundic gland）分布于胃底和胃体部，为分支管状腺，可分为三部分，即颈、体与底部，主要由主细胞、壁细胞、颈黏液细胞、干细胞及内分泌细胞组成。

（1）主细胞（chief cell）　又称胃酶细胞，数量最多，在腺的底部排列较密集，是典型的蛋白质分泌细胞。电镜下，细胞表面有短而稀疏的微绒毛，顶部胞质内有许多大小不等、有膜包裹的酶原颗粒。细胞核内常染色质丰富，核周有大量粗面内质网、游离核糖体与发达的高尔基复合体（图 14–12 ~ 图 14–14）。主细胞合成和分泌胃蛋白酶原，胃蛋白酶原在盐酸的激活下形成胃蛋白酶，可对蛋白质进行初步的化学性消化。

（2）壁细胞（parietal cell）　又称泌酸细胞，主要分布于腺的体部（图 14–15）和颈部（图 14–16，图 14–17）。细胞体积较大，呈圆锥形。电镜下可见胞质内含大量的线粒体，核周存在丰富的细胞内分泌小管（intracellular secretory canaliculus）和微管泡系统（tubulovesicular system）（图 14–15）。前者迂曲分支，由游离面胞膜内陷形成，小管开口于腺腔，其腔面有大量不规则的微绒毛；后者位于细胞内分泌小管周围，为表面光滑的管状小泡，其膜结构与分泌小管完全相同（图 14–16 ~ 图 14–19）。分泌小管和微管泡系统因壁细胞的功能状态不同而表现出结构差异。当壁细胞处于静止期时，分泌小管不发达，微绒毛短而稀疏，而微管泡系统则很发达；当壁细胞处于分泌期时，分泌小管长而迂曲，微绒毛增多变长，并填充分泌小管管腔，使细胞游离面的表面积扩大约 5 倍，而微管泡系统的数量剧减。由此可见，微管泡系统是分泌小管的储备形式。

壁细胞能合成和分泌盐酸。盐酸能激活胃蛋白酶原，还有杀菌作用。人的壁细胞还分泌内因子，内因子可与食物中的维生素 B_{12} 结合，防止维生素 B_{12} 被酶分解，并促进其吸收，供红细胞生成所需。在胃次全切除术后或患萎缩性胃炎等疾病的患者，其壁细胞数目减少，内因子分泌不足，维生素 B_{12} 吸收障碍，可导致恶性贫血。

（3）颈黏液细胞（neck mucous cell）　数量较少，位于腺颈部，较表面黏液细胞小，常呈楔形夹在其他细胞之间。电镜下，游离面有少量短小的微绒毛，核上方有很多圆形或卵圆形的黏原颗粒，颗粒的电子密度差异显著。胞质内高尔基复合体发达，含有粗面内质网和散在分布的线粒体（图 14–20）。颈黏液细胞分泌可溶性的弱碱性黏液，对黏膜有保护作用。

（4）干细胞　分布于胃小凹底部到胃底腺颈部处，普通标本中不易辨认，它能不断分裂，分化为表面黏液细胞或其他胃底腺细胞。

（5）内分泌细胞　见本章第八部分。

3. 黏膜肌层 由内环与外纵两薄层平滑肌组成。内环肌的部分细胞伸入固有层腺体之间，其收缩有助于腺体分泌物的排出。

（二）黏膜下层

黏膜下层为疏松结缔组织，内含较大的血管、淋巴管和神经，还可见成群的脂肪细胞。

（三）肌层与外膜

胃的机械性能如储存、混合、研磨食物和排空食糜，都依赖其肌性结构，故胃的肌层较厚，一般由内斜、中环及外纵三层平滑肌构成。环行肌在贲门和幽门部增厚，分别形成贲门括约肌和幽门括约肌。外膜为浆膜。

六、小　肠

小肠（small intestine）分为十二指肠、空肠和回肠，是消化管中最长的一段，为消化和吸收的主要部位。管壁也由四层构成，但各部分的管壁结构各具特征。

（一）黏膜

小肠腔面有环行皱襞；黏膜表面有发达的小肠绒毛（intestinal villus）（图 14–21），绒毛以十二指肠和空肠头段最发达；黏膜上皮中吸收细胞游离面有发达的微绒毛（图 14–22）。环行皱襞、小肠绒毛及微绒毛可使小肠的表面积扩大 400 ~ 600 倍。相邻绒毛根部的上皮向固有层内陷形成小肠腺（small intestinal gland），呈单管状，直接开口于肠腔（图 14–21），亦有增加黏膜表面积的作用。

1. 上皮 为单层柱状。由吸收细胞、杯状细胞和少量内分泌细胞组成（图 14–22，图 14–23）。在肠腺除上述细胞外，还有帕内特细胞和干细胞。

（1）吸收细胞（absorptive cell） 数量最多，呈高柱状。电镜下，细胞游离面可见密集而规则排列的微绒毛，每个吸收细胞有 2 000 ~ 3 000 根微绒毛（图 14–24 ~ 图 14–26），使细胞游离面面积扩大约 30 倍。此外，微绒毛表面尚有一层厚 0.1 ~ 0.5 μm 的细胞衣（图 14–27），它是吸收细胞产生的糖蛋白，内有参与消化糖类和蛋白质的双糖酶和肽酶，细胞衣还吸附有胰蛋白酶、胰淀粉酶等，是消化吸收的重要部位。微绒毛内部有纵行微丝，微丝向下延伸并附着于顶部胞质的终末网（图 14–28）。终末网的收缩使微绒毛远端彼此离散，从而拓宽微绒毛的空间，暴露更多的表面积以便吸收。胞质内有丰富的线粒体和滑面内质网，与脂肪的吸收有关。吸收细胞侧面有连接复合体（图 14–27），其中的紧密连接具有屏障作用，可阻止肠腔内物质由细胞间隙进入组织，保证选择性吸收的进行。

（2）杯状细胞（goblet cell） 为单细胞腺，呈高脚杯状，散在于吸收细胞之间。电镜下，细胞游离面的微绒毛少而短，核上方胞质内含大量低电子密度、有膜包裹的黏原颗粒（图 14–29，图 14–30），可分泌黏液，有润滑保护作用。分泌后的细胞顶部常见较深的凹陷，但细胞表面的质膜仍保持完整（图 14–31）。从十二指肠至回肠末段，杯状细胞逐渐增多。

（3）帕内特细胞（Paneth cell） 是小肠腺的特征性细胞，呈锥体形，位于腺底部，以回肠为多，常三五成群分布。电镜下，细胞具有合成和分泌蛋白的超微结构特点，顶部细胞质充满粗大的分泌颗粒，颗粒内有均质的高电子密度物质（图 14–32），颗粒数量因细胞分泌状态不同而异。颗粒能分泌吞噬素和溶菌酶等，对肠道微生物有杀灭的作用。

（4）内分泌细胞　见本章第八部分。

（5）干细胞　位于小肠腺的中间偏下部，胞体较小，形态上缺乏特征性，但能不断增殖、分化、向上迁移，补充脱落的吸收细胞和杯状细胞，也能分化为帕内特细胞和内分泌细胞。

2. 固有层　为细密结缔组织，含丰富的淋巴细胞、浆细胞、巨噬细胞、嗜酸性粒细胞、肥大细胞和大量的小肠腺。小肠腺为单管状腺，由上皮下陷至固有层形成，直接开口于肠腔（图 14–33）。肠壁的固有层中还有淋巴小结，其中十二指肠和空肠多为孤立淋巴小结，但在回肠多为集合淋巴小结（图 14–34），可穿过黏膜肌层抵达黏膜下层。淋巴小结主要功能为对肠腔内异物进行局部免疫防御。

3. 黏膜肌层　由内环和外纵两薄层平滑肌组成。

（二）黏膜下层

黏膜下层为疏松结缔组织，含较多的血管和淋巴管。十二指肠的黏膜下层内有十二指肠腺，为复管泡状的黏液腺，其导管穿过黏膜肌层开口于小肠腺底部。此腺分泌碱性黏液，可保护十二指肠黏膜免受酸性胃液的侵蚀。

（三）肌层和外膜

肌层由内环与外纵两层平滑肌组成，肌层间有肌间神经丛（图 14–35，图 14–36）。外膜除部分十二指肠壁为纤维膜外，其余部分均为浆膜。

七、大　肠

大肠分为盲肠、阑尾、结肠、直肠和肛管，除阑尾和肛管外，其余各段结构相似，主要功能是吸收水分和电解质，将食物残渣形成粪便排出。

（一）盲肠、结肠和直肠

盲肠、结肠和直肠的组织学结构相似。黏膜无绒毛，表面光滑，在结肠袋之间的横沟处有半月形皱襞。上皮为单层柱状，由吸收细胞和大量杯状细胞组成，含少量干细胞和内分泌细胞，无帕内特细胞。吸收细胞表面的微绒毛短小而稀疏（图 14–37，图 14–38）。固有层结缔组织内含有丰富的浆细胞和巨噬细胞等（图 14–39），可见大量单管状的大肠腺，粗而直（图 14–40，图 14–41）；固有层内还有散在的孤立淋巴小结。黏膜肌层同小肠。黏膜下层含有小动脉、小静脉及淋巴管，并可见成群脂肪细胞。肌层由内环和外纵两层平滑肌组成，内环肌节段性局部增厚，形成结肠袋；外纵肌局部增厚形成结肠带，带间的纵行肌很薄。外膜在盲肠、横结肠、乙状结肠为浆膜；在升结肠与降结肠的前壁为浆膜，后壁为纤维膜；在直肠上 1/3 段的大部、中 1/3 段的前壁为浆膜，余为纤维膜。外膜结缔组织中常有脂肪细胞聚集构成的肠脂垂。

（二）阑尾

阑尾为似小手指状的器官，管腔小而不规则；肠腺短而少，排列稀疏，无绒毛。上皮、固有层及肠腺的结构与前述的大肠相似，但杯状细胞甚少。固有层内有极丰富的淋巴组织，常形成集合淋巴小结，并突入黏膜下层，致使黏膜肌层很不完整；肌层很薄；外覆浆膜。阑尾具有黏膜免疫功能。

（三）肛管

肛管位于直肠与肛门之间，自上而下肠腺逐渐变短，杯状细胞增多。在齿状线以上的肛管黏膜结构与直肠相似。在齿状线处，肠腺消失，黏膜上皮由单层柱状上皮骤变为复层扁平上皮，含较多色素。黏膜肌层消失，在肛管固有层和黏膜下层的结缔组织中有丰富的静脉丛，如静脉淤血扩张则形成痔。此外，固有层中还有环肛腺和丰富的皮脂腺。肌层为内环、外纵两层平滑肌，环行肌增厚形成肛门内括约肌。近肛门处，纵行肌周围有由骨骼肌形成的肛门外括约肌。

八、消化管黏膜的内分泌细胞

胃肠内分泌细胞主要位于肠隐窝的中下部，绒毛上皮处少，形态呈不规则的锥体形，多数细胞基底部附于基膜上，胞质中含有一些粗面内质网和高尔基复合体，其特点是底部细胞质中含有大量分泌颗粒，故也称基底颗粒细胞，但分泌颗粒的大小、形状、电子密度依细胞种类而异（图 14-42 ~ 图 14-44）。根据内分泌细胞顶部是否达到腔面，可将其分为开放型和闭合型两种。开放型细胞多呈锥形，顶部可达腔面，游离面有微绒毛伸入腔内，可感受腔内食物、消化液及酸碱度变化的刺激，具有化学感受器的功能；闭合型细胞多呈梭形，细胞顶部被相邻细胞覆盖而未露出腔面，沿基膜分布，细胞伸出较长突起，达相邻细胞，属于旁分泌型细胞。

（张庆梅　罗　彬）

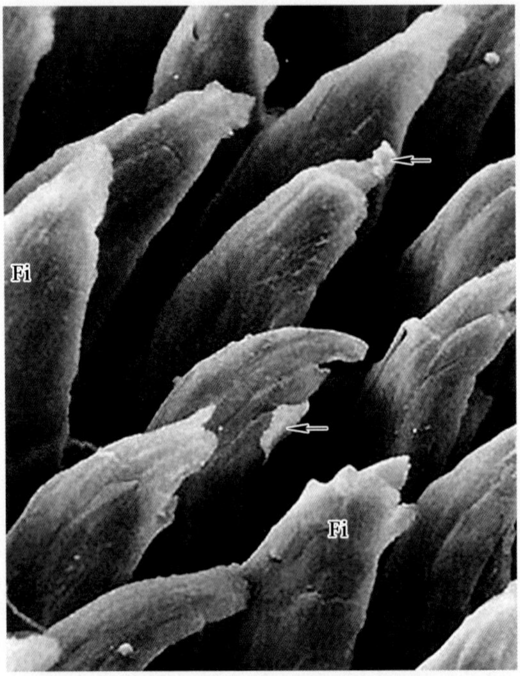

图 14-1 丝状乳头（大鼠舌体，SEM）
可见丝状乳头（Fi）角化上皮的鳞片状脱屑（←）。

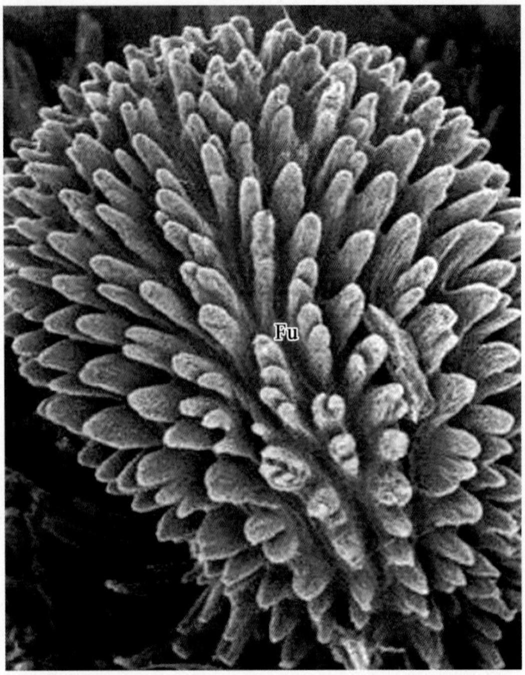

图 14-2 菌状乳头（Fu）（SEM）（大鼠舌体）

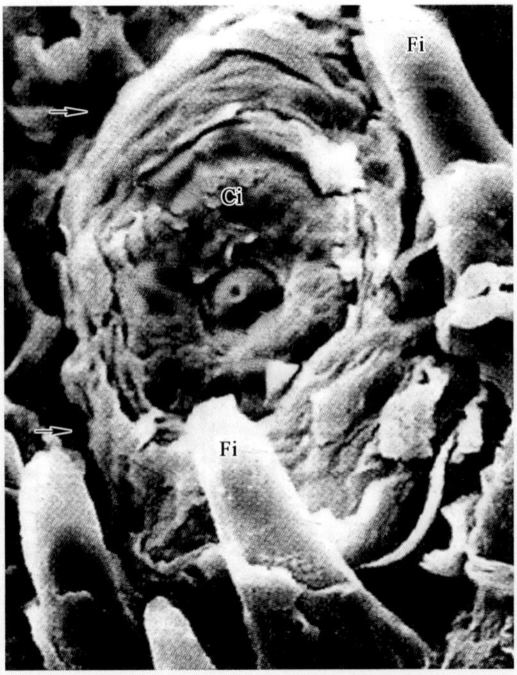

图 14-3 轮廓乳头（SEM）（小鼠舌体）
轮廓乳头（Ci）周围有环沟（→）。图中亦可见丝状乳头（Fi）。×500

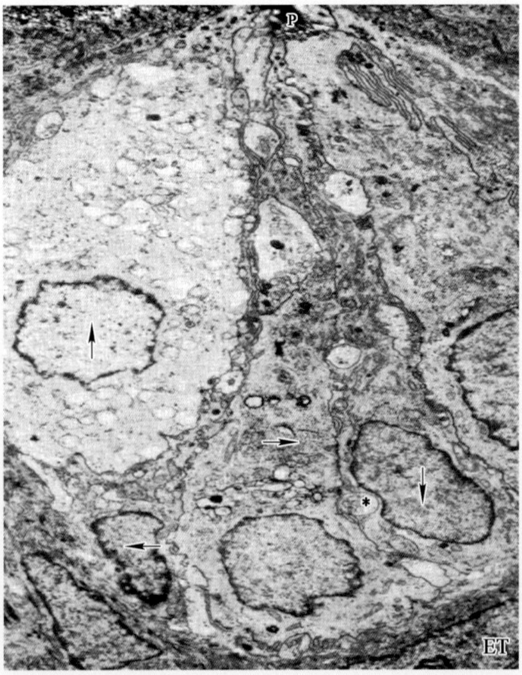

图 14-4 味蕾（兔舌叶状乳头）
味孔（P），Ⅱ（↑）、Ⅲ（↓）和Ⅳ（←）型味蕾细胞，味觉神经纤维（→），突触小泡样颗粒（*），上皮组织（ET）。×4 500

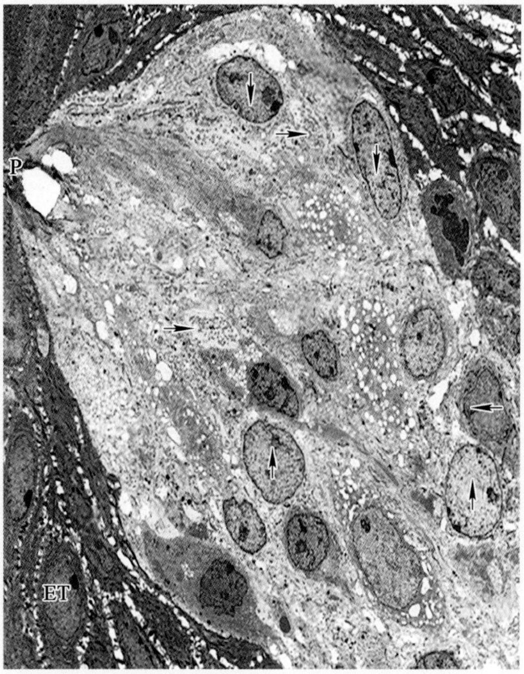

图 14-5 味蕾（羊会厌）
味孔（P），Ⅰ（↓）、Ⅱ（↑）和Ⅳ（←）型味蕾细胞，味觉神经纤维（→），上皮组织（ET）。×2 500

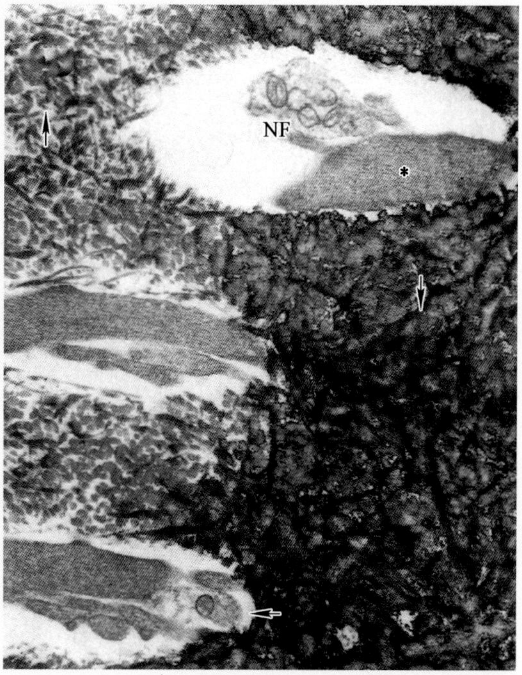

图 14-6 牙本质（大鼠）
前期牙本质（↑），牙本质（↓），成牙本质细胞突（*），神经纤维（NF），牙本质小管（←）。×9 300

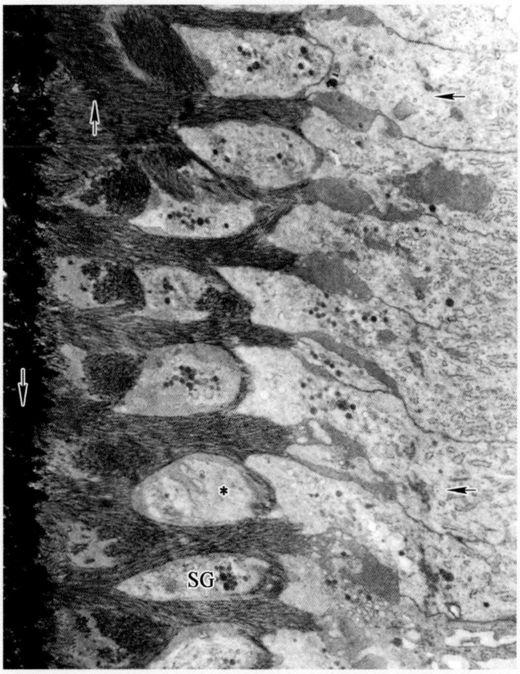

图 14-7 牙胚（新生大鼠）
成釉细胞（←），成釉细胞突（*），分泌颗粒（SG），牙本质（↓），牙釉质（↑）。×2 800

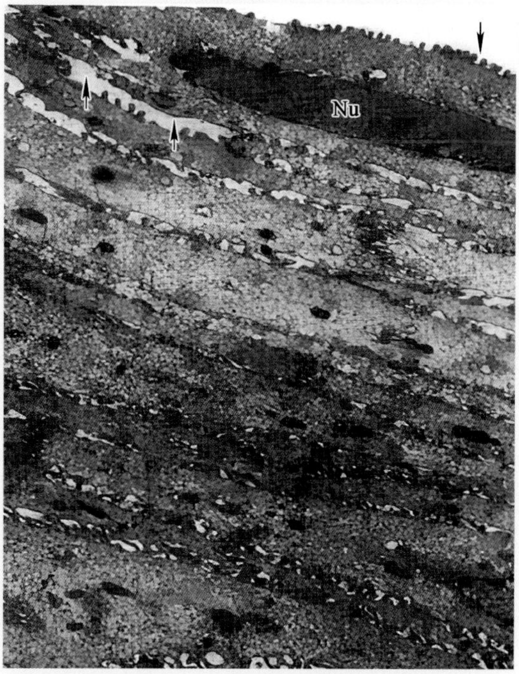

图 14-8 食管黏膜上皮（狗食管）
游离面凹凸不平（↓），浅层细胞核（Nu），细胞间隙（↑）。×6 000

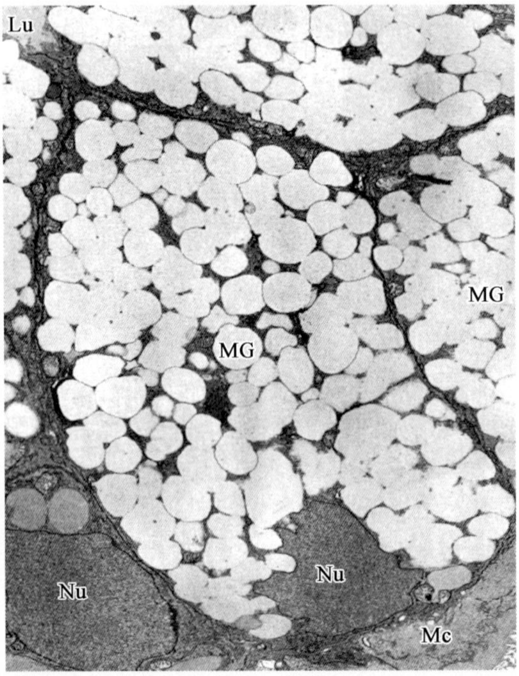

图 14-9　食管黏液腺（人食管）
腺腔（Lu），腺细胞核（Nu），黏原颗粒（MG），肌上皮细胞（Mc）。×4 500

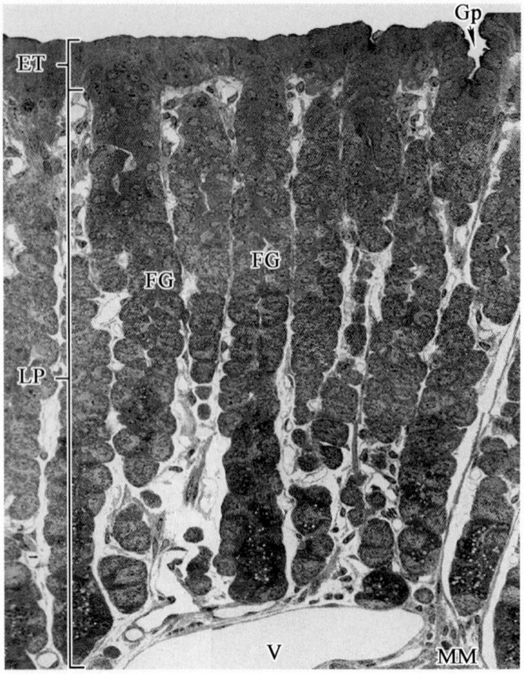

图 14-10　胃黏膜（小鼠胃）
上皮（ET），固有层（LP），黏膜肌层（MM），胃小凹（Gp），胃底腺（FG），血管（V）。×340

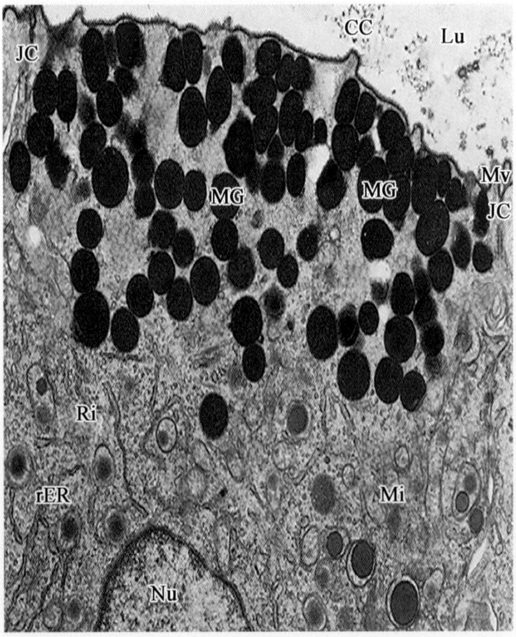

图 14-11　胃表面黏液细胞（小鼠胃）
管腔（Lu），细胞衣（CC），微绒毛（Mv），核糖体（Ri），粗面内质网（rER），线粒体（Mi），细胞核（Nu），黏原颗粒（MG），细胞连接（JC）。×11 000

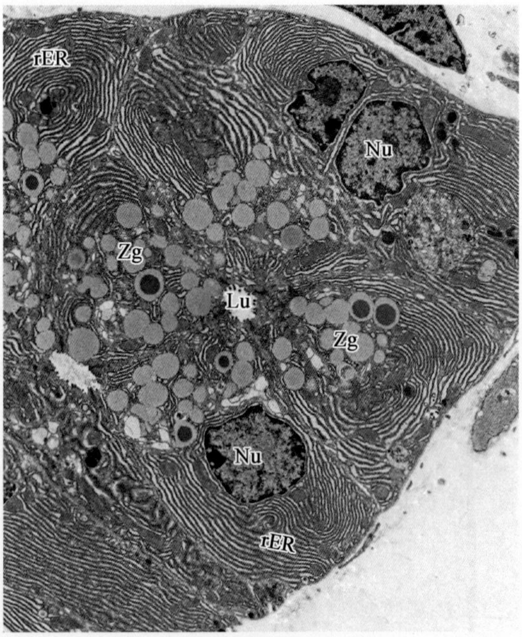

图 14-12　胃底腺主细胞（小鼠胃）
腺腔（Lu）周围可见大量主细胞，主细胞内有粗面内质网（rER）和胃蛋白酶原颗粒（Zg）。图中亦可见细胞核（Nu）。×5 000

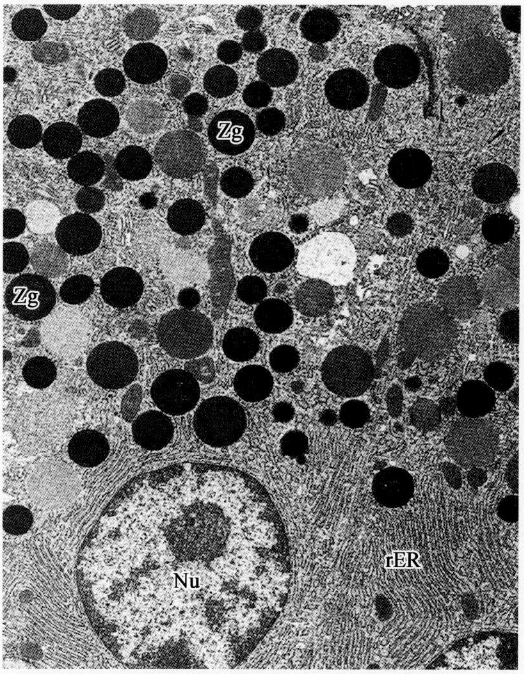

图 14-13 胃底腺主细胞（小鼠胃）

细胞核（Nu），粗面内质网（rER），胃蛋白酶原颗粒（Zg）。×4 300

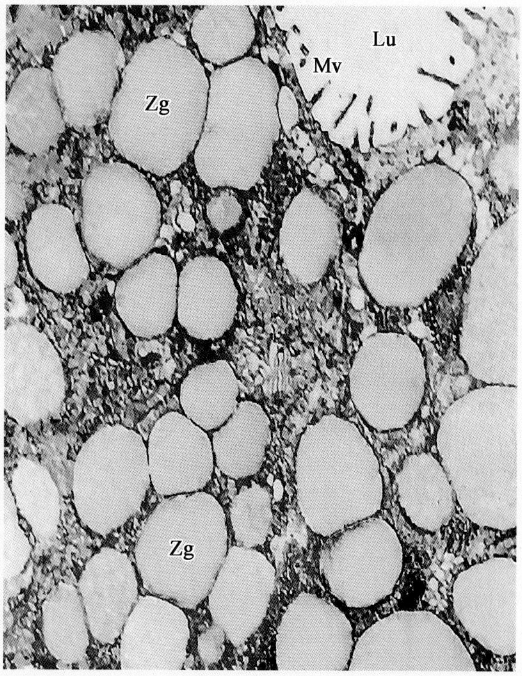

图 14-14 胃底腺主细胞的酶原颗粒（猴胃）

胃底腺腔（Lu），微绒毛（Mv），胃蛋白酶原颗粒（Zg）。×20 000

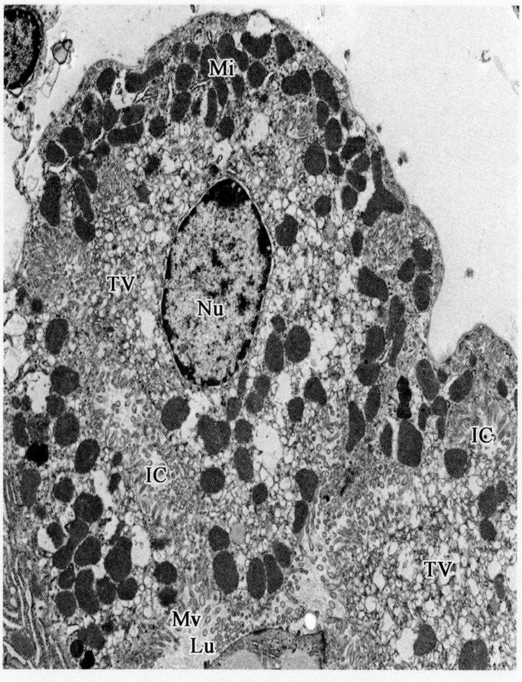

图 14-15 胃底腺体部壁细胞（小鼠胃）

细胞核（Nu），线粒体（Mi），微管泡系统（TV），细胞内分泌小管（IC），腺腔（Lu），微绒毛（Mv）。×8 000

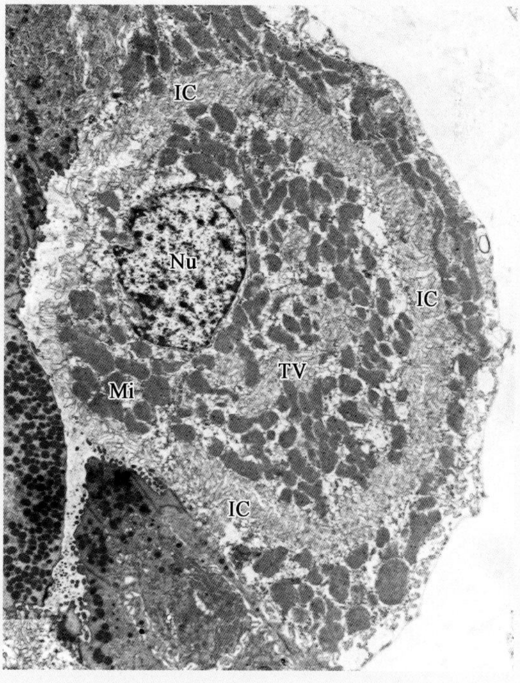

图 14-16 胃底腺颈部壁细胞（小鼠胃）

细胞核（Nu），线粒体（Mi），细胞内分泌小管（IC），微管泡系统（TV）。×6 000

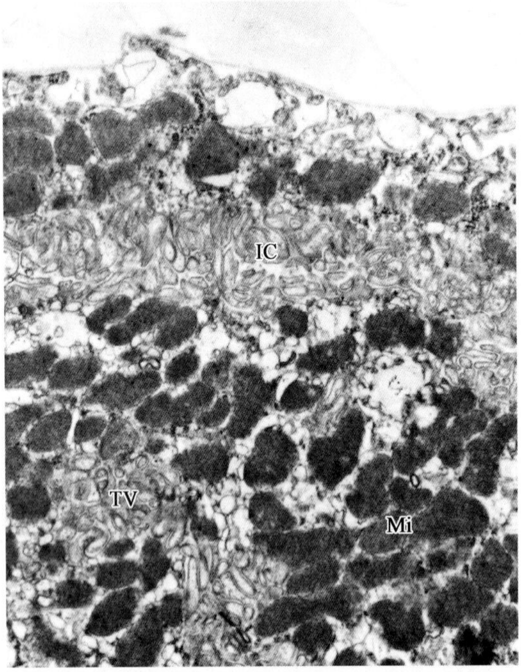

图 14-17　胃底腺颈部壁细胞（小鼠胃）
线粒体（Mi），细胞内分泌小管（IC），微管泡系统（TV）。×15 000

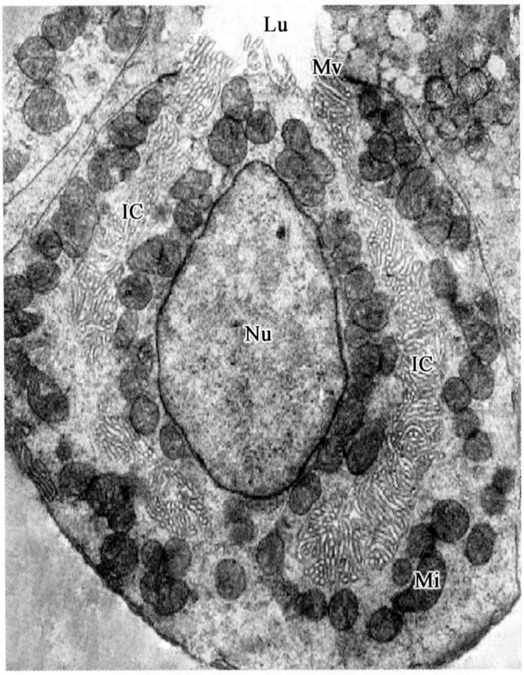

图 14-18　壁细胞的细胞内分泌小管（蝙蝠胃腺）
细胞核（Nu），线粒体（Mi），细胞内分泌小管（IC），腺腔（Lu），微绒毛（Mv）。×7 000

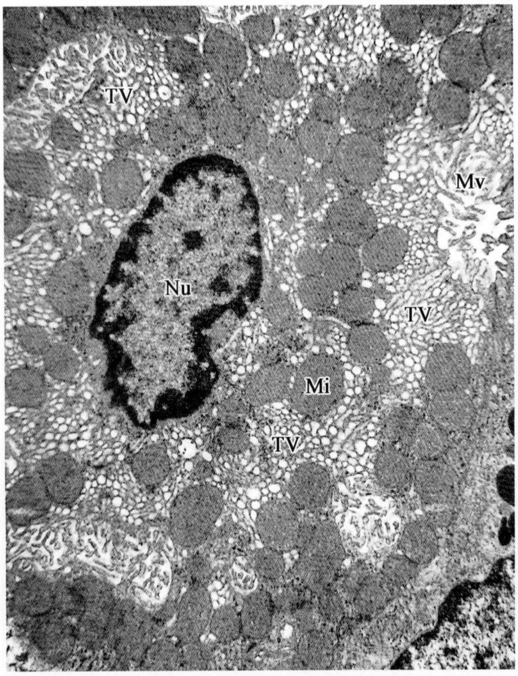

图 14-19　壁细胞的微管泡系统（人胃）
细胞核（Nu），微管泡系统（TV），线粒体（Mi），微绒毛（Mv）。

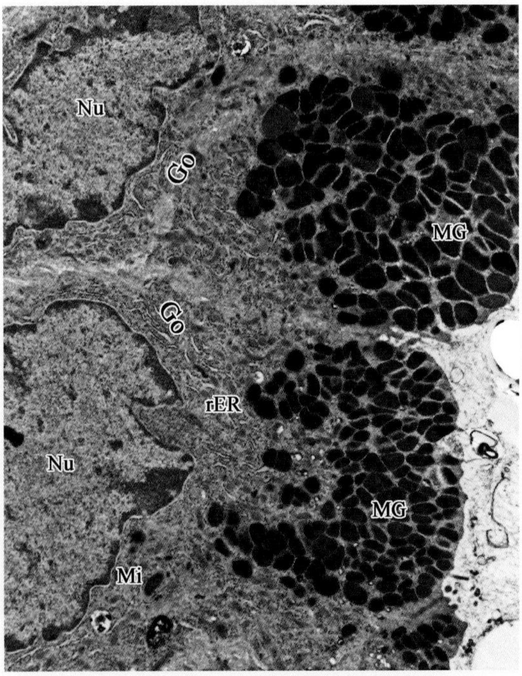

图 14-20　胃底腺颈黏液细胞（小鼠胃）
细胞核（Nu），高尔基复合体（Go），粗面内质网（rER），线粒体（Mi），黏原颗粒（MG）。×10 000

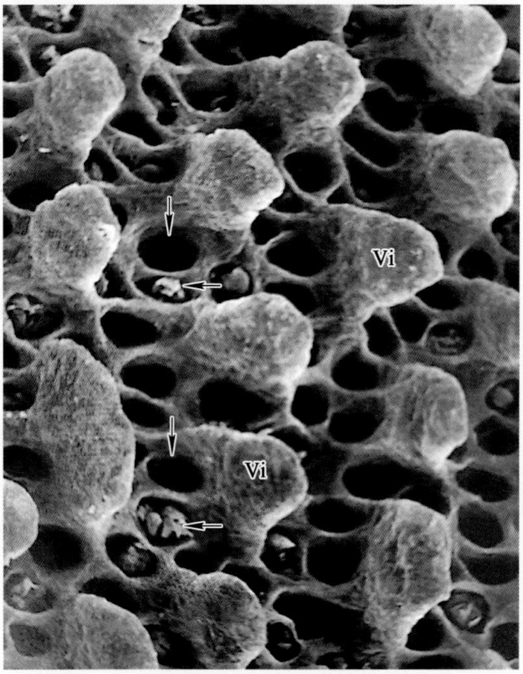

图 14-21 小肠绒毛表面观（SEM）
小肠绒毛（Vi），小肠腺的开口（↓），分泌物（←）。

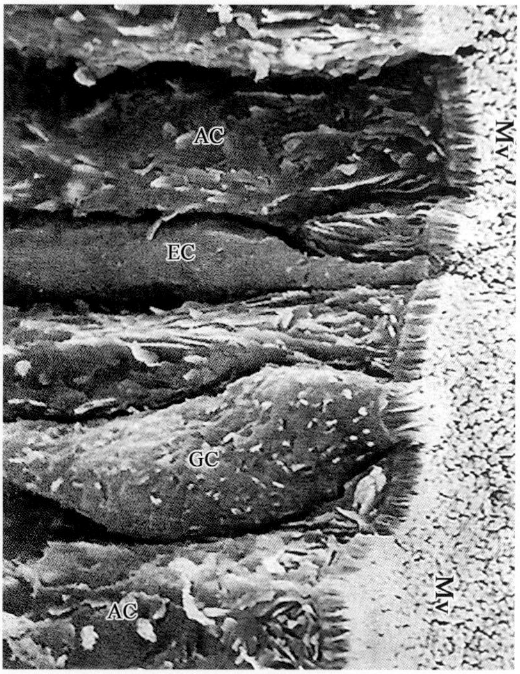

图 14-22 小肠黏膜上皮（SEM）
由吸收细胞（AC）、杯状细胞（GC）和内分泌细胞（EC）组成，有微绒毛（Mv）。

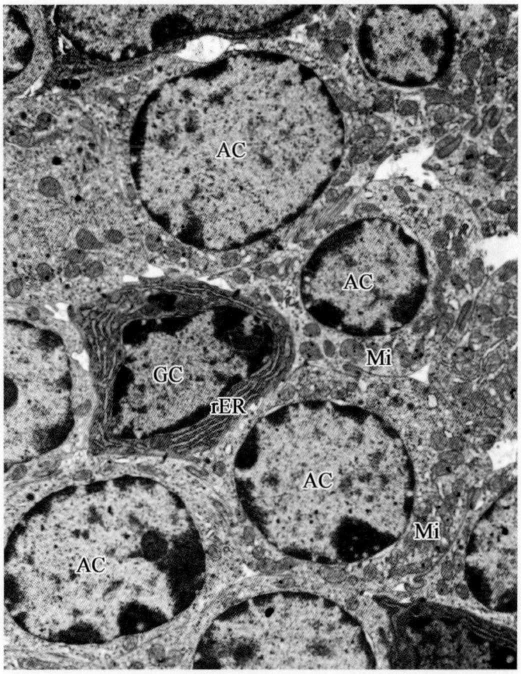

图 14-23 小肠黏膜上皮细胞（小鼠小肠）
吸收细胞（AC），线粒体（Mi），杯状细胞（GC），粗面内质网（rER）。×10 000

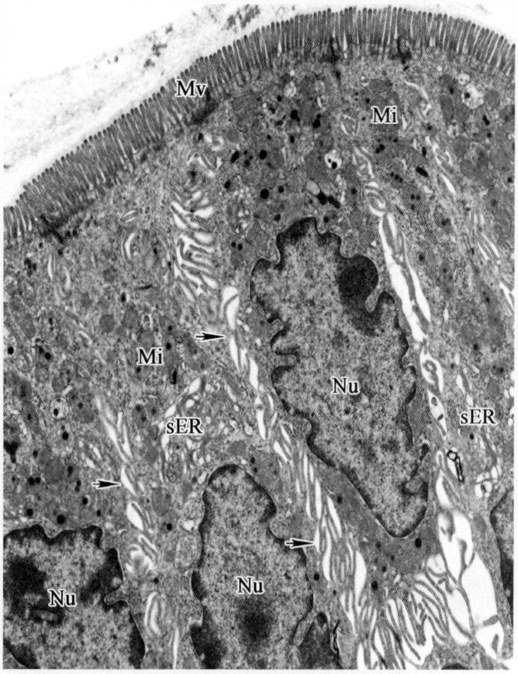

图 14-24 小肠吸收细胞游离面及侧面（小鼠小肠）
吸收细胞核（Nu），微绒毛（Mv），线粒体（Mi），滑面内质网（sER），皱褶（→）。×10 000

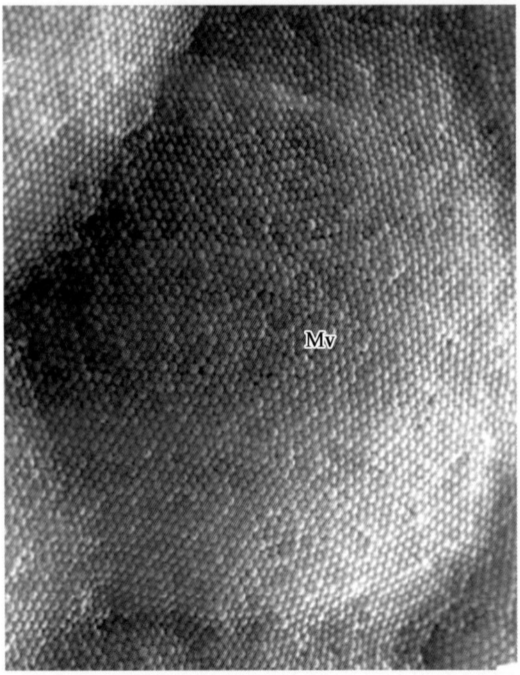

图 14-25 小肠上皮微绒毛表面观（SEM）
图中呈针点状密集排列的是微绒毛（Mv），每一个针点代表一根微绒毛。

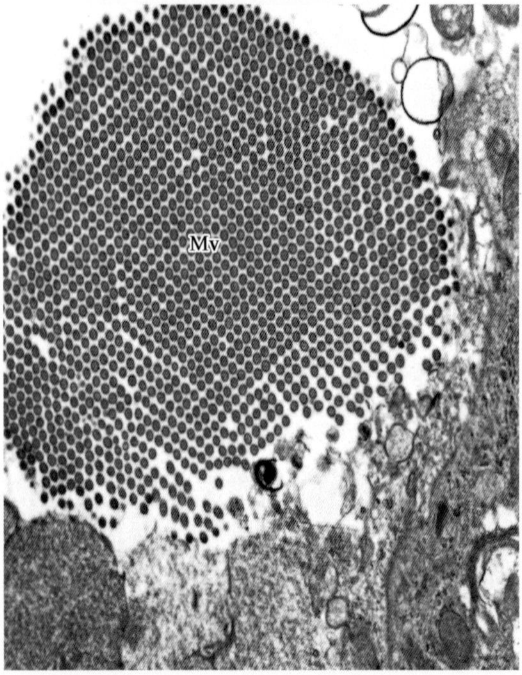

图 14-26 小肠上皮微绒毛（小鼠小肠）
图中呈针点状密集排列的是微绒毛（Mv），每一个针点代表一根微绒毛。×10 000

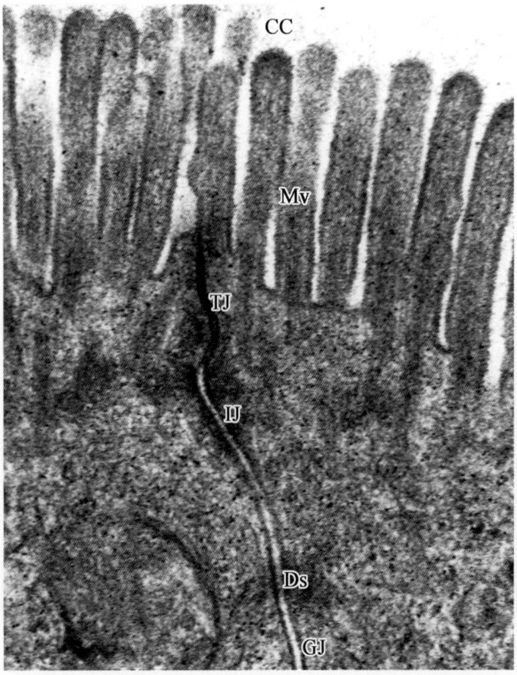

图 14-27 肠微绒毛表面的细胞衣（小鼠小肠）
微绒毛（Mv），细胞衣（CC），紧密连接（TJ），中间连接（IJ），桥粒（Ds），缝隙连接（GJ）。×8 000

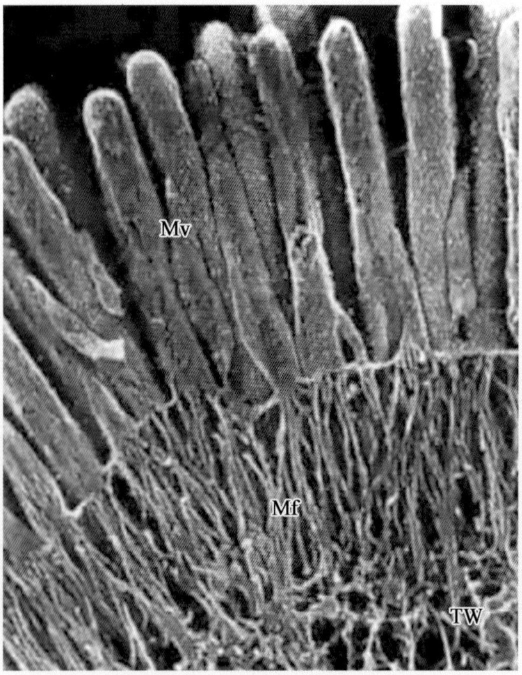

图 14-28 肠微绒毛内微丝（冷冻蚀刻）
微绒毛（Mv），纵行微丝（Mf），终末网（TW）。

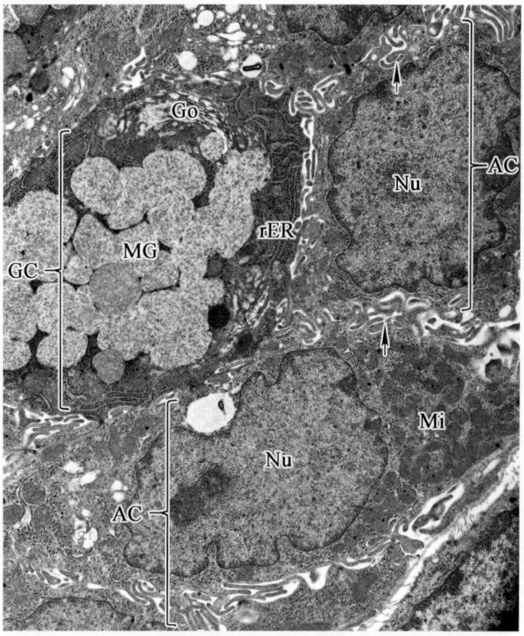

图 14-29 小肠黏膜上皮细胞横断面（小鼠小肠）
吸收细胞（AC），细胞核（Nu），线粒体（Mi），杯状细胞（GC），粗面内质网（rER），高尔基复合体（Go），黏原颗粒（MG），皱褶（↑）。×10 000

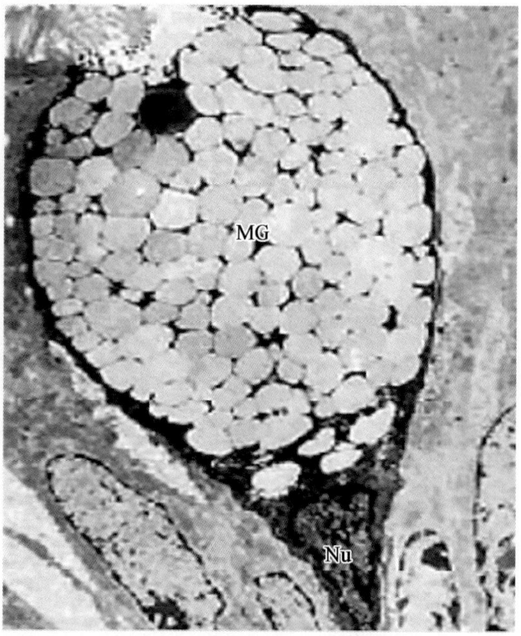

图 14-30 小肠上皮杯状细胞（GC）
细胞核（Nu），黏原颗粒（MG）。×10 000

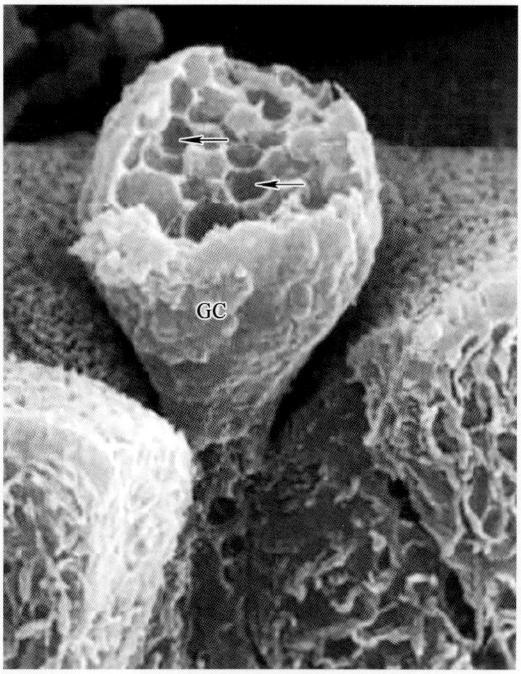

图 14-31 小肠上皮杯状细胞（SEM）
可见杯状细胞（GC）分泌黏液后留下的凹陷（←）。×5 000

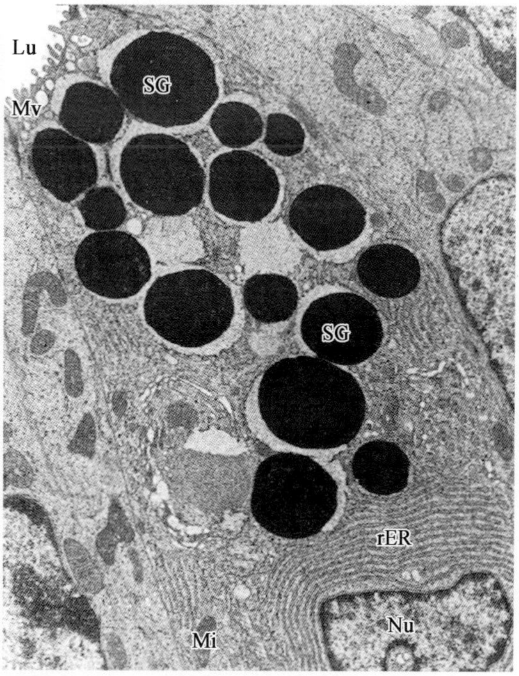

图 14-32 帕内特细胞（小鼠空肠）
腺腔（Lu），微绒毛（Mv），细胞核（Nu），粗面内质网（rER），分泌颗粒（SG），线粒体（Mi）。×8 500

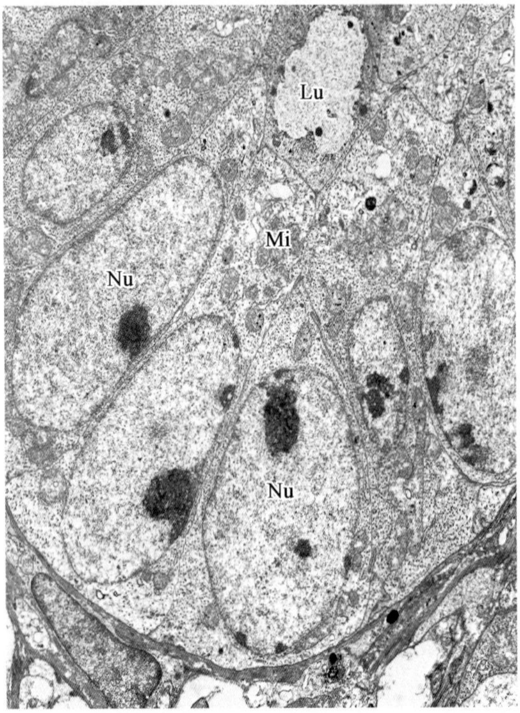

图 14-33 小肠腺底部（小鼠十二指肠）
腺腔（Lu），细胞核（Nu），线粒体（Mi）。×6 000

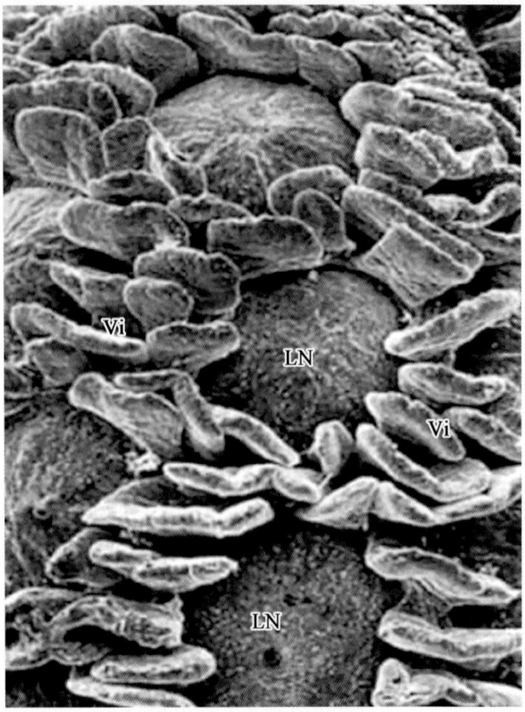

图 14-34 回肠集合淋巴小结（SEM）
淋巴小结（LN），小肠绒毛（Vi）。

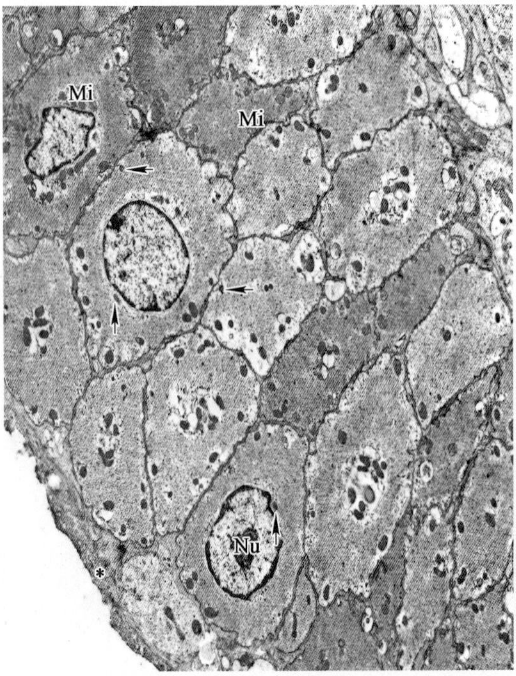

图 14-35 小肠肌层的外纵平滑肌（小鼠十二指肠）
外膜（*），细胞核（Nu），密斑（←），密体（↑），线粒体（Mi）。×7 000

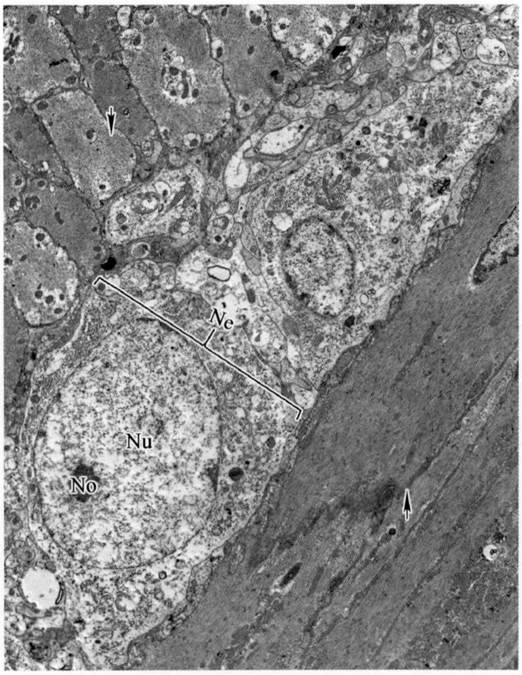

图 14-36 小肠肌间神经丛（小鼠十二指肠）
位于内环肌（↑）和外纵肌（↓）之间，可见神经元（Ne）及其细胞核（Nu）和核仁（No）。×6 000

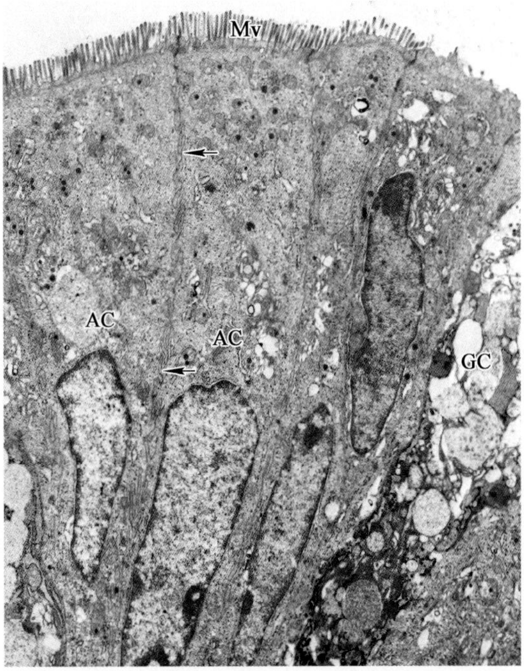

图 14-37 结肠黏膜上皮（小鼠大肠）
由吸收细胞（AC）和杯状细胞（GC）构成，可见微绒毛（Mv）和皱褶（←）。×7 000

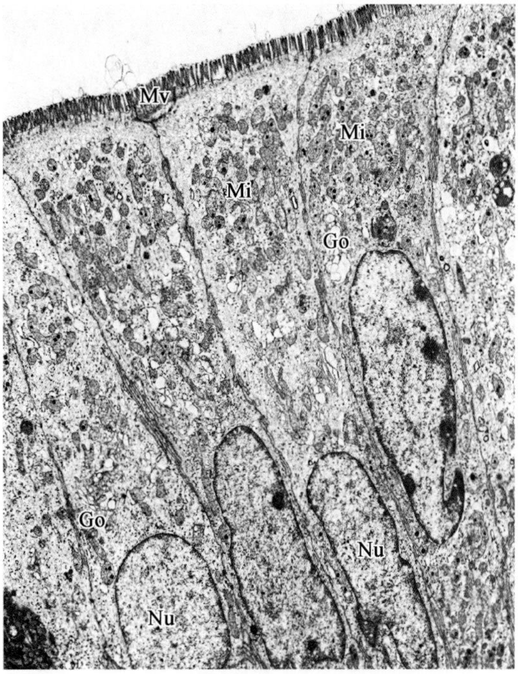

图 14-38 结肠黏膜吸收细胞（小鼠大肠）
微绒毛（Mv），细胞核（Nu），高尔基复合体（Go），线粒体（Mi）。×12 000

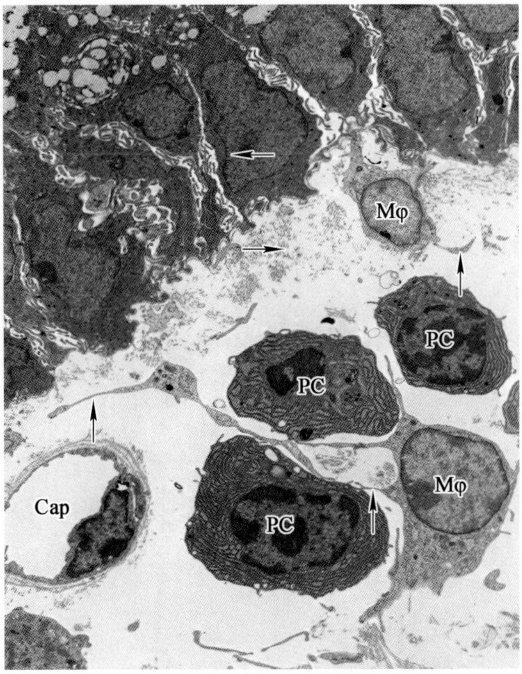

图 14-39 结肠黏膜固有层（小鼠结肠）
上皮（←），固有层（→），巨噬细胞（Mφ），伪足（↑），浆细胞（PC），毛细血管（Cap）。×5 000

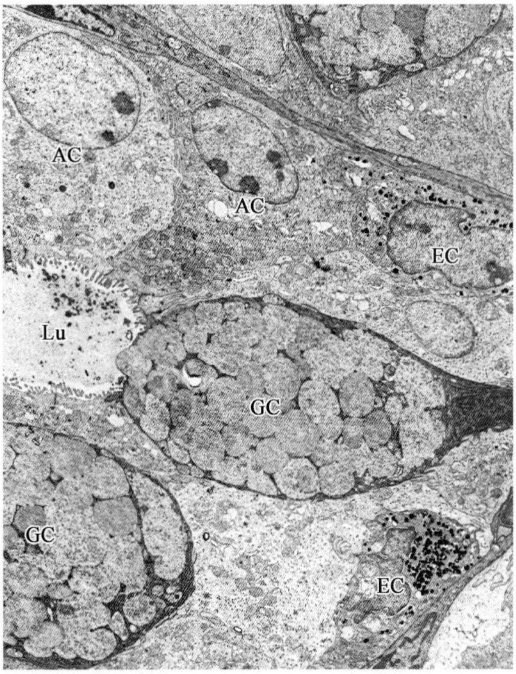

图 14-40 结肠腺（小鼠结肠）
由吸收细胞（AC），杯状细胞（GC）和内分泌细胞（EC）组成，有腺腔（Lu）。×5 000

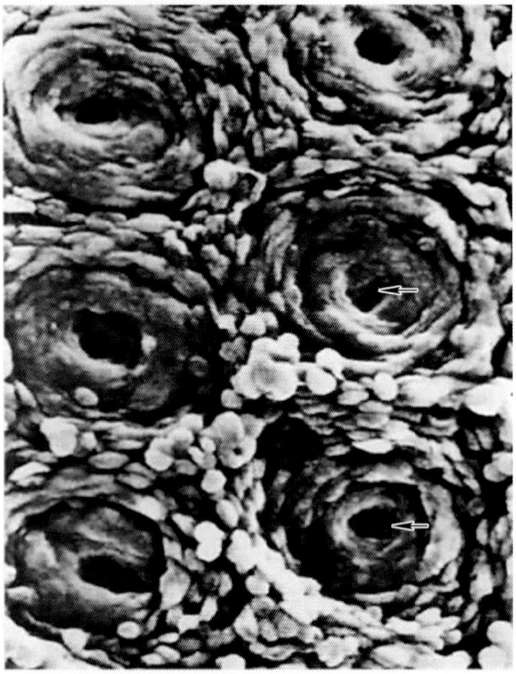

图 14-41 结肠腺表面观（SEM）（猴结肠）
腺体开口（←）。

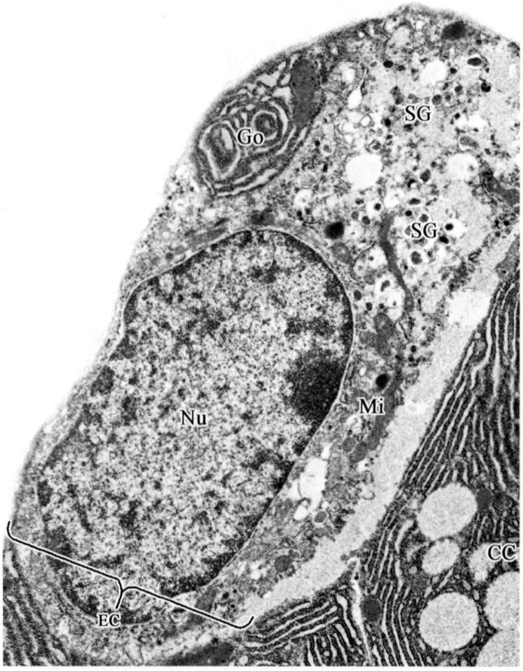

图 14-42 胃底腺内分泌细胞（小鼠胃）
主细胞（CC），内分泌细胞（EC），细胞核（Nu），高尔基复合体（Go），线粒体（Mi），分泌颗粒（SG）。×12 000

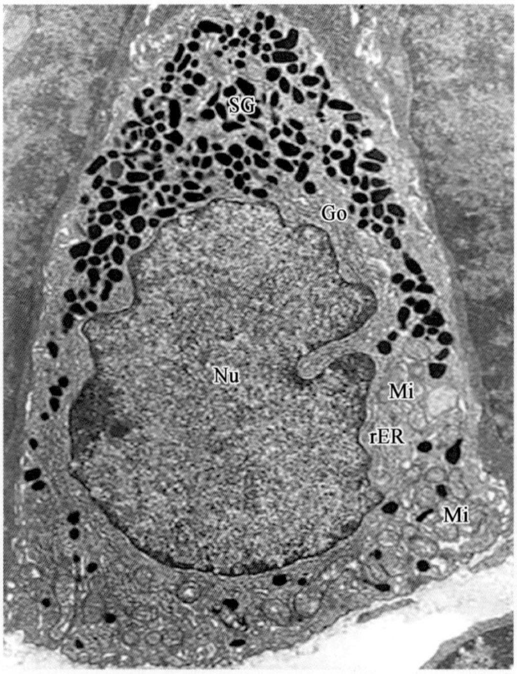

图 14-43 小肠黏膜内分泌细胞（小鼠小肠）
细胞核（Nu），线粒体（Mi），分泌颗粒（SG），粗面内质网（rER），高尔基复合体（Go）。×15 000

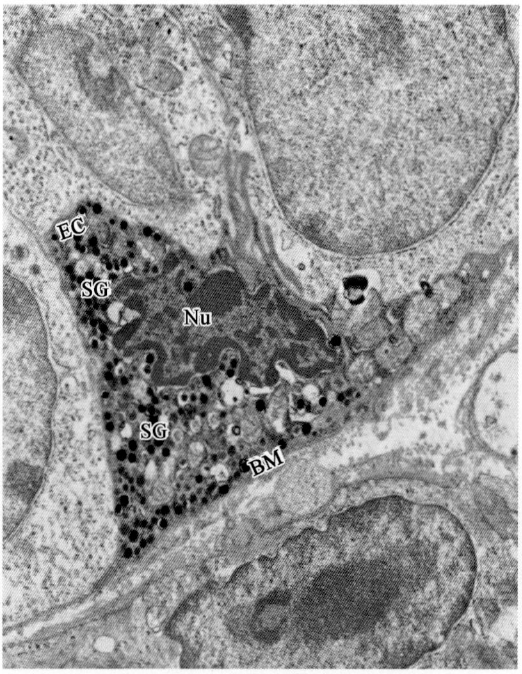

图 14-44 结肠腺内分泌细胞（小鼠结肠）
内分泌细胞（EC），基膜（BM），细胞核（Nu），分泌颗粒（SG）。×12 000

第15章 消化腺

消化腺由小消化腺和大消化腺组成。小消化腺分布于消化管壁内；大消化腺则独立于消化管，包括唾液腺、胰腺和肝，其分泌物通过导管输送入消化管，对从外界摄取来的食物进行消化。此外，有的消化腺还具有内分泌和其他的功能。

一、唾 液 腺

唾液腺（包括腮腺、下颌下腺和舌下腺）为复管泡状腺，外包结缔组织被膜。被膜的结缔组织伸入腺内，将腺分隔为小叶，血管、淋巴管和神经也同时进入腺内，构成腺的间质。腺实质由腺泡和导管构成。腺泡分为 3 种类型：浆液腺泡、黏液腺泡和混合腺泡。浆液腺泡由浆液细胞（serous cell）组成，浆液细胞大多呈锥形或柱状，细胞基底部有圆形细胞核，周围有密集的粗面内质网，核上方有发达的高尔基复合体和分泌颗粒。黏液腺泡由黏液细胞（mucous cell）组成，黏液细胞除了具有蛋白质分泌细胞的结构特点外，其细胞顶部细胞质充满大量黏原颗粒，核常呈扁圆形，被黏原颗粒压到基底部。混合腺泡由浆液腺泡和黏液腺泡共同组成，常见少量浆液细胞位于黏液细胞之间或几个聚集在腺泡的底部，呈半月形包围着黏液细胞，称半月（demilune）（图 15–1，图 15–2）。

唾液腺中腮腺为纯浆液腺，下颌下腺（图 15–1）和舌下腺（图 15–2）均为混合性腺，前者以浆液腺泡居多，后者以黏液腺泡为主，混合腺泡也较多见。唾液腺的腺细胞与基膜之间有肌上皮细胞（myoepithelial cell）分布，其细胞扁平，有突起，细胞质内含微丝，其收缩可促使腺泡的分泌物排入导管。

导管连接腺泡并开口于口腔，主要功能是排出分泌物，有的导管还可以分泌或吸收水和电解质。导管依次分为闰管、分泌管、小叶间导管和总导管。闰管由单层扁平或立方上皮围成。分泌管又称纹状管，为单层柱状上皮，细胞核位于细胞顶部，细胞基底部存在较多的质膜内褶及线粒体（图 15–3）。小叶间导管和总导管位于小叶间结缔组织内，管径粗大，由假复层柱状上皮围成，近开口处上皮与口腔上皮相延续。腮腺闰管较长，分泌管较短，其分泌物稀薄，含大量淀粉酶。下颌下腺闰管短而不明显，分泌管多发达，其分泌物含淀粉酶较少，黏液较多。舌下腺无闰管，分泌管较短，其分泌物以黏液为主。

唾液中来自下颌下腺的分泌物占 70%，腮腺占 25%，舌下腺占 5%。唾液中的淀粉酶可分解食物中的淀粉，水和黏液起润滑口腔的作用，此外，唾液中还含有溶菌酶和干扰素等具有防御作用的成分。

二、胰 腺

胰腺表面覆以结缔组织被膜，结缔组织伸入胰腺内，将其分成许多小叶。胰腺实质由内分泌部和外分泌部组成。

（一）外分泌部

1. 腺泡 由浆液细胞组成，细胞基底部具有丰富的粗面内质网和核糖体，细胞顶部具有酶原颗粒，酶原颗粒内含多种酶（图 15-4，图 15-5）。正常情况下，胰腺内的消化酶以酶原形式存在而不具活性。在某些病理情况下，蛋白酶原可在胰腺内激活，自我消化胰腺组织，引起胰腺炎。

胰腺腺泡外有基膜，基膜与腺细胞之间无肌上皮细胞。腺泡腔内可能存在扁平或立方形的闰管细胞，称泡心细胞（centroacinar cell）（图 15-6）。

2. 导管 胰腺闰管较长，无分泌管（图 15-6，图 15-7）。小叶内导管汇合成小叶间导管，上皮由单层立方渐变为单层柱状。最后，小叶间导管汇合成一条粗大的主导管，贯穿胰腺全长，于胰头部与胆总管汇合开口于十二指肠大乳头。导管上皮具有分泌水和电解质的功能。

胰液是重要的消化液，成人每天分泌 1 500 ~ 3 000 mL，为碱性液体，能中和进入小肠的胃酸，以保持小肠黏膜的正常生理功能。胰液除含胰蛋白酶、胰糜蛋白酶、胰脂肪酶、胰淀粉酶和核糖核酸酶等多种酶外，还含有丰富的电解质。

（二）内分泌部

内分泌部散在分布于胰腺腺泡之间，由小岛样的细胞团块构成，又称胰岛（pancreatic islet）。胰岛大小不一，以胰尾部较多。胰岛细胞成团、索状，细胞间有丰富的毛细血管。胰岛内还有 A 细胞、B 细胞、D 细胞及其他多种内分泌细胞（图 15-8）。

1. A 细胞（α 细胞或甲细胞） 约占胰岛细胞总数的 20%，多位于胰岛的周边部。细胞体积较大，细胞内含有电子密度高的粗大的分泌颗粒。A 细胞分泌胰高血糖素，可促进肝糖原分解，使血糖升高。

2. B 细胞（β 细胞或乙细胞） 约占胰岛细胞总数的 75%，多居胰岛的中央。细胞体积较小，细胞内分泌颗粒大小不一，颗粒的电子致密核心被一个浅的区域所包围。B 细胞分泌胰岛素（insulin），可促进血液中的葡萄糖进入细胞内，参与糖代谢。胰岛素和胰高血糖素的协调作用，使血糖保持相对稳定。胰岛素缺乏或细胞对胰岛素抵抗（或不敏感），可使血糖升高并从尿中排除，即糖尿病。

3. D 细胞（δ 细胞或丁细胞） 约占胰岛细胞总数的 5%，散在于 A、B 细胞之间。细胞内可见较大电子密度低的分泌颗粒。D 细胞分泌生长抑素，可直接作用于 A 细胞或 B 细胞，对其分泌起抑制作用。

除以上细胞外，胰岛内还含有少量的其他细胞，如分泌胰多肽的 PP 细胞和分泌血管活性肠肽的 D1 细胞。

三、肝

肝是人体最大的消化腺。肝表面大部分覆盖浆膜，其下方为一层富于弹性纤维的致密结缔组织。肝门部的结缔组织随肝动脉、肝门静脉和肝管进入肝内，并将肝实质分成许多肝小叶。肝小叶之间为各种管道集合处。

肝产生胆汁，胆汁经胆管输入十二指肠，参与脂类食物的消化；肝还能合成分泌入血的多种蛋白质及脂质，参与机体的多种物质代谢。此外，肝具有解毒功能，在胚胎期还具有造血功能。

（一）肝小叶

肝小叶（hepatic lobule）是肝的基本结构单位。成人肝有 50 万 ~ 100 万个肝小叶。肝小叶呈多角棱柱体，宽约 0.7 mm，高约 2 mm。肝小叶周边有少量结缔组织围绕，使相邻小叶彼此分隔。人肝的小叶间结缔组织较少，因此肝小叶间的分界不明显。每一肝小叶中央穿行一条静脉，称中央静脉（central vein）。以中央静脉为中心，肝板和肝血窦向周围呈放射状排列。肝板为肝细胞单层排列成板状的结构。肝血窦为肝板之间的间隙。相邻的肝板互相吻合连接，肝板的切面呈索状，又称为肝索。

1. 肝细胞（hepatocyte） 是构成肝小叶的主要细胞，胞体较大，直径 20 ~ 30 μm，呈多面体，每个肝细胞有 3 种不同类型的功能面，即血窦面、胆小管面及肝细胞连接面（图 15-9）。细胞核大而圆，着色浅，一些细胞有双核，核仁 1 ~ 2 个。此外，多倍体肝细胞数量较多，一般认为双核和多倍体细胞的功能比较活跃，与肝细胞潜在的强大再生能力有关。肝细胞胞质丰富，含较多的糖原颗粒（图 15-10）。

肝细胞具有复杂的生物化学功能，与细胞内含有丰富的细胞器及包涵物密切相关。肝细胞内可见发达的粗面内质网和密集的核糖体，构成了肝细胞内的蛋白质合成基地，可合成血浆白蛋白、凝血酶原、纤维蛋白酶原和脂蛋白等。滑面内质网分布广泛，膜上有多种酶系，与胆汁合成、脂质代谢、糖代谢、激素代谢和解毒等作用相关。高尔基复合体较为发达，参与蛋白质的加工、包装及胆汁的排泌。微体参与解毒作用。此外，肝细胞还含有丰富的线粒体，为肝细胞代谢提供充分的能量（图 15-11）。

2. 肝血窦（hepatic sinusoid） 位于肝板之间，腔大而不规则。窦壁由内皮组成。内皮细胞胞质非常薄，其上有许多窗孔，窗孔上无隔膜（图 15-12，图 15-13）。内皮细胞之间连接松散，有一定的间隙，内皮外无基膜，仅见散在的网状纤维。由于肝血窦的这些结构特点，其通透性大，有利于肝细胞与血液间的物质交换。

肝血窦腔内可见肝巨噬细胞和大颗粒淋巴细胞。肝巨噬细胞又称库普弗细胞（Kupffer cell），其数量为肝细胞总数的 15%。肝巨噬细胞呈星形，其突起可附着于内皮细胞表面，伸入内皮细胞间隙或窗孔至血窦外（图 15-12）。大多数肝巨噬细胞位于靠近小叶周边的血窦腔内。肝巨噬细胞具有活跃的吞噬能力，对清除病原体、衰老的红细胞起重要作用。此外，肝巨噬细胞还具有监视、抑制和杀伤肿瘤细胞的作用。大颗粒淋巴细胞是肝特有的NK细胞，细胞近圆形，表面的短小突起可穿过内皮至血窦外并与肝细胞接触，对肿瘤细胞和病毒感染的肝细胞有直接杀伤作用。

3. 窦周隙（perisinusoidal space） 又称狄氏腔（Disse space），为血窦内皮细胞与肝细胞之间的狭小间隙。窦周隙中充满从血窦来的血浆，肝细胞的微绒毛浸于其中，因此，窦周隙是肝细胞与血液之间进行物质交换的场所（图15–12，图15–13）。

窦周隙存在着散在的网状纤维和贮脂细胞（fat-storing cell）。贮脂细胞又称星状细胞（图15–14）。贮脂细胞的特征是细胞质内富含维生素A脂滴，机体摄取的维生素A大部分储存在贮脂细胞内。在正常肝中，贮脂细胞具有多种功能，如摄取、储存和释放维生素A，合成和分泌细胞外基质蛋白和蛋白多糖，分泌多种生长因子和细胞因子。慢性肝病时，贮脂细胞异常增加，具有类似成纤维细胞的结构和功能，在肝纤维化病变中起重要作用。

4. 胆小管（bile canaliculus） 由相邻肝细胞的局部细胞膜凹陷形成。胆小管腔狭小，直径1～2 μm。胆小管周围的肝细胞膜有紧密连接（图15–15），起封闭胆小管周围的细胞间隙、防止胆汁外溢的作用。当胆管阻塞引起胆小管内压力升高，或肝细胞病变时，肝细胞间的连接被破坏，胆汁溢出并经窦周隙进入血窦，可造成黄疸。

（二）门管区

在相邻肝小叶之间的结缔组织内，常伴行小叶间动脉、小叶间静脉及小叶间胆管三种管道，该区域称为门管区（portal area）。每个肝小叶周围有3～4个门管区。

（三）肝的血液循环

1. 肝门静脉系统 肝门静脉在肝门处分为左、右两支，入肝后再分支并穿行于小叶间，构成小叶间静脉。小叶间静脉再分成小支将血液注入肝血窦。肝门静脉是肝的功能血管，主要收集来自胃肠静脉和脾静脉的血液，将肠道吸收的物质输入肝内进行代谢和转化。来自肝门静脉的血液占肝血供的66%～75%。

2. 动脉系统 肝动脉是肝的营养血管，入肝后与肝门静脉分支伴行，构成小叶间动脉并进一步分支。一部分血液供应被膜、间质和胆管，另一部分血液注入肝血窦，为肝细胞提供充足的氧气。

肝由肝门静脉和肝动脉双重供血。肝血窦内含来自肝门静脉和肝动脉的混合血液，血液由小叶周边流向中央，汇入中央静脉。若干中央静脉汇合成小叶下静脉，单独走行于小叶间结缔组织。小叶下静脉再汇成肝静脉，出肝后入下腔静脉。

四、胆囊与胆管

（一）胆囊

胆囊壁由黏膜、肌层和外膜组成。黏膜形成许多高而有分支的皱襞，充满胆汁时，皱襞大部分消失。皱襞之间的上皮向固有层凹陷形成黏膜窦，是细菌和异物易于存留的部位。黏膜上皮为单层柱状，核位于基底部，细胞游离面有许多短的微绒毛，近顶端细胞质有少量黏原颗粒（图 15–16，图 15–17）。上皮细胞的主要功能是吸收水分和电解质，并分泌少量黏液。肌层由内纵、外环的平滑肌组成。外膜较厚，大部分为浆膜。胆囊具有贮存和浓缩胆汁的功能。在进食，特别是进食高脂食物后，小肠内分泌细胞分泌胆囊收缩素，能使胆囊强烈收缩排出胆汁。

（二）胆管

肝细胞分泌的胆汁首先排入胆小管内，由肝小叶中央流向周边。正常成年人肝每天可分泌胆汁约 500 mL。胆小管于肝小叶的边缘处汇集成若干短小的管道，称黑林管（Hering canal，肝闰管）。黑林管较细，直径约 15 μm，由单层立方上皮围成，细胞着色浅。黑林管出肝小叶后汇入小叶间胆管。胆管由单层立方上皮细胞组成，细胞顶端表面有许多短的微绒毛伸入胆管管腔，通过长的初级纤毛感知胆汁腔内流量的变化（图 15–18，图 15–19）。小叶间胆管的中央管腔由几个长方形的导管细胞围成，其上皮细胞之间通过连接复合体连接，短而粗的微绒毛伸入管腔内（图 15–20）。小叶间胆管向肝门方向汇集形成左、右肝管出肝，然后延续为肝外胆管。肝外胆管包括肝总管、胆囊管和胆总管，管壁分为黏膜、肌层和外膜三层。黏膜上皮为单层柱状，固有层很薄，其外环绕着不明显的平滑肌，胆总管接近十二指肠处平滑肌逐渐增厚形成括约肌。外膜为薄层结缔组织。

（李雅娜）

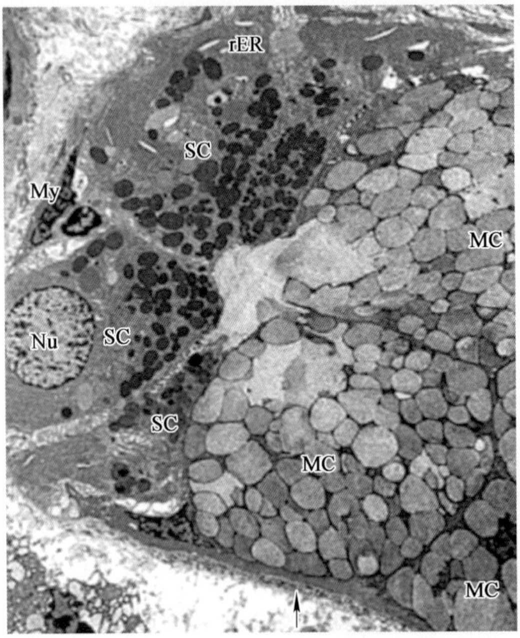

图 15-1　下颌下腺（混合）腺泡（小鼠）

浆液细胞（SC），核（Nu），粗面内质网（rER），黏液细胞（MC），基膜（↑）和肌上皮细胞（My）。×2 500

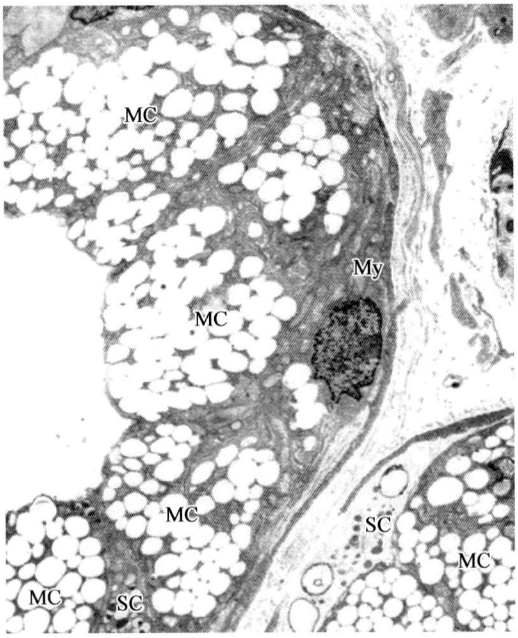

图 15-2　舌下腺（混合）腺泡（人）

黏液细胞（MC），浆液细胞（SC）和肌上皮细胞（My）。×4 000

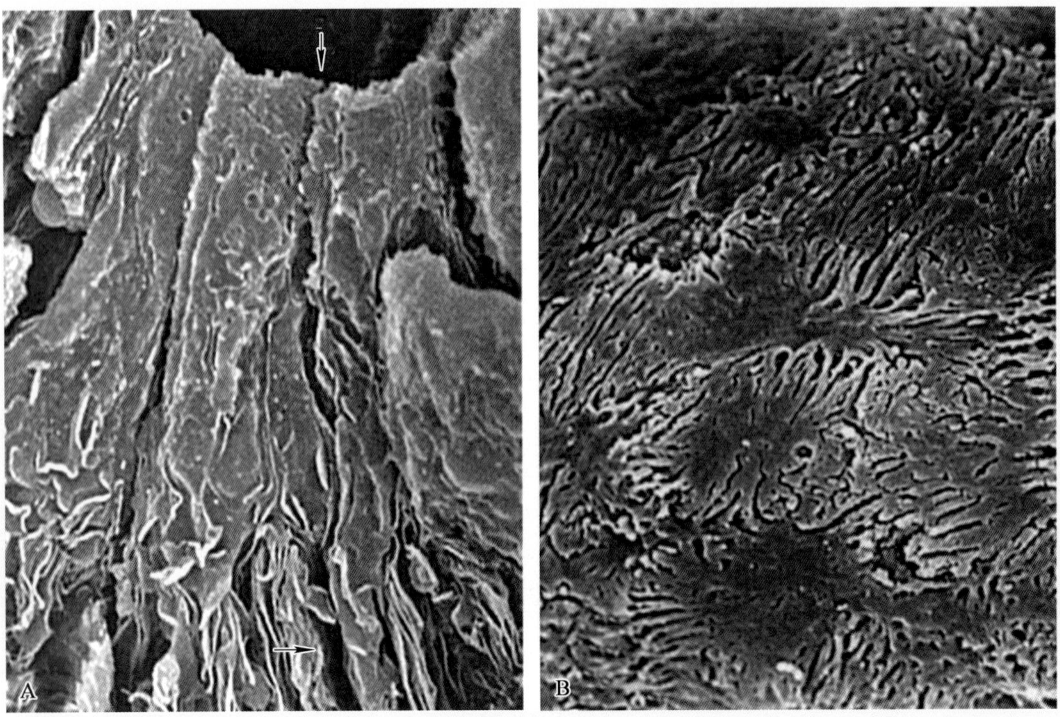

图 15-3　下颌下腺纹状管（小鼠）（SEM）

A. 细胞游离面（↓）和质膜内褶（→）。B. 相邻细胞基底面质膜内褶相连。×4 000

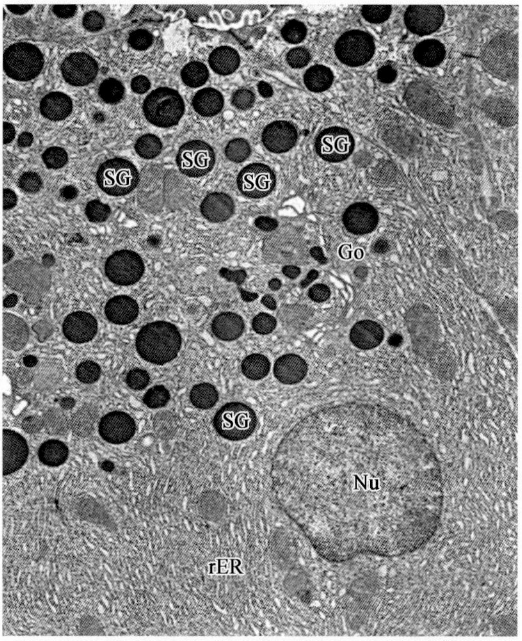

图 15-4 胰腺外分泌部腺泡细胞（小鼠）

细胞核（Nu），粗面内质网（rER）、高尔基复合体（Go），分泌颗粒（SG）。×8 000

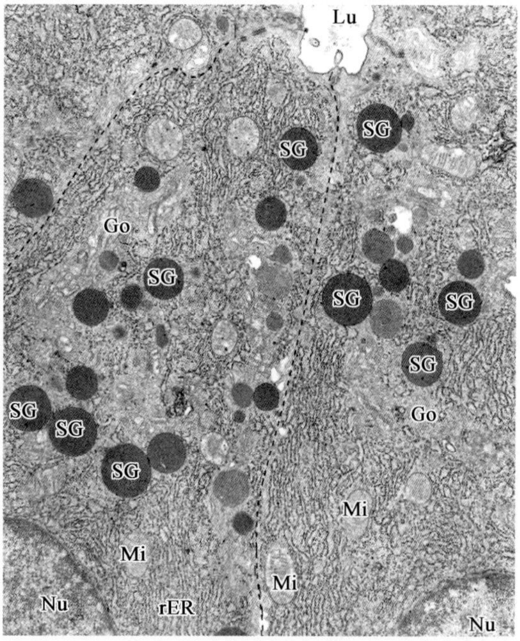

图 15-5 胰腺外分泌部腺泡细胞（小鼠）

胰腺腺泡细胞（虚线），细胞核（Nu），粗面内质网（rER），线粒体（Mi），分泌颗粒（SG），高尔基复合体（Go），管腔（Lu）。×20 000

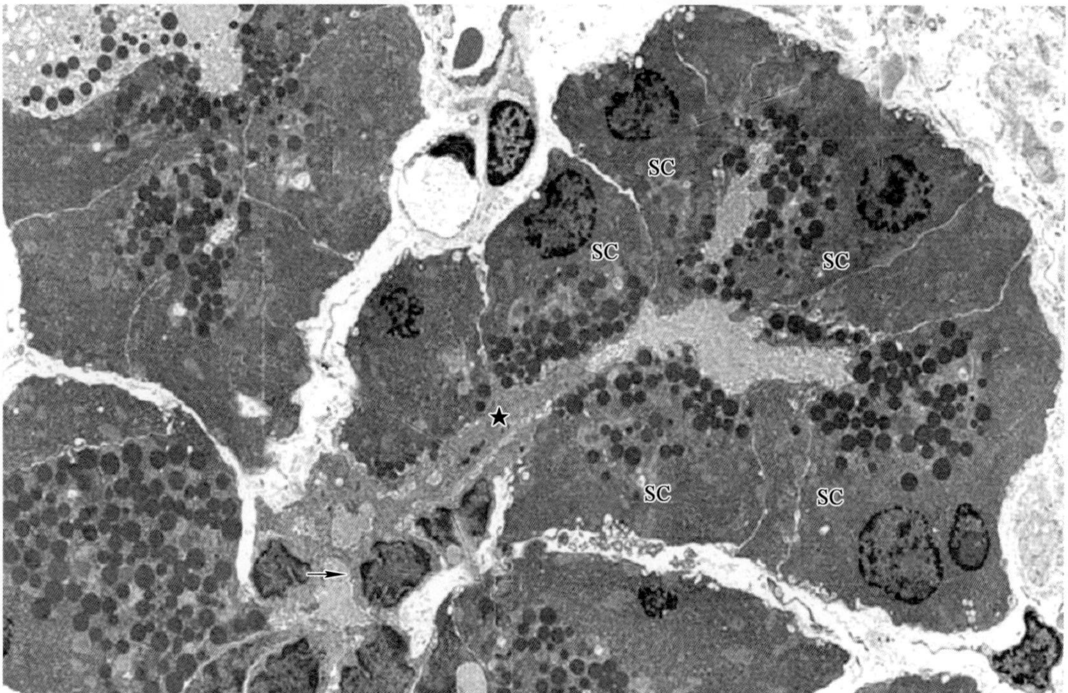

图 15-6 胰腺腺泡和导管（小鼠）

浆液细胞（SC），闰管（★），泡心细胞（→）。×5 800

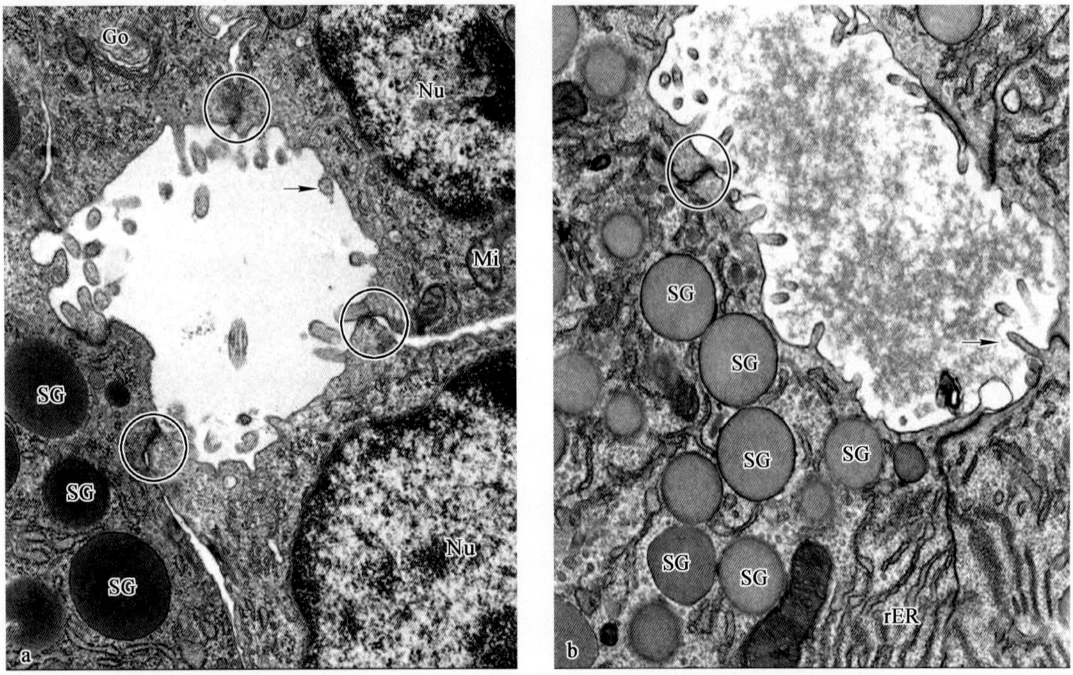

图 15-7 胰腺腺泡和导管（小鼠）

相邻腺泡细胞靠近管腔边界存在细胞间连接（○），可见微绒毛（→）、细胞核（Nu）、高尔基复合体（Go）、线粒体（Mi）、分泌颗粒（SG）和粗面内质网（rER）。×16 000

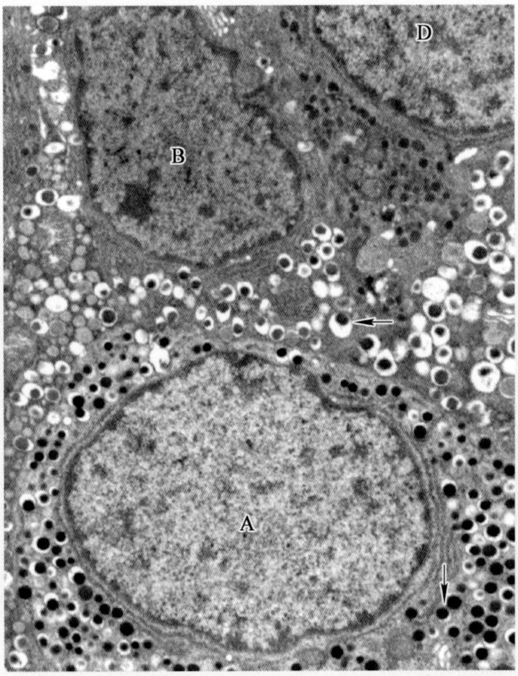

图 15-8 胰岛（小鼠）

A 细胞及其分泌颗粒（↓），B 细胞及其分泌颗粒（电子致密核心外包浅区域，←），D 细胞。×6 000

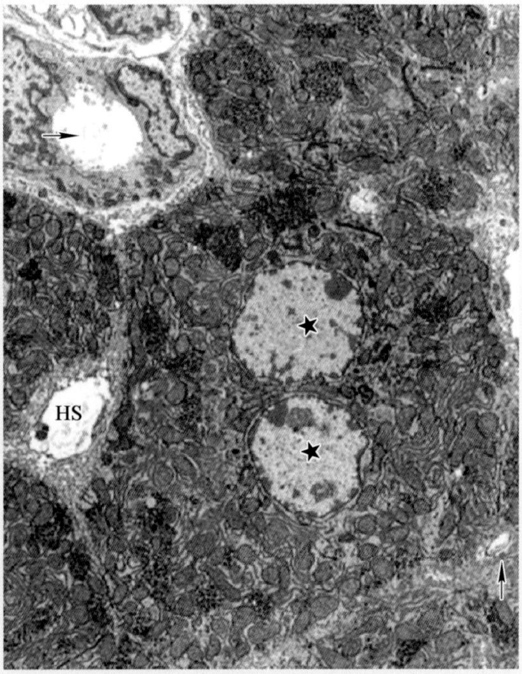

图 15-9 肝细胞及相邻结构（小鼠）

双核肝细胞（★），肝血窦（HS），胆小管（↑），胆管（→）。×3 200

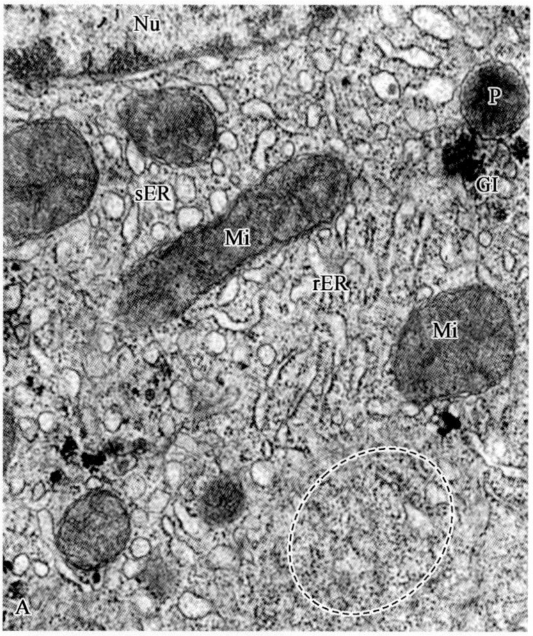

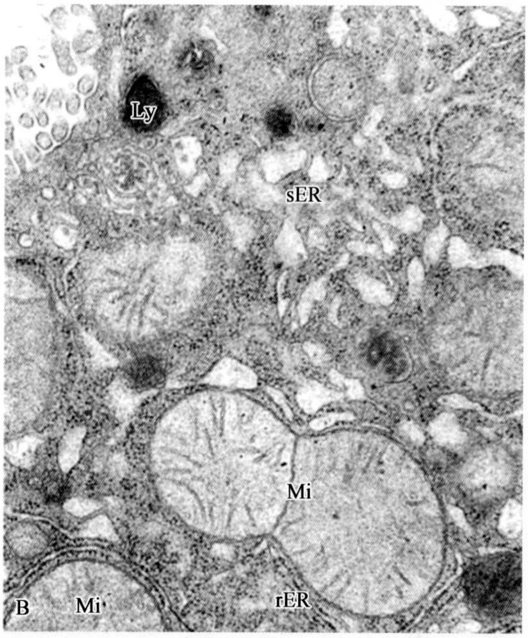

图 15–10 肝细胞（小鼠）

A. 肝细胞核（Nu），过氧化物酶体（P），线粒体（Mi），糖原包涵体（Gl），滑面内质网（sER），粗面内质网（rER），核糖体切面（虚线）。× 12 000

B. 胆小管附近细胞质内含有的溶酶体（Ly）、线粒体（Mi）、滑面内质网（sER）和粗面内质网（rER）。× 18 000

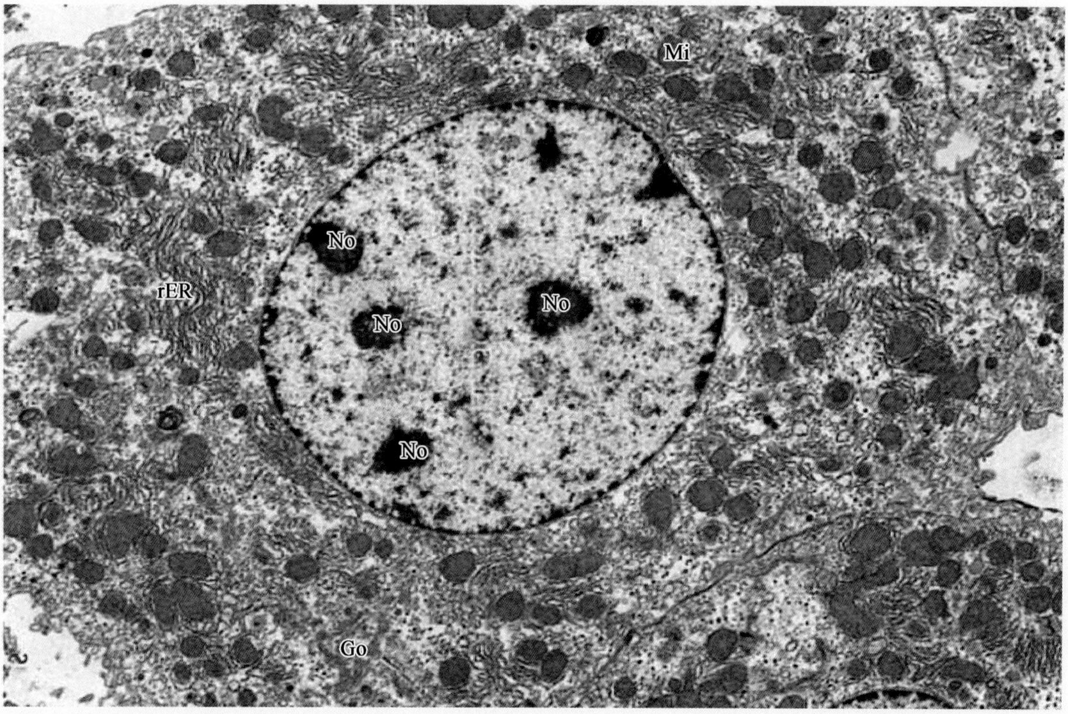

图 15–11 肝细胞（小鼠）

肝细胞核仁（No），线粒体（Mi），高尔基复合体（Go），粗面内质网（rER）。× 4 500

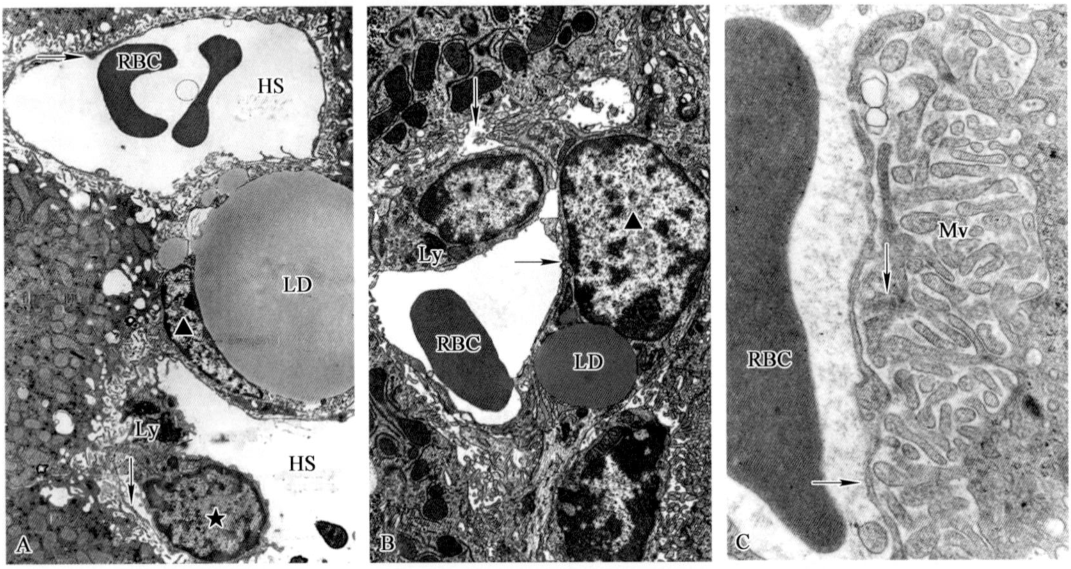

图 15-12 肝血窦和窦周隙（小鼠）

肝血窦（HS），红细胞（RBC），内皮细胞（→），库普弗细胞（★），溶酶体（Ly），窦周隙（↓），肝细胞微绒毛（Mv），肝星状细胞（▲），脂滴（LD）。A 和 B. ×6 500；C. ×18 000

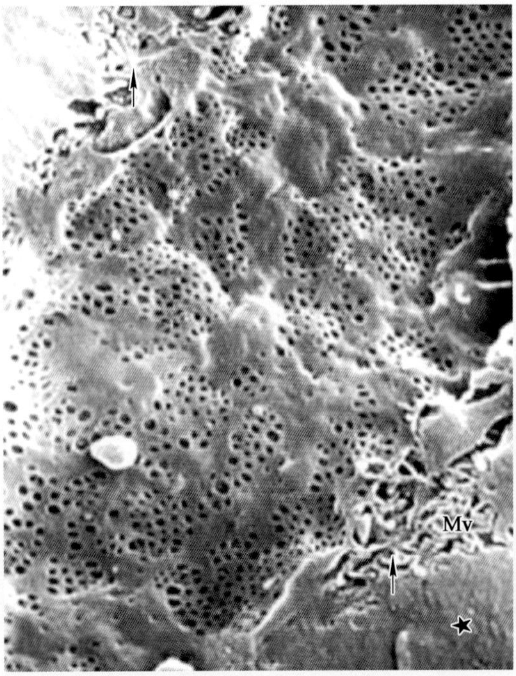

图 15-13 肝血窦和窦周隙（SEM）（小鼠）

肝细胞（★）。窦周隙（↑），微绒毛（Mv）。×6 500

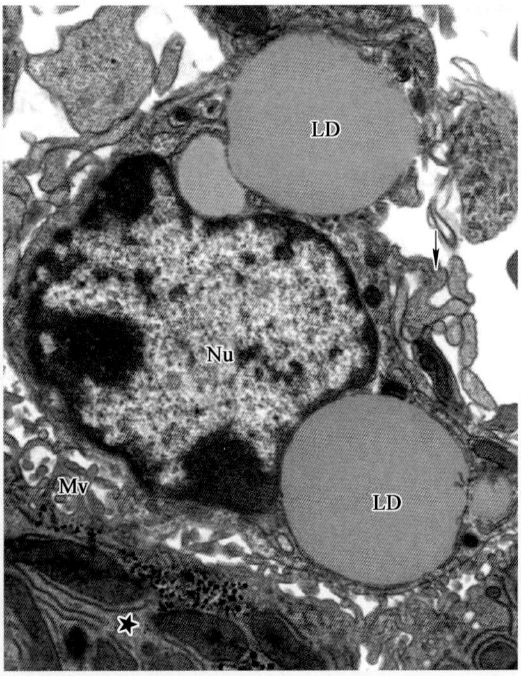

图 15-14 肝星状细胞（小鼠）

肝细胞（★），内皮细胞（→），微绒毛（Mv），星状细胞细胞核（Nu），脂滴（LD）。×12 000

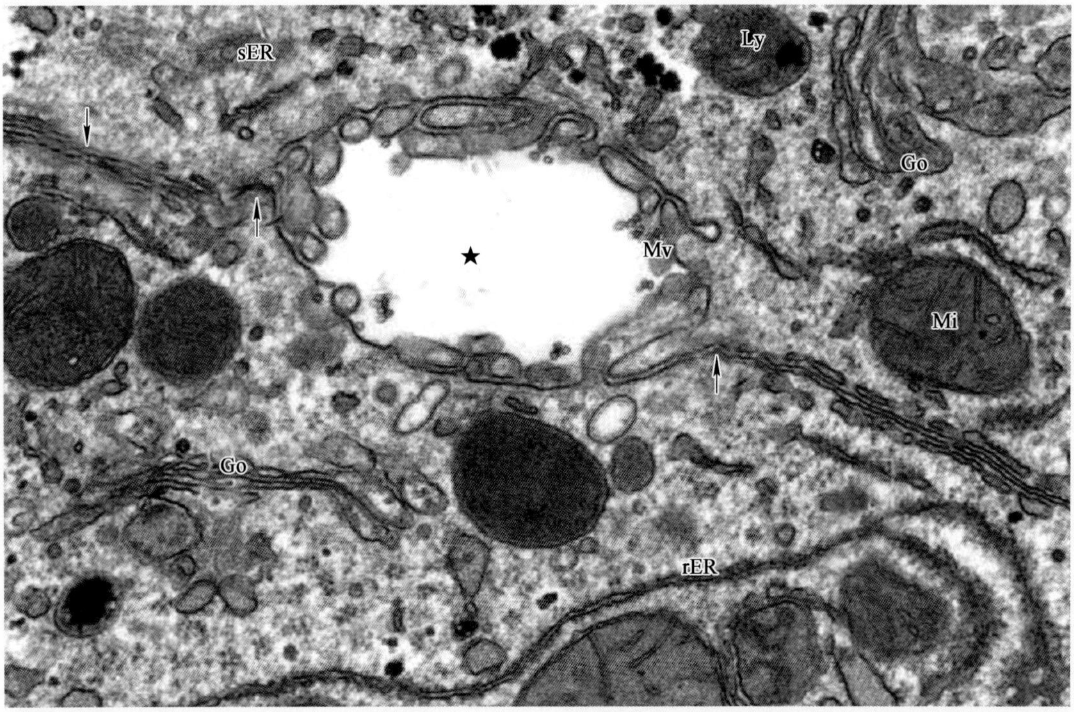

图 15-15　胆小管（小鼠）
胆小管（★），桥粒（↓），紧密连接（↑），微绒毛（Mv），高尔基复合体（Go）、线粒体（Mi）、粗面内质网（rER），滑面内质网（sER）、溶酶体（Ly）。×31 000

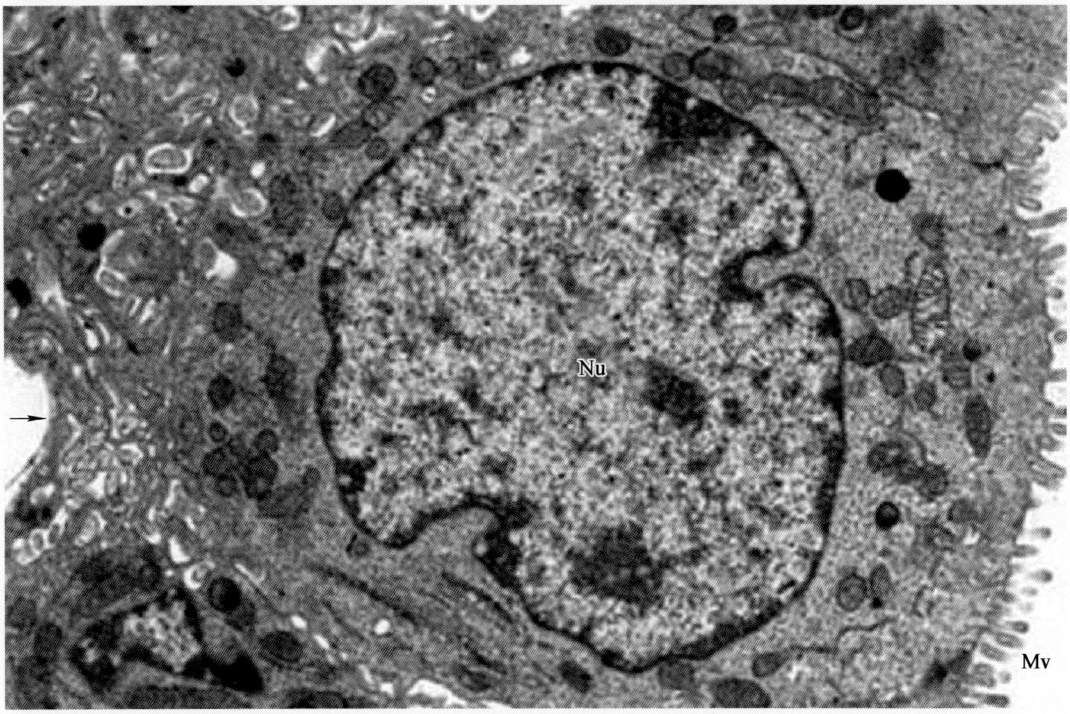

图 15-16　胆囊（小鼠）
胆囊上皮细胞核（Nu），微绒毛（Mv），基膜（→）。×31 000

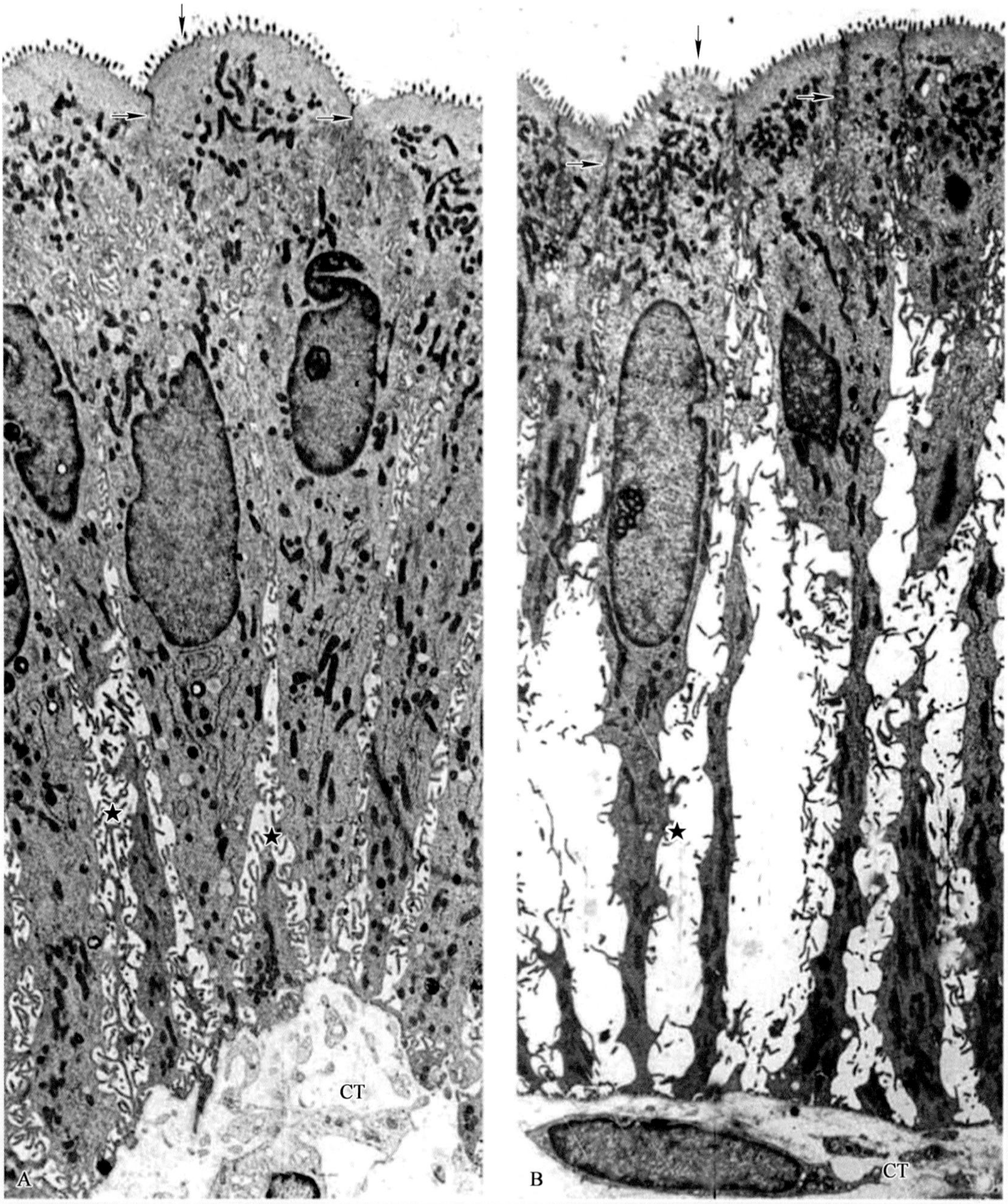

图 15-17 胆囊（小鼠）

微绒毛（↓），顶端连接复合体（→），细胞间隙（★），结缔组织（CT）。

A. 静止期，细胞间隙小；B. 活跃期，在液体主动运输过程中，盐从细胞质被泵入细胞间隙，细胞间隙变得大而膨胀。×3 000

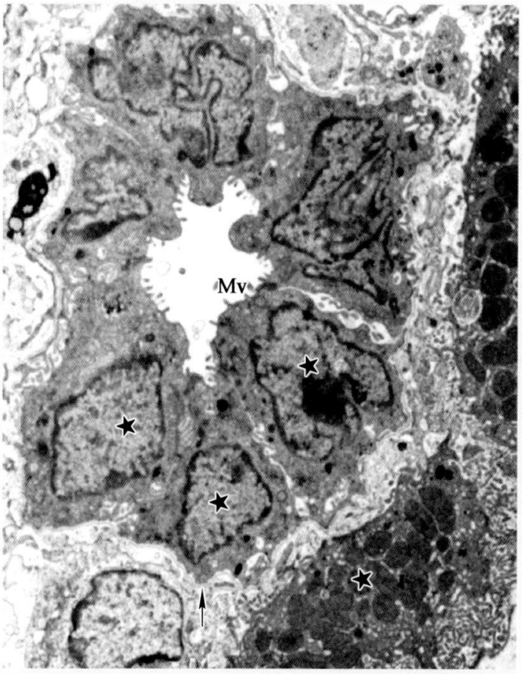

图 15-18　胆管（小鼠）
胆管由单层立方上皮细胞（★）组成。可见基膜（↑）和微绒毛（Mv）。×6 000

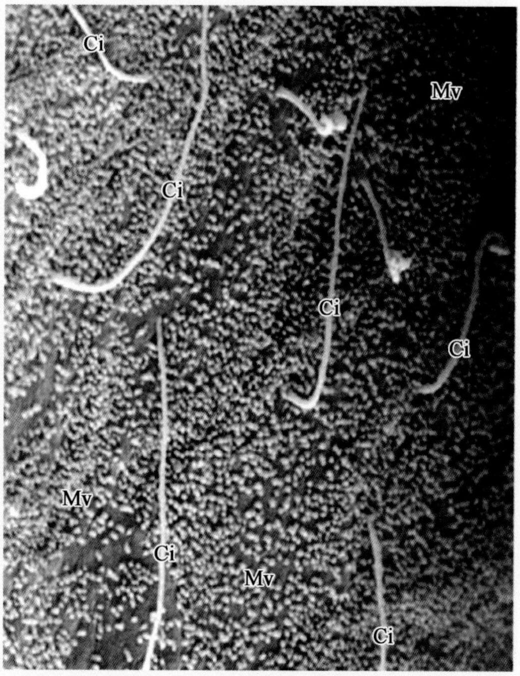

图 15-19　胆管（SEM）（小鼠）
微绒毛（Mv），纤毛（Ci）。×3 600

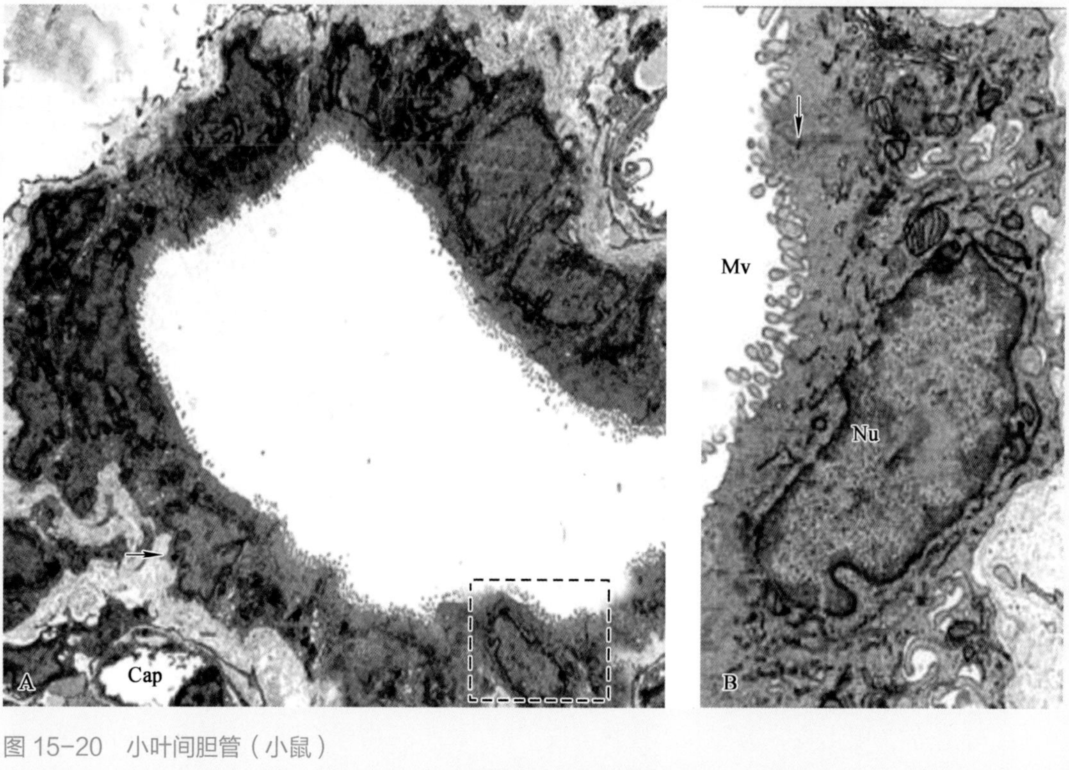

图 15-20　小叶间胆管（小鼠）
A. 基膜（→），毛细血管（Cap）。×2 500　B. 细胞核（Nu），连接复合体（↓），微绒毛（Mv）。×7 000

第16章

呼吸系统

呼吸系统（respiratory system）由鼻、咽、喉、气管、主支气管和肺组成。各器官共同完成摄入氧气、排出二氧化碳的功能。

一、鼻

鼻（nose）包括外鼻、鼻腔和鼻窦三部分。

1. 外鼻　由骨和软骨构成支架，外面为肌肉和皮肤，是鼻的外部可见部分。

2. 鼻腔　位于外鼻后方，被鼻中隔分为左、右两腔，上方通过筛板与颅腔相隔，筛板上有细孔供嗅觉神经纤维进入颅腔。鼻腔内表面是黏膜，由上皮和固有层构成，黏膜下方与软骨、骨或骨骼肌相连。依据部位和功能不同，鼻黏膜分为前庭部、呼吸部和嗅部。

（1）前庭部（vestibular region）　是鼻腔入口处，外鼻下方的两个前鼻孔通入鼻前庭。鼻前庭的内表面为未角化的复层扁平上皮，近鼻孔处上皮出现角化，与皮肤相移行。此外，前庭部长有粗短的鼻毛，可阻挡吸入空气中尘埃等较大的颗粒物质。

（2）呼吸部（respiratory region）　占鼻黏膜的大部分，包括下鼻甲、中鼻甲、鼻道和鼻中隔中下部的黏膜，富含血管呈现淡红色。呼吸部上皮为假复层纤毛柱状上皮（图16–1），包括具有干细胞活性的基底锥体形细胞、柱状细胞、具有分泌功能的杯状细胞和位于中间层的梭形细胞等。柱状细胞可达游离面，细胞核的位置较高，细胞向基底部伸入时，胞体逐渐变细；锥体形细胞紧靠基膜，细胞核位置较低；梭形细胞位于柱状细胞和锥体形细胞之间，细胞核位于中部，基底部附着于基膜（图16–2）。柱状细胞包括纤毛柱状细胞和非纤毛柱状细胞，纤毛柱状细胞的游离面附有能摆动的纤毛（图16–3）。非纤毛柱状细胞往往具有大量微绒毛（图16–4），可能充当化学感觉细胞。

（3）嗅部（olfactory region）　位于鼻中隔上部两侧、上鼻甲和鼻腔顶部。嗅黏膜呈棕黄色，上皮称为嗅上皮，为假复层柱状上皮（图16–5），由嗅细胞、支持细胞和基细胞构成（图16–6）。

嗅细胞（olfactory cell）位于支持细胞之间（图 16–7），是双极神经元，其树突延伸到上皮表面（图 16–8，图 16–9），末端膨大形成球状的嗅泡。根据嗅泡上是否形成纤毛，嗅细胞分为非纤毛嗅细胞（图 16–10）和纤毛嗅细胞（图 16–11，图 16–12）。纤毛嗅细胞从嗅泡发出多根较长的纤毛（嗅毛），嗅毛为具有多种受体的嗅觉感受器，多为单微管，故不能摆动，而是倾斜埋在上皮表面的嗅腺分泌物中。非纤毛嗅细胞表面可见微绒毛。嗅细胞基底部发出细长轴突，穿过上皮基膜进入固有层，被施万细胞包裹形成无髓神经纤维，构成嗅神经（图 16–13，图 16–14）。

支持细胞数目较多，呈高柱状，顶部宽大，基底部较细，游离面有许多微绒毛，起支持、保护和分隔嗅细胞的作用。

基细胞呈锥体形，位于基底部（图 16–15 ~ 图 16–17），可增殖和分化成嗅细胞和支持细胞。

嗅部固有层富含血管，可见明显的浆液性嗅腺（又称鲍曼腺）、嗅腺导管和嗅神经（图 16–5，图 16–17）。嗅腺分泌物可以溶解空气中的化学物质，并清洗上皮表面，维持嗅细胞的敏感性。

3. 鼻窦　为鼻周几块颅骨骨质内的空腔，内覆黏膜并与鼻腔相连，经常保持充气状态，在发声共鸣中也起一定作用。正常情况下，鼻窦黏膜很少有细菌。人共有上颌窦、额窦、筛窦和蝶窦四组鼻窦。

二、喉

喉是气体通道和发音器官，以软骨为支架，软骨之间以韧带和肌肉相连。会厌表面为黏膜，内部为弹性软骨。会厌舌面和喉上部的黏膜上皮为复层扁平上皮，喉面基部为假复层纤毛柱状上皮，固有层的疏松结缔组织含有大量弹性纤维、混合腺和淋巴组织。

喉侧壁黏膜形成两对皱襞，上为室襞，下为声襞，两者之间为喉室。室襞与喉室黏膜和黏膜下层相似，上皮均为假复层纤毛柱状上皮（图 16–18，图 16–19），固有层和黏膜下层为含有混合腺和淋巴组织的疏松结缔组织。声襞也叫声带，游离缘较薄构成膜部，基部为软骨部。膜部上皮为复层扁平上皮（图 16–20，图 16–21），固有层较厚，分浅层和深层，浅层疏松，深层有大量弹性纤维（图 16–22）和部分胶原纤维（图 16–23）。这些纤维由固有层的成纤维细胞分泌产生（图 16–24），并且与表面平行排列，形成致密板状的声韧带。固有层下方是骨骼肌构成的声带肌，声带振动主要发生在膜部。声带软骨部的黏膜结构与室襞相似。喉黏膜发生炎症时，易造成水肿，导致喉痛和声音嘶哑。

三、气管与主支气管

气管和主支气管管壁由内向外依次分为黏膜、黏膜下层和外膜。

（一）黏膜

气管黏膜由上皮和固有层组成。上皮为假复层纤毛柱状上皮（图 16–25），由纤毛细胞、杯状细胞、刷细胞、基细胞和小颗粒细胞组成。

1. 纤毛细胞（ciliated cell） 最多，呈柱状，游离面有密集的纤毛（图 16–26，图 16–27）。

2. 杯状细胞（goblet cell） 较多，散在于纤毛细胞之间（图 16–25），分泌的黏蛋白与气管腺的分泌物在上皮表面构成黏液屏障。

3. 刷细胞（brush cell） 呈柱状，游离面有排列整齐的微绒毛，形如刷状。

4. 基细胞 呈锥体形，位于上皮深部，是一种未分化细胞，可增殖分化为纤毛细胞和杯状细胞。

5. 小颗粒细胞（small granule cell） 是一种弥散神经内分泌细胞。数量少，呈锥体形，散在分布于上皮深部。电镜下，细胞质内有许多膜包致密核心颗粒，含 5– 羟色胺、铃蟾素、降钙素、脑啡肽等物质，可调节呼吸道和血管壁平滑肌的收缩和腺体的分泌。

（二）黏膜下层

黏膜下层为疏松结缔组织，与固有层和外膜无明显界限，内有较多混合腺。

（三）外膜

外膜较厚，主要含 16 ~ 20 个 C 形透明软骨环，软骨环之间以弹性纤维构成的膜状韧带连接，它们共同构成管壁的支架。软骨环的缺口处为气管后壁，内有弹性纤维组成的韧带和平滑肌束。咳嗽反射时平滑肌收缩，使气管腔缩小，有助于清除痰液。

主支气管壁的结构与气管相似，随着管腔变小，管壁变薄，三层分界不明显；环状软骨逐渐变为不规则的软骨片，而平滑肌纤维逐渐增多，呈螺旋形排列。

四、肺

肺表面被覆浆膜（脏胸膜）。肺组织分实质和间质两部分。间质包括结缔组织、血管、淋巴管和神经。实质即肺内支气管的各级分支及终末的大量肺泡。主支气管经肺门进入肺内，顺序分支为叶支气管、段支气管、小支气管、细支气管、终末细支气管、呼吸性细支气管、肺泡管、肺泡囊和肺泡。主支气管在肺内的反复分支呈树枝状，称支气管树。其中，从叶支气管到终末细支气管为肺的导气部，是传导气体的通道；从呼吸性细支气管至末端的肺泡为肺的呼吸部，是气体交换的部位。

（一）肺导气部

1. 叶支气管至小支气管 管壁结构与主支气管相似，但随管径变细，管壁变薄，三层分界不明显。上皮仍为假复层纤毛柱状上皮，但逐渐变薄；杯状细胞、气管腺和软骨片都逐渐减少；固有层平滑肌纤维增多，出现少量环行平滑肌束。

2. 细支气管（bronchiole）和终末细支气管（terminal bronchiole） 细支气管直径约为 1 mm，上皮由假复层纤毛柱状上皮逐渐变成单层纤毛柱状上皮，杯状细胞、腺体和软骨片逐渐减少甚至消失，环行平滑肌逐渐增加，黏膜常形成皱襞。终末细支气管直径约为 0.5 mm，上皮为单层柱状纤毛上皮，杯状细胞、腺体和软骨片完全消失，形成完整的环行平滑肌。

电镜观察发现，终末细支气管的上皮由纤毛细胞和无纤毛的克拉拉细胞（Clara cell）

组成，纤毛细胞数量少，克拉拉细胞数量多。克拉拉细胞在小支气管就已出现，然后逐渐增多。克拉拉细胞为柱状，游离面略高于纤毛细胞，呈圆顶状凸向管腔，顶部细胞质内有较多低电子密度的分泌颗粒（图 16–28 ~ 图 16–30）。克拉拉细胞分泌物稀薄，含有蛋白水解酶，可分解管腔中的黏液，降低分泌物的黏稠度，利于排出。细胞内还有氧化酶系，可对吸入的毒物进行解毒。上皮损伤时，克拉拉细胞增殖分裂，分化为纤毛细胞。

（二）肺呼吸部

1. 呼吸性细支气管（respiratory bronchiole）是终末细支气管的分支。管壁出现少量肺泡，并且肺泡开口于管腔，故具有换气功能。管壁上皮为单层立方上皮，有克拉拉细胞和纤毛细胞。在肺泡开口处，单层立方上皮移行为单层扁平上皮。上皮下方有少量环行平滑肌纤维。

2. 肺泡管（alveolar duct）是呼吸性细支气管的分支。管壁上有许多肺泡，相邻肺泡开口之间有结节状膨大。膨大表面覆有单层立方或扁平上皮，下方为少量环行平滑肌束。

3. 肺泡囊（alveolar sac）与肺泡管相连，由几个肺泡围成，是许多肺泡共同开口而成的囊腔。相邻肺泡开口之间无平滑肌束，故无结节状膨大。

4. 肺泡（pulmonary alveoli）是支气管树的终末部分。肺泡为多面体，开口的囊泡，直径约为 200 μm，开口于肺泡囊、肺泡管或呼吸性细支气管的管腔，是肺进行气体交换的部位，构成肺的主要结构。成人每侧肺内有 3 亿 ~ 4 亿个肺泡，总表面积可达 140 m^2。肺泡壁很薄，由单层肺泡上皮组成（图 16–31，图 16–32）。相邻肺泡之间的少量结缔组织称肺泡隔。

（1）肺泡上皮　由 Ⅰ 型肺泡细胞和 Ⅱ 型肺泡细胞组成。

Ⅰ 型肺泡细胞（type Ⅰ alveolar cell）：细胞除含核部略厚外，其余部分扁平菲薄，厚约 0.2 μm，覆盖了肺泡约 95% 的表面积，是进行气体交换的部位。电镜下，细胞质中可见较多的小泡，内有细胞吞入的微小尘粒和表面活性物质（图 16–33），细胞能将它们转运到肺间质内清除。Ⅰ 型肺泡细胞无增殖能力，损伤后由 Ⅱ 型肺泡细胞增殖分化补充。

Ⅱ 型肺泡细胞（type Ⅱ alveolar cell）：细胞较小，呈立方形或圆形，散在凸起于 Ⅰ 型肺泡细胞之间，覆盖肺泡约 5%的表面积。细胞核圆形，细胞质着色浅，呈泡沫状。电镜下，细胞游离面有短小的微绒毛，细胞质富含线粒体和溶酶体，有较发达的粗面内质网和高尔基复合体，核上方有较多高电子密度的分泌颗粒，因颗粒内含同心圆或平行排列的板层状结构，故称嗜锇性板层小体（osmiophilic multilamellar body）（图 16–34 ~ 图 16–36），其内容物多为磷脂，主要是二棕榈酰卵磷脂，是表面活性物质（surfactant）。细胞将颗粒内容物释放后，在肺泡上皮表面铺展形成一层薄液体层，有降低肺泡表面张力、稳定肺泡大小的重要作用。

（2）肺泡隔（alveolar septum）相邻肺泡之间的薄层结缔组织构成肺泡隔，其内有密集的连续毛细血管和丰富的弹性纤维，其弹性起回缩肺泡的作用。此外，肺泡隔内还有成纤维细胞、肺巨噬细胞、浆细胞、肥大细胞、毛细淋巴管和神经纤维。

肺巨噬细胞（pulmonary macrophage）（图 16–37 ~ 图 16–39）由单核细胞演化而来，广泛分布于肺间质，肺泡隔中最多。有的游走进入肺泡腔。肺巨噬细胞具有活跃的吞噬功能，能清除进入肺泡和肺间质的尘粒、细菌等异物，发挥重要的免疫防御作用。

（3）肺泡孔（alveolar pore） 是相邻肺泡之间气体流通的小孔，直径 10 ~ 15 μm，一个肺泡壁上可有一个或数个肺泡孔，可均衡肺泡间气体的含量。

（4）气血屏障（blood-air barrier） 是肺泡内气体与血液内气体进行交换所通过的结构，包括肺泡表面液体层、I 型肺泡细胞与基膜、薄层结缔组织、毛细血管基膜与内皮（图 16-40，图 16-41）。有的部位无结缔组织，两层基膜融合。气血屏障很薄，总厚度为 0.2 ~ 0.5 μm，有利于气体迅速交换。

（三）肺间质

肺内结缔组织及其中的血管、淋巴管和神经构成肺间质。肺间质主要分布于支气管树的周围，随着支气管树分支增加，间质逐渐减少。肺间质的组成与一般疏松结缔组织相同，但有较多的弹性纤维和巨噬细胞。

（张志威　刘　虹）

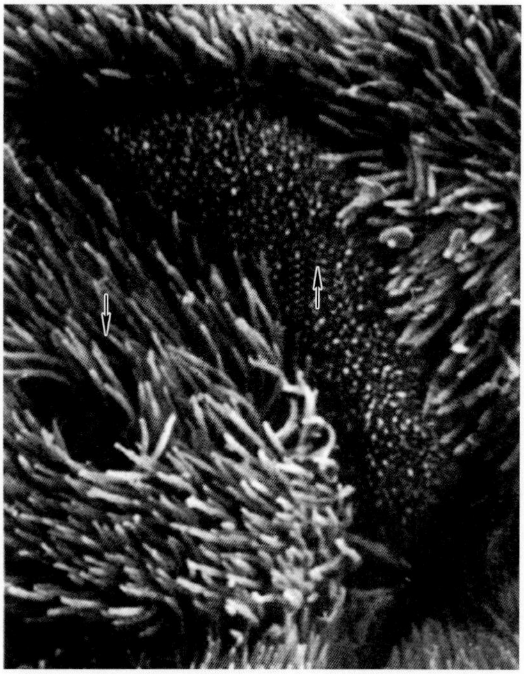

图 16-1　鼻腔呼吸部假复层纤毛柱状上皮（SEM）（大鼠）
纤毛细胞（↓），非纤毛细胞（↑）。×3 000

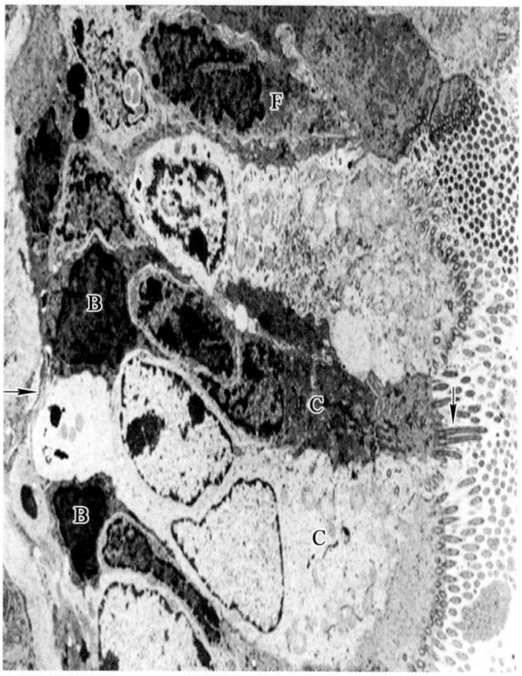

图 16-2　鼻腔呼吸部假复层纤毛柱状上皮（小鼠）
基底细胞（B），柱状细胞（C），梭形细胞（F），纤毛（↓），基膜（→）。×5 000

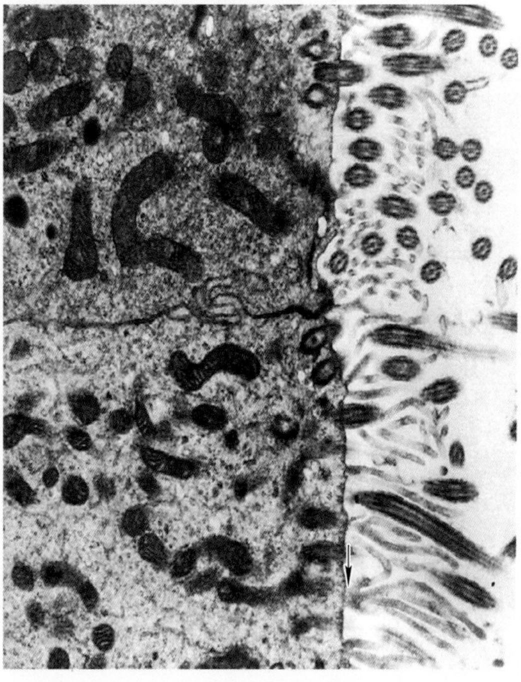

图 16-3　鼻腔呼吸部假复层纤毛柱状上皮的纤毛细胞（大鼠）
分叉纤毛（↓）。×19 500

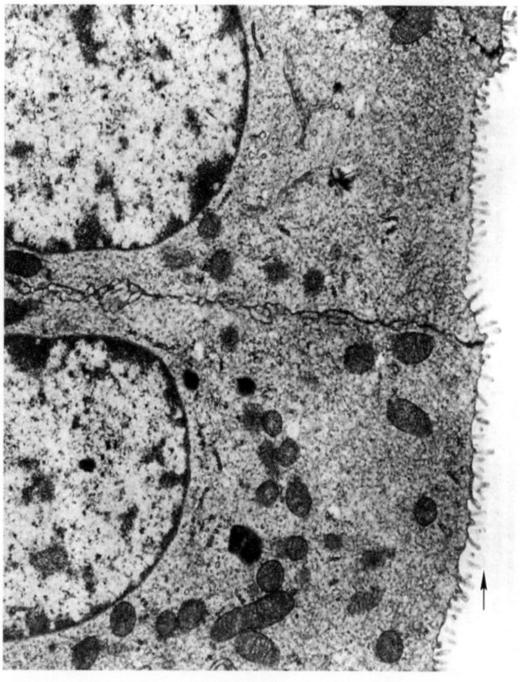

图 16-4　鼻腔呼吸部假复层纤毛柱状上皮的非纤毛细胞（大鼠）
微绒毛（↑）。×41 250

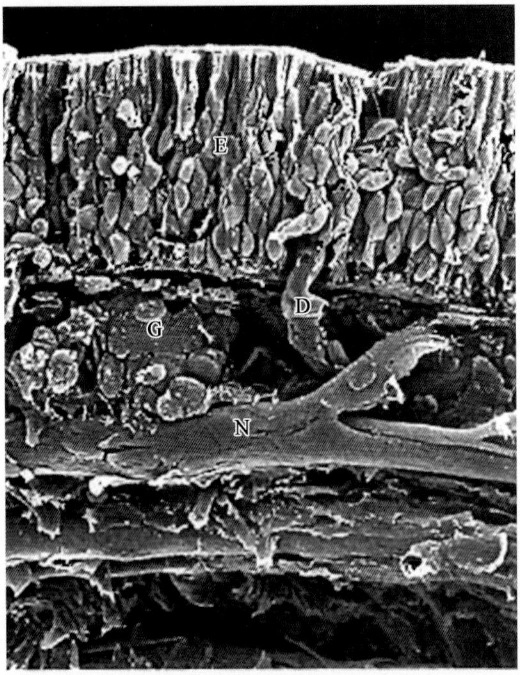

图 16-5 嗅上皮侧面（SEM）（大鼠）
嗅上皮（E），嗅腺（G），神经纤维（N）和嗅腺导管（D）。×800

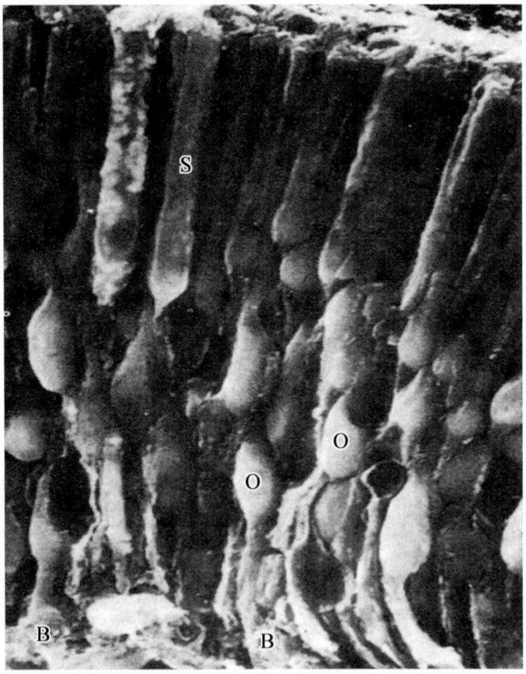

图 16-6 嗅上皮（SEM）（猴）
嗅上皮由嗅细胞（O），支持细胞（S）和基细胞（B）组成。×2 700

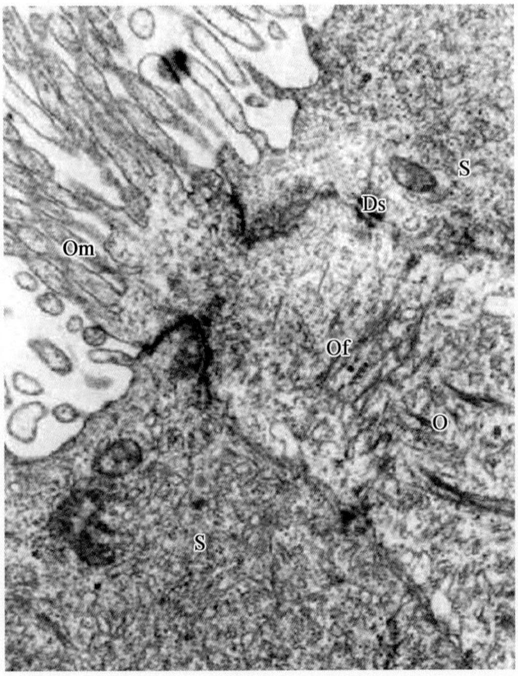

图 16-7 嗅细胞和支持细胞（人）
嗅细胞（O），支持细胞（S），嗅细胞微绒毛（Om），嗅细胞细小纤维（Of），桥粒（Ds）。×24 000

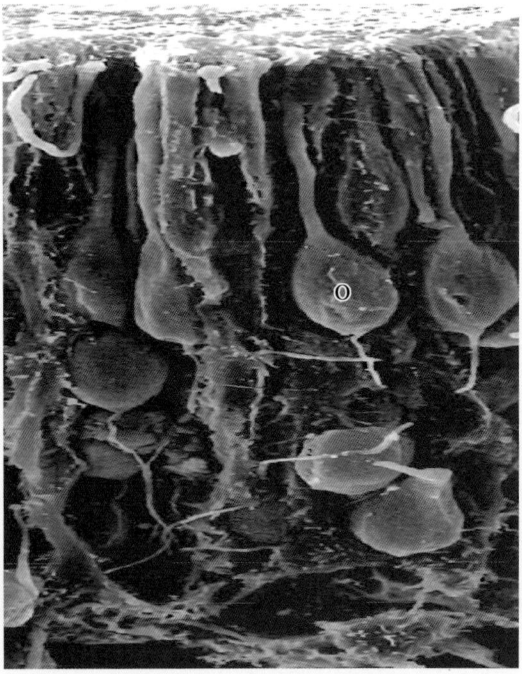

图 16-8 嗅上皮侧面（SEM）（大鼠）
双极嗅神经元胞体（O）。×1 000

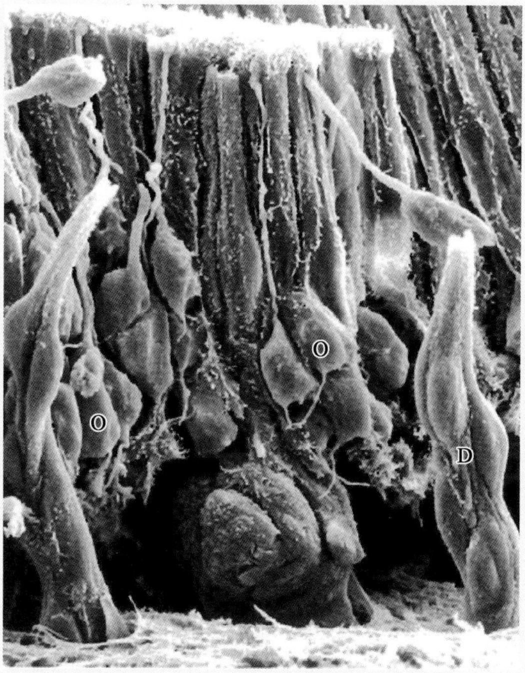

图 16-9　嗅上皮侧面（SEM）(大鼠)
双极嗅神经元胞体（O），嗅腺导管（D）。×1 000

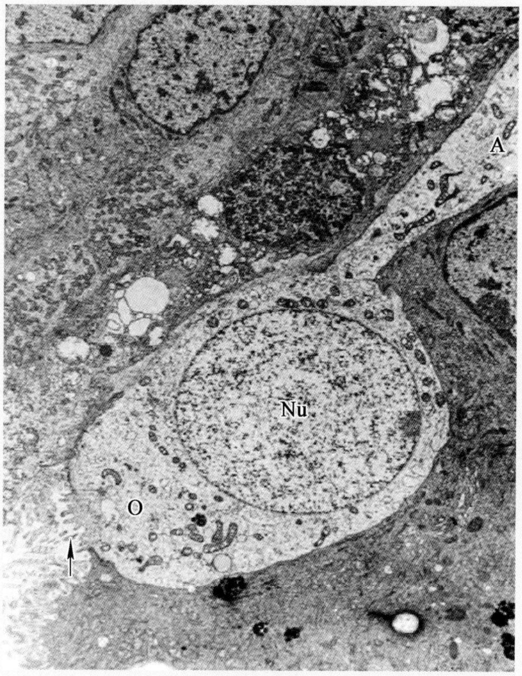

图 16-10　嗅神经细胞（人）
嗅细胞胞体（O），嗅细胞细胞核（Nu），嗅细胞轴突（A），微绒毛（↑）。×6 700

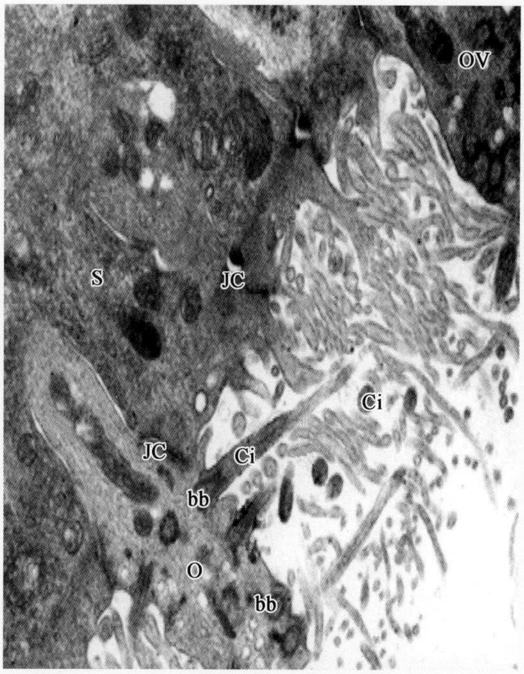

图 16-11　嗅上皮示纤毛嗅细胞（大鼠）
纤毛嗅细胞（O），基体（bb），嗅泡（OV），纤毛（Ci），支持细胞（S），连接复合体（JC）。×1 800

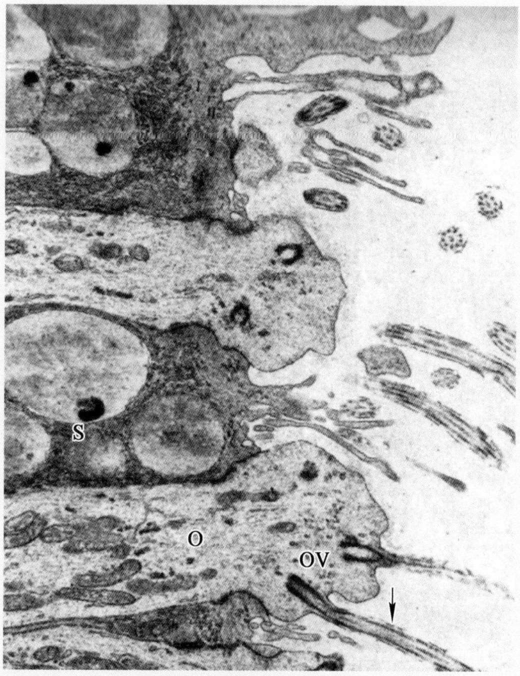

图 16-12　嗅上皮（林蛙）
嗅上皮中可见嗅细胞的树突（O），嗅泡（OV），嗅毛（↓），支持细胞（S）。×14 000

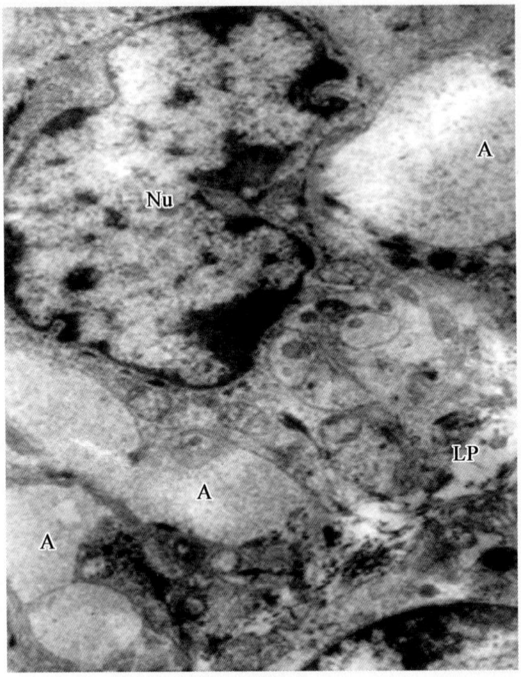

图 16-13 嗅黏膜（大鼠）

嗅神经元轴突（A），基细胞细胞核（Nu），固有层（LP）。×6 000

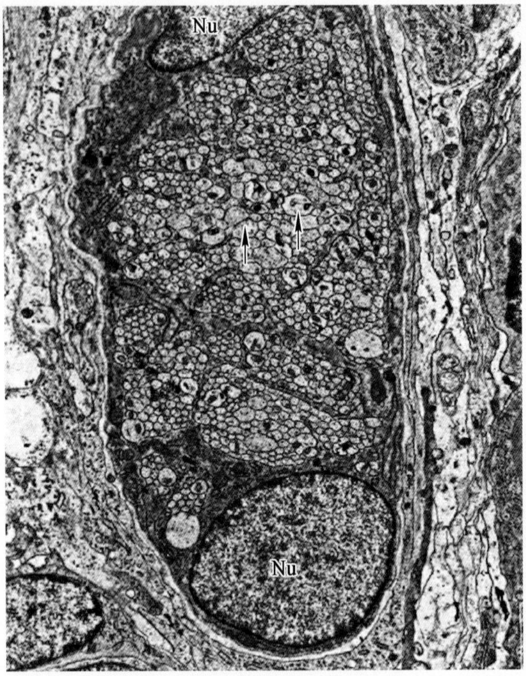

图 16-14 嗅神经（大鼠）

施万细胞细胞核（Nu），嗅神经轴突（↑）。×3 000

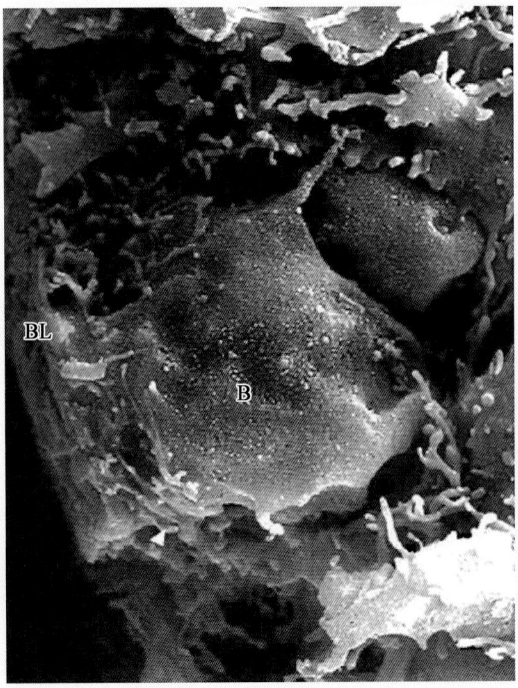

图 16-15 嗅上皮基细胞（SEM）（大鼠）

基细胞（B），基板（BL）。×5 000

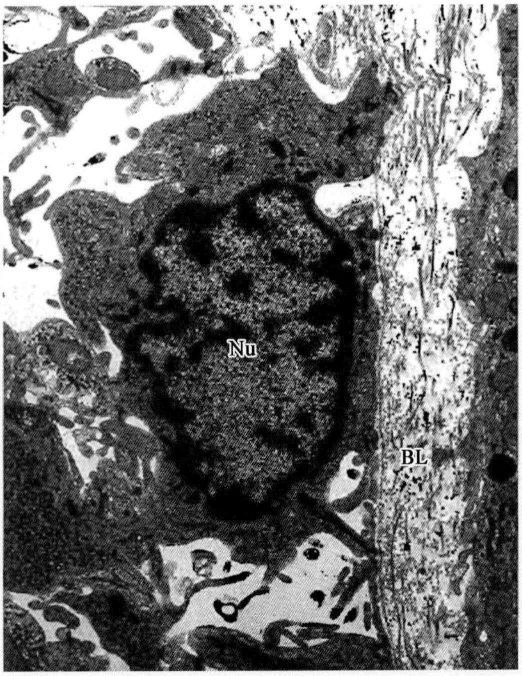

图 16-16 嗅上皮基细胞（大鼠）

基细胞细胞核（Nu），基板（BL）。×5 000

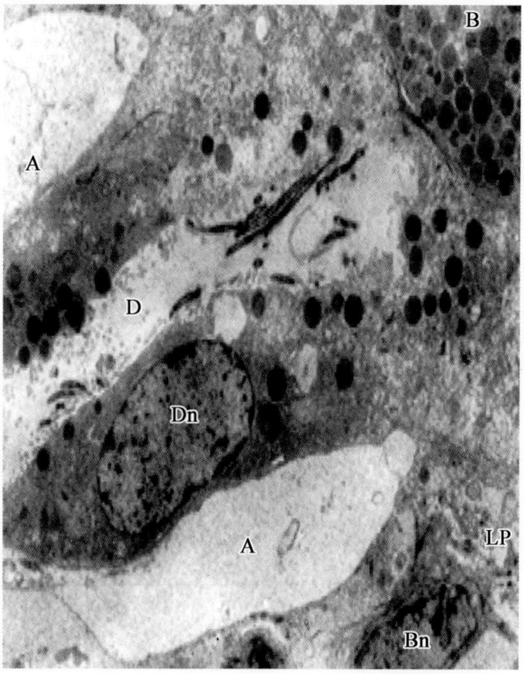

图 16-17 嗅黏膜（大鼠）

进入嗅上皮的导管管腔（D），导管细胞细胞核（Dn），基细胞细胞核（Bn），固有层（LP），嗅腺腺细胞（B），嗅神经轴突（A）。×3 000

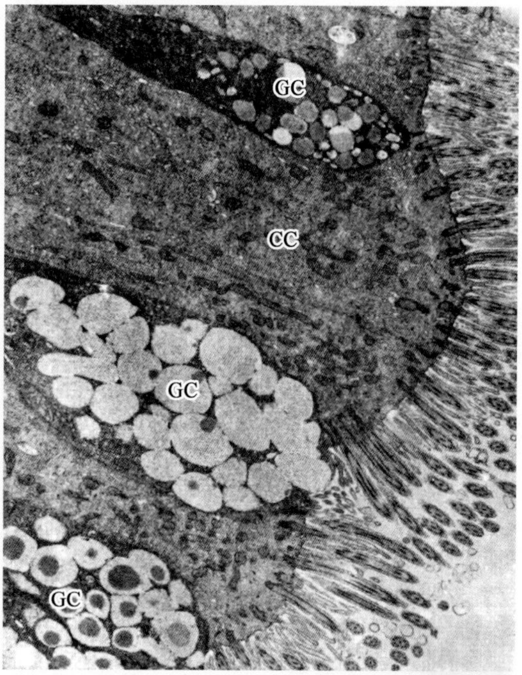

图 16-18 喉上皮（大鼠）

纤毛细胞（CC）之间可见杯状细胞（GC）。×9 400

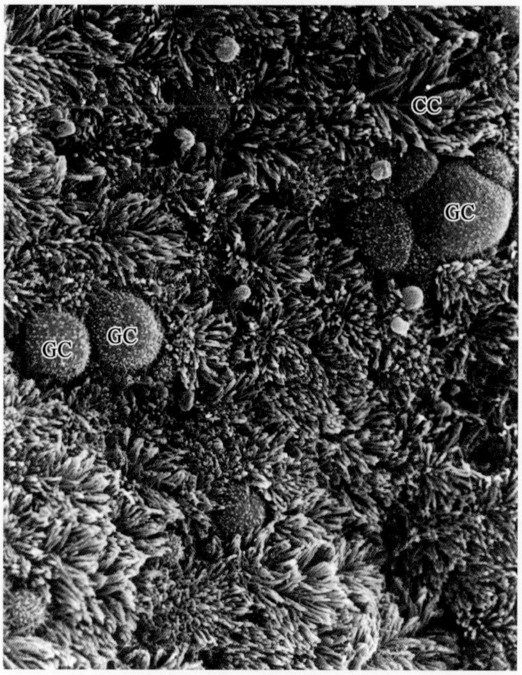

图 16-19 喉上皮（SEM）（大鼠）

纤毛细胞（CC）之间可见杯状细胞（GC）。×7 100

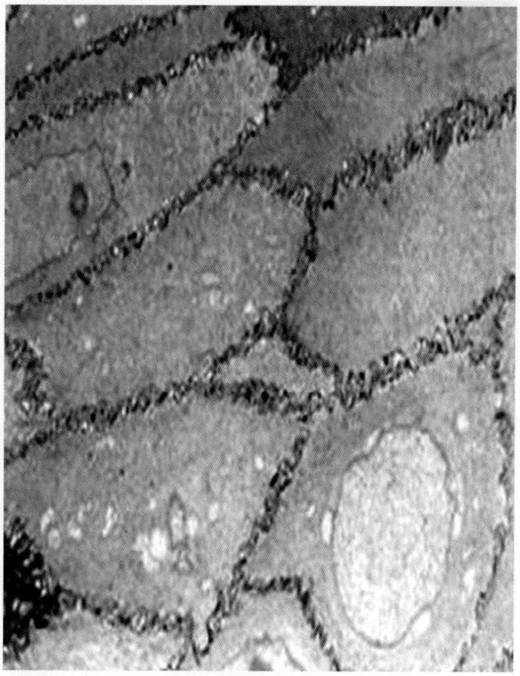

图 16-20 声襞复层扁平上皮（人）

可见细胞间的明显细胞重叠和连接复合体。×4 000

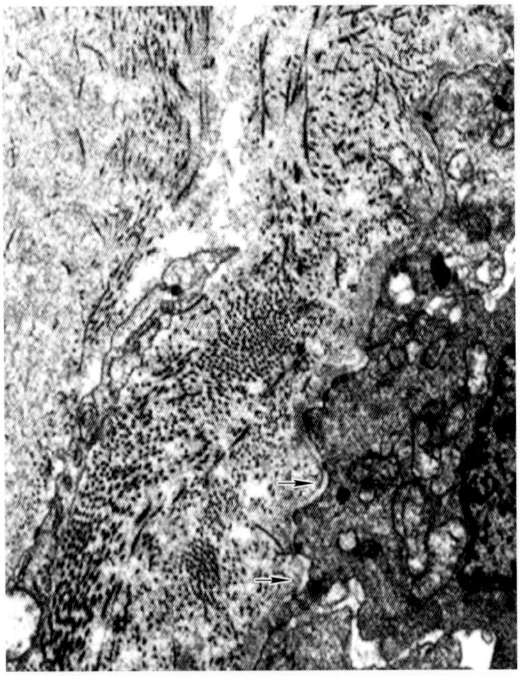

图 16-21 声襞上皮的基膜（人）
可见声襞上皮基底面的薄层基膜（→）。×3 000

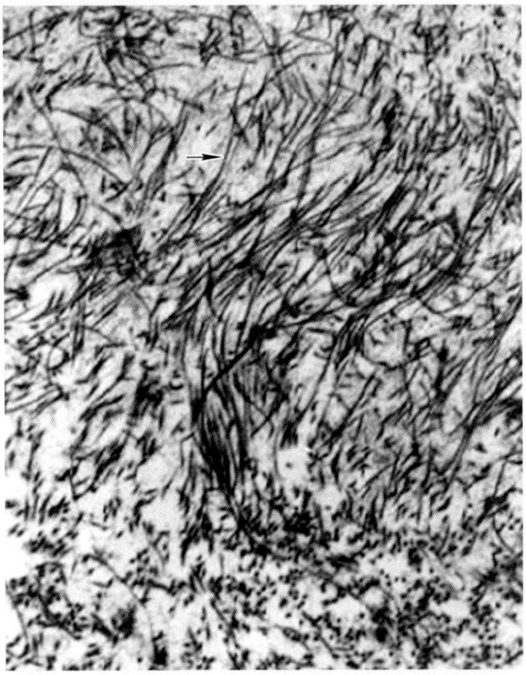

图 16-22 声襞固有层（人）
弹性纤维（→）。×5 000

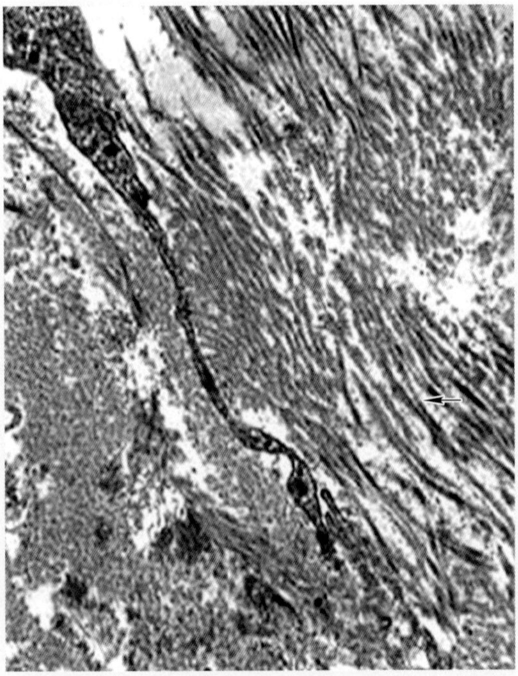

图 16-23 声襞固有层（人）
具有周期性横纹的胶原纤维（←）。×4 000

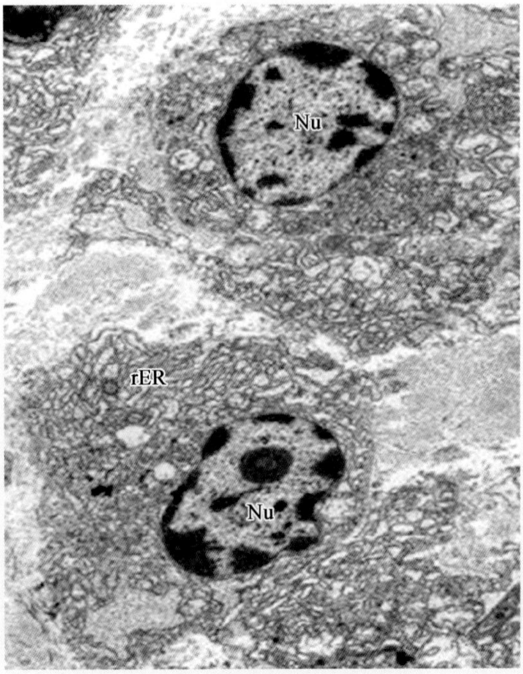

图 16-24 声襞固有层中的成纤维细胞（人）
成纤维细胞的细胞核（Nu），粗面内质网（rER）。×7 000

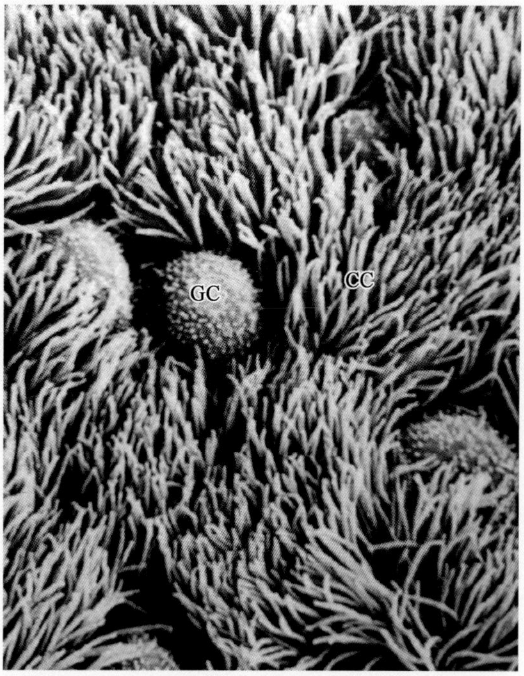

图 16-25　气管上皮（SEM）（大鼠）
纤毛细胞（CC）之间可见杯状细胞（GC）。×3 000

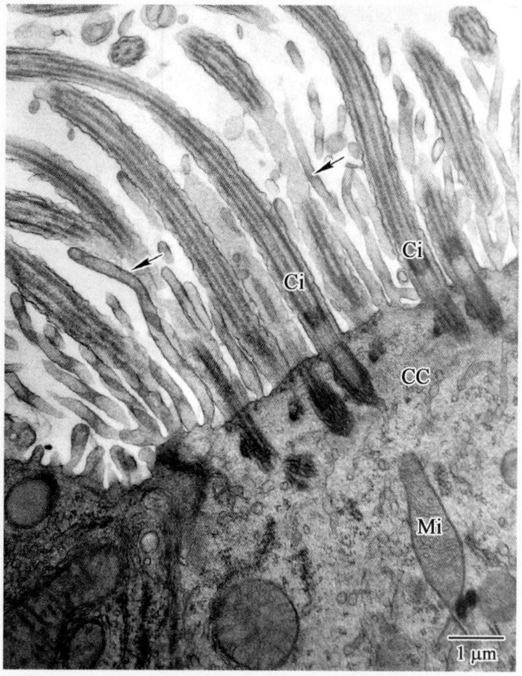

图 16-26　纤毛细胞纵断面（大鼠气管上皮）
纤毛细胞（CC）游离面有纤毛（Ci），纤毛之间有微绒毛（←），可见线粒体（Mi）。

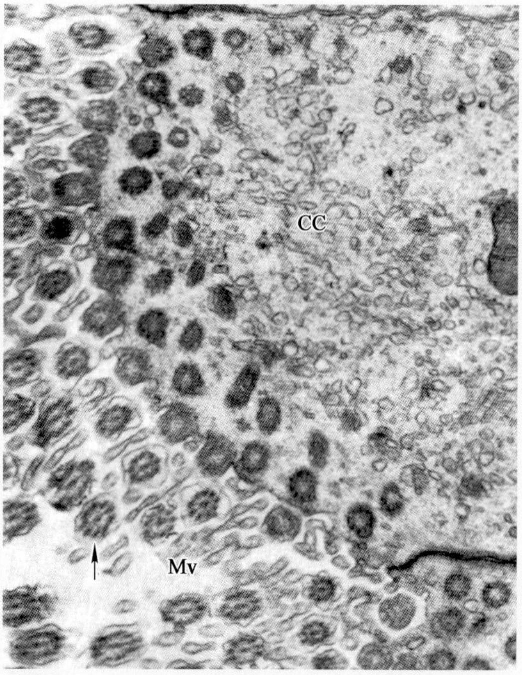

图 16-27　纤毛细胞横断面（小鼠气管上皮）
纤毛细胞（CC）游离面有纤毛（↑），纤毛之间可见微绒毛（Mv）。×19 000

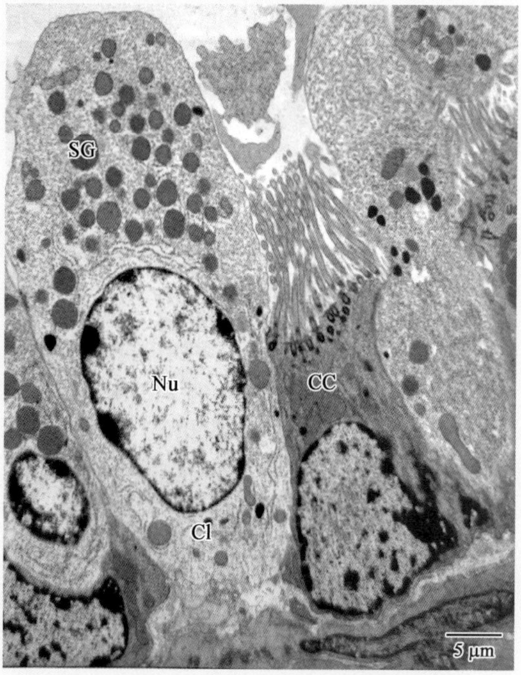

图 16-28　克拉拉细胞（大鼠细支气管上皮）
克拉拉细胞（Cl）中可见分泌颗粒（SG）和细胞核（Nu），另可见纤毛细胞（CC）。

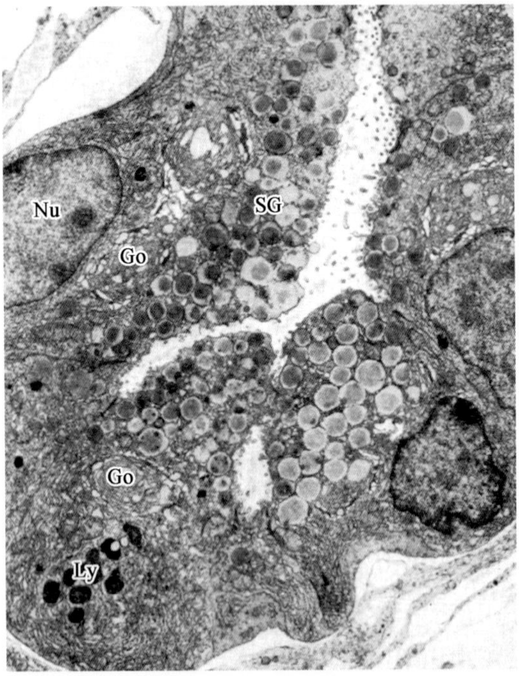

图 16-29 克拉拉细胞（豚鼠细支气管上皮）
细胞核（Nu），分泌颗粒（SG），高尔基复合体（Go），溶酶体（Ly）。×4 500

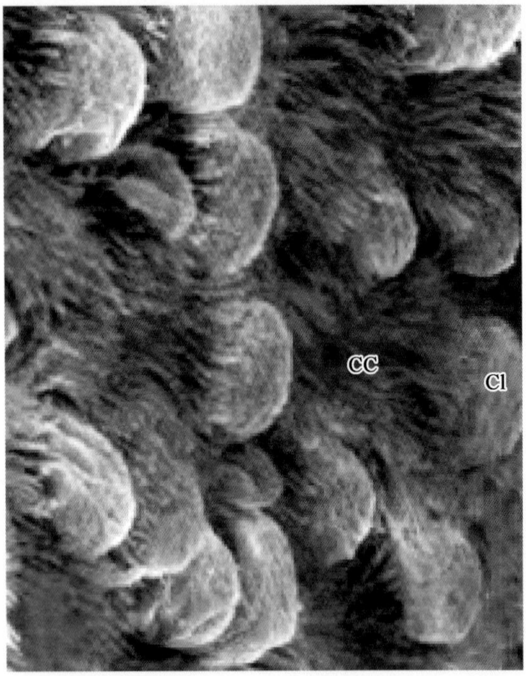

图 16-30 克拉拉细胞（SEM）
克拉拉细胞（Cl）呈圆顶状凸向终末细支气管管腔。另可见纤毛细胞（CC）。×1 200

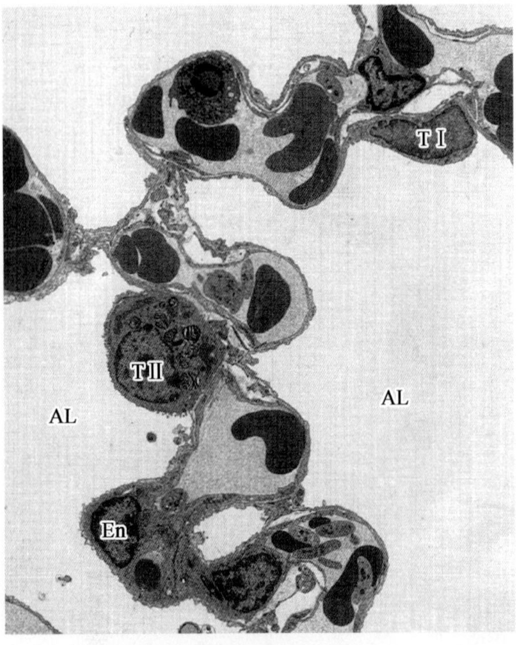

图 16-31 肺泡壁（大鼠肺）
可见肺泡腔（AL）壁上的Ⅰ型肺泡细胞（TⅠ）和Ⅱ型肺泡细胞（TⅡ），以及肺泡隔中的毛细血管内皮细胞（En）。×3 300

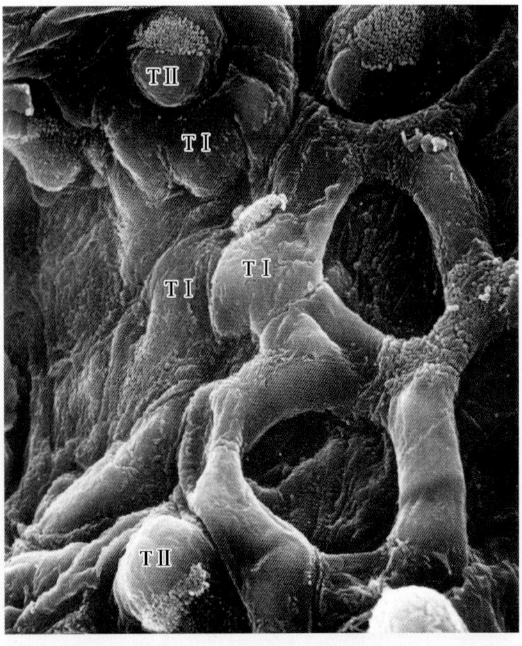

图 16-32 肺泡壁（SEM）（小鼠肺）
可见肺泡壁上的Ⅰ型肺泡细胞（TⅠ）和Ⅱ型肺泡细胞（TⅡ）。×4 200

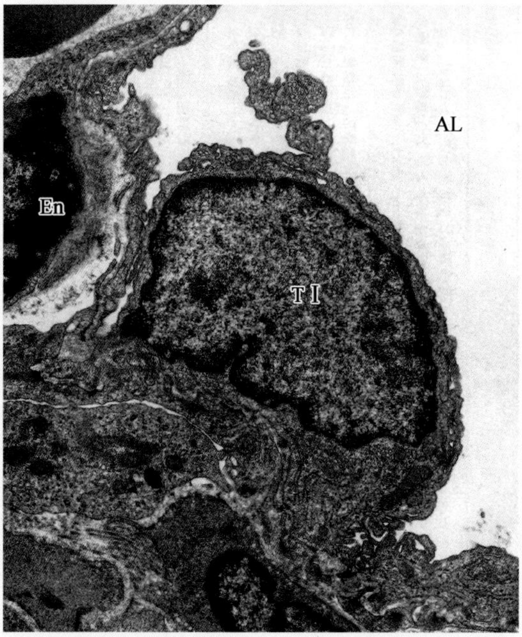

图 16-33　Ⅰ型肺泡细胞（大鼠肺）
可见构成肺泡腔（AL）壁的Ⅰ型肺泡细胞（TⅠ）和肺泡隔中的毛细血管内皮细胞（En）。×13 000

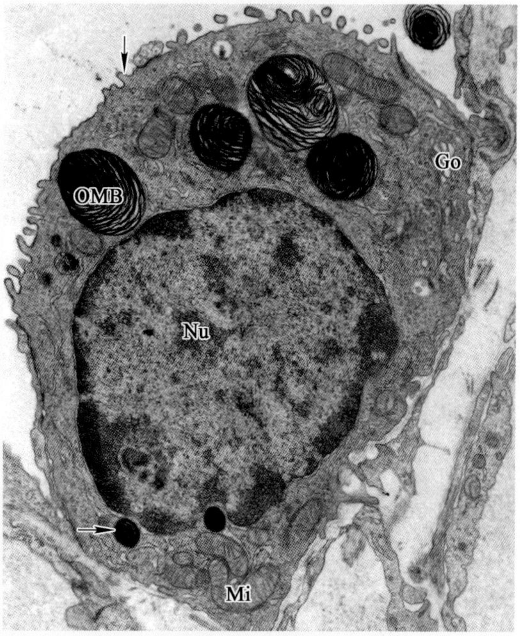

图 16-34　Ⅱ型肺泡细胞（大鼠肺）
微绒毛（↓），Ⅱ型肺泡细胞细胞核（Nu），线粒体（Mi），溶酶体（→），高尔基复合体（Go），嗜锇性板层小体（OMB）。×12 000

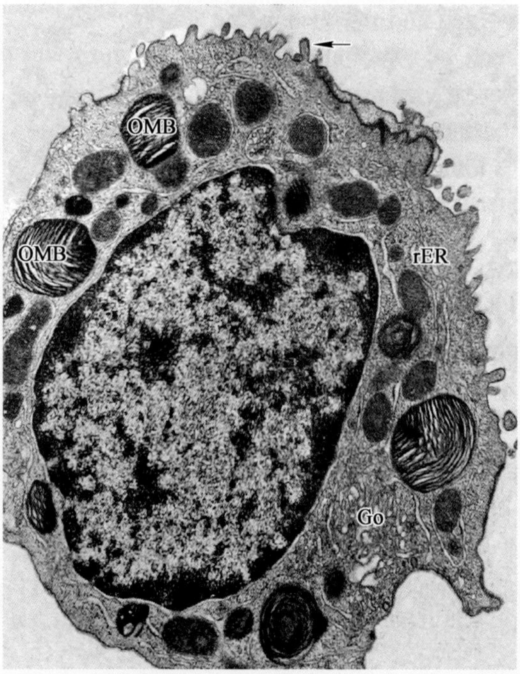

图 16-35　Ⅱ型肺泡细胞
微绒毛（←），粗面内质网（rER），高尔基复合体（Go），嗜锇性板层小体（OMB）。×17 000

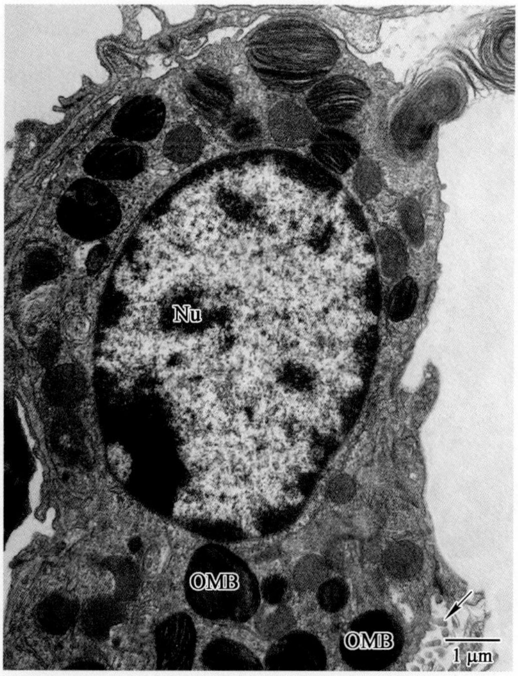

图 16-36　Ⅱ型肺泡细胞（大鼠肺）
微绒毛（↙），Ⅱ型肺泡细胞细胞核（Nu），嗜锇性板层小体（OMB）。

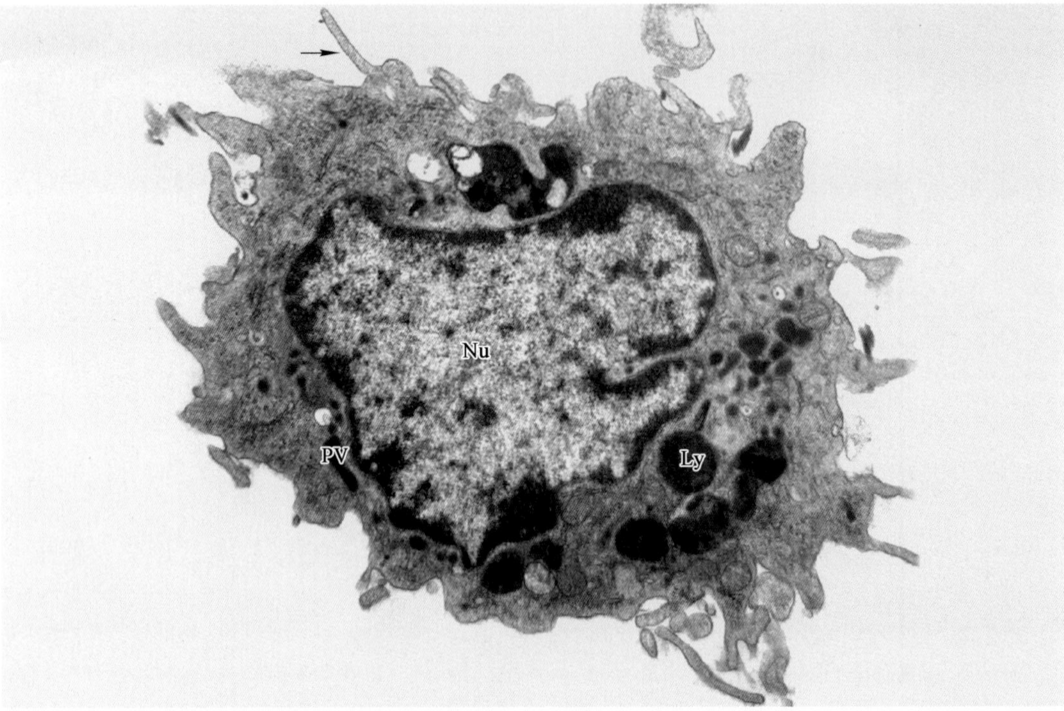

图 16-37 肺巨噬细胞（大鼠肺）
微绒毛（→），细胞核（Nu），溶酶体（Ly），吞饮小泡（PV）。

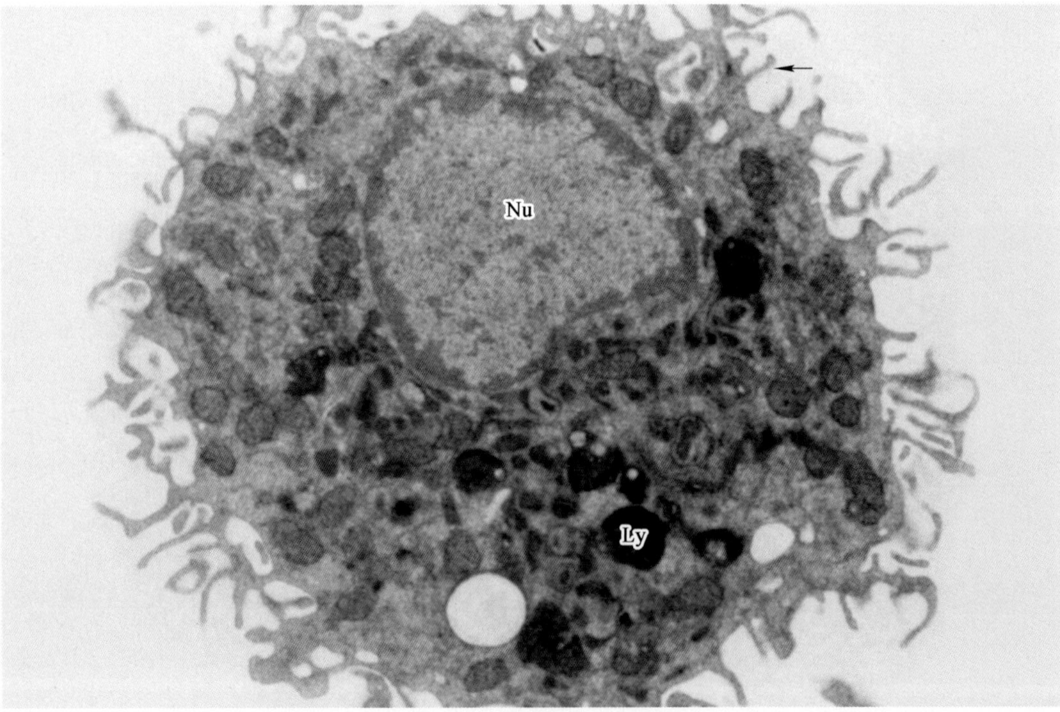

图 16-38 肺巨噬细胞（大鼠肺）
微绒毛（←），细胞核（Nu），溶酶体（Ly）。×10 200

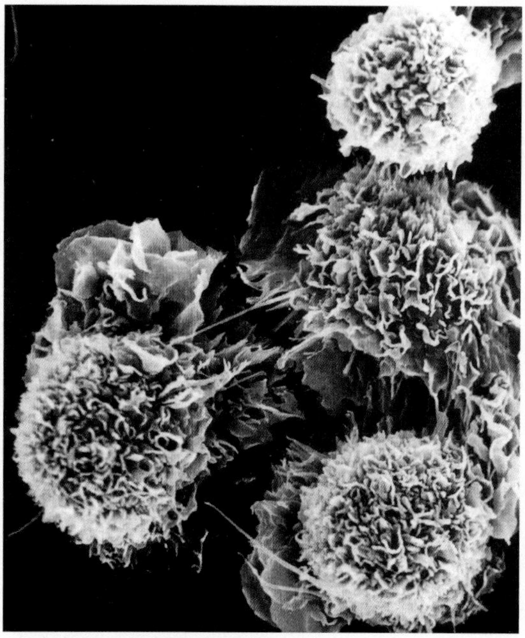

图 16-39 肺巨噬细胞（SEM）（大鼠肺）
可见肺巨噬细胞伸出的伪足和突起。×4 700

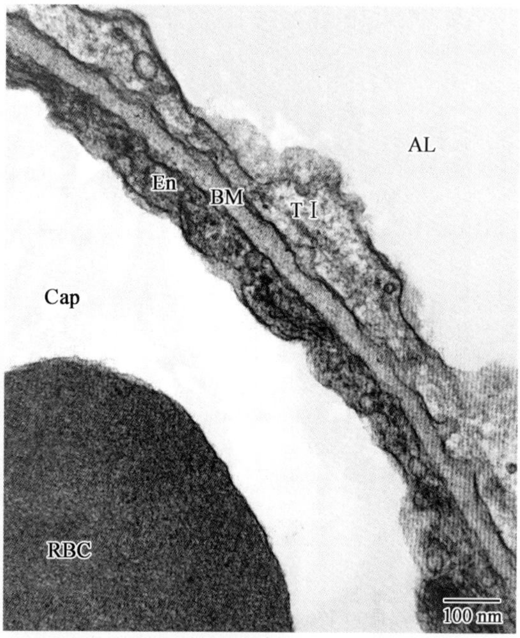

图 16-40 气血屏障（大鼠肺）
在肺泡腔（AL）与毛细血管（Cap）之间可见Ⅰ型肺泡细胞（TⅠ）、基膜（BM）和毛细血管内皮细胞（En），另可见红细胞（RBC）。

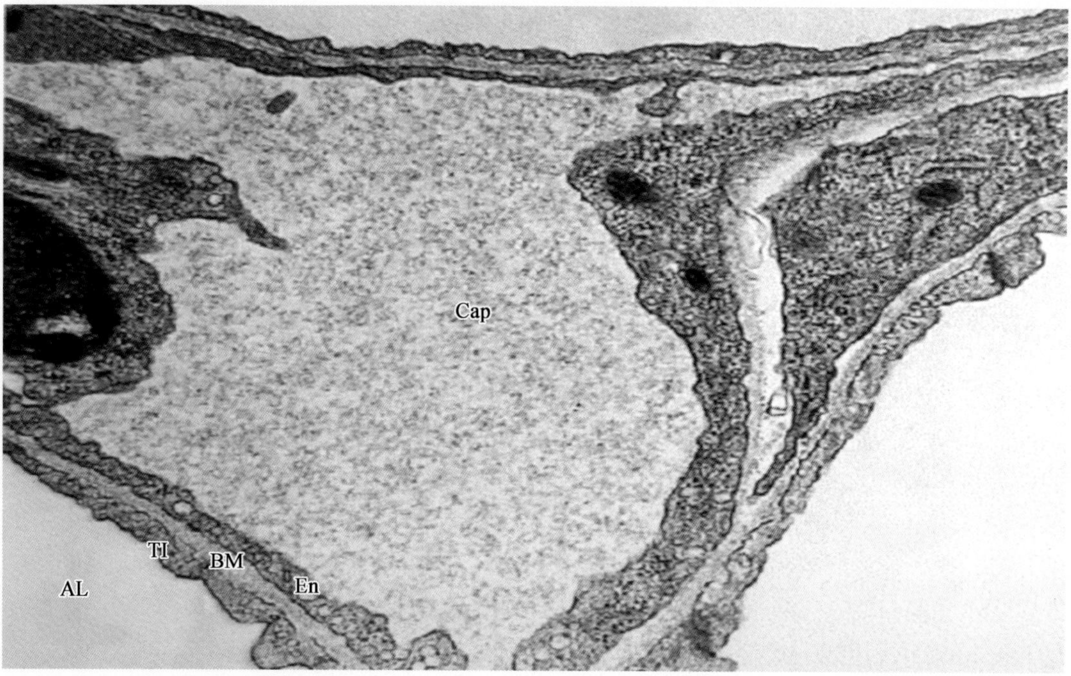

图 16-41 气血屏障
在肺泡腔（AL）与毛细血管（Cap）之间可见Ⅰ型肺泡细胞（TⅠ）、基膜（BM）和毛细血管内皮细胞（En）。×30 000

第17章

眼与耳

一、眼

眼是人体的感光装置，由眼球和眼附属器官所组成，前者为一圆球状体，分为眼球壁和眼内容物；后者包括眼睑、眼眶、眼外肌、结膜和泪器等，主要起支持、保护和运动等辅助作用。

（一）眼球壁

眼球壁分为3层，从外至内依次为：①纤维膜：主要成分为致密结缔组织，其中前（周长）1/6为角膜，后面5/6为巩膜；②血管膜：又叫葡萄膜，主要成分为疏松结缔组织，其中含有大量的血管和色素细胞，从前至后分为虹膜、睫状体与脉络膜；③视网膜：分为盲部与视部，两者之间以锯齿缘为界，盲部包括虹膜和睫状体的上皮。

1. 角膜（cornea） 角膜组织自外向内可分为如下5层：

（1）角膜上皮（corneal epithelium，CE） 为未角化的复层扁平上皮。上皮表面有泪液膜覆盖，基底面平整，通过基膜与深层的结缔组织相连（图17–1）。角膜上皮细胞分为3种类型：①基底细胞：为基底部的单层柱状细胞；②翼状细胞：为中间2～3层多角形细胞；③扁平细胞：位于上皮表面，有1～2层，细胞游离面有许多短小的微绒毛，细胞之间有桥粒相连。

（2）前界层（anterior limiting lamina，ALL） 又叫Bowman层，内含排列散乱的胶原原纤维，深部原纤维聚集呈斜行，与固有层浅部纤维方向一致。

（3）角膜基质（corneal stroma，St） 又叫固有层，约占角膜厚度的9/10，主要由规则的致密结缔组织组成，大量胶原原纤维平行排列成板层状，相邻板层呈互为垂直的关系，形成晶格样结构。板层之间有角膜细胞（keratocyte，Kc）分布，属于成纤维细胞（图17–2）。

（4）后界层（posterior limiting lamina，PLL） 又叫Descemet膜，由胶原原纤维和基质组成（图17–3）。

（5）角膜内皮（corneal endothelium，Ed） 为单层扁平上皮，其基底部与后界层相邻，游离面与前房房水接触，细胞之间连接紧密。细胞质内含有大量的线粒体和吞饮小泡。

2. 巩膜（sclera） 主要由致密结缔组织构成，含大量粗大的胶原纤维，与弹性纤维交织成网，还有少量血管、神经、成纤维细胞及色素细胞等。

3. 角巩膜缘 巩膜与角膜的交界处称角巩膜缘（corneoscleral limbus），又称角膜缘（corneal limbus）。巩膜静脉窦（sinus venosus sclerae）为一环形管道，腔内充满房水，其管壁由内皮、不连续的基膜和薄层结缔组织构成。小梁网（trabecular meshwork）位于巩膜静脉窦的内侧，呈筛网状，由角膜基质纤维、后界膜和角膜内皮向后扩展而成。小梁之间的间隙叫小梁间隙（trabecular space）。

4. 虹膜（iris） 为一环形肌性薄膜，中央的圆形开口叫瞳孔（pupil）。虹膜的周边与睫状体相连，与角巩膜缘所夹之角称前房角。虹膜由虹膜基质和虹膜上皮两部分组成。

（1）虹膜基质（iris stroma） 为含有大量色素细胞和血管的疏松结缔组织。虹膜前表面，成纤维细胞和色素细胞较多，形成不连续的前缘层（anterior border layer）（图17-4）。

（2）虹膜上皮（iris epithelium） 由两层色素上皮细胞（pigment epithelial cell，PEC）组成。前层色素上皮细胞特化为肌上皮细胞。后层色素上皮细胞呈立方形或矮柱状，细胞质内富含较大的色素颗粒（图17-5）。细胞侧面可见中间连接和紧密连接等结构。细胞基底部有薄层基膜附着，并可见质膜内褶。细胞顶部与前层色素上皮细胞相贴，两者之间的间隙较小，有微绒毛突出，可见桥粒或紧密连接。

5. 睫状体（ciliary body） 由睫状肌、基质与上皮组成。睫状肌为平滑肌。睫状体基质为富含血管和色素细胞的结缔组织。睫状体上皮属视网膜盲部，由两层细胞组成：外层为立方形的色素细胞，内有粗大的色素颗粒；内层为立方形或矮柱状的非色素细胞，有较发达的内质网和高尔基复合体（图17-6）。这两层细胞的游离面彼此相对紧靠在一起，间或有狭小的缝隙出现，称为睫状通道（ciliary channel）。细胞的基底面则分别面向睫状体基质和后房，均附着在各自的基膜上，有丰富的质膜内褶。细胞的侧面可见缝隙连接与桥粒等细胞连接结构。

睫状突与晶状体之间通过细丝状的睫状小带（ciliary zonule，CZ）相连。睫状小带由许多管状微原纤维通过蛋白多糖黏合、包被而成（图17-7）。

6. 脉络膜（choroid） 由富含血管和色素细胞的疏松结缔组织构成，从内至外可分为玻璃膜、脉络膜毛细血管层和脉络膜固有层。玻璃膜又叫Bruch膜，是由胶原纤维、弹性纤维和基质组成的薄层夹芯样均质透明膜，即两侧分别为视网膜色素上皮细胞和脉络膜毛细血管内皮细胞的基板，中间是胶原纤维和弹性纤维层。脉络膜毛细血管层（lamella choriocapillaris）含丰富的有孔毛细血管网（图17-8）。

7. 视网膜（retina） 视网膜视部由色素上皮层和神经层组成。神经层从外至内分3个核层：外核层、内核层和节细胞层。从功能上，可将视网膜神经元分为3类：一类是感光细胞，即视细胞，其胞体位于外核层；第二类为联络神经元，包括双极细胞、水平细胞、无长突细胞和网间细胞，其胞体位于内核层；第三类为投射神经元，即节细胞，其胞体位于节细胞层。外核层与内核层之间，以及内核层与节细胞层之间分别为神经元突起构成的外网层和内网层。

（1）视网膜色素上皮（retinal pigment epithelium） 为单层矮柱状上皮，细胞之间有紧密连接、中间连接和缝隙连接等。细胞基底部紧附于玻璃膜上，有发达的质膜内褶。细胞顶部与视细胞相接触，并有大量细胞质突起伸入视细胞之间，两者之间填充无定形的细胞外基质，但并无牢固的连接结构。色素上皮细胞的主要特点是顶部细胞质和突起内含有大量粗大的黑素颗粒以及吞入的视细胞膜盘（membranous disc，MD）（图 17–9）。

（2）感光细胞（photoreceptor cell） 又称视细胞（visual cell），分为视杆细胞（rod cell）和视锥细胞（cone cell），视杆与视锥垂直伸向色素上皮层，构成视杆视锥层（layer of rods and cones）。感光细胞外侧突起又细分为内节（inner segment，IS）与外节（outer segment，OS），两者之间以细小的连接纤毛相连。内节含丰富的线粒体、粗面内质网和高尔基复合体；外节内部充满成叠的扁平状膜盘，它们由外节基部近连接纤毛一侧的细胞膜不断内陷而成。外节膜盘的脂质双层膜上均镶嵌有感光色素（图 17–10，图 17–11）。

视杆细胞与视锥细胞的内侧突起均伸入外网层，但前者的末梢膨大呈小球状，叫杆小球（图 17–12），与多个双极细胞和水平细胞形成突触；后者的末梢膨大呈足状，叫锥小足（图 17–13），可与一个或多个双极细胞的树突及水平细胞形成突触。

（3）双极细胞（bipolar cell） 是连接视细胞和节细胞的纵向联络神经元，胞体位于内核层。外侧的树突伸入外网层，与视细胞内侧突形成突触；内侧的轴突伸入内网层，与节细胞的树突形成突触（图 17–13）。

（4）水平细胞（horizontal cell）、无长突细胞（amacrine cell）和网间细胞（interplexiform cell） 这三种细胞均为中间神经元。水平细胞的胞体位于内核层的外侧份，发出许多水平走向的分支伸入外网层的内侧份，与视杆细胞、双极细胞及网间细胞形成突触。相邻的水平细胞之间有缝隙连接。无长突细胞的胞体较双极细胞大，其突起兼有树突和轴突的特点，在内网层内与双极细胞的轴突、节细胞及网间细胞的突起形成突触。网间细胞数量较少，胞体位于无长突细胞之间，突起在内、外网层中广泛伸展，与无长突细胞和水平细胞形成突触。

（5）节细胞（ganglion cell） 是长轴突的多极神经元，树突伸入内网层，与双极细胞、无长突细胞和网间细胞形成突触。

（6）视网膜神经胶质细胞 以放射状胶质细胞（radial neuroglia cell）为主，又称米勒细胞（Müller's cell）细胞（图 17–14）。细胞体位于内核层的中部，细胞核呈卵圆形；细胞的外侧端穿插在感光细胞之间，并与内节形成连接复合体，构成视网膜的外界膜（outer limiting membrane）；细胞内侧突末端常膨大分叉，在视神经纤维层内表面相互连接成内界膜（inner limiting membrane）；从胞体及内、外侧突起上发出很多细小的叶片状分支，包绕在神经元的胞体和突起周围。

视网膜自外向内可分 10 层：① 色素上皮层；② 视杆视锥层；③ 外界膜；④ 外核层（outer nuclear layer），由两种视细胞含核的胞体部分组成；⑤ 外网层（outer plexiform layer），由视细胞的内侧突和双极细胞的树突及水平细胞的突起组成；⑥ 内核层（inner nuclear layer），由双极细胞、水平细胞、无长突细胞、网间细胞及米勒细胞的胞体共同组成；⑦ 内网层（inner plexiform layer），由双极细胞的轴突与节细胞的树突及无长突细胞和网间细胞的突起组成；⑧ 节细胞层（layer of ganglion cells），由节细胞的胞体组成；⑨ 视神经纤维层（layer of optic fibers），由节细胞的轴突组成；⑩ 内界膜（图 17–15）。

（7）黄斑和视神经乳头 视网膜后极部有一浅黄色区域，称黄斑（macula lutea），其中央有一小凹称中央凹（central fovea）。视神经穿出眼球的部分称视神经乳头（papilla of optic nerve），又称视盘，此处缺乏视细胞，故又称生理性盲点。

（二）眼内容物

眼内容物包括房水、晶状体和玻璃体，与角膜一起组成眼球的屈光介质。眼球内腔被虹膜分隔为前房和后房，两者之间通过虹膜中央的瞳孔沟通。

1. 晶状体（lens） 主要由纤维状的晶状体上皮细胞（lens epithelial cell，LEC）构成。晶状体外包薄层均质的晶状体囊（lens capsule），由增厚的基膜及胶原原纤维组成。晶状体的前表面至赤道表面有一层立方形的晶状体上皮细胞，其中赤道部的上皮细胞仍保持分裂能力，并向晶状体中央移行，分化演变为长柱状的晶状体纤维。位于浅层的晶状体纤维构成晶状体的皮质，纤维与表面平行，呈环层状排列（图 17–16）。中心部位的纤维构成晶状体核，纤维内充满晶状体特有的均质状晶体蛋白，细胞核消失（图 17–17）。

2. 玻璃体（vitreous body） 为无色透明的胶状物，其中水分占 99%，含少量透明质酸、玻璃蛋白及胶原原纤维等。

3. 房水（aqueous humor） 充盈于眼房内，为含少量蛋白质的透明液体。

（三）眼附属器官

1. 眼睑（eyelid） 由前向后分为 5 层，依次为皮肤、皮下组织、肌层、睑板、睑结膜。睑结膜为薄层黏膜，黏膜上皮为复层柱状，有杯状细胞，上皮下固有层为薄层结缔组织。睑结膜反折覆盖于巩膜表面，称球结膜。

2. 泪腺（lacrimal gland） 是浆液性复管状腺，被结缔组织分隔成小叶。腺上皮细胞为单层立方或柱状，细胞质内有分泌颗粒。腺上皮外有基膜和肌上皮细胞。泪腺分泌的泪液经小叶间导管（图 17–18）排至结膜上穹部，有润滑和清洁角膜的作用。

二、耳

耳由外耳、中耳和内耳组成。外耳和中耳传导声波，内耳有位觉和听觉感受器。

（一）外耳

外耳由耳郭、外耳道和鼓膜 3 部分构成。

1. 耳郭 外表被覆薄层皮肤，内有软骨膜及弹性软骨。

2. 外耳道 表面覆以很薄的皮肤，内有耳毛、皮脂腺和顶泌汗腺。

3. 鼓膜（tympanic membrane） 是半透明的薄膜，结构分为 3 层：外层为复层扁平上皮，中层为薄层的结缔组织，内层为黏膜层，表面覆以单层扁平上皮（图 17–19 ~ 图 17–21）。

（二）中耳

中耳包括鼓室、鼓窦、乳突小房、咽鼓管等，为传导声波的组成部分。

1. 鼓室 鼓室的黏膜由上皮和较薄的固有层组成，上皮的类型有多种，如外侧壁和内侧壁为单层扁平上皮，后壁为单层立方或单层纤毛低柱状上皮，前壁和下壁则为单层纤毛柱状上皮，并有杯状细胞。固有层为细密结缔组织，内含神经纤维、血管和淋巴管。

2. 咽鼓管　咽鼓管管壁的前 2/3 为软骨部，黏膜覆以假复层纤毛柱状上皮；后 1/3 为骨部，表面被覆单层柱状上皮。

（三）内耳

内耳包括骨迷路和膜迷路两部分。骨迷路（osseous labyrinth）表面覆有骨膜，分骨半规管、前庭和耳蜗三部分。膜迷路（membranous labyrinth）包括骨半规管内的膜半规管、前庭内的膜性椭圆囊和球囊、耳蜗内的膜蜗管三部分。膜迷路的腔面覆有薄层黏膜，其上皮大部分为单层扁平上皮。

1. 半规管与壶腹嵴　两侧骨半规管各由 3 个互相垂直的管道组成，每个半规管弯曲成 2/3 的环状，其一端膨大称壶腹（ampulla）。膜半规管形态与骨半规管相似，但直径只有骨半规管的 1/4。在壶腹的一侧，部分黏膜呈鞍状增厚凸向腔内，形成一横行隆起，称壶腹嵴（crista ampullaris）。

壶腹嵴的上皮由支持细胞和毛细胞组成。支持细胞（supporting cell）呈高柱状，基底部位于基膜上，游离面有微绒毛，细胞质顶部有分泌颗粒。毛细胞位于壶腹嵴顶部的支持细胞之间，分布于壶腹嵴中央部的毛细胞大部分呈烧瓶状，分布于壶腹嵴周边部的毛细胞主要呈圆柱状，顶部有许多静纤毛和一根较长的动纤毛。静纤毛是特殊分化的微绒毛，中轴内有纵行排列的微丝；动纤毛内有“9+2”的微管结构。

2. 前庭与位觉斑　前庭位于骨迷路中部，是一椭圆形腔，位于前庭的膜迷路包括椭圆囊与球囊。椭圆囊外侧壁和球囊前壁的局部黏膜增厚隆起，构成位觉斑（macula acoustica），分别称为椭圆囊斑和球囊斑，两个位觉斑呈互相垂直的关系。椭圆囊斑和球囊斑的结构和壶腹嵴基本相似，也是由支持细胞和毛细胞组成，毛细胞的基底部与前庭神经末梢形成突触（图 17-22，图 17-23）。但上皮表面平坦，上覆有胶质的位觉砂膜（statoconic membrane），膜的表面有碳酸钙和蛋白质组成的晶体颗粒，称位觉砂或耳石（otolith）。

3. 耳蜗与螺旋器

（1）耳蜗（cochlea）　其外形如蜗牛壳，中轴呈圆锥形，称蜗轴（modiolus），在蜗轴周围是一条呈螺旋形的骨性管道，叫骨蜗管（osseous cochlea）。蜗轴内有血管和螺旋神经节等。通过蜗轴纵切面观察，每一骨蜗管被分隔成三个管道：上方为前庭阶（scala vestibule），下方为鼓室阶（scala tympani），中间为膜蜗管。前庭阶和鼓室阶腔面覆有单层扁平上皮，腔内充满外淋巴；膜蜗管与球囊相通，充满内淋巴。

（2）膜蜗管（membranous cochlea）　简称蜗管，又称中间阶，有上、外和下三个壁。上壁两面覆单层扁平上皮，中间为薄层结缔组织。外壁为螺旋韧带，表面覆盖着含连续型毛细血管的复层上皮，故叫血管纹（stria vascularis）（图 17-24）。

血管纹的上皮由三种细胞构成：①最表层细胞称边缘细胞（border cell），细胞不规则，游离面有短的微绒毛，基底面有质膜内褶，细胞之间有紧密连接。细胞质近游离面有丰富的粗面内质网、游离核糖体、线粒体、高尔基复合体、溶酶体样嗜锇小体和多种小泡等（图 17-25）。②中间细胞（intermediate cell）较小，细胞有突起，突起小而少。③基底细胞（basal cell）矮小，细胞间有紧密连接和桥粒。

（3）螺旋器（spiral organ）　又称 Corti 器，主要由支持细胞和毛细胞组成，支持细胞种类较多，主要为柱细胞和指细胞（图17-26）。柱细胞（pillar cell）分为内柱细胞和外柱细胞，细胞核圆，位于细胞基部，细胞内有丰富的张力原纤维。指细胞（phalangeal cell）分为内指细胞和外指细胞。指细胞呈柱状，细胞核位于上部，基底部位于基膜上，顶部有一指状突起。毛细胞（hair cell）有内毛细胞和外毛细胞，分别位于内、外指细胞的胞体上方。内毛细胞（inner hair cell）呈螺旋形排成1列，约有3 500个（图17-27）。外毛细胞（outer hair cell）螺旋形排成3～5列，约有12 000个（图17-28～图17-30）。毛细胞细长，核近基部，细胞的顶部有许多排列成“V”或“W”形的静纤毛，称听毛（trichobothrium）（图17-29）。螺旋神经节由大量双极神经元组成，其周围突穿过骨螺旋板，终末与毛细血管的基部形成突触，中枢突穿出蜗轴形成蜗神经。

（张学森　肖　冰　张蕴曦）

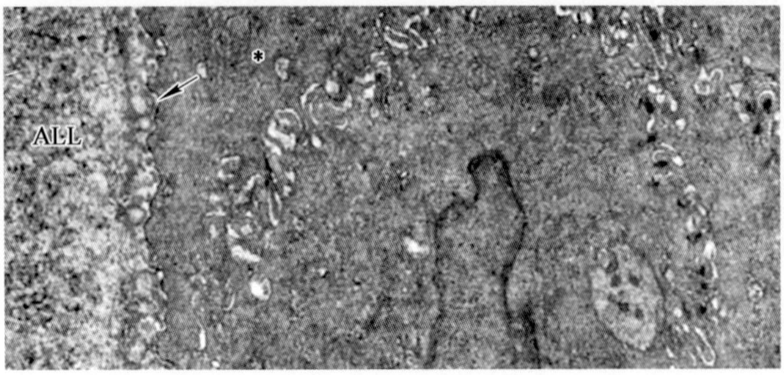

图 17-1 角膜（人）
角膜上皮的基底部细胞（*）与前界层（ALL）间基膜（↙）明显。×7 700

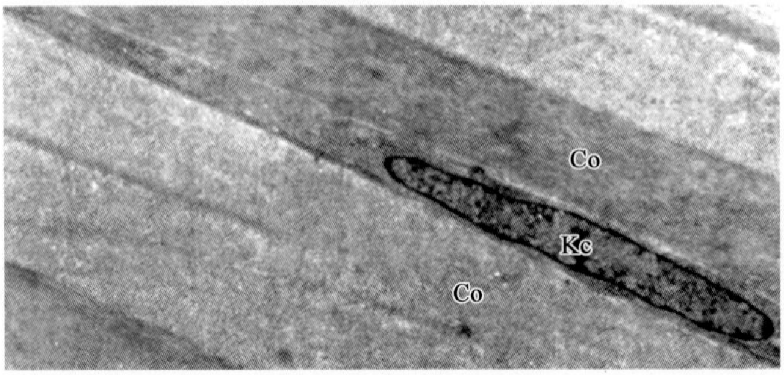

图 17-2 角膜固有层（人胎儿）
大量胶原原纤维（Co）平行排列成板层状，板层之间有角膜细胞（Kc）分布。×7 700

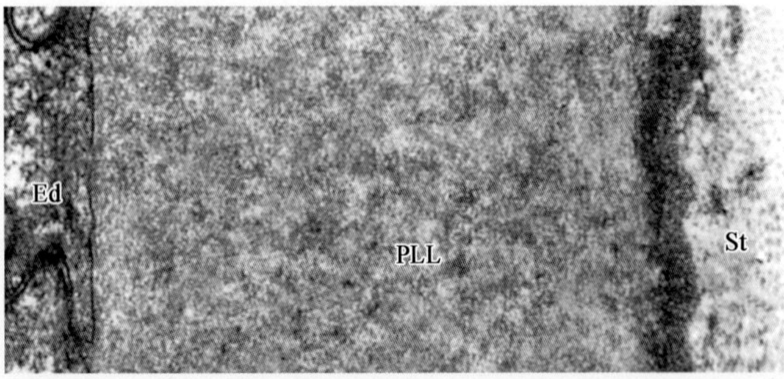

图 17-3 后界层（人）
后界层（PLL）外侧与角膜基质（St）紧密相连，内侧与角膜内皮（Ed）基底部相邻。×25 000

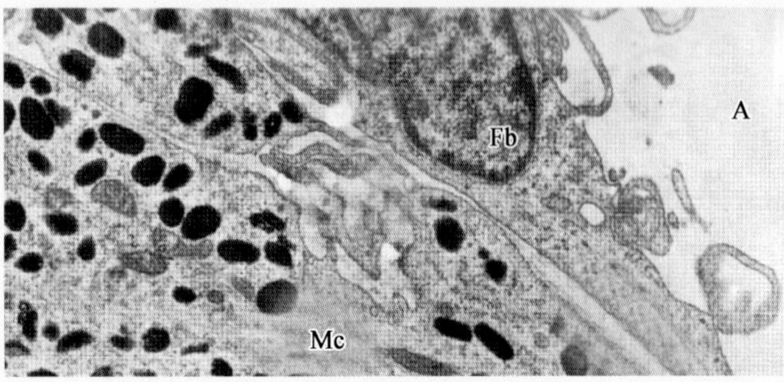

图 17-4 虹膜前缘层（人）
与前房（A）相连的前方覆盖有一层成纤维细胞（Fb），其下方为黑素细胞（Mc）。×10 000

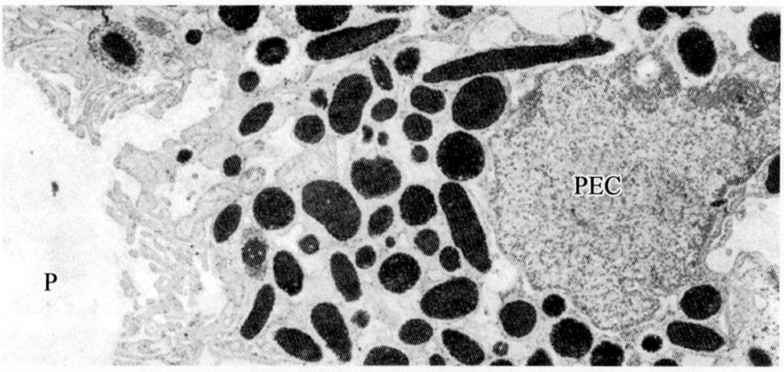

图 17-5 后层色素上皮细胞（人）

后层色素上皮细胞（PEC）胞质内有许多呈圆形、椭圆形或杆状的色素颗粒。细胞游离面的微绒毛发达，深入后房（P）。×6 600

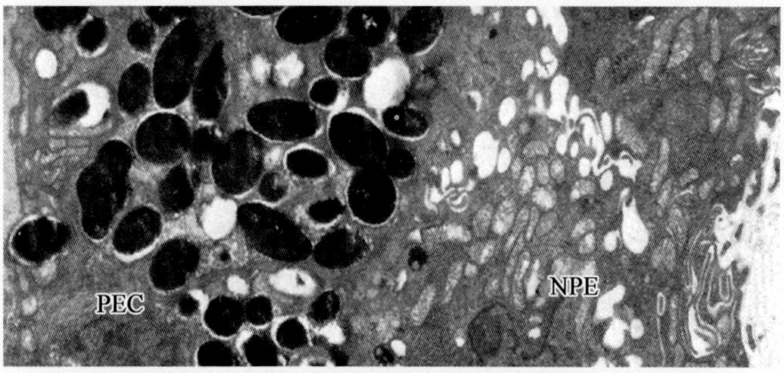

图 17-6 睫状体上皮（人）

非色素上皮细胞（NPE）与色素上皮细胞（PEC）游离面紧靠。NPE 内有较多的内质网和高尔基复合体，PEC 内有粗大的色素颗粒。×6 900

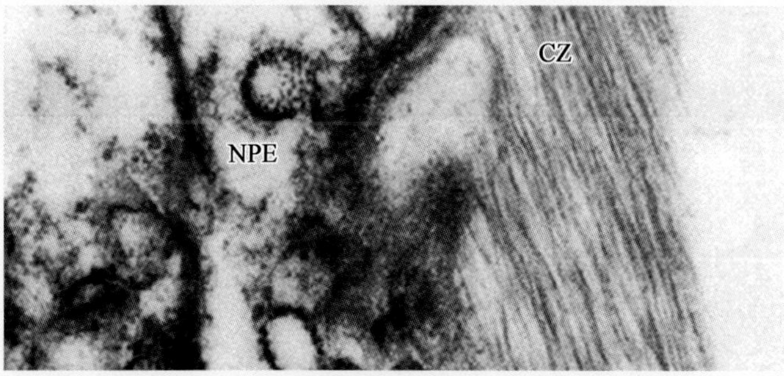

图 17-7 睫状体的非色素上皮细胞（人）

睫状小带（CZ）与睫状体非色素上皮细胞（NPE）连接，但并未透过细胞膜进入胞体内。×60 000

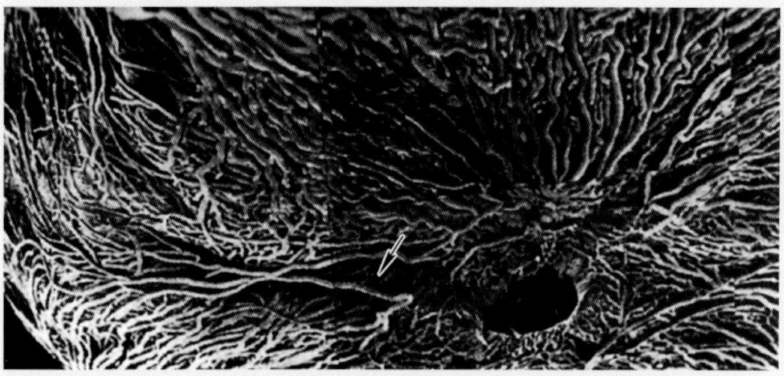

图 17-8 脉络膜的外观（SEM）（猴）

右侧上方的黑色空穴为视神经入口，其正下方可见由睫后长动脉形成的浅压痕（↙）。×8

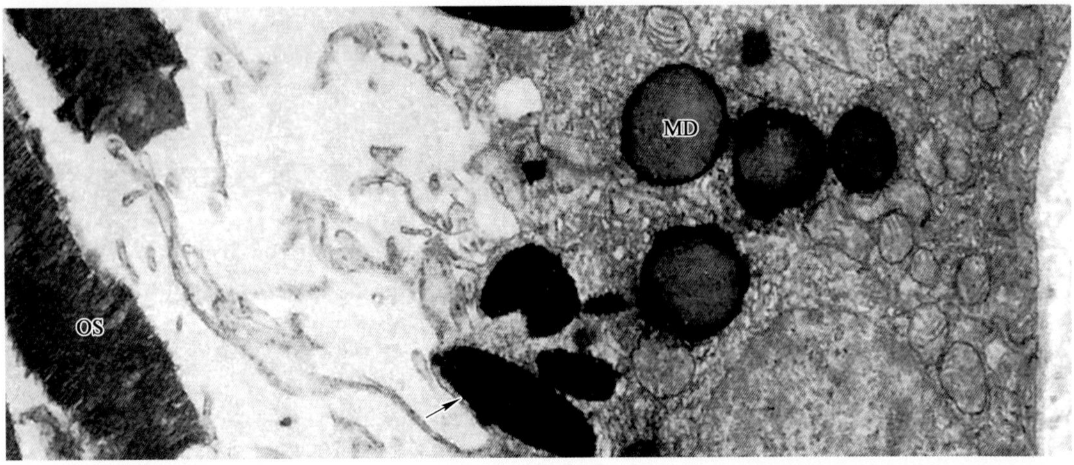

图 17-9 视网膜上皮（人）
视网膜色素上皮顶部细胞质和突起内含有粗大的黑素颗粒（↗）及被吞入的视细胞膜盘（MD）。下方显示视杆细胞外节（OS）。×9 700

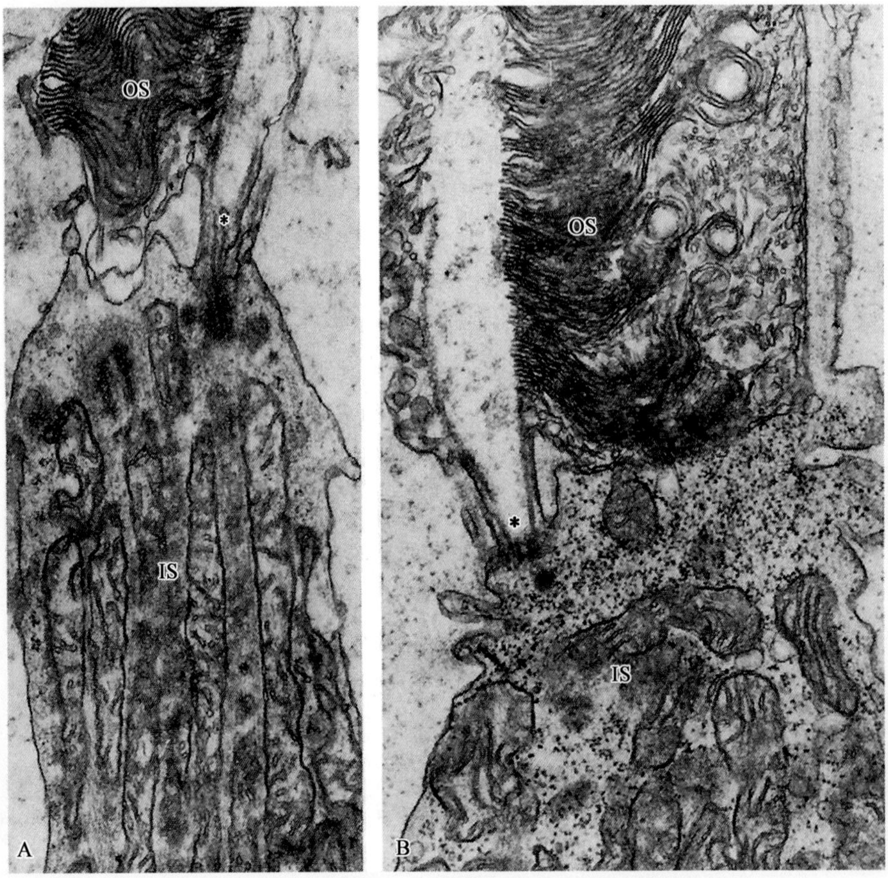

图 17-10 视网膜感光细胞（人）
A. 视杆细胞，×21 000；B. 视锥细胞，×21 000。
两种视细胞的外节（OS）与内节（IS）通过细小的连接纤毛（*）相连。

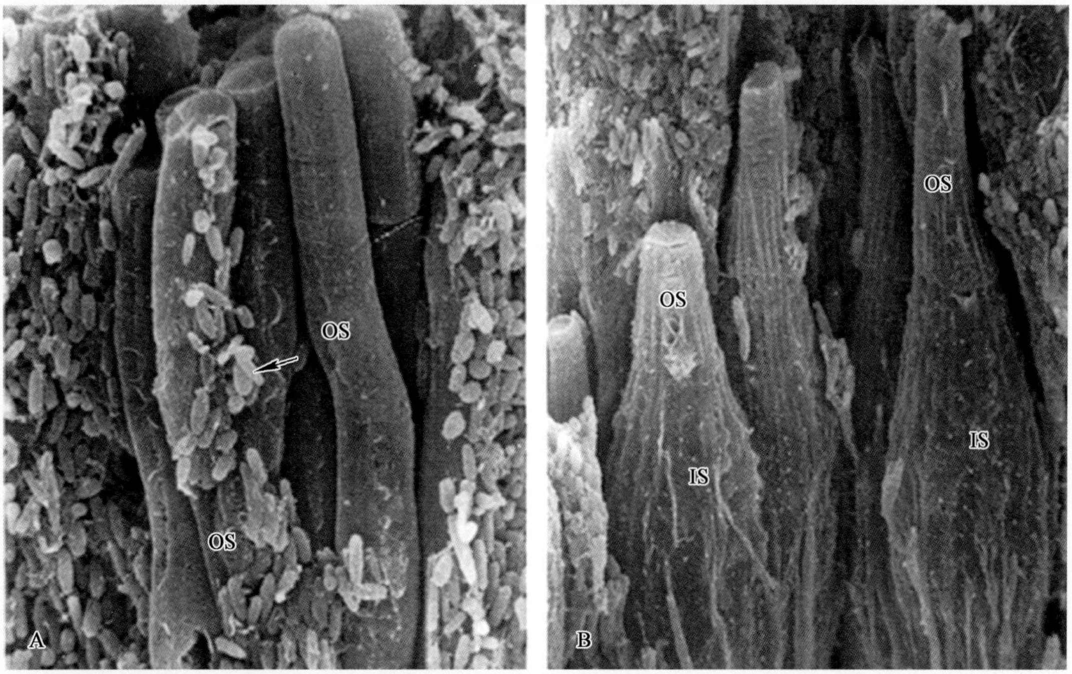

图 17-11　视网膜（金鱼）(SEM)

A. 视杆细胞的外节（OS），膜盘膜上可见大量纺锤形色素颗粒（↙）。×6 000

B. 视锥细胞的外节（OS）与内节（IS）。×4 100

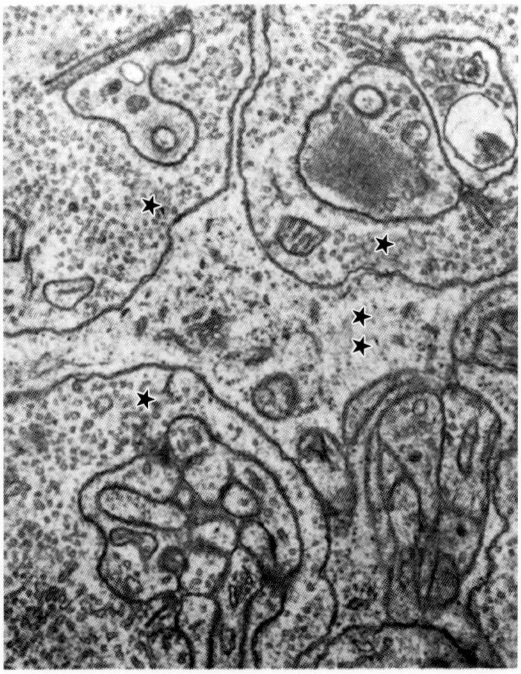

图 17-12　视网膜外网层（人）

杆小球（★），米勒细胞（★★）。×12 000

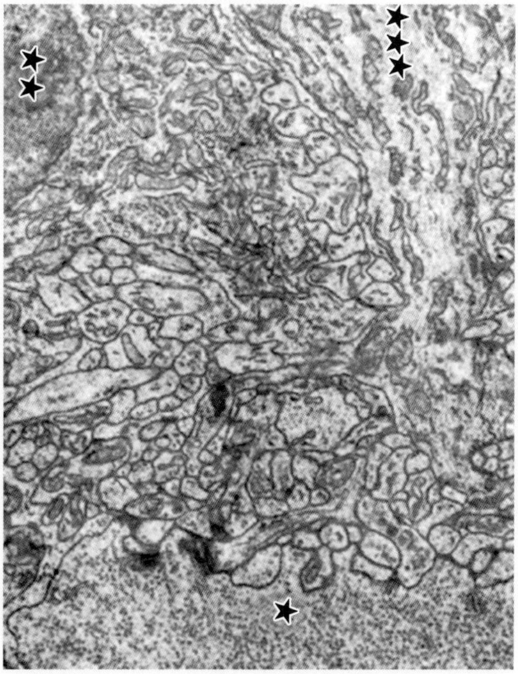

图 17-13　视网膜外网层（人）

锥小足（★），水平细胞（★★），双极细胞（★★★）。×6 000

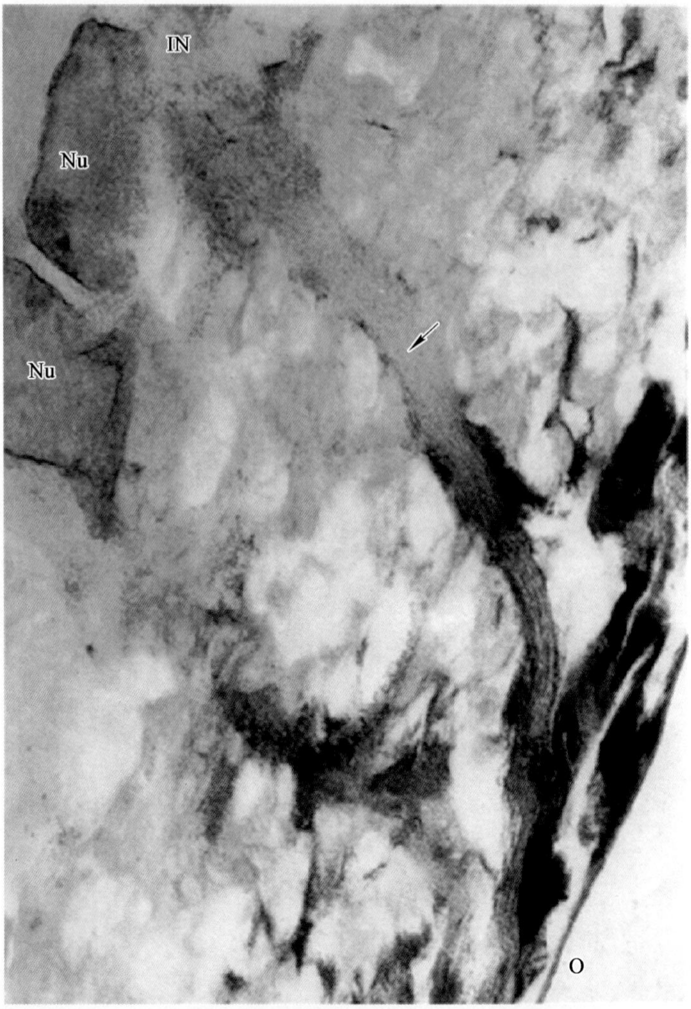

图 17-14 视网膜的米勒细胞（豚鼠）

米勒细胞（↙）贯穿外界膜（O）到内核层（IN）。可见米勒细胞核（Nu）。×5 200

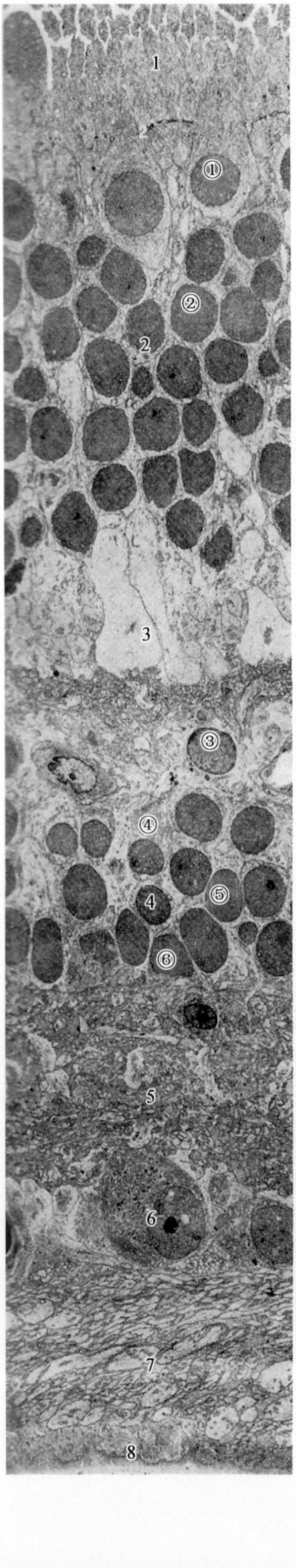

图 17-15 视网膜的各层结构（人）

1. 外界膜
2. 外核层（①视杆细胞，②视锥细胞）
3. 外网层
4. 内核层（③水平细胞，④双极细胞，⑤米勒细胞，⑥无长突细胞）
5. 内网层
6. 节细胞层
7. 视神经纤维层
8. 内界膜

×8 300

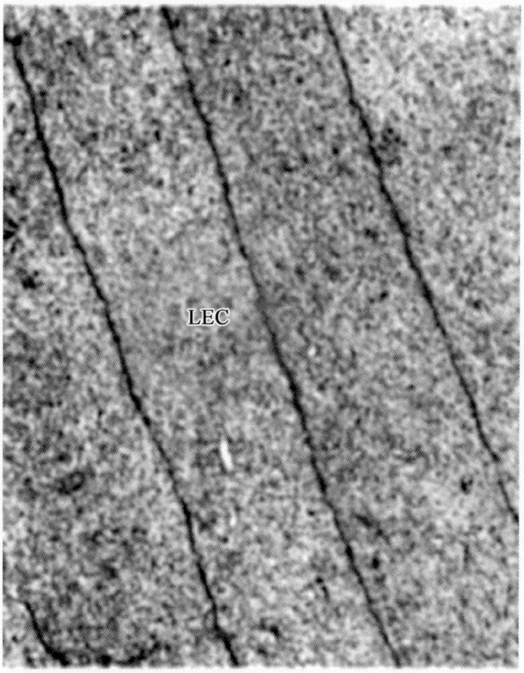

图 17-16 晶状体皮质（小鼠）
纤维状的晶状体上皮细胞（LEC）。×4 600

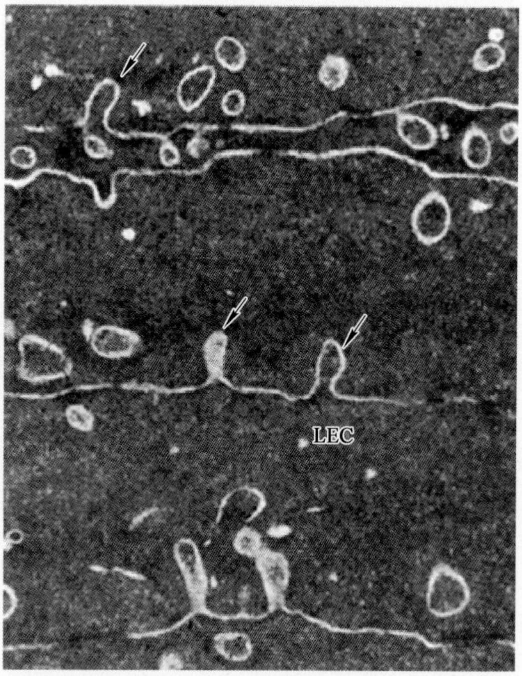

图 17-17 晶状体皮质深层（猴）
相邻晶状体上皮细胞（LEC）相互嵌合（↙）。×12 000

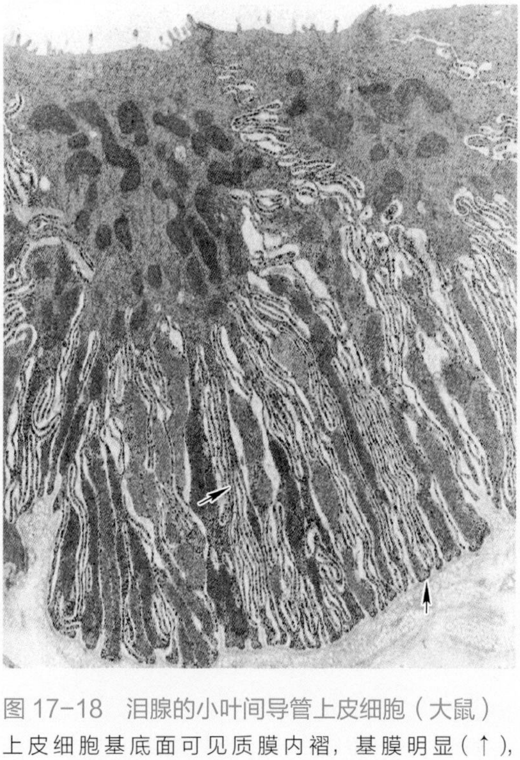

图 17-18 泪腺的小叶间导管上皮细胞（大鼠）
上皮细胞基底面可见质膜内褶，基膜明显（↑），$Na^{+}K^{+}$-ATP 酶染色阳性（↗）。×6 200

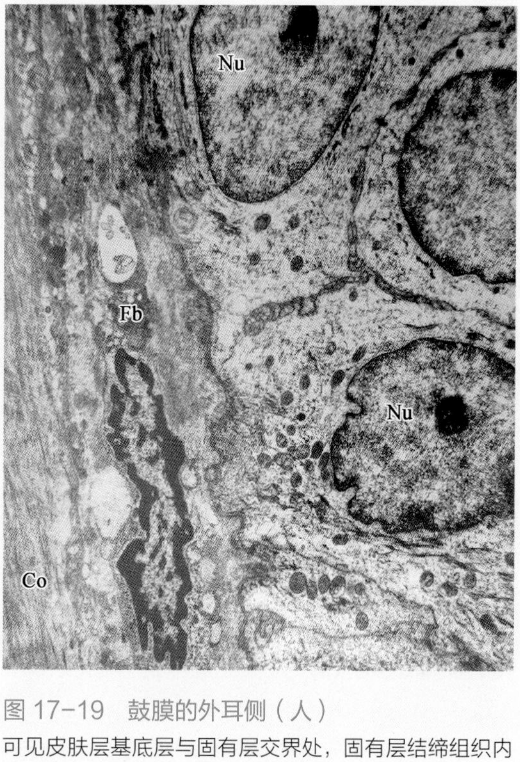

图 17-19 鼓膜的外耳侧（人）
可见皮肤层基底层与固有层交界处，固有层结缔组织内可见成纤维细胞（Fb）和胶原原纤维（Co）。另可见细胞核（Nu）。×4 200

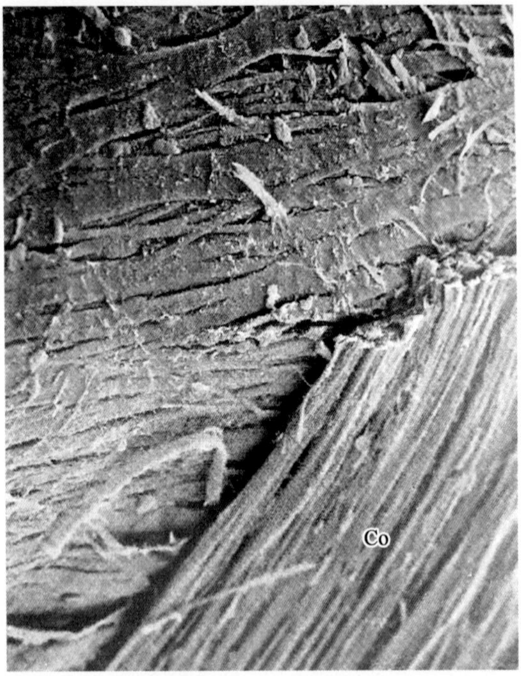

图 17-20 鼓膜的固有层（纤维层）（SEM）（人）
可见大量的胶原原纤维（Co）。×300

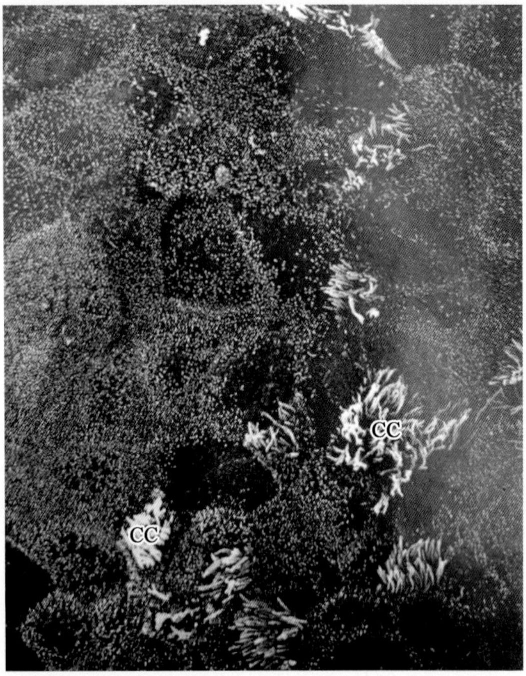

图 17-21 鼓膜黏膜层（中耳侧）的表面（SEM）（人）
可见纤毛细胞（CC）。×1 200

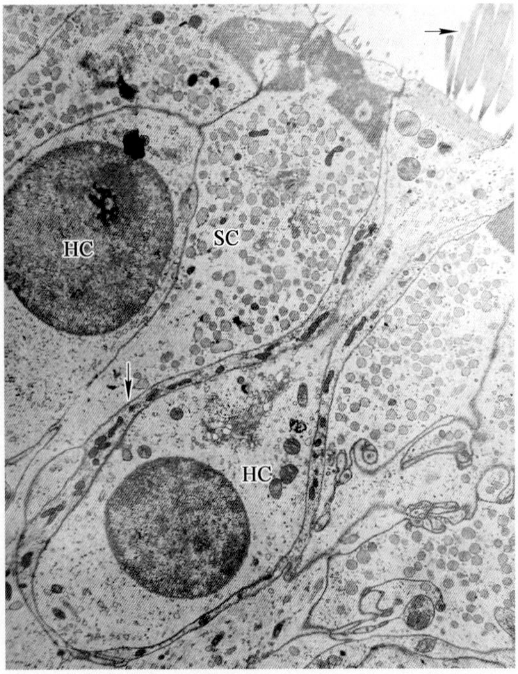

图 17-22 位觉斑（仓鼠）
可见毛细胞（HC）及其顶部静纤毛（→）、支持细胞（SC），亦可见神经末梢（↓）与毛细胞形成突触。×7 500

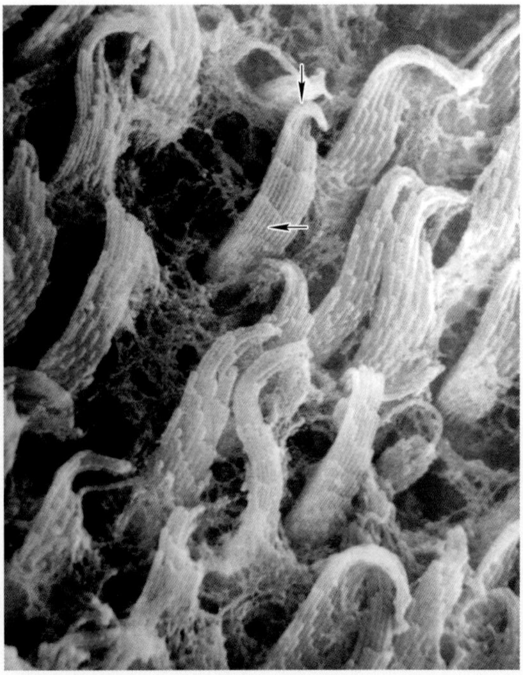

图 17-23 位觉斑毛细胞（SEM）（仓鼠）
毛细胞表面可见静纤毛（←）规则地呈阶梯状排列，各静纤毛束末端有一根较长的动纤毛（↓）。×4 400

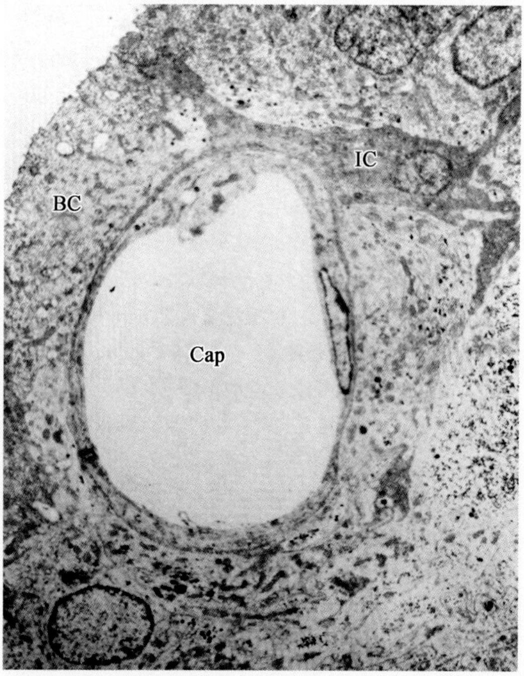

图 17-24　蜗管血管纹（猫）
可见毛细血管（Cap）、边缘细胞（BC）和中间细胞（IC）。×2 600

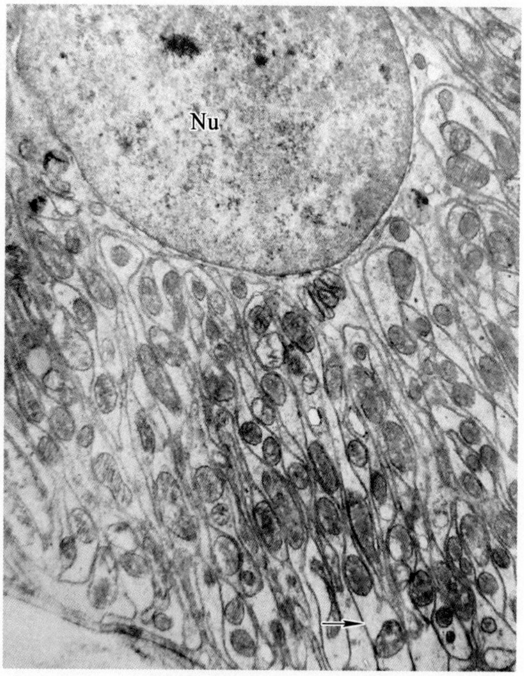

图 17-25　血管纹边缘细胞（蝙蝠）
细胞基底面可见质膜内褶（→），内褶周围胞质内可见大量线粒体。另可见细胞核（Nu）。×11 000

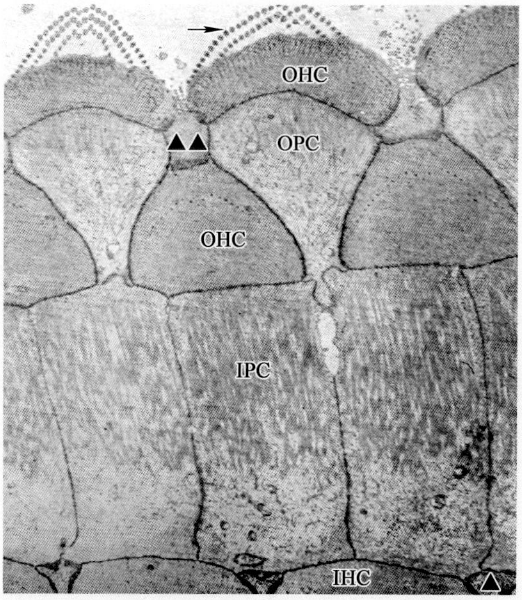

图 17-26　螺旋器（猫）
水平断面，可见内毛细胞（IHC）、外毛细胞（OHC）、静纤毛（→）、内指细胞（▲）、外指细胞（▲▲）、内柱细胞（IPC）和外柱细胞（OPC）。×5 900

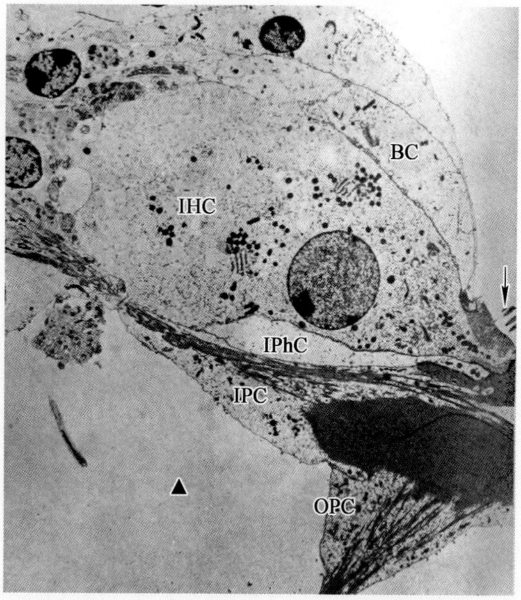

图 17-27　内毛细胞及参与形成内隧道的内柱细胞（仓鼠）
内毛细胞（IHC）呈烧瓶状，其表面有静纤毛（↓）。亦可见边缘细胞（BC）、内指细胞（IPhC）、内柱细胞（IPC）、外柱细胞（OPC）和内隧道（▲）。×12 000

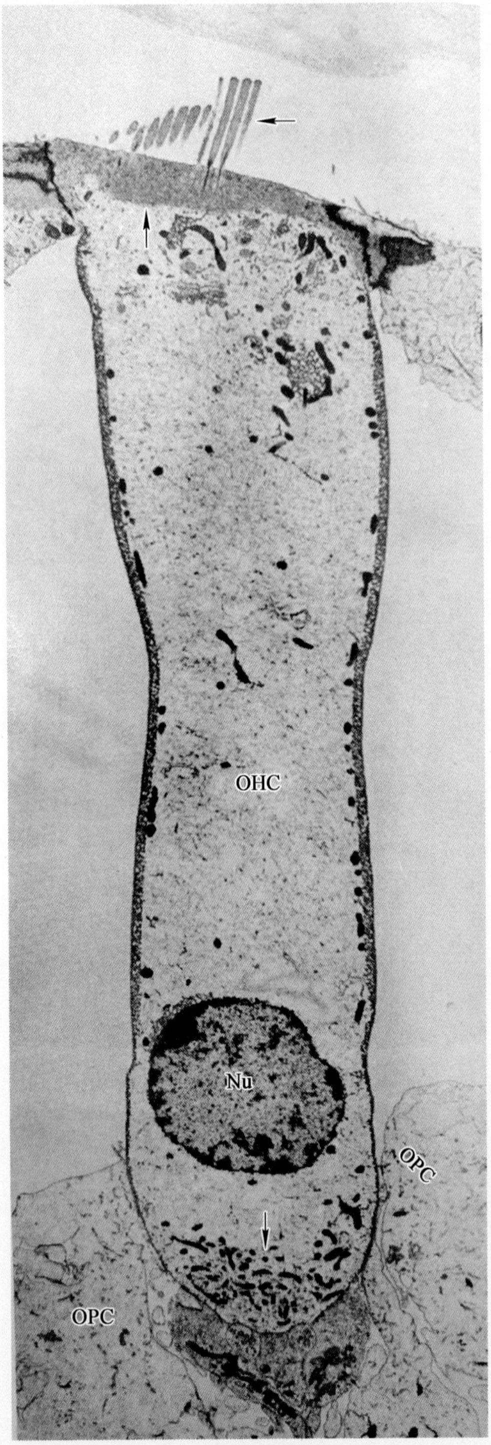

图 17-28 螺旋器的外毛细胞（仓鼠）
细胞呈柱状，顶部游离面有静纤毛（←），细胞顶部可见小皮板（↑）。核（Nu）近基底部，底部胞质内可见较多高电子密度的线粒体（↓）。图中亦可见外指细胞（OPC）。×4 200

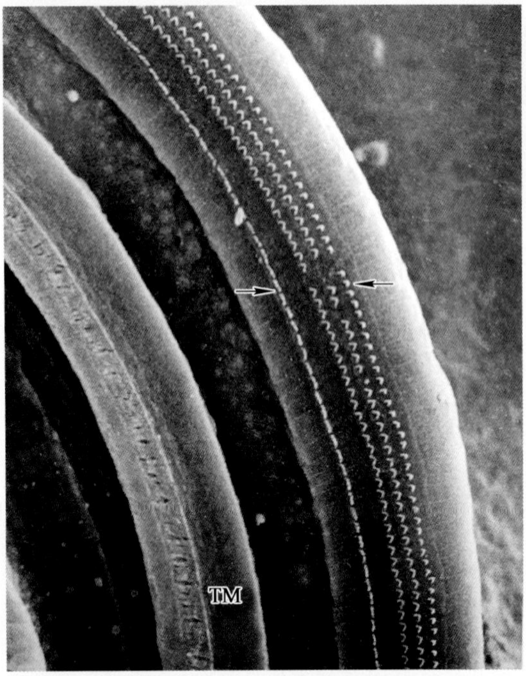

图 17-29 螺旋器（SEM）（仓鼠）
外侧可见 3 列外毛细胞（←）并列排列，细胞的顶部可见排列成 V 形的静纤毛，内侧有排列成一列的内毛细胞（→），亦可见盖膜（TM）。×560

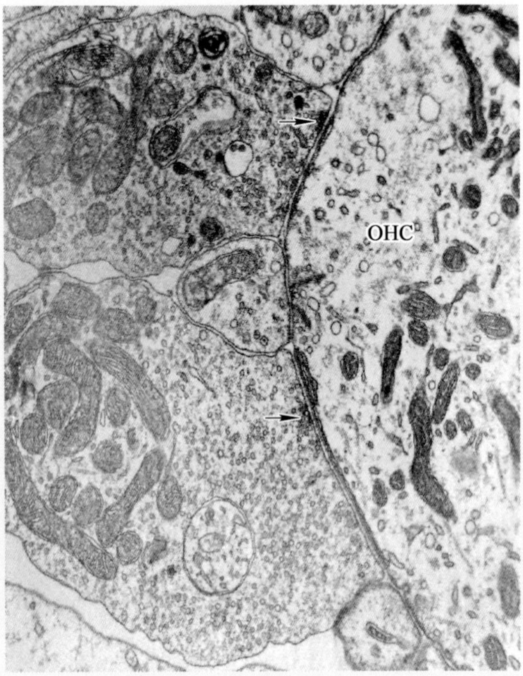

图 17-30 外毛细胞基底部的突触（仓鼠）
可见外毛细胞（OHC）的基底部与神经元形成突触（→）。×21 000

第18章

泌尿系统

泌尿系统由肾、输尿管、膀胱及尿道组成。

一、肾

肾实质由肾单位和集合小管组成，每个肾单位由一个肾小体和一条肾小管组成，肾小管由近端小管、远端小管和细段构成。

（一）肾单位

1. 肾小体　球形，有两个相对的极：血管极和尿极。一条入球微动脉由血管极进入肾小体，形成 20～40 条相互吻合的无隔膜的有孔毛细血管袢。毛细血管袢最终汇合成一条出球微动脉，从血管极离开肾小体（图 18-1）。血管系膜（mesangium）由系膜细胞（mesangial cell，MC）和系膜基质（mesangial matrix，MM）组成。系膜细胞呈星形，细胞核圆而小，有突起伸入内皮与基膜之间或经内皮细胞之间深入毛细血管腔内（图 18-1～图 18-3）。肾小囊（renal capsule）又称 Bowman 囊，是肾小管盲端膨大并凹陷而成。肾小囊腔与肾小管在尿极相通。肾小囊的脏层细胞又称足细胞（podocyte，Pc），胞体较大，凸向肾小囊腔，胞体伸出几个粗大的初级突起，初级突起继而再分出许多细小的指状次级突起（图 18-3～图 18-5）。相邻足细胞的次级突起互相穿插形成栅栏状，紧贴于毛细血管基膜外面。突起之间的孔隙称裂孔（slit pore），孔上覆有一层 7～10 nm 厚的裂孔膜（slit membrane）。足细胞突起与毛细血管内皮细胞之间或足细胞突起与血管系膜之间存有较厚而完整的基膜（basement membrane，BM），基膜分为三层，中层为电子密度高的致密层，内、外层为电子密度低的透明层。有孔毛细血管内皮和基膜，以及足细胞裂孔膜，这三层结构被称为滤过膜（filtration membrane）或滤过屏障（filtration barrier）（图 18-6，图 18-7）。肾小囊的壁层由单层扁平上皮构成（图 18-8），在肾小体尿极与近端小管上皮相移行（图 18-9）。

2. 肾小管　肾小管包括近端小管、远端小管和细段三部分。近端小管（proximal

tubule，PT）管壁较厚，由单层立方上皮围成（图 18-10）。游离面有大量密集、整齐排列的微绒毛（microvilli，Mv）（图 18-11）；侧面伸出许多侧突及其分支，相邻细胞的侧突相互交叉（图 18-12，图 18-13）；基底面有比较明显的质膜内褶，但不如远端小管发达。远端小管（distal tubule，DT）也由单层立方上皮围成。细胞游离面有少量微绒毛，基底面质膜内褶发达，内褶间细胞质内线粒体细长、数量多（图 18-14，图 18-15）。细段（thin segment，TS）由单层扁平上皮围成，游离面有少量微绒毛，基底面有少量质膜内褶（图 18-16）。

（二）球旁复合体

球旁复合体（juxtaglomerular complex）也称血管球旁器（juxtaglomerular apparatus），包括极周细胞、球旁细胞、致密斑和球外系膜细胞、位于肾小体血管极处由远端小管、入球微动脉和出球微动脉构成的三角形区域内。

1. 极周细胞（peripolar cell，PPC） 位于肾小囊壁层细胞与脏层细胞的移行处，细胞基底部贴附在肾小囊基膜上，游离面朝向肾小囊腔，表面隆起有微绒毛。细胞质中有大量球形膜包颗粒，部分颗粒内可见电子致密物（图 18-17）。

2. 球旁细胞（juxtaglomerular cell，JC） 位于入球微动脉靠近血管极处，入球微动脉管壁平滑肌细胞演变成肌上皮样细胞，即为球旁细胞。该细胞体积较大，核靠近基底部，细胞质内可见大量的膜包分泌颗粒（图 18-18）。

3. 致密斑（macula densa） 远端小管走行在肾小体血管极时，靠近肾小体血管极侧的上皮细胞变成低柱状，密集排列而形成椭圆形斑状结构，即称为致密斑。

4. 球外系膜细胞（extraglomerular mesangial cell） 又称极垫细胞（polar cushion cell），细胞较小，细胞质内偶可见分泌颗粒。细胞具有细长的突起，与致密斑、球旁细胞、球内系膜细胞等形成广泛的接触，接触部位形成缝隙连接。

（三）集合小管

集合小管细胞界限清楚，核圆形、居中。集合小管上皮细胞有两种：主细胞和闰细胞（图 18-19）。主细胞（principal cell，PC）又称亮细胞，其数量多，游离面有少量微绒毛，细胞质内细胞器少，基底面有质膜内褶；闰细胞（intercalated cell，IC）又称暗细胞，数量相对少，分布于主细胞之间，游离面有短小的微皱褶，细胞质中有丰富的吞饮小泡，线粒体和溶酶体发达，基底面质膜内褶较明显（图 18-20）。

二、膀　胱

膀胱壁分三层，由内向外依次为黏膜、肌层和外膜。

（一）黏膜

黏膜由变移上皮（transitional epithelium，TE）和固有层（lamina propria，LP）构成。固有层为富有胶原纤维（collagen fiber，CF）和弹性纤维的细密结缔组织（图 18-21，图 18-22）。

（二）肌层

肌层由内纵、中环、外纵三层平滑肌纤维构成（图 18–23）。

（三）外膜

膀胱顶部外膜为浆膜，其余部分外膜为纤维性结缔组织。

（温　昱）

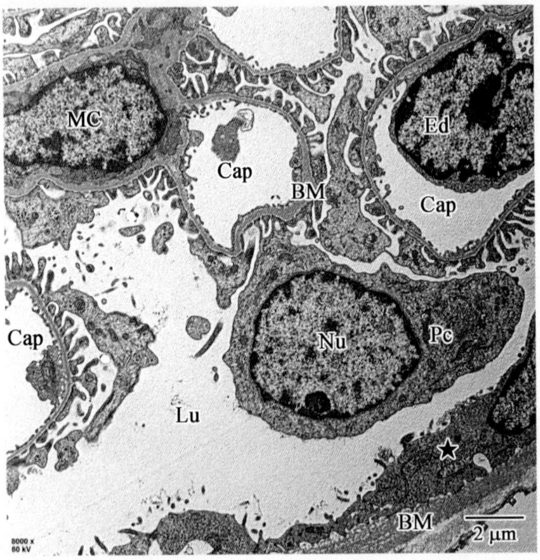

图 18-1 肾小体局部（小鼠肾）

有孔毛细血管内皮细胞（Ed），足细胞（Pc），足细胞核（Nu），系膜细胞（MC），毛细血管腔（Cap），基膜（BM），肾小囊腔（Lu），肾小囊壁层上皮细胞（★）。×8 000

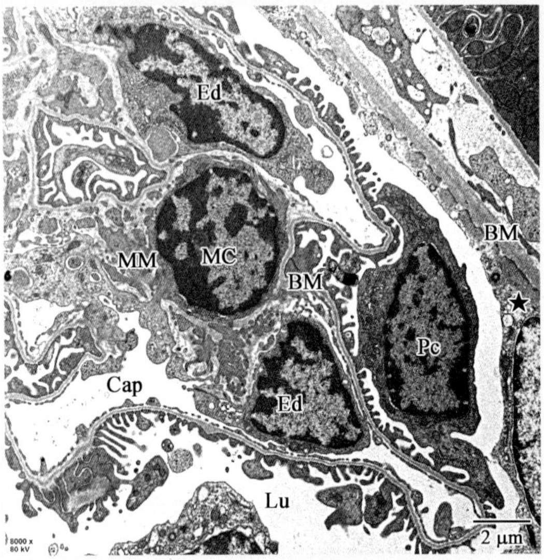

图 18-2 球内系膜细胞和足细胞（小鼠肾）

系膜细胞（MC），系膜基质（MM），肾小囊壁层上皮细胞（★），毛细血管腔（Cap），内皮细胞（Ed），足细胞（Pc），肾小囊腔（Lu），基膜（BM）。×8 000

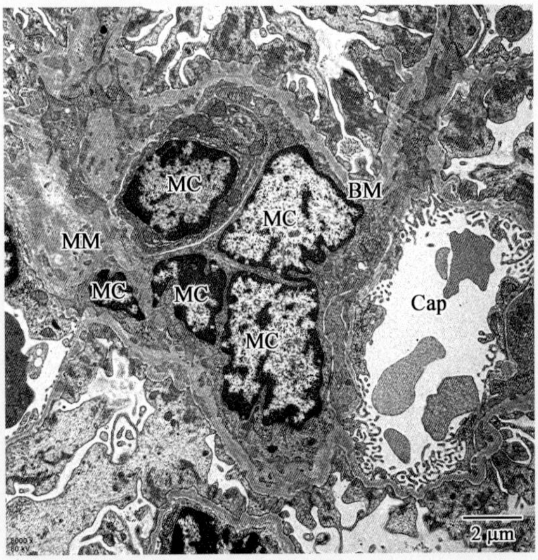

图 18-3 球内系膜细胞（小鼠肾）

系膜细胞（MC），系膜基质（MM），基膜（BM），毛细血管腔（Cap）。×8 000

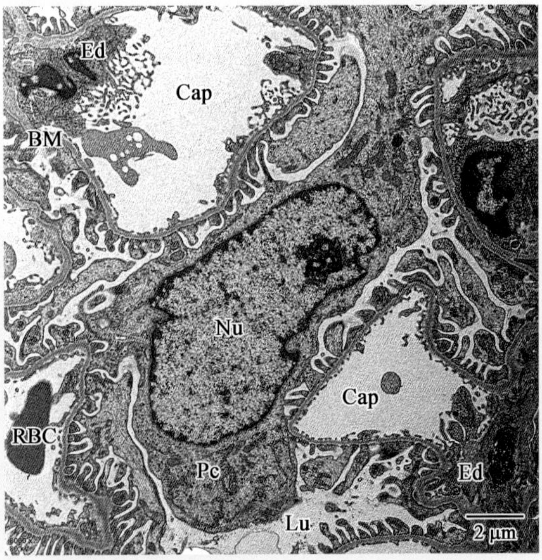

图 18-4 肾小体局部（小鼠肾）

有孔毛细血管内皮细胞（Ed），足细胞（Pc），足细胞核（Nu），毛细血管腔（Cap），红细胞（RBC），肾小囊腔（Lu），基膜（BM）。×8 000

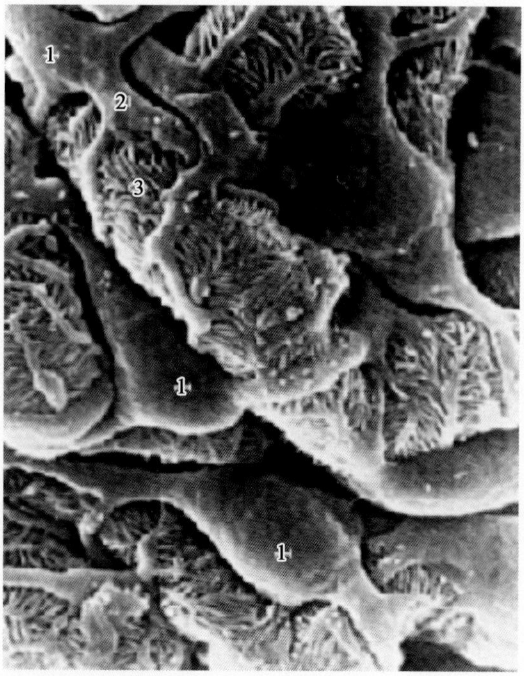

图 18-5 足细胞（SEM）（小鼠肾）

足细胞胞体（1），足细胞初级突起（2），足细胞次级突起（3）。×8 000

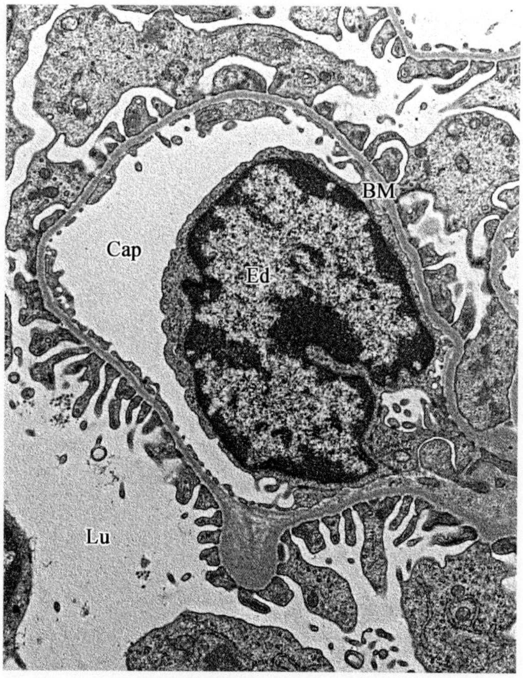

图 18-6 肾小体局部（小鼠肾）

有孔毛细血管内皮细胞（Ed），基膜（BM），毛细血管腔（Cap），肾小囊腔（Lu）。×12 000

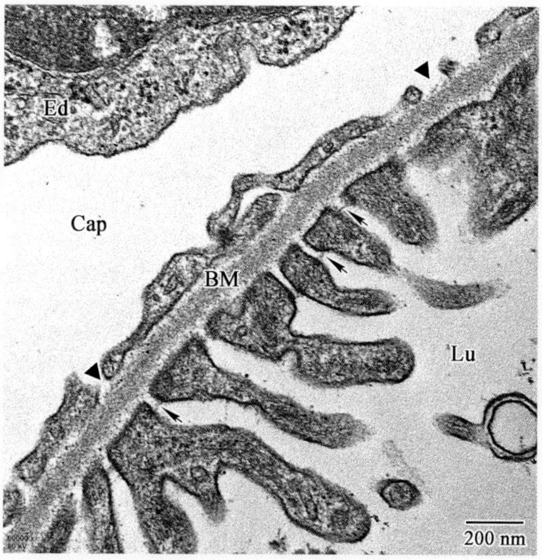

图 18-7 滤过屏障（小鼠肾）

有孔毛细血管内皮细胞（Ed），毛细血管腔（Cap），肾小囊腔（Lu），基膜（BM），内皮细胞窗孔（◀），裂孔膜（↖）。×80 000

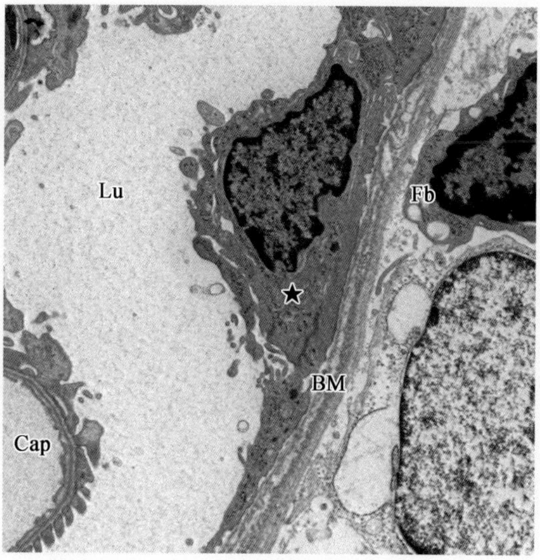

图 18-8 肾小囊壁层上皮细胞（大鼠肾）

肾小囊壁层上皮细胞（★），基膜（BM），肾小囊腔（Lu），毛细血管腔（Cap），成纤维细胞（Fb）。×10 000

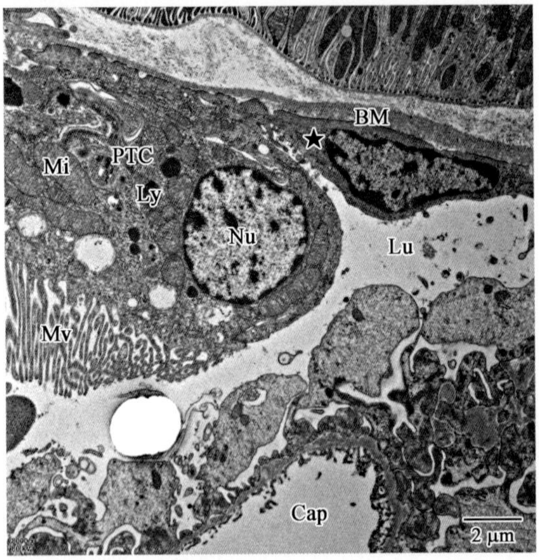

图 18-9 肾小体尿极（小鼠肾）

肾小囊壁层上皮细胞（★），近端小管上皮细胞（PTC），近端小管上皮细胞核（Nu），线粒体（Mi），溶酶体（Ly），微绒毛（Mv），基膜（BM），肾小囊腔（Lu）和毛细血管腔（Cap）。×8 000

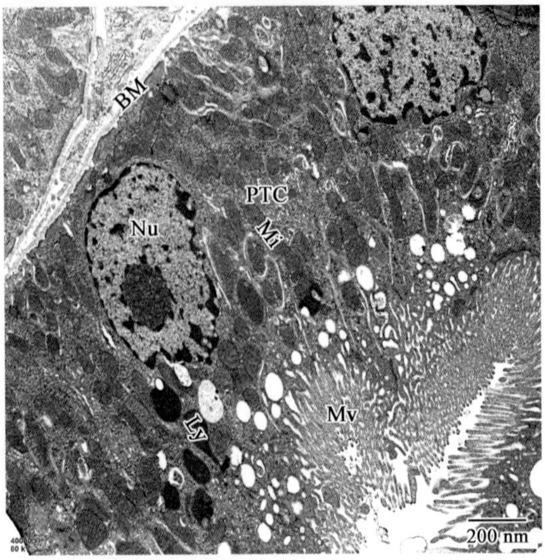

图 18-10 近端小管（小鼠肾）

近端小管上皮细胞（PTC），近端小管上皮细胞核（Nu），线粒体（Mi），溶酶体（Ly），微绒毛（Mv）和基膜（BM）。×40 000

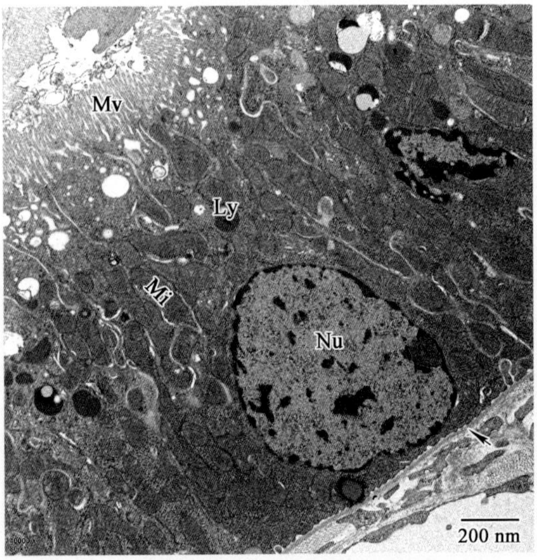

图 18-11 近端小管上皮细胞（小鼠肾）

近端小管上皮细胞核（Nu），近端小管上皮细胞微绒毛（Mv），线粒体（Mi），溶酶体（Ly）和基膜（↖）。×40 000

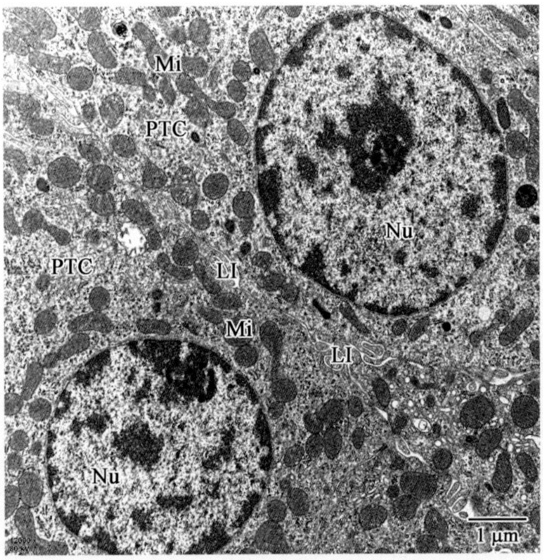

图 18-12 近端小管上皮细胞间侧突（小鼠肾）

可见两个相邻的近端小管上皮细胞（PTC）、近端小管上皮细胞核（Nu）和线粒体（Mi），近端小管上皮细胞间侧突（LI）发达。×12 000

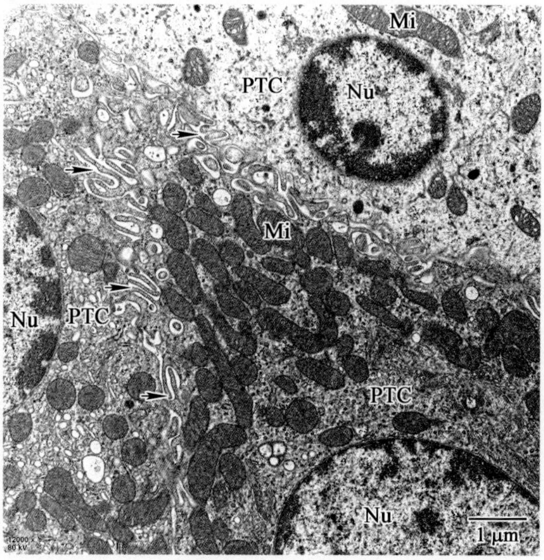

图 18–13　近端小管上皮细胞间侧突（小鼠肾）

可见三个相邻的近端小管上皮细胞（PTC）、近端小管上皮细胞核（Nu）和大量线粒体（Mi），近端小管上皮细胞间侧突（→）发达。×12 000

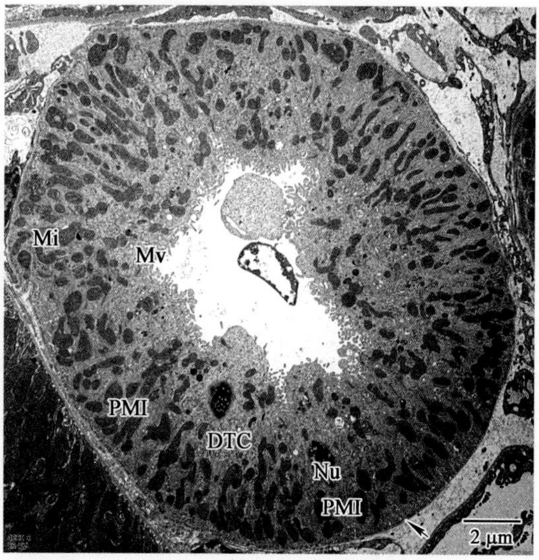

图 18–14　远端小管（小鼠肾）

远端小管上皮细胞（DTC），远端小管上皮细胞核（Nu），远端小管上皮细胞微绒毛（Mv），大量线粒体（Mi），基膜（↖），质膜内褶（PMI）发达。×4 000

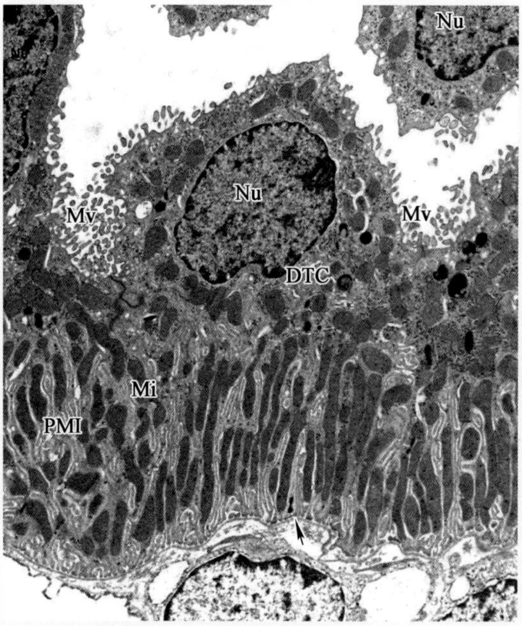

图 18–15　远端小管上皮细胞（大鼠肾）

远端小管上皮细胞（DTC），远端小管上皮细胞核（Nu），远端小管上皮细胞微绒毛（Mv），大量线粒体（Mi），基膜（↖），质膜内褶（PMI）发达。×8 000

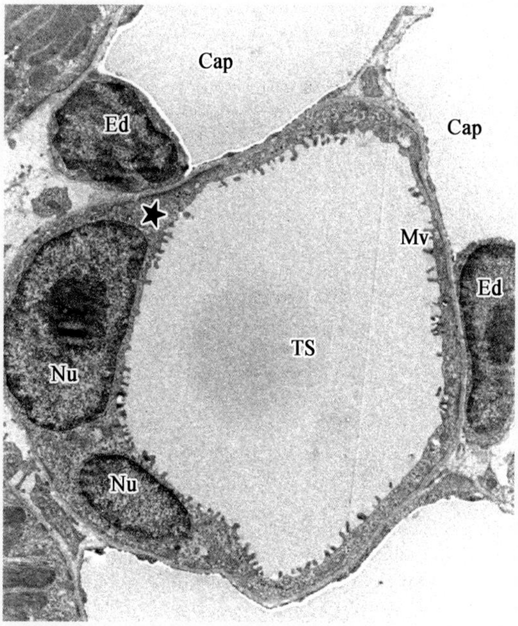

图 18–16　细段（小鼠肾）

细段（TS），微绒毛（Mv），细段上皮细胞（★），细段上皮细胞核（Nu），毛细血管腔（Cap），内皮细胞（Ed）。×8 000

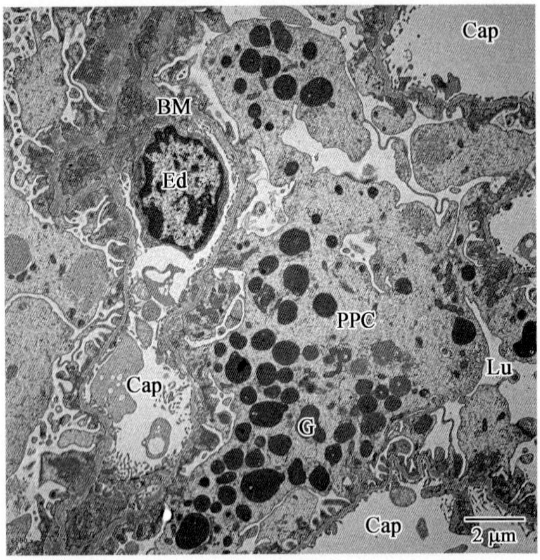

图 18-17 极周细胞（小鼠肾）

极周细胞（PPC），分泌颗粒（G），毛细血管腔（Cap），内皮细胞（Ed），基膜（BM），肾小囊腔（Lu）。×8 000

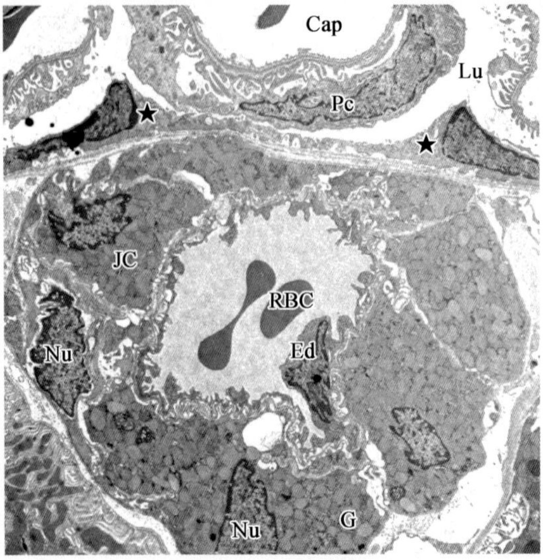

图 18-18 球旁细胞（大鼠肾）

球旁细胞（JC），球旁细胞核（Nu），分泌颗粒（G），内皮细胞（Ed），肾小囊壁层上皮细胞（★），肾小囊腔（Lu），足细胞（Pc），毛细血管腔（Cap），红细胞（RBC）。×4 000

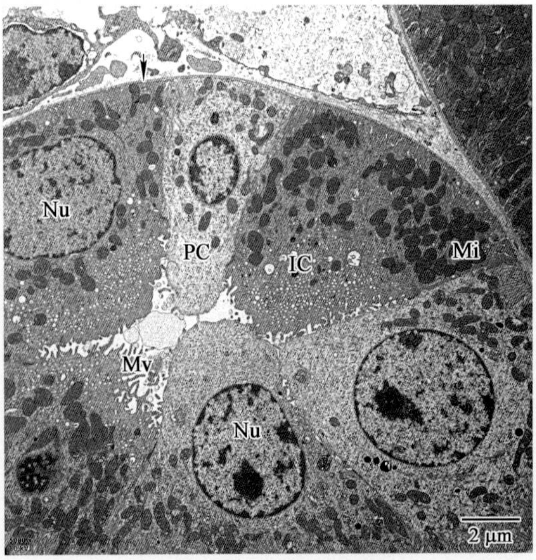

图 18-19 皮质集合小管（小鼠肾）

可见两种集合小管上皮细胞：主细胞（PC）和闰细胞（IC），另可见集合小管上皮细胞核（Nu），集合小管上皮细胞微绒毛（Mv），大量线粒体（Mi）和基膜（↓）。×5 000

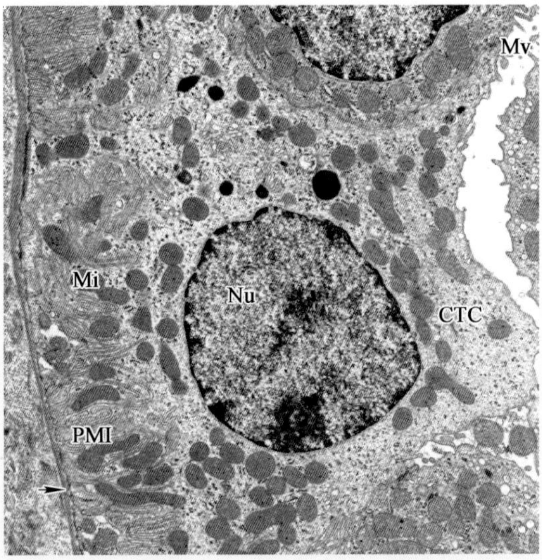

图 18-20 集合小管上皮细胞（大鼠肾）

集合小管上皮细胞（CTC），集合小管上皮细胞核（Nu），集合小管上皮细胞微绒毛（Mv），线粒体（Mi），质膜内褶（PMI），基膜（→）。×6 000

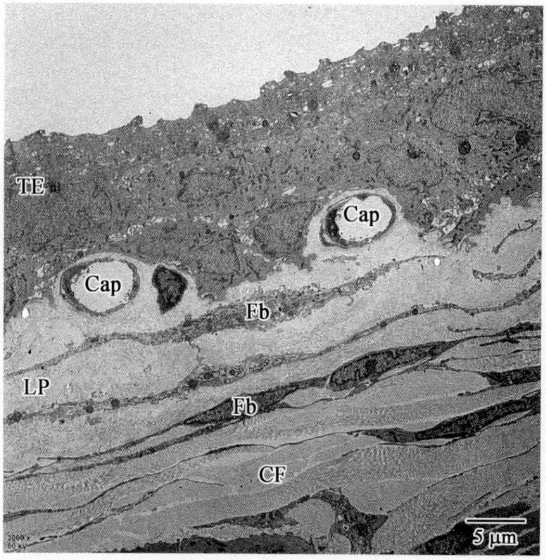

图 18-21 膀胱壁黏膜（小鼠膀胱）
变移上皮（TE），毛细血管（Cap），固有层（LP），成纤维细胞（Fb），胶原纤维（CF）。×3 000

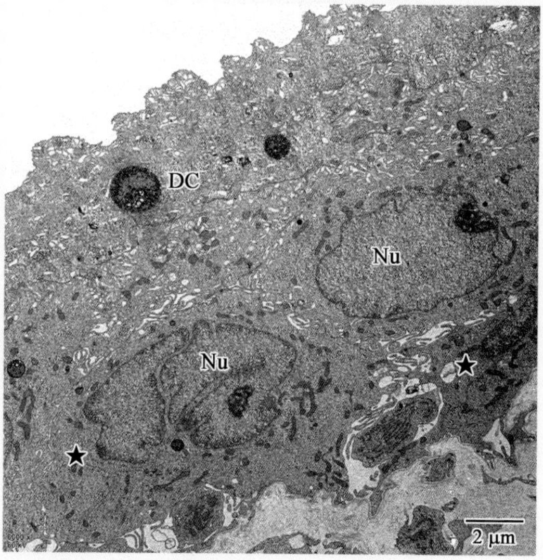

图 18-22 膀胱壁变移上皮（小鼠膀胱）
盖细胞（DC），深层细胞（★）和细胞核（Nu）。×8 000

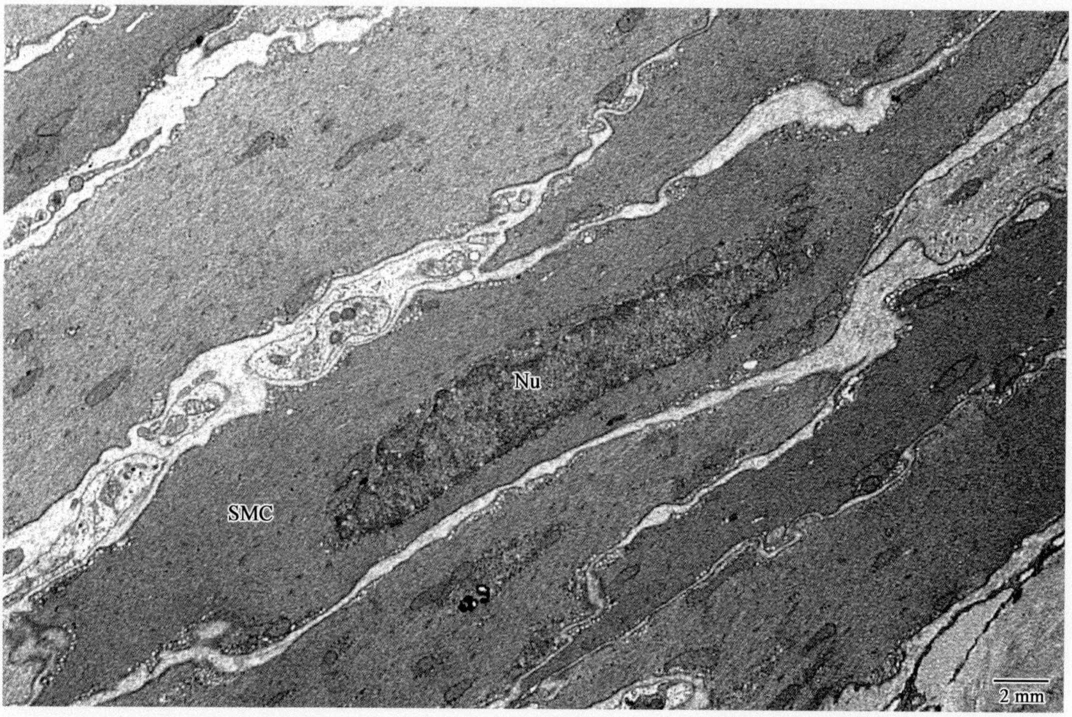

图 18-23 膀胱壁肌层（小鼠膀胱）
纵行平滑肌细胞（SMC），细胞核（Nu）。×8 000

第19章

男性生殖系统

男性生殖系统（male reproductive system）由睾丸、生殖管道（附睾、输精管）、附属腺和外生殖器组成。

一、睾　丸

睾丸内生精上皮由不同发育阶段的生精细胞和支持细胞组成，基膜明显（图 19–1，图 19–2）。基膜外有胶原纤维和一些梭形的肌样细胞（myoid cell）（图 19–2），肌样细胞收缩有助于精子排出。

（一）生精细胞

生精细胞（spermatogenic cell）包括精原细胞、初级精母细胞、次级精母细胞、精子细胞和精子。在生精上皮中，各级生精细胞从基底到腔面多层排列，镶嵌在支持细胞之间。生精细胞从基底到腔面的排列顺序对应着男性生殖细胞发生的过程（图 19–1）。

精原细胞靠近基膜，核圆形或椭圆形，染色质深染（图 19–2）。初级精母细胞圆形，体积较大，核大，染色质松散，内含或粗或细的染色质丝（图 19–2，图 19–3）。次级精母细胞由初级精母细胞分裂而来，细胞圆，核圆（图 19–3）。精子细胞圆形，体积较小，核圆形（图 19–1）。在生精小管管腔面可见大量变态过程中的精子细胞和成熟的精子（图 19–4）。在精子细胞周围可见大量脱落的胞质（图 19–5），在精子细胞胞核一侧可见由高尔基复合体形成的顶体泡和形成过程中的顶体（图 19–6，图 19–7）。成熟精子的细胞核高度浓缩，核前部 2/3 有顶体覆盖（图 19–8）。尾部是精子运动的主要结构，分颈段、中段、主段和末段。尾部全长的轴心是 9 对周围微管和 2 根中央微管（图 19–9，图 19–10），构成精子尾部的轴丝。颈段短，内含中心粒；中段轴丝外侧有纵行的外周致密纤维，外侧再包有线粒体鞘，为精子尾部的摆动提供能量；主段最长，轴丝外周为纤维鞘；末段短，其内仅有轴丝。成熟精子头部嵌入支持细胞顶部胞质中，尾部游离于生精小管管腔

（图 19–11，图 19–12）。

在精子发生过程中，一个精原细胞增殖分化所产生的各级生精细胞发育是同步的。原因是在分裂过程中其细胞质并未完全分开，而是有细胞质桥相连（图 19–13），从而形成同步发育的细胞群。但从生精小管全长来看，精子发生是不同步的。

（二）支持细胞

支持细胞（sustentacular cell）又称为 Sertoli 细胞。电镜下，支持细胞呈不规则高锥体形，基底面宽大，附于基膜，顶部直达管腔，侧面和腔面有许多不规则凹陷，其内镶嵌着各级生精细胞。支持细胞的细胞质中含有丰富的滑面内质网、发达的高尔基复合体和粗面内质网，有许多线粒体和溶酶体，细胞顶端还有微管和微丝。细胞核中异染色质少，着色浅，核仁明显，核膜常有许多凹陷（图 19–14）。

生精小管与血液之间存在着血 – 生精小管屏障（blood-seminiferous tubule barrier），又称为血 – 睾屏障（blood-testis barrier），由睾丸间质的有孔毛细血管内皮及基膜、结缔组织、生精上皮基膜和支持细胞紧密连接组成。其中支持细胞的紧密连接是构成血 – 生精小管屏障的主要结构。

（三）间质细胞

睾丸间质细胞位于生精小管之间的睾丸间质内，又称 Leydig 细胞。细胞呈圆形或多边形，核圆，常偏位，具有分泌类固醇激素细胞的超微结构特点。睾丸间质细胞有许多短小的微绒毛从细胞表面伸出，与毛细血管内皮细胞的外侧相接。间质细胞胞质中含有丰富的滑面内质网、球形脂滴和管状嵴线粒体（图 19–15，图 19–16）。

（四）巨噬细胞

在睾丸间质中也存在为数不多的巨噬细胞，睾丸间质中巨噬细胞与间质细胞紧密相贴，提示两者之间存在相互作用。睾丸巨噬细胞表面有突起，胞质中含有明显的次级溶酶体、粗面内质网和线粒体等（图 19–17）。

二、附　睾

附睾管上皮为假复层纤毛柱状上皮，由主细胞和基细胞组成。主细胞在起始段为高柱状，而后逐渐变低，至附睾管尾端变为立方状，可分泌促进精子成熟的物质，细胞表面有成簇排列的粗而长的静纤毛（stereocilium）。主细胞和基细胞均坐落在基膜上。主细胞表面有静纤毛，胞质内有大量粗面内质网占据细胞基底部，核上胞质内有大的分泌泡（图 19–18）。附睾管的上皮基膜外有薄层平滑肌环绕和富含毛细血管的疏松结缔组织（图 19–19）。平滑肌从管道的头端至尾端逐渐增厚，肌细胞的收缩有助于管腔内的精子向输精管方向缓慢移动。

三、输 精 管

输精管假复层纤毛柱状上皮的高柱状细胞表面有纤毛，管腔内有大量精子头部和尾部的断面（图 19–20）。输精管肌层厚，由内纵、中环、外纵行的平滑肌纤维组成。外膜由疏松结缔组织构成（图 19–21）。

四、前 列 腺

前列腺分泌部上皮多样，由单层立方上皮、单层柱状上皮和假复层柱状上皮（图 19–22）构成。

五、精 囊

精囊腔面由假复层柱状上皮构成，上皮细胞含有很多粗面内质网和大量分泌颗粒（图 19–23）。

（战 军 张宏权）

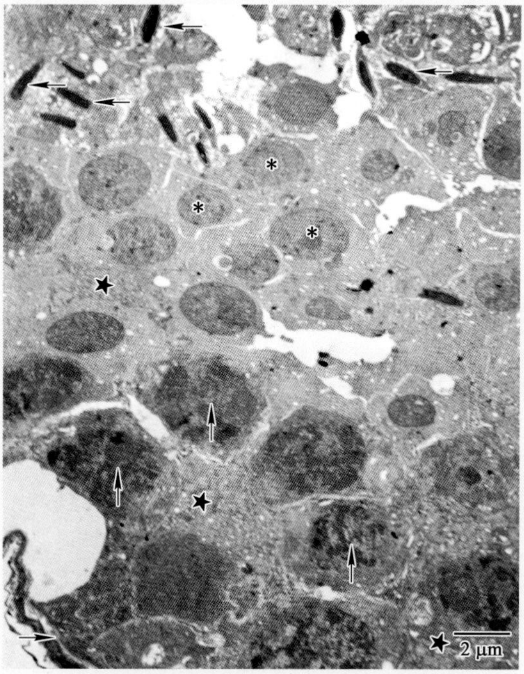

图 19-1　生精小管上皮细胞的全景断面（小鼠睾丸）

不同发育阶段的生精细胞的超微结构特征清晰，可见基膜（→）、初级精母细胞（↑）、精子细胞（*）、精子（←）和支持细胞（★）。×4 000

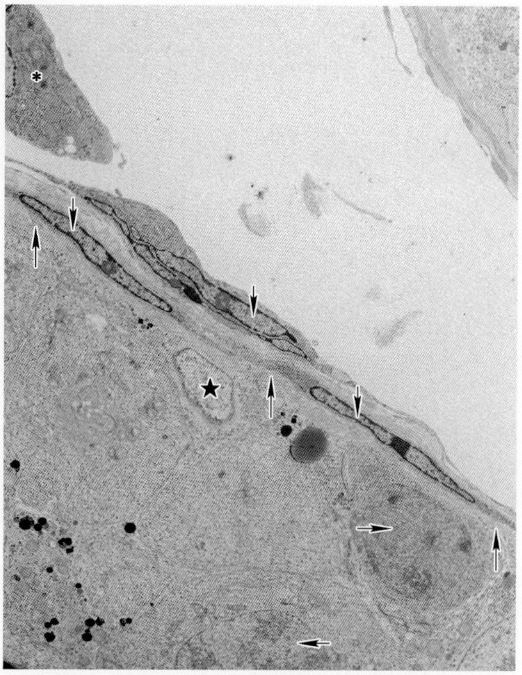

图 19-2　生精小管管壁基底部（小鼠睾丸）

基膜（↑），精原细胞（→），初级精母细胞（←），支持细胞（★），肌样细胞核（↓），间质细胞（*）。×5 000

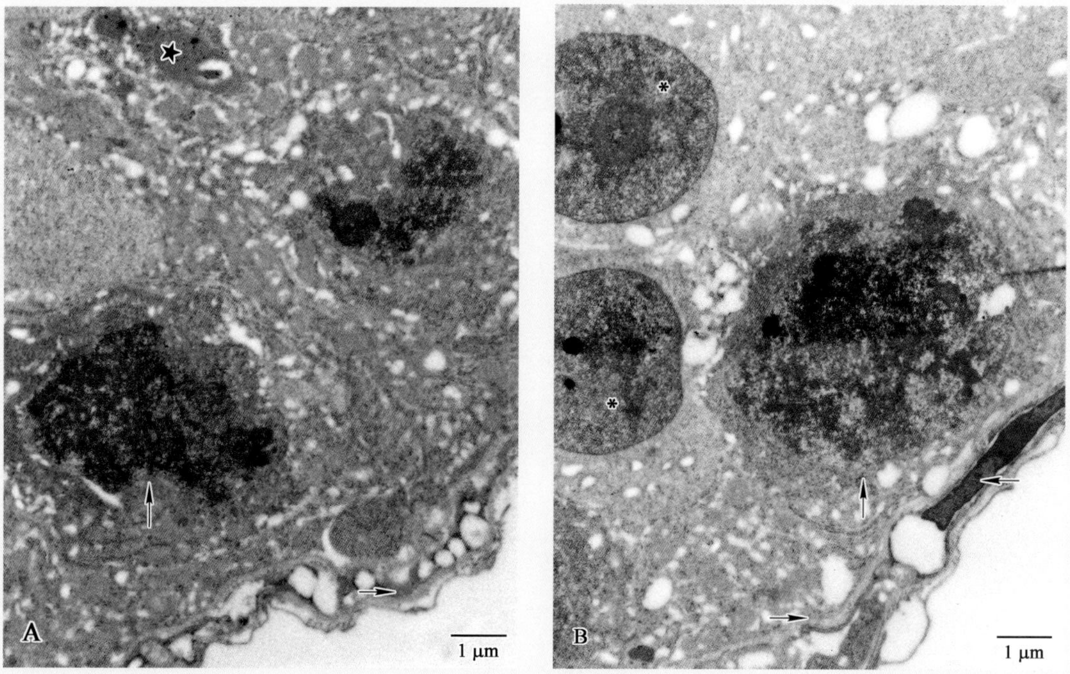

图 19-3　生精小管上皮细胞的初级精母细胞（小鼠睾丸）

基膜（→），初级精母细胞（↑），肌样细胞核（←），支持细胞（★），次级精母细胞（*）。×12 000

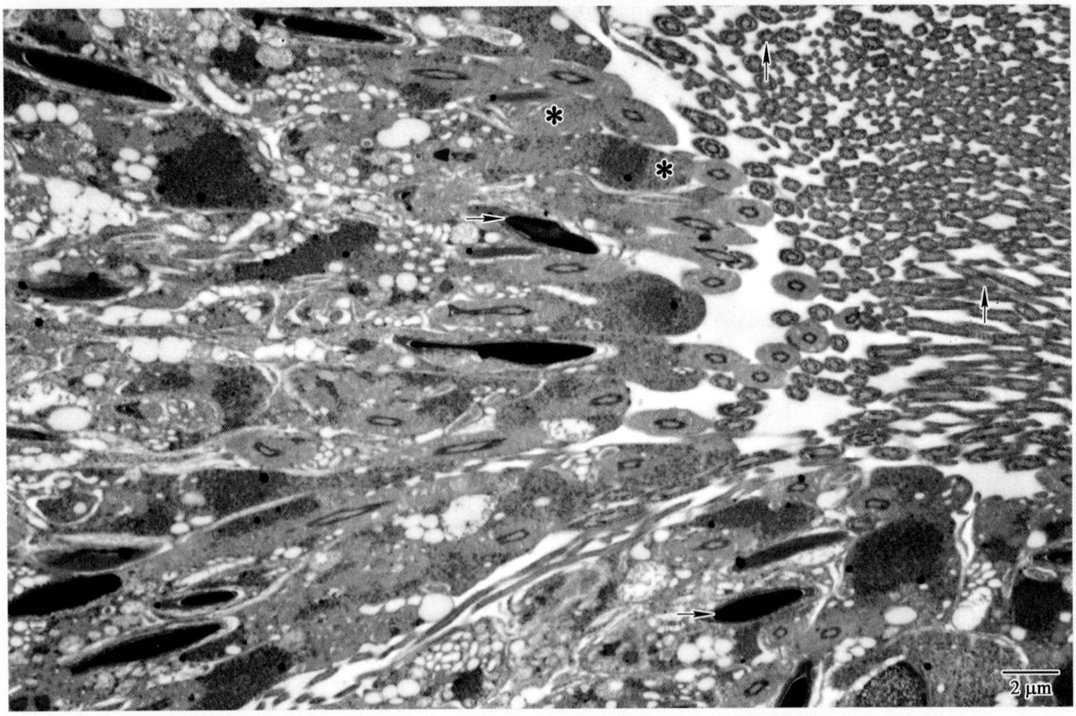

图 19-4 生精小管管腔面（小鼠睾丸）

生精小管管腔内的精子尾部（↑），精子头部（→），精子细胞脱落的胞质（*）。×5 000

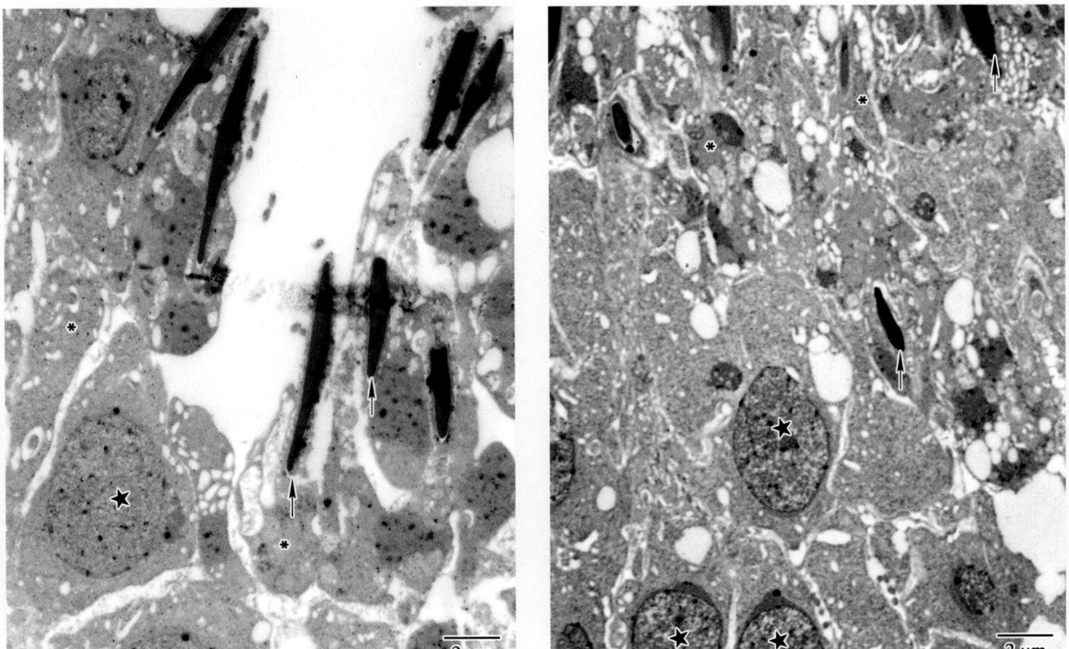

图 19-5 生精小管管腔面（小鼠睾丸）

生精小管管腔内的精子头部（↑），精子细胞脱落的胞质（*），精子细胞（★）。×8 000

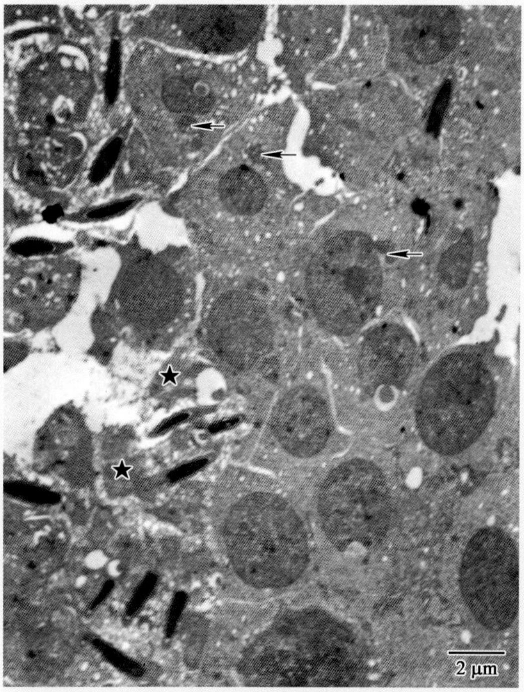

图 19-6 变态过程中的精子细胞（小鼠睾丸）
正在发育的顶体（←）覆盖在核前端。可见精子的残余细胞质（★），它们已经或即将脱落。×4 000

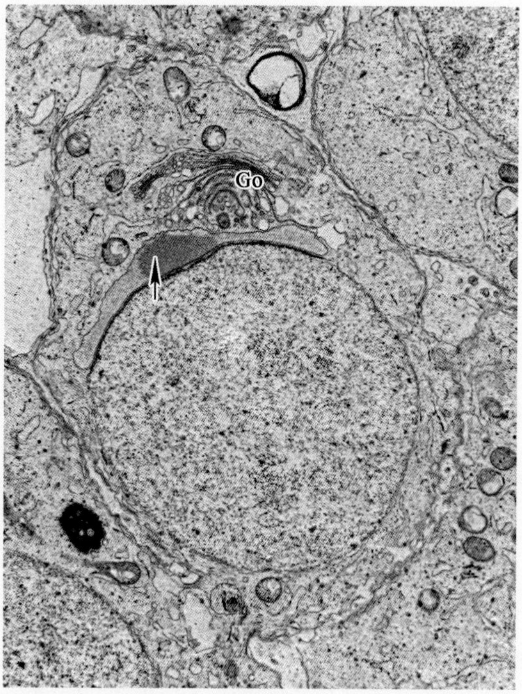

图 19-7 精子细胞（小鼠睾丸）
正在发育的顶体（↑）覆盖在核前端。可见顶体周围的高尔基复合体（Go）。×12 000

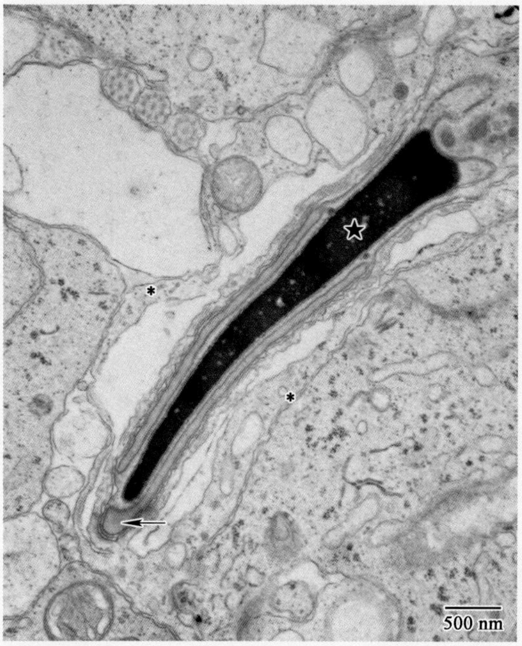

图 19-8 精子头部的超微结构（小鼠睾丸）
可见精子头部浓缩的细胞核（★）、顶体（←）和精子细胞的残余细胞质（*）。×30 000

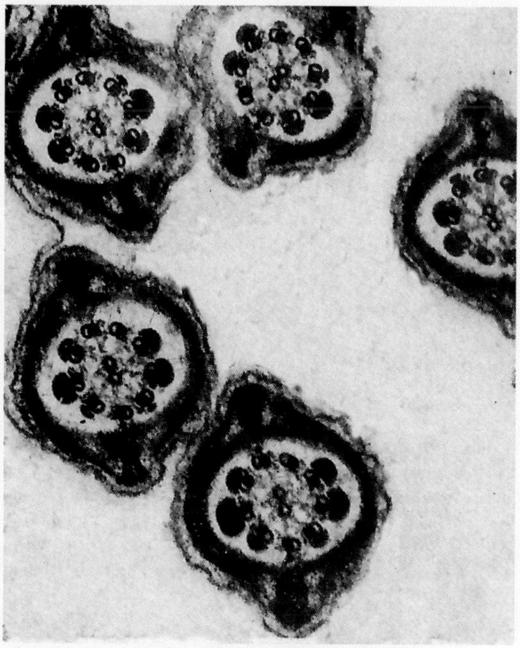

图 19-9 精子尾部主段横断面（小鼠精子）
可见“9 对 +2 根”微管，中心两根微管连线的延长线可通过外周纤维鞘的两条纵行嵴。×70 000

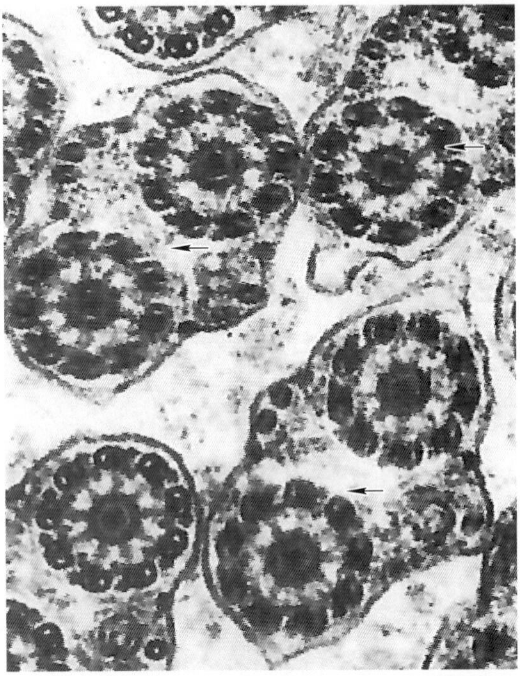

图 19-10　精子尾部（寄生在人胆管内的华支睾吸虫精子）

横断面内可见多个精子合胞体（←），尾部 9 组二联微管排列规则。×64 000

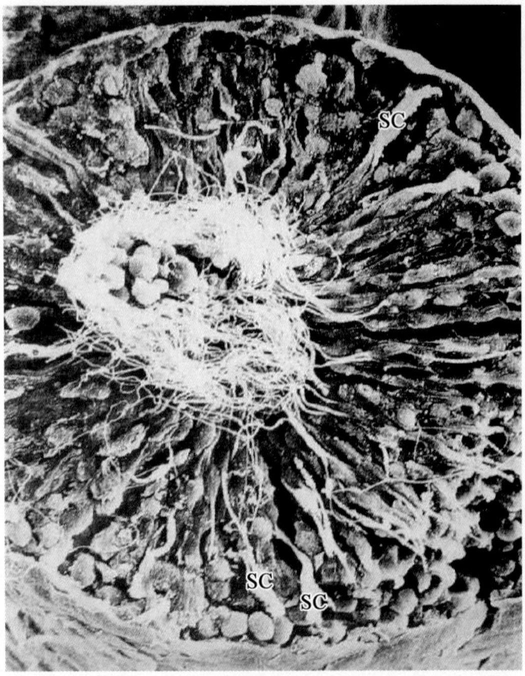

图 19-11　生精小管横断面（SEM）（大鼠睾丸）

可见各级生精细胞及由基底伸向腔面的支持细胞（SC）。×2 000

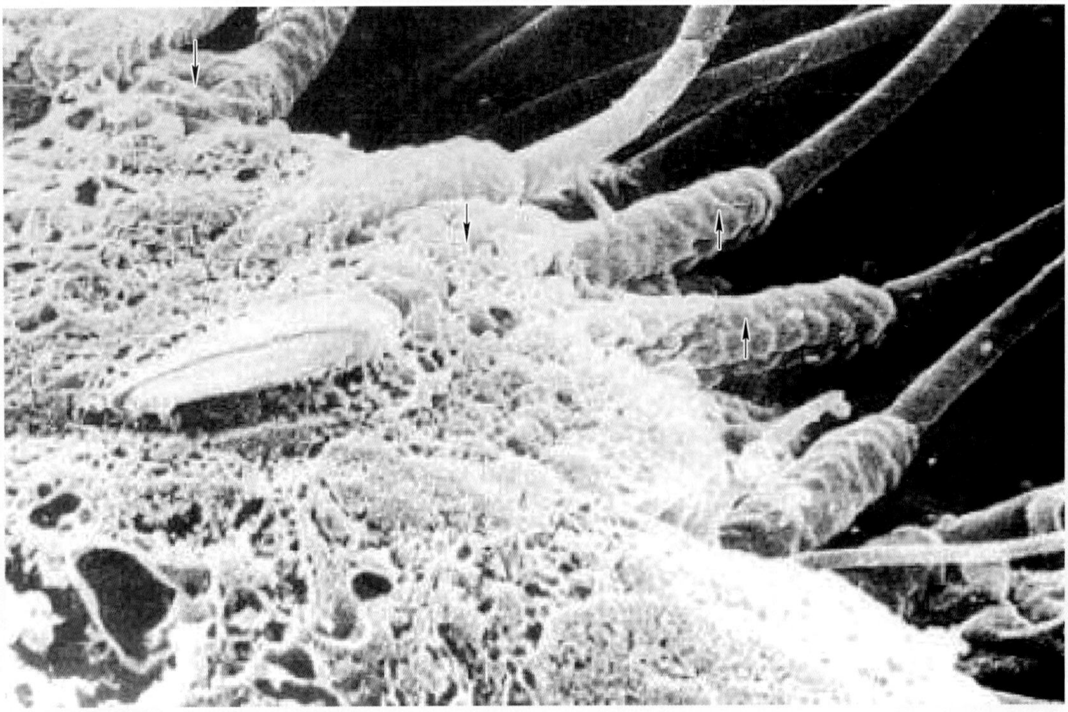

图 19-12　生精小管管腔面（SEM）（日本猴睾丸）

可见很多成熟精子，其头部（↓）伸入支持细胞的顶端，还可见其明显的线粒体鞘（↑）。×12 000

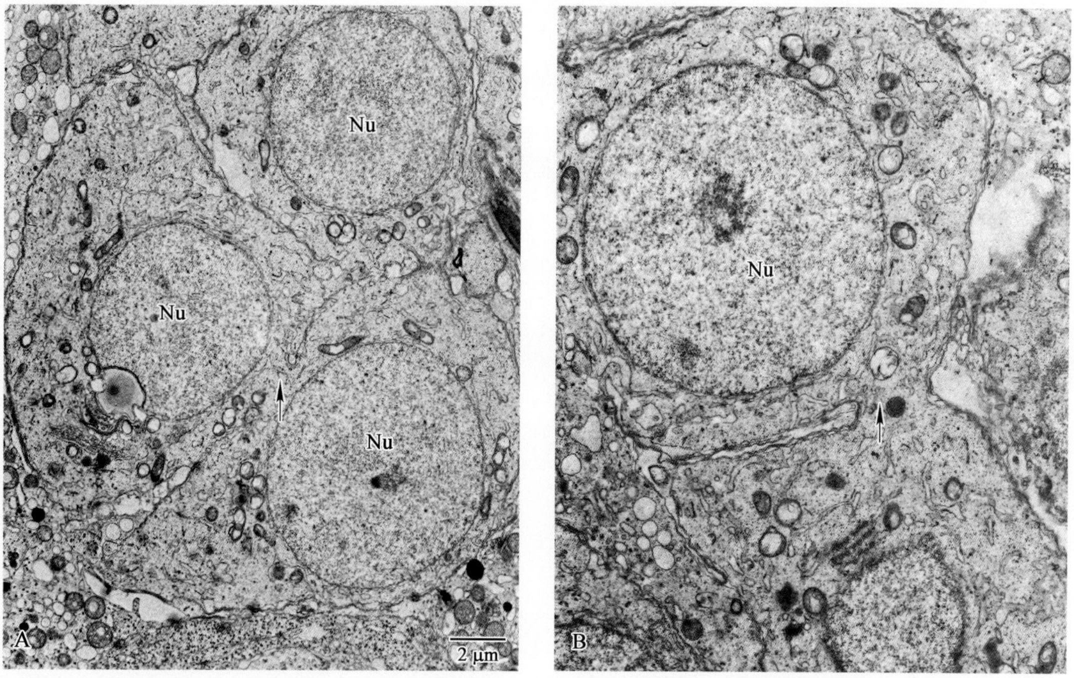

图 19-13 精子发生过程中的细胞质桥

精子细胞的细胞核（Nu），精子细胞之间的细胞质桥（↑）。

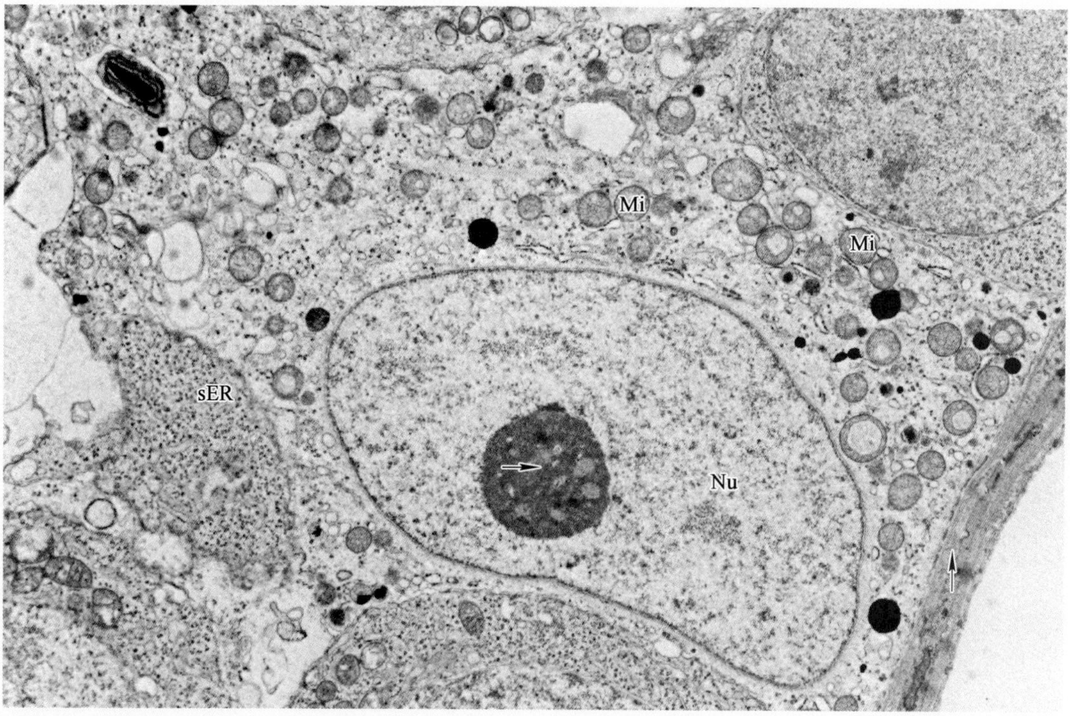

图 19-14 生精小管中的支持细胞（小鼠睾丸）

可见生精小管的基膜（↑）和支持细胞的细胞核（Nu），内有核仁（→），胞质内有滑面内质网（sER）和许多线粒体（Mi）。×1 0000

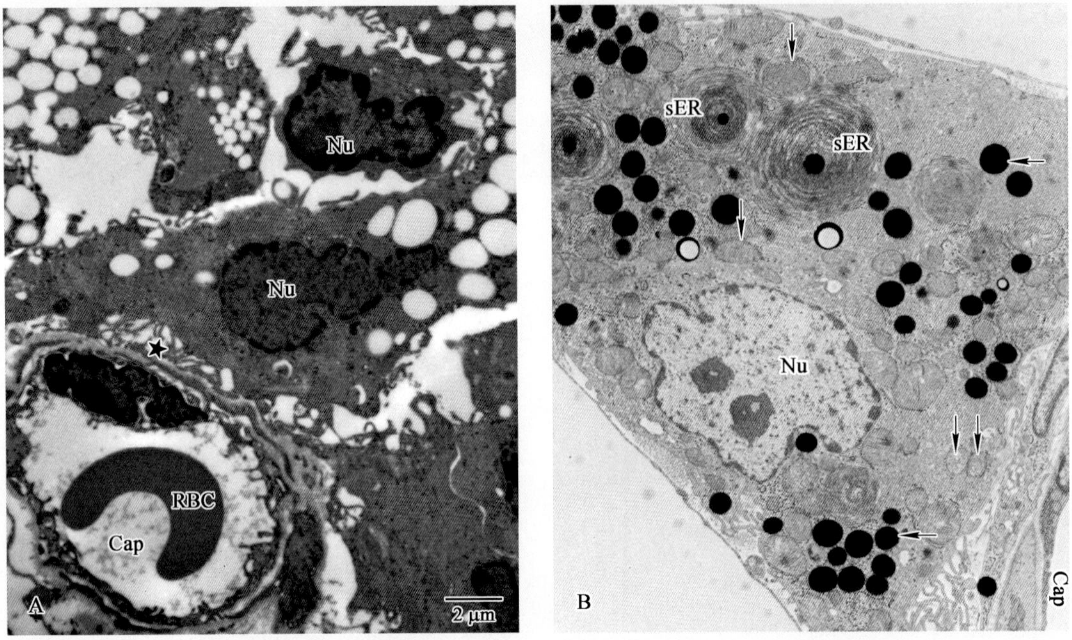

图 19-15 分布在睾丸生精小管之间的睾丸间质细胞（小鼠睾丸）

A. 睾丸间质细胞呈多边形，成群分布在生精小管之间的间质内，具有偏位的细胞核（Nu）。睾丸间质细胞有许多短小的微绒毛（★）从细胞表面伸出，与毛细血管（Cap）内皮细胞的外侧相接。×6 000

B. 间质细胞胞质中含有丰富的滑面内质网（sER）、球形脂滴（←）和线粒体（↓）。×8 000

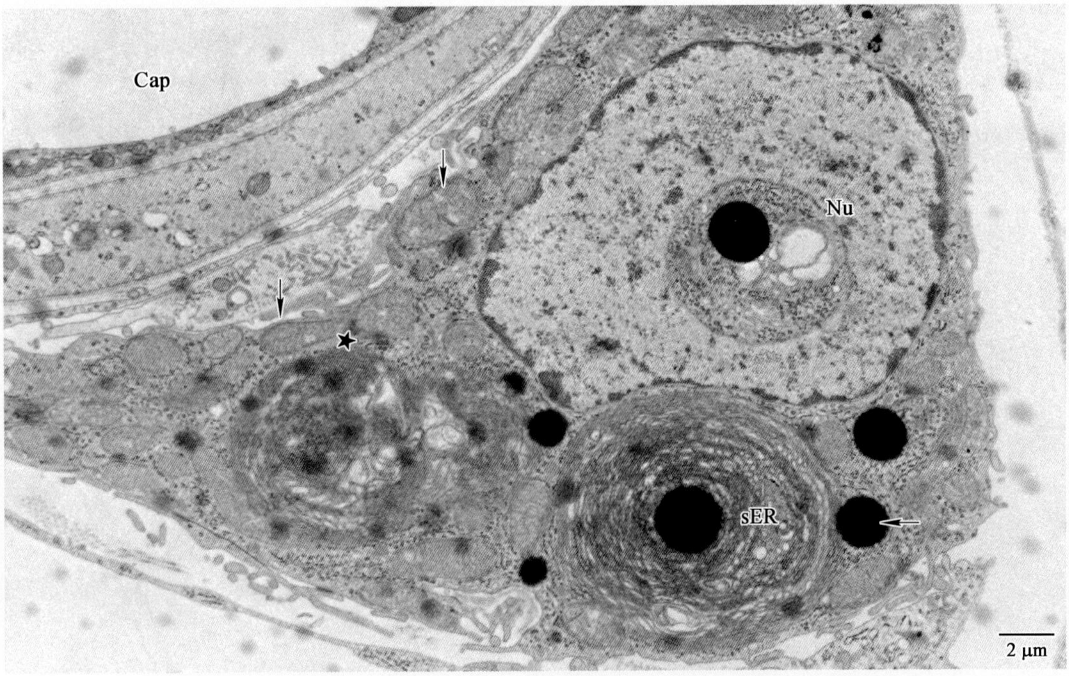

图 19-16 睾丸间质细胞（小鼠睾丸）

球形脂滴（←）、线粒体（↓）和滑面内质网（sER）散布在细胞质中。可见睾丸间质中的毛细血管（Cap）。许多短小的微绒毛（★）从细胞表面伸出，与毛细血管内皮细胞的外侧相接。×10 000

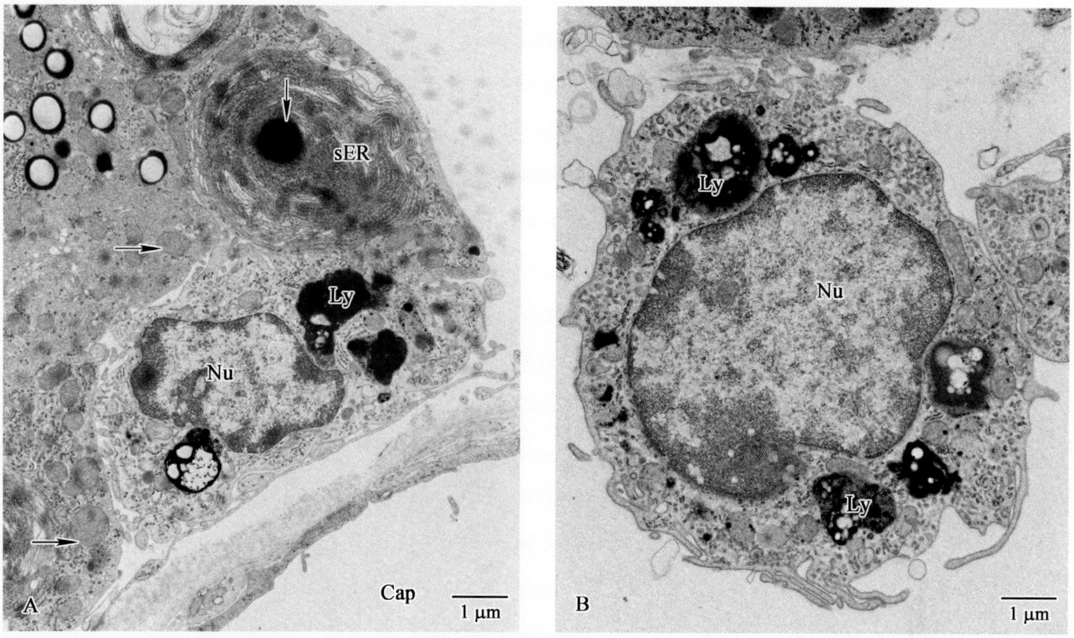

图 19-17　分布在睾丸生精小管之间的巨噬细胞（小鼠睾丸）

A. 睾丸间质中巨噬细胞与间质细胞紧密相贴，细胞质中含有明显的次级溶酶体（Ly）。可见睾丸间质细胞中的球形脂滴（↓）和线粒体（→），以及睾丸间质中的毛细血管（Cap）。× 10 000

B. 可见睾丸巨噬细胞核（Nu），细胞质中含有明显的次级溶酶体（Ly）。× 15 000

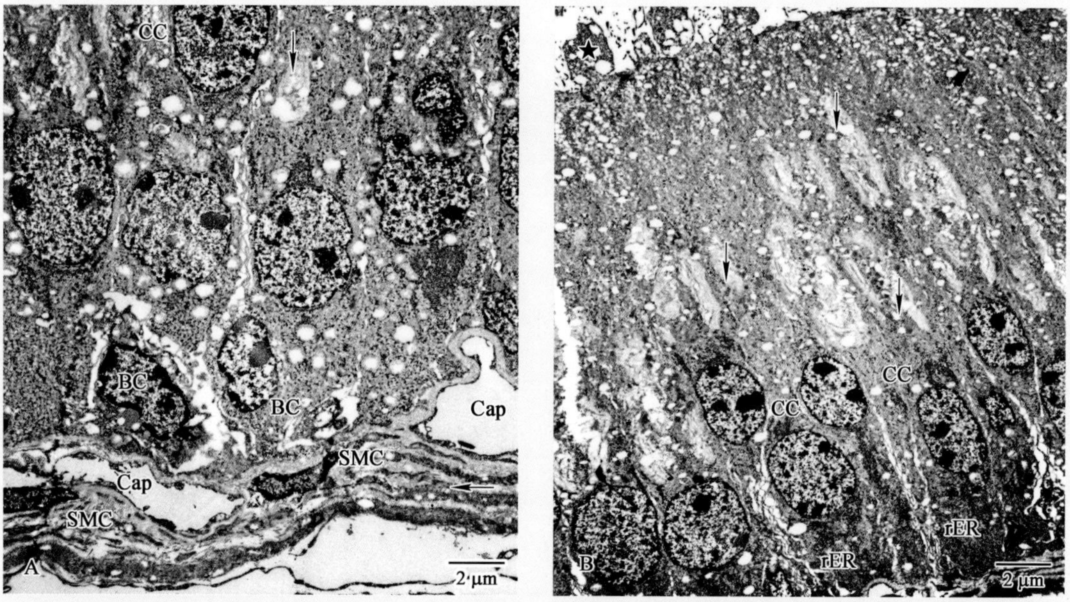

图 19-18　附睾管假复层纤毛柱状上皮（小鼠附睾）

A. 上皮由主细胞（CC）和基细胞（BC）构成。基细胞（BC）紧邻基膜（←）。基膜周围可见毛细血管（Cap）和平滑肌细胞（SMC）。×6 000

B. 主细胞（CC）表面有静纤毛（★）；大量粗面内质网（rER）占据高柱状细胞基底部，细胞质内有大的分泌泡（↓）。×4 000

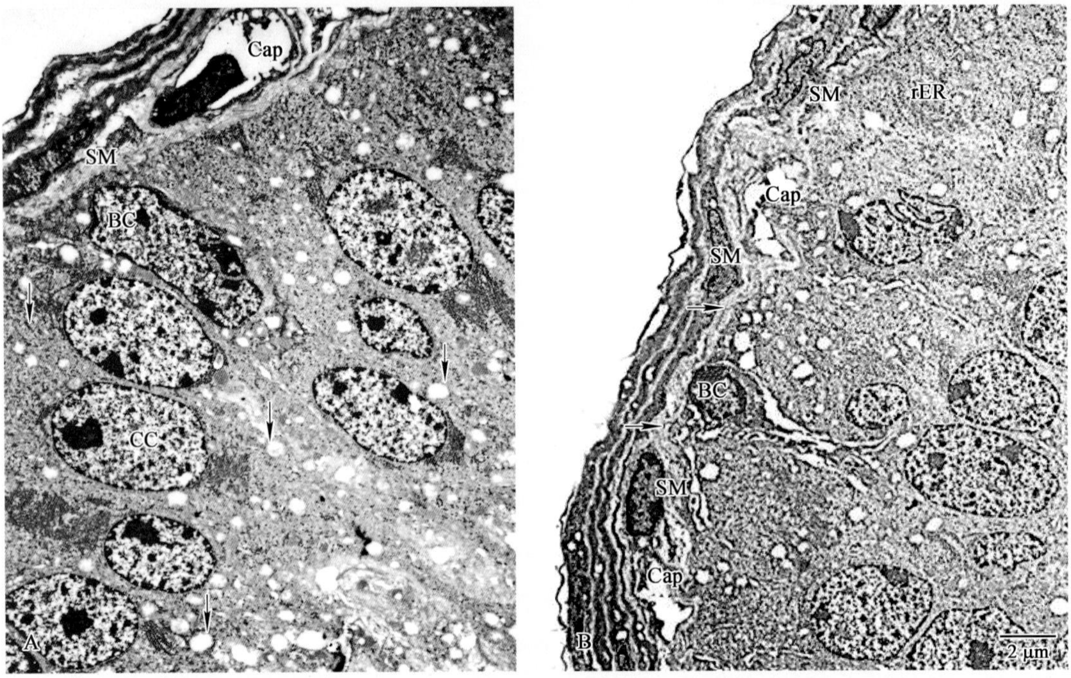

图 19-19 附睾管假复层纤毛柱状上皮（小鼠附睾）

A. 上皮由主细胞（CC）和基细胞（BC）构成；主细胞核上胞质内有大的分泌泡（↓）。×5 000

B. 基细胞（BC）紧邻基膜（→）。基膜周围可见毛细血管（Cap）和平滑肌细胞（SMC）。×4 000

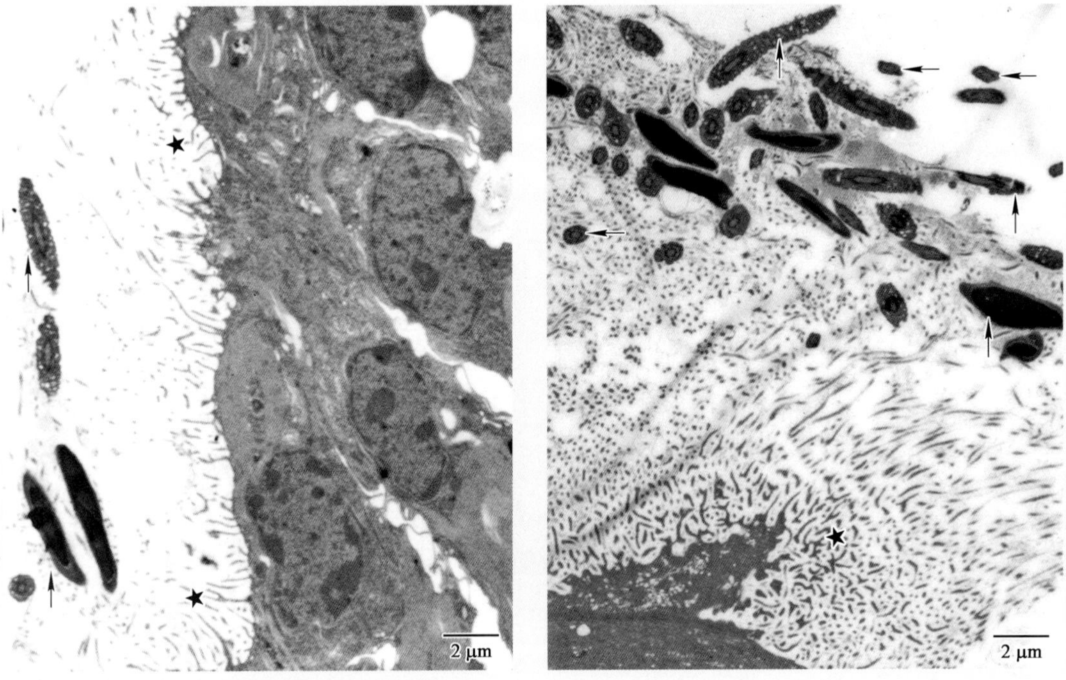

图 19-20 输精管假复层纤毛柱状上皮（小鼠输精管）

输精管高柱状主细胞表面有纤毛（★），管腔内有大量精子头部（↑）和尾部（←）的断面。×4 000

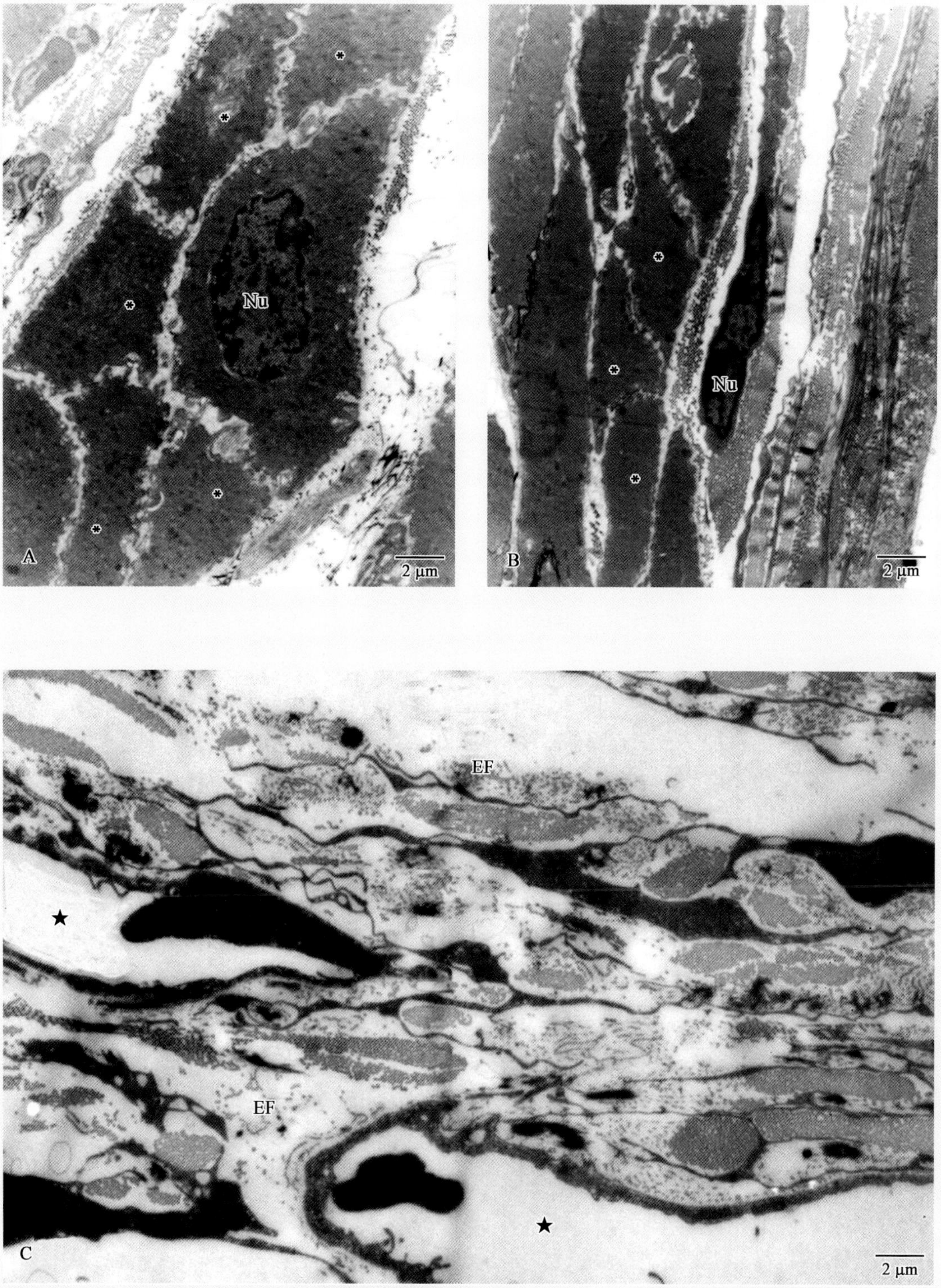

图 19-21 输精管肌层和外膜（小鼠输精管）

输精管肌层的平滑肌束，切到核（Nu）的平滑肌细胞较粗大，周边有未切到核的平滑肌细胞（*）。

A. 输精管肌层的平滑肌束（横断面）。×5 000

B. 输精管肌层的平滑肌束（斜断面）。×5 000

C. 输精管外膜疏松结缔组织中的毛细血管（★）和弹性纤维（EF）的横断面。×4 000

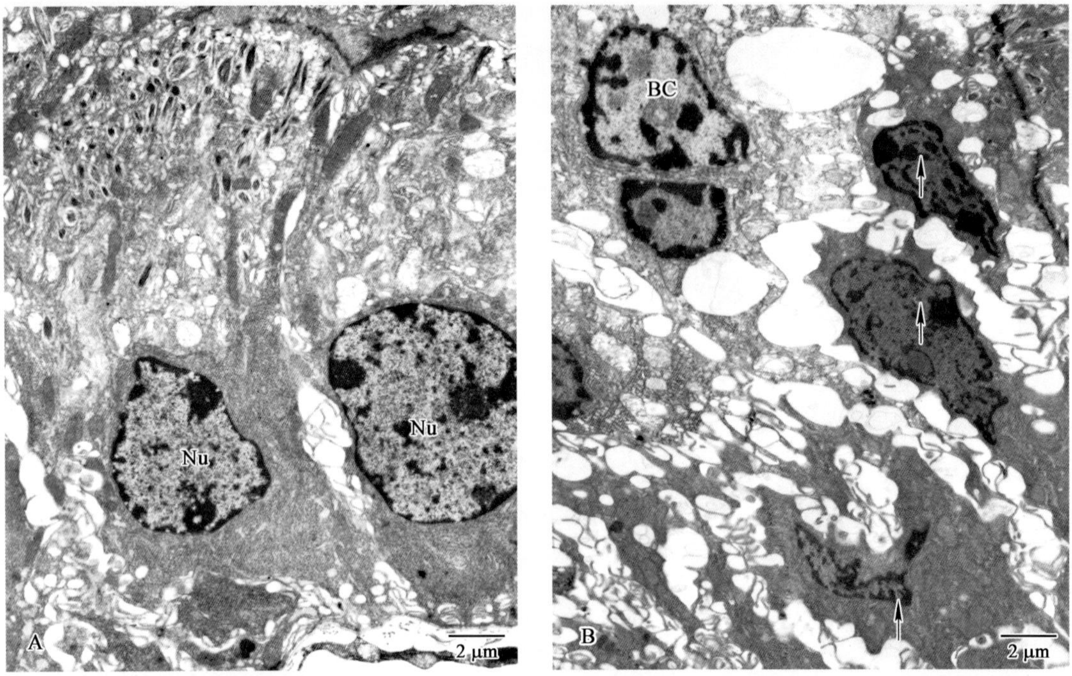

图 19-22 前列腺分泌部上皮（小鼠前列腺）

A. 可见单层立方上皮细胞及其细胞核（Nu）。×4 000

B. 假复层柱状上皮：可见分泌细胞（↑）和基细胞（BC）。×5 000

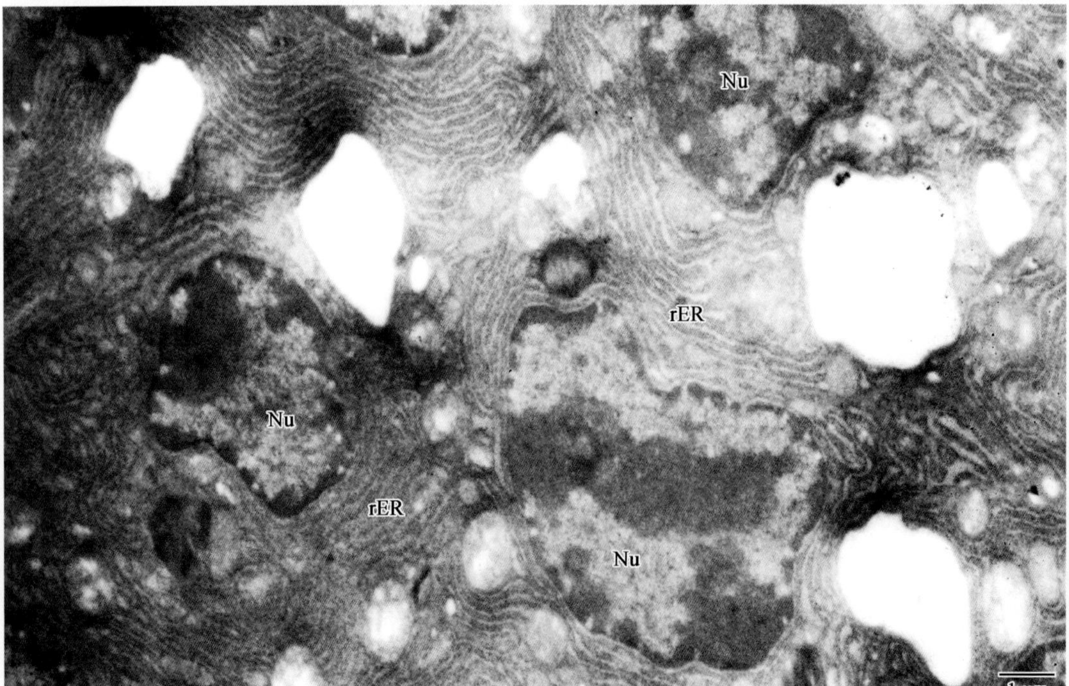

图 19-23 精囊假复层柱状上皮（小鼠精囊）

精囊上皮细胞核（Nu）周围有很多粗面内质网（rER）。×18 000

第20章

女性生殖系统

女性生殖系统（female reproductive system）由卵巢、输卵管、子宫、阴道和外生殖器组成。卵巢产生卵子并分泌性激素；输卵管是输送卵子和受精的部位，并将受精卵主动运输到子宫；子宫是产生月经和孕育胎儿的器官。乳腺分泌乳汁，因其发育及功能状态与女性激素直接相关，故也列入本章叙述。

女性生殖系统的器官随年龄不同发生变化。青春期前，生殖器官生长缓慢；青春期后，其生长迅速并成熟，卵巢开始排卵并分泌性激素，月经来潮，出现第二性征，开始具有生育能力；进入更年期后，由于卵巢功能减退，月经停止，生殖器官逐渐萎缩，进入绝经期。本章着重描述青春期女性生殖系统主要器官的超微结构特点。

一、卵　　巢

（一）卵巢上皮的超微结构

卵巢表面覆盖单层立方或扁平上皮，称为表面上皮（superficial epithelium，SE）。上皮游离面有微绒毛，底部有明显的基膜。上皮下方有薄层致密结缔组织，可见平行排列的成纤维细胞（图 20-1）。致密结缔组织层又称白膜（tunica albuginea）。

（二）卵泡的超微结构

卵巢皮质较厚，含有许多不同发育阶段的卵泡（follicle）。卵泡主要由一个卵母细胞（oocyte）和包绕其周围的多个卵泡细胞（follicular cell，FC）构成。卵泡发育一般要经历原始卵泡、初级卵泡、次级卵泡和成熟卵泡四个阶段，通常将初级卵泡和次级卵泡合称为生长卵泡。

1. 原始卵泡（primordial follicle）　主要分布在皮质的浅表层，是数量最多、体积最小的卵泡，由中央一个初级卵母细胞和周围的一层扁平状卵泡细胞构成。初级卵母细胞表面光滑，偶尔有小的微绒毛。胞质中有成组排列的球状线粒体（图 20-2）。卵泡细胞核扁圆，胞质中有许多空泡状脂滴及大量线粒体。初级卵母细胞与卵泡细胞之间可见缝隙连接。卵泡细胞基膜明显（图 20-3）。

2. 生长卵泡（growing follicle） 从青春期开始，部分原始卵泡开始生长发育，这些发育中的卵泡被称为生长卵泡，包括初级卵泡和次级卵泡。

（1）初级卵泡（primary follicle） 未出现卵泡腔的生长卵泡均属于初级卵泡。此时的卵泡结构主要变化是：①初级卵母细胞体积增大，核增大，呈泡状，核仁明显；胞质内细胞器比较发达。②卵泡细胞由单层变多层，细胞形态由扁平变为立方或柱状；卵泡细胞核圆，核仁清晰；胞质内线粒体、脂滴等细胞器增多。③初级卵母细胞与卵泡细胞之间出现卵周间隙，初级卵母细胞的微绒毛和卵泡细胞的突起均伸向间隙内，形成较厚无定形结构的透明带（zona pellucida，ZP）。④环绕在卵泡细胞周围的基质细胞增生形成卵泡膜（follicular theca，FT），但尚未分化成熟。卵泡细胞与卵泡膜之间基膜明显（图 20-4 ~ 图 20-6）。

（2）次级卵泡（secondary follicle） 当初级卵泡的卵泡细胞间出现卵泡腔时，此时的卵泡被称为次级卵泡。其主要结构特点是：①卵泡体积进一步增大。②卵母细胞体积也进一步增大，胞质内出现丰富的细胞骨架片层结构（cytoplasmic lattices，CPL），以及游离核糖体与粗面内质网等（图 20-7，图 20-8）。③卵泡细胞层数增加，细胞间出现大小不等的液腔并融合成一个大的卵泡腔，腔内的液体为卵泡液；由于卵泡腔的扩大，迫使初级卵母细胞与其周围的卵泡细胞靠向卵泡腔的一侧，形成一个凸入卵泡腔的隆起，称为卵丘（cumulus oophorus，CO）（图 20-9）；紧靠透明带的一层高柱状卵泡细胞呈放射状排列，称放射冠（corona radiata，CR）（图 20-10）。④卵泡腔周围的卵泡细胞构成卵泡壁，细胞密集排列，呈颗粒状，故称颗粒层，此层的卵泡细胞称颗粒细胞（granulosa cell，GC）。⑤卵泡膜发育成熟，分为内、外两层。内膜层紧贴卵泡壁，含有多边形的膜细胞（theca cell，TC）和毛细血管，膜细胞具有分泌类固醇激素细胞的结构特点（图 20-11）；外膜层靠近周围的结缔组织，与其无明显分界，纤维较多，还有少量平滑肌。

3 成熟卵泡（mature follicle） 在促卵泡激素（follicle-stimulating hormone，FSH）和黄体生成素（luteinizing hormone，LH）的作用下，次级卵泡发育的最后阶段，称成熟卵泡。此时，由于卵泡液的急剧增多，卵泡腔增大，故卵泡体积显著增大，直径可达 20 mm 以上，占据卵巢皮质全层并突向表面；颗粒细胞停止分裂增殖，颗粒层变薄；卵丘根部的卵泡细胞间出现裂隙，在排卵前，卵丘与卵泡壁分离，漂浮在卵泡液中；排卵前 36 ~ 48 h，初级卵母细胞完成第一次减数分裂，形成一个较大的次级卵母细胞和一个体积很小的第一极体（first polar body）。次级卵母细胞迅速进行第二次减数分裂，并停留在分裂中期，等待受精；当遇到精子进行受精时才继续完成第二次减数分裂。第一极体是一个小的球形细胞，位于卵母细胞和透明带之间的卵周间隙，含细胞核和少量细胞质。

（三）排卵

排卵前，在黄体生成素作用下，成熟卵泡的卵泡液急剧增多，卵泡体积增大并突出于卵巢表面，使隆起部的卵泡壁、白膜和表面上皮变薄，局部缺血，形成半透明的卵泡斑，继而卵泡斑处的结缔组织被胶原酶、透明质酸酶等解聚和消化，再加上卵泡膜外层平滑肌的收缩等因素，最后导致卵泡破裂，漂浮在卵泡腔内的次级卵母细胞连同周围的透明带、放射冠和卵泡液一起从卵巢表面排出，此过程称为排卵（ovulation）。生育期妇女，每隔 28 天左右排一次卵，排卵时间大约在月经周期的第 14 天。两侧卵巢交替排卵，通常一次只排一枚卵子，偶见两个或两个以上。

（四）黄体的超微结构

排卵后，残留在卵巢内的卵泡壁、卵泡膜及血管一起向卵泡腔塌陷，在黄体生成素的作用下，逐渐发育成一个体积大且富含血管的内分泌细胞团，称黄体（corpus luteum，CL）。其中颗粒层卵泡细胞分化成颗粒黄体细胞，卵泡膜的膜细胞分化成膜黄体细胞。两种细胞胞质内均含丰富的管状嵴线粒体、脂滴、滑面内质网、高尔基复合体等，细胞核内常染色质丰富，异染色质聚集在核膜内侧（图 20–12 ~ 图 20–14）。

黄体的发育取决于排出的卵是否受精。若排出的卵未受精，黄体发育 2 周左右退化，称月经黄体；若受精，在绒毛膜分泌的人绒毛膜促性腺激素作用下，黄体继续发育增大，直径可达 4 ~ 5 cm，此种黄体的发育可维持 6 个月或更长时间，然后退化，称妊娠黄体。黄体退化时，细胞变小，空泡增多，发生自溶，黄体逐渐被增生的结缔组织取代，变成白色的瘢痕，称为白体。白体被吸收消失需数月或数年。

（五）闭锁卵泡的超微结构

女性一生中排卵数仅 400 枚左右，其余卵泡均在卵泡不同发育阶段停止生长并退化，称为闭锁卵泡（atretic follicle）。原始卵泡和较小的初级卵泡退化时，细胞自溶，不留痕迹。次级卵泡和成熟卵泡退化时，卵母细胞与周边的卵泡细胞胞质中会出现大量自噬液泡，而透明带退化较慢（图 20–15）。

二、输　卵　管

输卵管管壁结构由内向外分为黏膜、肌层和浆膜。黏膜上皮为单层柱状，由纤毛细胞（ciliated cell，CC）和分泌细胞（secretory cell，SC）组成。纤毛细胞游离面有大量纤毛，向子宫方向摆动，有助于卵子和受精卵的输送。分泌细胞游离面无纤毛，但可见明显的微绒毛（图 20–16）。纤毛细胞的纤毛根部可见基体（basal body，BB），胞质内有丰富的线粒体、粗面内质网和游离核糖体（图 20–17）。分泌细胞胞质内线粒体、粗面内质网及高尔基复合体等细胞器发达，胞质顶部有膜包分泌颗粒（secretory granule，SG）（图 20–18）。纤毛细胞与分泌细胞侧面可见紧密连接和桥粒（图 20–19）。

输卵管黏膜上皮也随月经周期而发生相应变化，增生期上皮变高，纤毛细胞占多数；分泌期上皮呈矮柱状，分泌细胞增多。输卵管峡部纤毛细胞数量减少，分泌细胞数量相对增多（图 20–20）。黏膜固有层为疏松结缔组织，可见肥大细胞与嗜酸性细胞等。肥大细胞核呈卵圆形，胞质中有大量大小不一的膜包颗粒，嗜酸性细胞胞质中可见嗜酸性颗粒（图 20–21）。

三、子 宫

子宫为腔小壁厚的肌性器官，分为底部、体部和颈部。子宫是受精卵植入和孕育胚胎的场所。

（一）子宫壁的一般结构

子宫壁由外向内分为外膜、肌层和内膜三层。

1. 外膜　子宫底部和体部的外膜为浆膜，宫颈部为纤维膜。

2. 肌层　很厚，由成束的平滑肌和束间结缔组织组成。结缔组织中有较多未分化的间充质细胞，可增殖分化为平滑肌细胞。肌层大致分为三层，即黏膜下层、中间层和浆膜下层。子宫平滑肌纤维长 30 ~ 50 μm，妊娠时平滑肌纤维增生肥大，分裂增殖。分娩后平滑肌纤维迅速恢复正常大小，部分肌纤维凋亡。

3. 内膜　子宫内膜由上皮和固有层组成。根据结构和功能不同，将子宫底部和体部的内膜分为功能层和基底层。功能层位于内膜的浅层，较厚，可发生周期性的剥脱、出血，也是受精卵植入、孕育胚胎的场所。基底层位于内膜的深层，较薄，该层不剥脱，不参与月经的形成，但可增生形成新的功能层。

子宫内膜上皮为单层柱状上皮，由少量纤毛细胞和大量无纤毛的分泌细胞组成（图 20–22，图 20–23）。纤毛细胞表面纤毛发达，细胞内可见大量线粒体、高尔基复合体。纤毛细胞的数量可随卵巢激素的周期而变化，增生期纤毛细胞数量增多，分泌期纤毛细胞减少，妊娠时期纤毛细胞多退变。分泌细胞数量多，细胞表面有微绒毛，细胞内可见较多分泌颗粒及线粒体，其数量和形态也有周期性变化。分泌细胞能合成糖原、黏多糖和脂类等，以顶质分泌方式排入宫腔。

固有层较厚，由结缔组织、子宫腺和血管等组成。子宫内膜上皮向固有层凹陷，形成管状的子宫腺。腺上皮主要是分泌细胞，而纤毛细胞较少。子宫内膜的血管来自子宫动脉的分支。子宫动脉分支由肌层进入内膜前，每条小动脉分为两支，一支短而直进入基底层，称基底动脉，营养基底层，不受性激素的影响；小动脉的主支进入功能层后呈螺旋状走行，称螺旋动脉，对性激素非常敏感（图 20–24）。其终末在内膜浅层形成毛细血管网和窦状毛细血管，营养功能层，然后汇入小静脉，经肌层汇合为子宫静脉。结缔组织中含有大量分化程度低的梭形或星形的基质细胞，核大而圆，细胞质较少，可合成和分泌胶原蛋白，并随子宫内膜周期性变化而增生与分化。

（二）子宫内膜的周期性变化

自青春期开始，在卵巢激素的作用下，子宫底部和体部的内膜发生周期性的变化，即每 28 天左右发生一次内膜的剥脱出血和修复增生过程，称月经周期（menstrual cycle）。每个月经周期是从月经来潮的第一天起至下次月经来潮的前一天止，可分为月经期、增生期和分泌期。

1. 月经期（menstrual phase）　为月经周期的第 1 ~ 4 天。由于黄体退化，雌激素和孕激素骤然下降，引起螺旋动脉持续收缩，使内膜功能层缺血缺氧，功能层发生萎缩坏死。

继而螺旋动脉突然扩张，毛细血管破裂，血液与坏死脱落的内膜组织一起经阴道排出，称月经。在月经期末，内膜基底层残存的子宫腺上皮和基质细胞迅速增生，修复内膜上皮。

2. 增生期（proliferative phase） 为月经周期的第 5 ~ 14 天。第 5 ~ 7 天为增生早期，第 8 ~ 10 天为增生中期，第 11 ~ 14 天为增生晚期。增生早期，子宫内膜的厚度为 1 ~ 2 mm，上皮细胞逐渐变高。分泌细胞表面有短小的微绒毛，核位于细胞基底部，顶部胞质内可见线粒体及致密颗粒（图 20-25）。子宫腺少且直，腺腔小，腺细胞表面可见微绒毛，细胞内的核糖体、内质网、高尔基复合体均较少，偶见细胞有小块顶质分泌现象。增生中期，上皮细胞增高，子宫腺增多、增长，腺体弯曲，腺腔扩大，腺细胞内的核糖体、粗面内质网、高尔基复合体增多，胞质内出现糖原。增生晚期，子宫腺继续增长且更弯曲，腺细胞内的细胞器显著增多，细胞顶部出现分泌颗粒，可见糖原聚集在核下区，此时粗面内质网丰富，线粒体增大，高尔基复合体功能活跃，囊泡增多。螺旋动脉随着子宫内膜的不断增厚而伸长、弯曲。基质细胞内核糖体聚积，滑面内质网和粗面内质网扩张，细胞分裂增殖，产生大量的纤维和基质。

3. 分泌期（secretory phase） 为月经周期的第 15 ~ 28 天，子宫内膜进一步增厚，可达 5 mm。第 15 ~ 18 天为分泌早期，第 19 ~ 23 天为分泌中期，第 24 ~ 28 天为分泌晚期。分泌早期，上皮细胞合成糖原，并堆积在细胞基底部，核被挤向顶部。分泌中期，上皮细胞顶部有微绒毛，胞质内有线粒体、粗面内质网、致密颗粒及大量糖原，可见糖原逐步转移至细胞顶部（图 20-26）。子宫腺增多、增长并极度弯曲，腺腔膨胀，糖原由腺细胞的核下区移至核上，并排入腺腔，腺腔内充满含有糖原等营养物质的分泌物（图 20-27）。分泌晚期，子宫内膜上皮细胞内可见线粒体、粗面内质网及髓样小体（图 20-28）。固有层内组织液增多，呈现水肿。基质细胞肥大，细胞质充满糖原和脂滴，称前蜕膜细胞。妊娠时前蜕膜细胞发育为蜕膜细胞。若未妊娠，黄体退化，雌激素和孕激素下降，内膜功能层剥脱，进入月经期。

子宫内膜的周期性变化受下丘脑、垂体和卵巢激素的调节。下丘脑弓状核等处的神经内分泌细胞分泌促性腺激素释放激素（GnRH），作用于腺垂体远侧部的促性腺激素细胞，使其分泌 FSH 和 LH。FSH 促进卵泡的生长、成熟并分泌大量雌激素，使子宫内膜进入增生期。在 FSH 和 LH 的协同作用下，卵巢排卵并形成黄体。黄体分泌的孕激素和雌激素，使子宫内膜进入分泌期。同时血液中高浓度的孕激素和雌激素反馈地作用于下丘脑和垂体，抑制 GnRH、FSH 和 LH 的分泌，于是黄体退化，血中的孕激素和雌激素骤减，使子宫内膜进入月经期。下丘脑和垂体周而复始地调节和维持卵巢和子宫内膜的周期性变化。

（三）子宫颈

子宫颈壁由外向内分为外膜、肌层和黏膜。外膜为结缔组织构成的纤维膜。肌层的平滑肌少且分散，分布于致密结缔组织中。黏膜由上皮和固有层组成。子宫颈管的黏膜中无螺旋动脉，也无周期性剥脱现象。黏膜皱襞间的裂隙形成腺样隐窝，形似分支管状腺，称为子宫颈腺。

子宫颈管的上皮为单层柱状上皮，由分泌细胞、纤毛细胞和少量储备细胞组成（图 20-29）。分泌细胞呈柱状，胞质透明，核大，深染，位于底部。增生早期的分泌细胞，高尔基复合体发达，粗面内质网少，胞质内有许多大小不等的分泌颗粒。增生晚期，细胞分泌活动旺盛，细胞显著增高，内质网扩大，分泌颗粒增多（图 20–30）。纤毛细胞数量少，分布于分泌细胞之间，纤毛向阴道摆动，协助分泌物的排出，并使其流向阴道。柱状上皮细胞之间还有一种体积较小的储备细胞，属未分化细胞，呈圆形或椭圆形，核大，胞质内细胞器较少，含有较多的核糖体。上皮损伤时储备细胞有修复功能。在慢性宫颈炎时，此细胞可分化成复层扁平上皮样细胞，易癌变。

子宫颈阴道部为复层扁平上皮，与子宫颈管的单层柱状上皮在宫颈外口处相交界，此处是宫颈癌的好发部位。

四、阴　道

阴道壁由外向内分为外膜、肌层和黏膜。外膜由致密结缔组织构成，内含丰富的弹性纤维。肌层由内环行、外纵行的平滑肌构成。阴道外口有骨骼肌形成的括约肌。黏膜向阴道腔内突起形成许多横行的皱襞，由上皮和固有层组成。

阴道上皮较厚，为未角化的复层扁平上皮。上皮由基部到表层可分为五层：基底层、旁基层、中间层、颗粒层及表层。基底层细胞具有活跃的增殖能力，细胞呈低柱状，细胞间桥粒少，多分布于细胞顶部。胞质中核糖体丰富，线粒体较小，内质网稀疏，偶见高尔基复合体、中心粒和脂滴。旁基层细胞为多角形，细胞表面有较长的微绒毛和突起，桥粒数量增多，核周开始出现糖原颗粒。中间层细胞体积大，呈多边形，细胞之间以大量桥粒相互连接，核周胞质中糖原颗粒明显增多（图 20–31）。颗粒层细胞渐趋扁平，表面微绒毛多消失，桥粒少且小。表层为数层扁平细胞，核固缩，核膜消失，胞质内细胞器逐渐退化并消失，糖原颗粒消失。上皮各层细胞的形态结构受卵巢激素的调节，随月经周期发生变化。

五、乳　腺

乳腺的结构因年龄和生理状况的不同而异。乳腺于青春期开始发育。无泌乳活动的乳腺，称静止期乳腺。妊娠期和哺乳期的乳腺分泌乳汁，称活动期乳腺。

（一）静止期乳腺

静止期乳腺主要是不规则的致密结缔组织和脂肪组织。腺实质被结缔组织分隔成 15 ~ 25 个乳腺叶，每个乳腺叶又被结缔组织分隔成许多乳腺小叶。每个小叶是一个复管泡状腺。腺泡上皮为单层立方或单层柱状。腺泡上皮与基膜间有肌上皮细胞，其收缩有利于分泌物的排出。导管由小叶内导管、小叶间导管和总导管组成。小叶内导管的上皮多为单层立方或柱状上皮；小叶间导管则为复层柱状上皮；总导管开口于乳头，又称输乳管，管壁上皮为复层扁平上皮，与乳头表皮相延续。静止期乳腺的腺体和导管均不发达，腺泡小而少，脂肪和结缔组织发达。小叶内的结缔组织比较疏松，内含较多的胶原原纤维、成纤维细胞、脂肪细胞及少量的淋巴细胞、浆细胞和巨噬细胞（图 20–32，图 20–33）。

（二）活动期乳腺

在雌激素和孕激素作用下，妊娠期乳腺的腺泡和导管迅速增生，腺泡增大，结缔组织和脂肪组织减少。妊娠早期，腺泡和导管的上皮为单层立方或低柱状上皮，腺上皮细胞游离面有微绒毛，顶部胞质内可见脂滴和小泡，线粒体增多，体积增大，核糖体丰富，粗面内质网增多（图 20-34 ~ 图 20-36）。腺上皮细胞与肌上皮细胞之间有桥粒相连，肌上皮细胞与基膜之间有半桥粒。妊娠后期，腺细胞体积进一步增大，腺泡腔扩张，内含较多的分泌物。腺细胞的游离面形成突起，内有分泌小泡，大小不等，多分布于顶部胞质，小泡内含酪蛋白和乳蛋白，高尔基复合体增大，线粒体多而大，核糖体和粗面内质网丰富，脂滴较大。肌上皮细胞由于腺泡的扩张而变扁（图 20-37）。在催乳素的刺激下，腺细胞以顶质分泌方式开始分泌，分泌物称初乳，内含乳蛋白、乳糖、抗体和脂滴。初乳内常有吞噬脂滴的巨噬细胞，称初乳小体。

哺乳期的乳腺结构与妊娠期乳腺相似，腺体更发达，腺泡腔扩大，脂肪组织和结缔组织更少。分泌前期的腺泡上皮为高柱状，分泌后期腺泡上皮为立方形或扁平形，腺腔内充满乳汁。腺细胞内含有丰富的粗面内质网、发达的高尔基复合体、滑面内质网及分泌颗粒和脂滴（图 20-38）。

（李晓明　张学森）

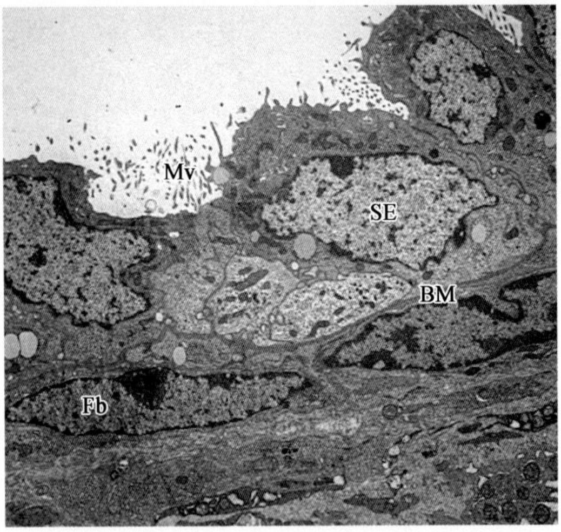

图 20-1 卵巢外膜（小鼠卵巢）

卵巢表面覆盖表面上皮（SE），游离面有微绒毛（Mv）。上皮下方有薄层的致密结缔组织，可见平行排列的成纤维细胞（Fb）。上皮下方的基膜（BM）明显。×6 000

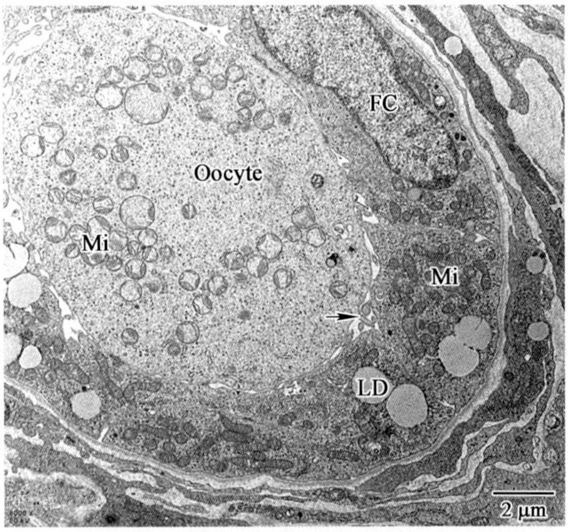

图 20-2 原始卵泡（小鼠卵巢）

初级卵母细胞（Oocyte）周围围绕一层扁平状卵泡细胞（FC）。卵母细胞表面可见微绒毛（→），细胞质中可以见线粒体（Mi）。卵泡细胞胞质内可见脂滴（LD）和线粒体。×8 000

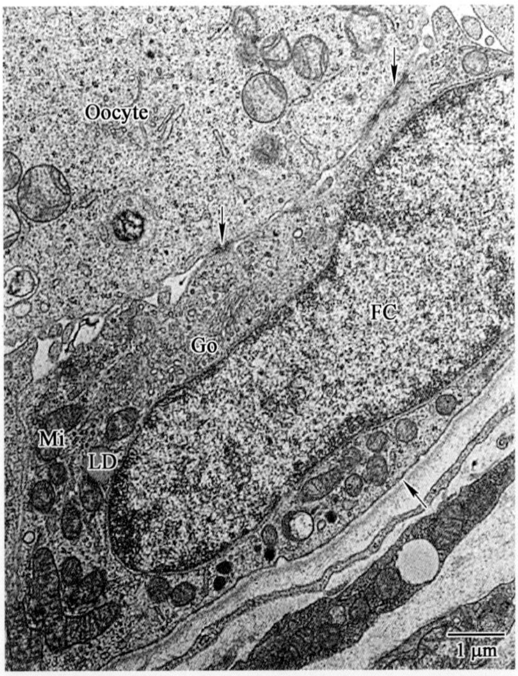

图 20-3 原始卵泡单层扁平卵泡细胞（小鼠卵巢）

初级卵母细胞（Oocyte）与卵泡细胞（FC）侧面连接处可见缝隙连接（↓）。卵泡细胞为扁平状，胞质内可见高尔基复合体（Go）、线粒体（Mi）和脂滴（LD），基膜明显（↖）。×15 000

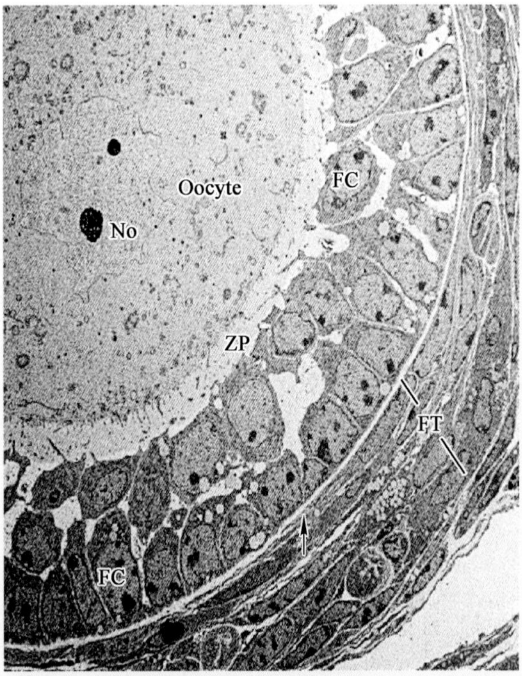

图 20-4 初级卵泡（小鼠卵巢）

初级卵母细胞（Oocyte）的细胞核呈泡状，核仁（No）明显。初级卵母细胞与卵泡细胞（FC）之间可见透明带（ZP）。卵泡细胞与卵泡膜（FT）之间基膜（↑）明显。×1 500

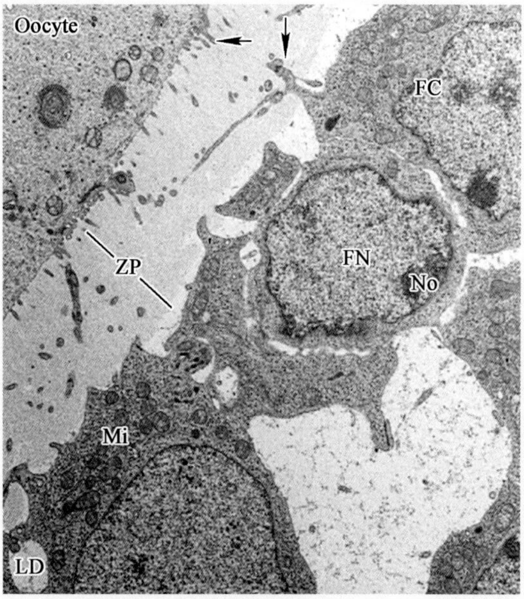

图 20-5 初级卵泡卵母细胞周围透明带（小鼠卵巢）

初级卵母细胞（Oocyte）的微绒毛（←）和卵泡细胞（FC）的突起（↓）均伸入透明带（ZP）内。卵泡细胞核（FN）内可见核仁（No）。卵泡细胞胞质内有丰富的线粒体（Mi）和脂滴（LD）。×8 000

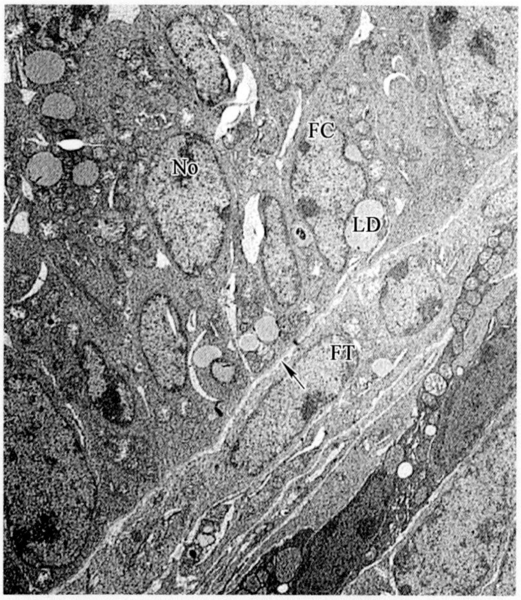

图 20-6 初级卵泡卵泡细胞与卵泡膜（小鼠卵巢）

卵泡细胞（FC）密集排列，呈高柱状，核仁（No）明显，可见脂滴（LD）。卵泡细胞与卵泡膜（FT）之间基膜（↖）明显。×4 000

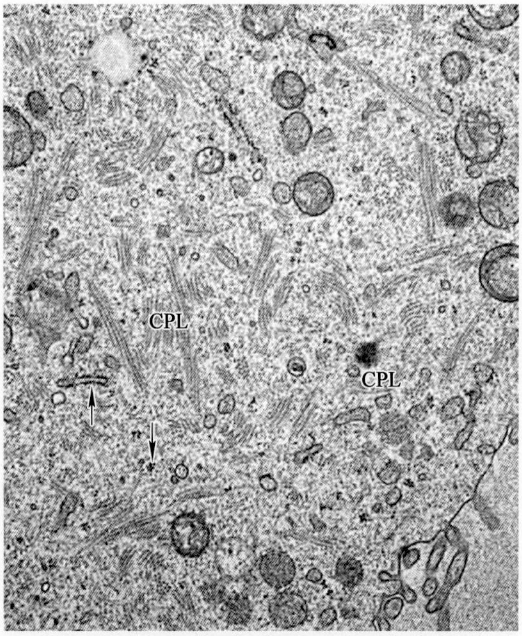

图 20-7 次级卵泡卵母细胞胞质内的细胞骨架片层结构（小鼠卵巢）

胞质内有丰富的细胞骨架片层结构（CPL）、游离核糖体（↓）和粗面内质网（↑）等。×20 000

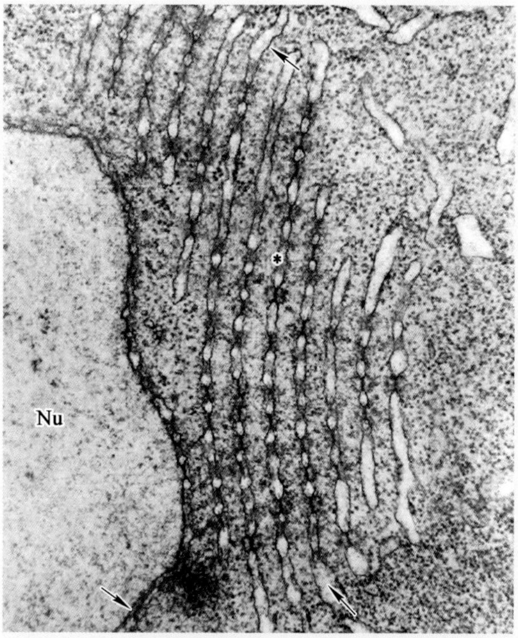

图 20-8 初级卵母细胞有孔板层结构（青鳉鱼）

可见细胞核（Nu）的核膜（↘）及与核膜大体平行的有孔板层结构（*）。有孔板层结构的两侧与粗面内质网（↖）相连。×32 000

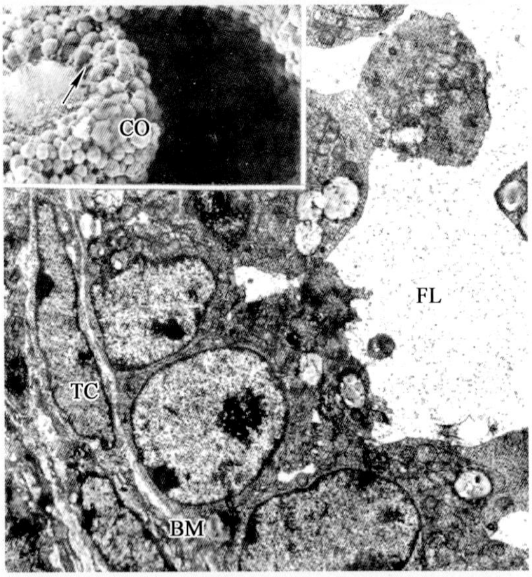

图 20-9 次级卵泡卵泡腔与颗粒细胞（小鼠卵巢）

卵泡细胞上部为卵泡腔（FL），卵泡细胞发育呈高柱状，也称颗粒细胞，胞质内细胞器发达。基膜（BM）外为卵泡膜细胞（TC）。插图为次级卵泡的扫描电镜像，可见卵丘（CO），卵母细胞周围有透明带（↗），还有卵泡腔和卵泡细胞。×6 000

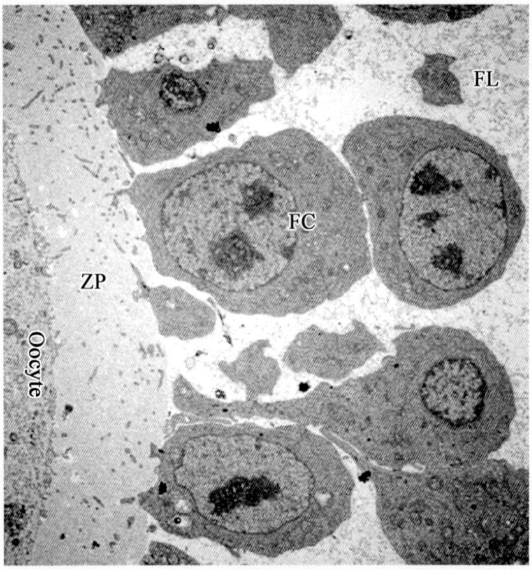

图 20-10 次级卵泡卵母细胞的透明带与放射冠（小鼠卵巢）

初级卵母细胞（Oocyte）表面可见透明带（ZP），以及高柱状卵泡细胞（FC）形成的放射冠。另可见卵泡腔（FL）。×6 000

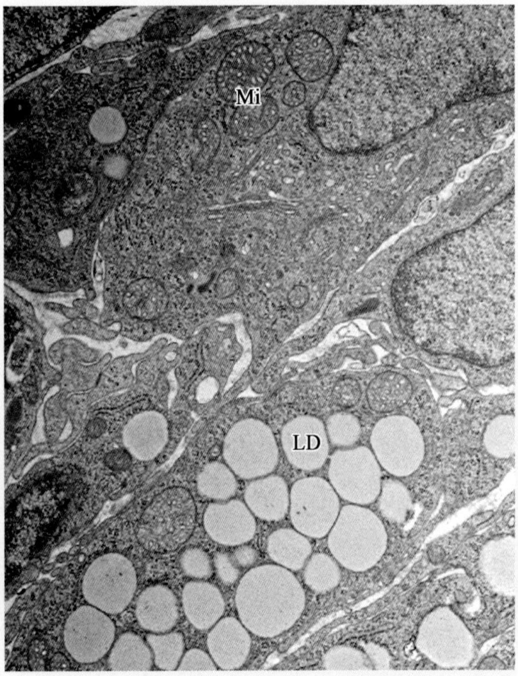

图 20-11 次级卵泡的膜细胞（小鼠卵巢）

卵泡膜内层的膜细胞胞质内可见管状嵴线粒体（Mi）及大量的脂滴（LD）。×15 000

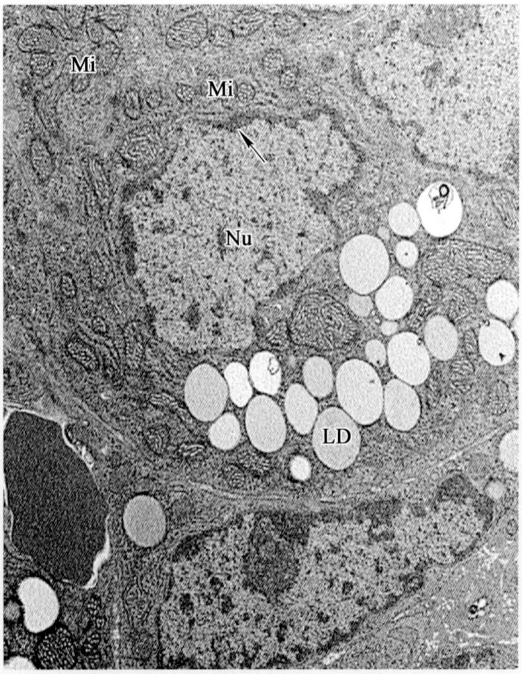

图 20-12 颗粒黄体细胞（小鼠卵巢）

胞质内可见线粒体（Mi）与脂滴（LD）。细胞核（Nu）的核膜内侧聚集着异染色质（↖）。×8 000

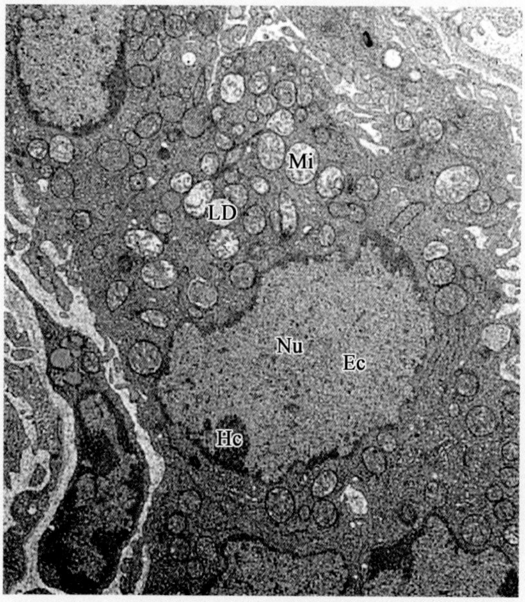

图 20-13 膜黄体细胞（小鼠卵巢）

胞质内可见线粒体（Mi）与脂滴（LD）。细胞核（Nu）内常染色质（Ec）丰富，异染色质（Hc）聚集在核膜内侧。×6 000

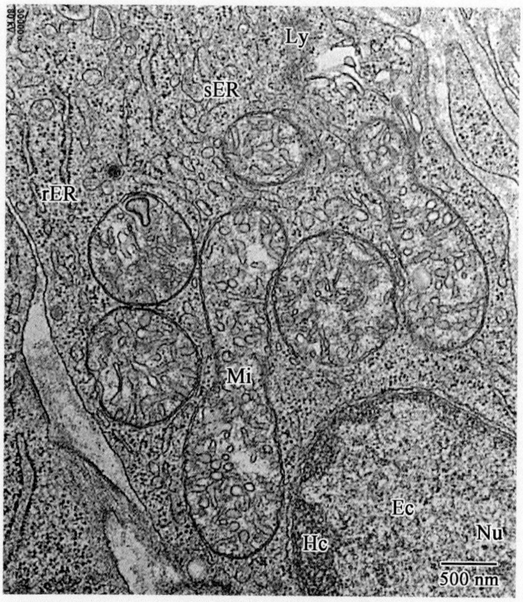

图 20-14 颗粒黄体细胞内管状嵴线粒体（小鼠卵巢）

核周可见大量的管状嵴线粒体（Mi）、滑面内质网（sER）、粗面内质网（rER）、溶酶体（Ly）等。细胞核（Nu）内常染色质（Ec）丰富，异染色质（Hc）聚集在核膜内侧。×30 000

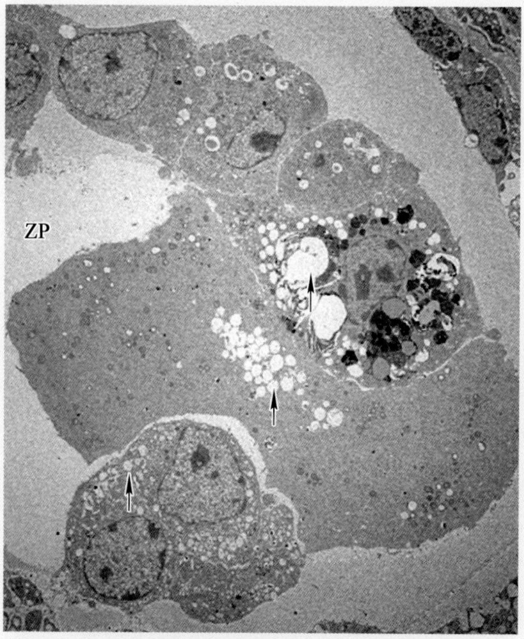

图 20-15 闭锁卵泡（小鼠卵巢）

卵母细胞与周边的卵泡细胞退化，胞质中均出现大小不一的自噬液泡（↑）。透明带（ZP）退化慢。×2 500

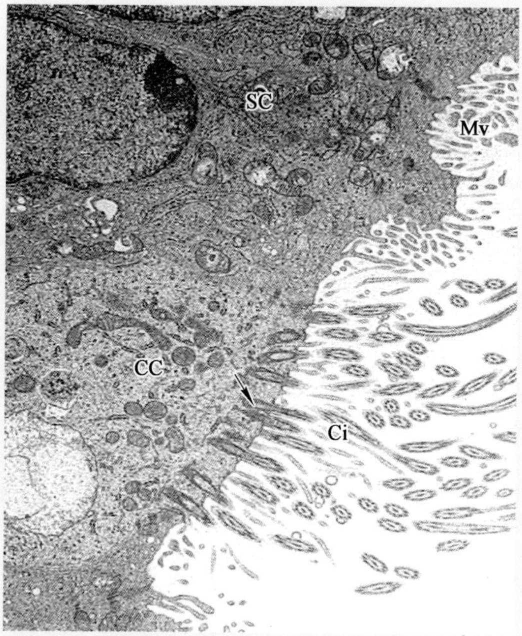

图 20-16 输卵管黏膜的单层柱状上皮（小鼠）

上皮由纤毛细胞（CC）与分泌细胞（SC）构成。纤毛细胞游离面可见长的纤毛（Ci），纤毛根部有基体（↘）。分泌细胞游离面可见微绒毛（Mv）。×8 000

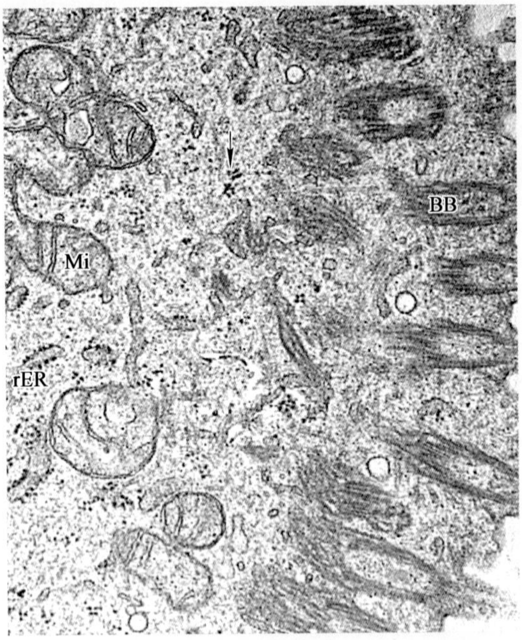

图 20-17 输卵管黏膜的纤毛细胞（小鼠）
纤毛根部可见基体（BB）。纤毛细胞胞质内有丰富的线粒体（Mi）、粗面内质网（rER）和游离核糖体（↓）。×30 000

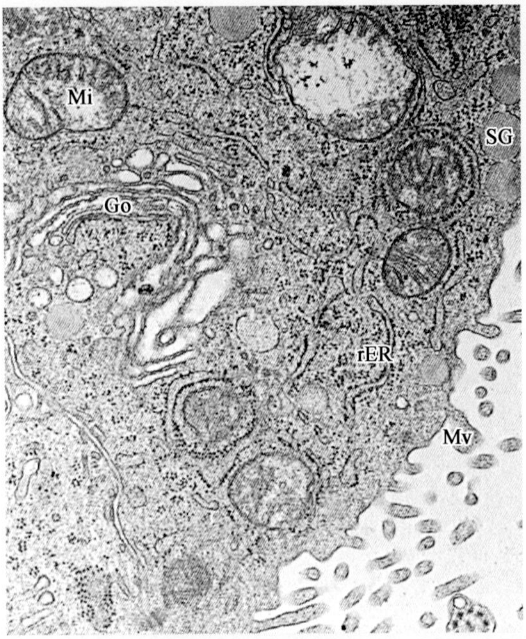

图 20-18 输卵管黏膜的分泌细胞（小鼠）
胞质中可见线粒体（Mi）、粗面内质网（rER）、高尔基复合体（Go）和膜包分泌颗粒（SG）。游离面可见微绒毛（Mv）。×30 000

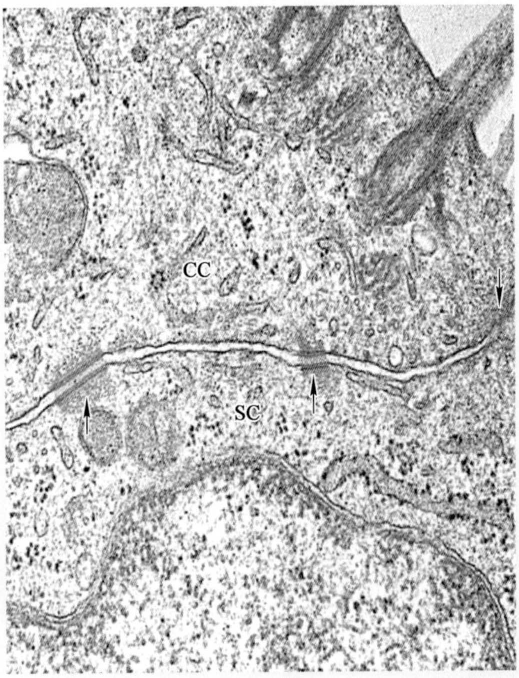

图 20-19 输卵管黏膜上皮间的连接复合体（小鼠）
纤毛细胞（CC）与分泌细胞（SC）侧面可见紧密连接（↓）和桥粒（↑）。×50 000

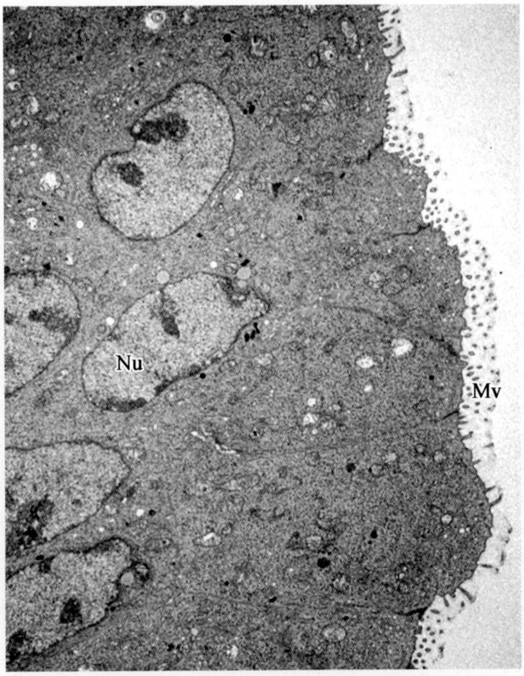

图 20-20 输卵管峡部分泌细胞（小鼠）
胞体呈柱状，细胞核（Nu）靠近基底部，游离面有丰富的微绒毛（Mv）。×5 000

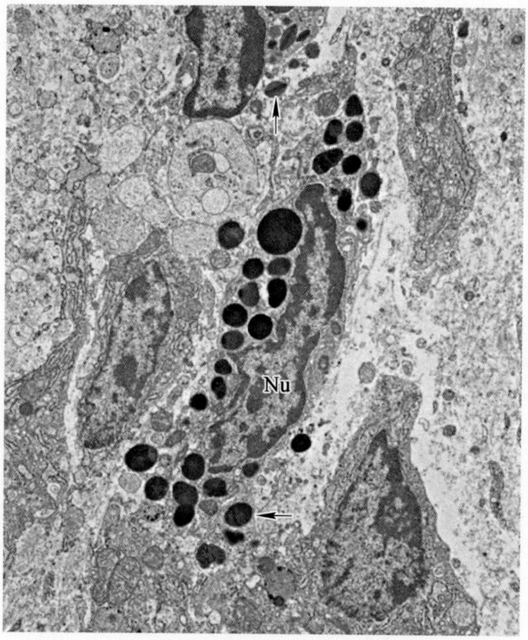

图 20-21 输卵管黏膜固有层的肥大细胞（小鼠）

细胞核（Nu）呈卵圆形，胞质中有大量大小不一的膜包颗粒（←）。肥大细胞上方可见嗜酸性细胞，胞质内有嗜酸性颗粒（↑）。×8 000

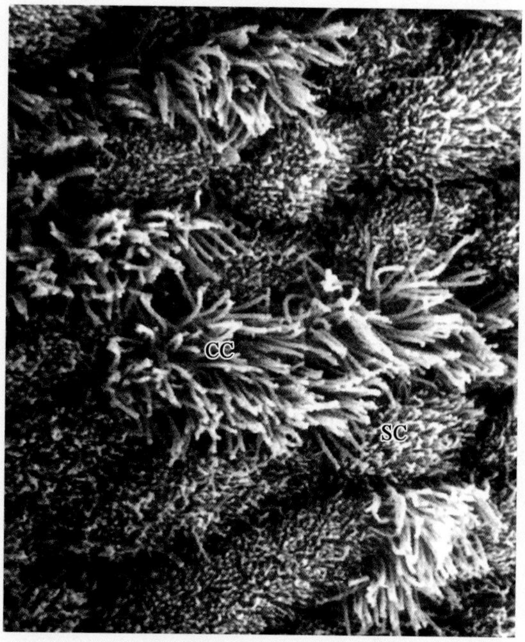

图 20-22 子宫内膜上皮（人子宫）

子宫内膜上皮细胞有分泌细胞（SC）和少量纤毛细胞（CC）。纤毛细胞表面纤毛发达，分泌细胞表面可见微绒毛。×3 200

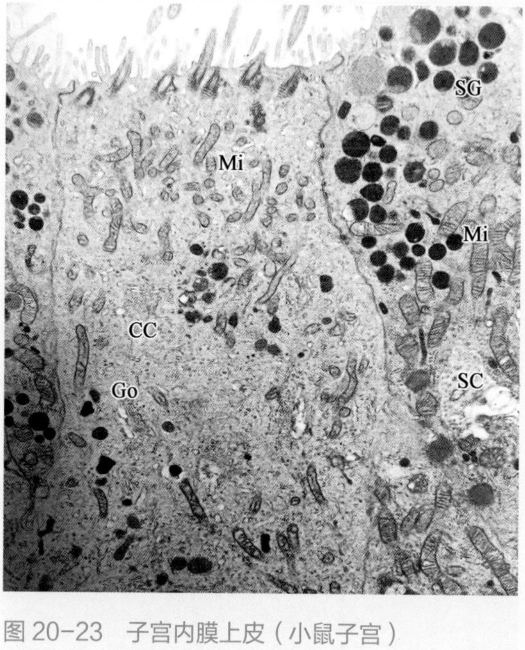

图 20-23 子宫内膜上皮（小鼠子宫）

子宫内膜上皮细胞有分泌细胞（SC）和纤毛细胞（CC）。纤毛细胞内可见大量线粒体（Mi）、高尔基复合体（Go）。分泌细胞内可见较多分泌颗粒（SG）及线粒体。×11 400

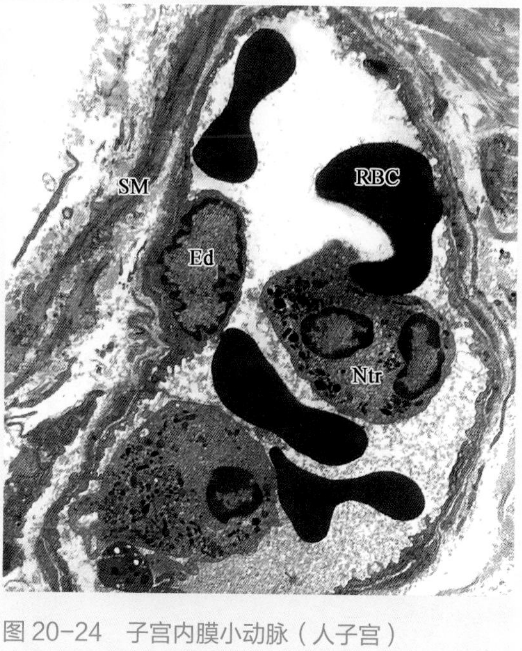

图 20-24 子宫内膜小动脉（人子宫）

可见血管内皮细胞（Ed），细胞核突向管腔，中膜有薄层平滑肌（SM）。管腔内可见红细胞（RBC）和中性粒细胞（Ntr）。×4 024

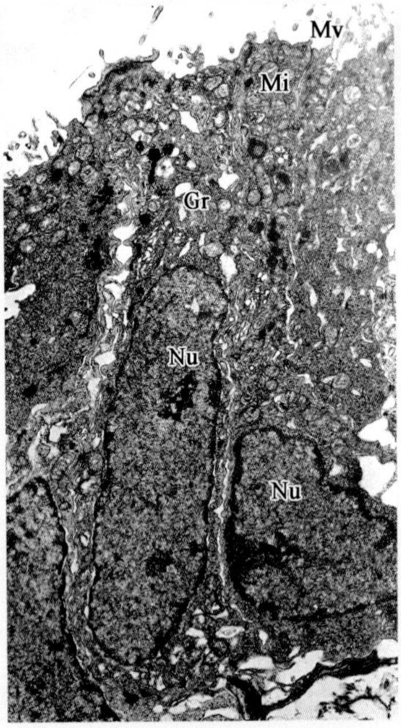

图 20-25 增生早期子宫内膜上皮（人子宫）
子宫内膜上皮分泌细胞表面可见少量微绒毛（Mv），核（Nu）位于细胞基底部，胞质内可见线粒体（Mi）及致密颗粒（Gr）。×10 500

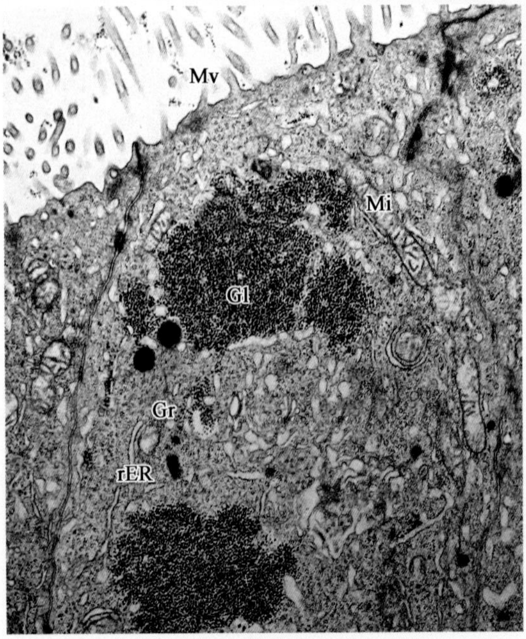

图 20-26 分泌中期子宫内膜上皮（人子宫）
细胞顶部可见微绒毛（Mv），胞质内可见线粒体（Mi）、粗面内质网（rER）、致密颗粒（Gr）及大量糖原（Gl）。×11 400

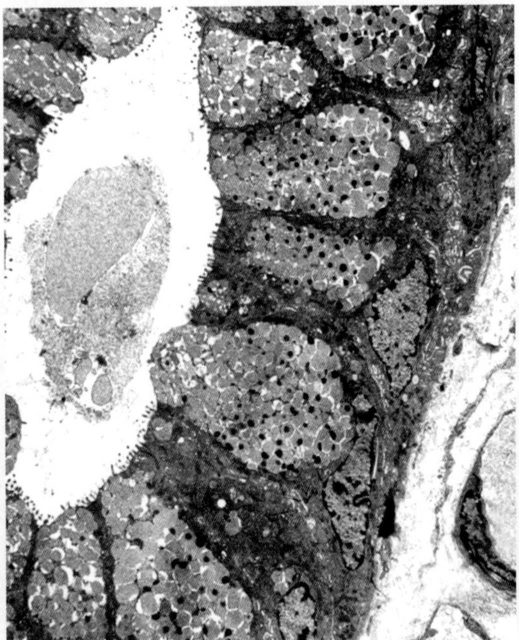

图 20-27 子宫腺（人子宫）
腺细胞核上区可见大量糖原颗粒，腺腔内可见分泌物。×3 000

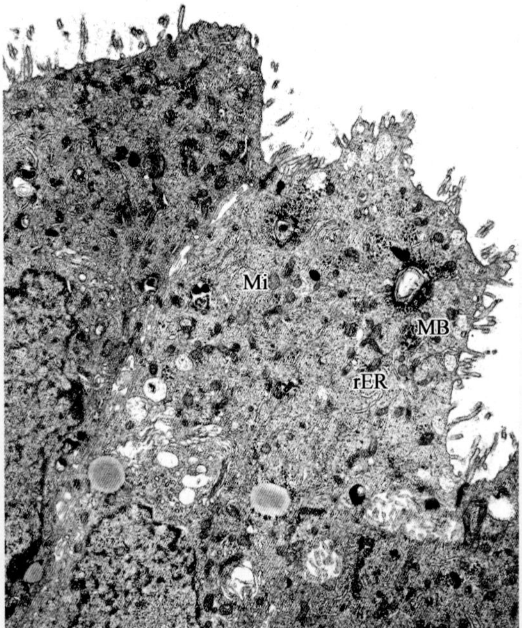

图 20-28 分泌晚期子宫内膜上皮（人子宫）
细胞内可见线粒体（Mi）、粗面内质网（rER）及髓样小体（MB）。×11 400

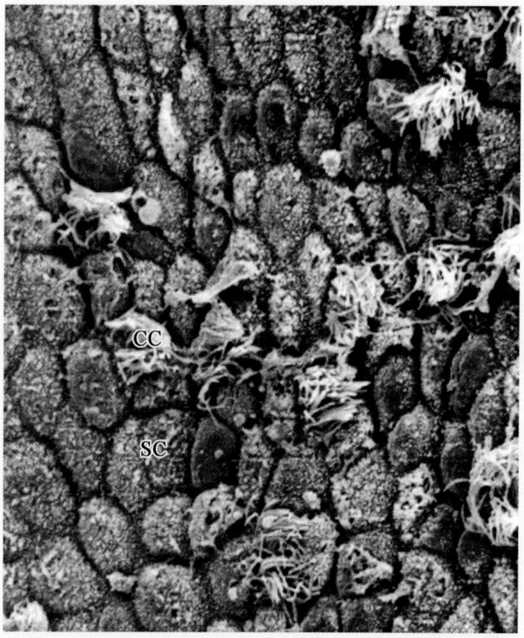

图 20-29　子宫颈上皮（人子宫）
子宫颈上皮有较多的分泌细胞（SC）和少量纤毛细胞（CC）。纤毛细胞游离面纤毛发达。×1 556

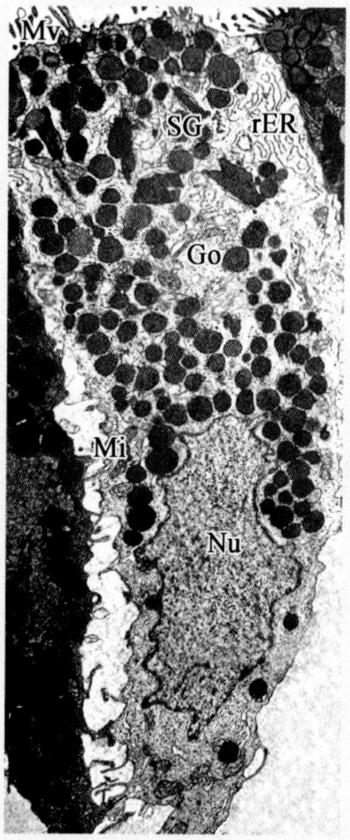

图 20-30　子宫颈上皮细胞（人子宫）
分泌细胞游离面有微绒毛（Mv），核（Nu）位于细胞基底部，核上区可见大量分泌颗粒（SG）、粗面内质网（rER）、高尔基复合体（Go）及线粒体（Mi）。×9 400

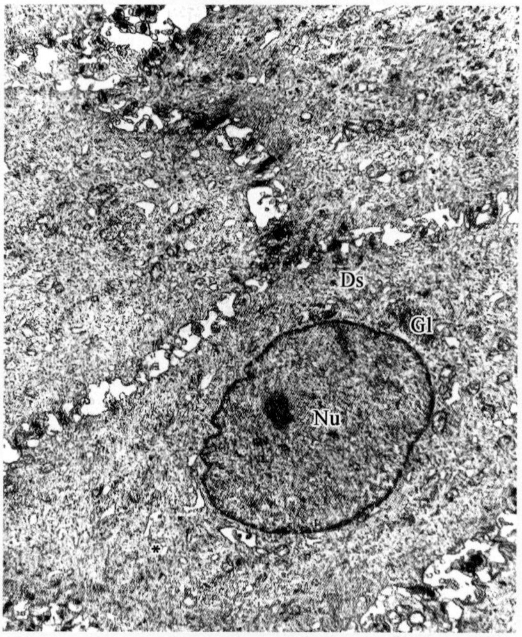

图 20-31　阴道上皮细胞（人阴道）
阴道上皮中间层细胞呈多边形（*），核（Nu）旁可见糖原（Gl）聚集，细胞之间有桥粒（Ds）相连。×5 760

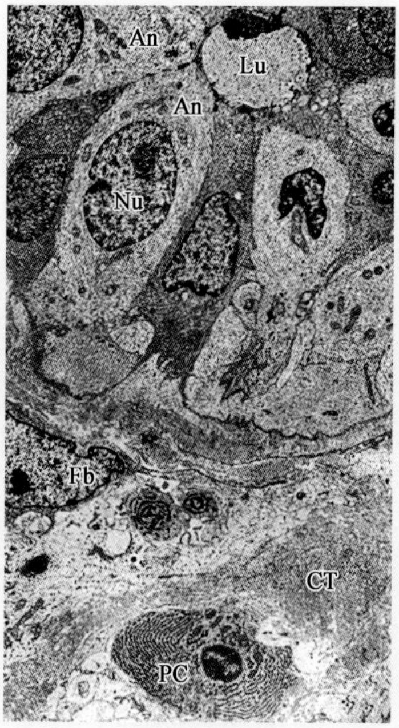

图 20-32　静止期乳腺（人乳腺）
腺泡细胞（An）立方形，核（Nu）椭圆形，腺泡腔（Lu）较小。小叶内结缔组织（CT）比较疏松，可见成纤维细胞（Fb）及浆细胞（PC）。×3 910

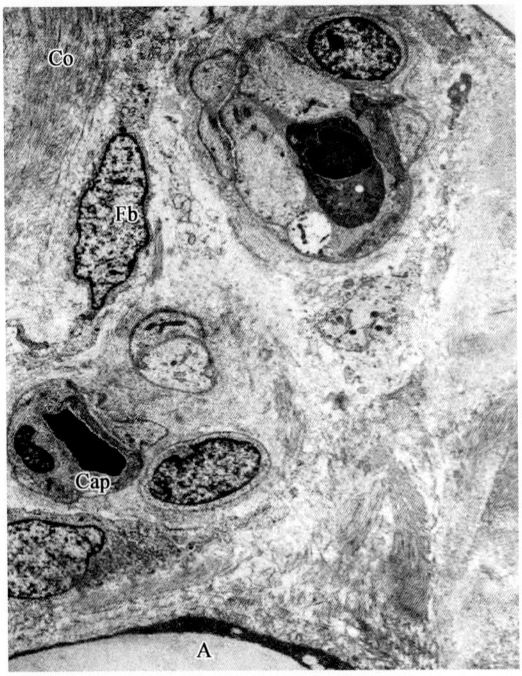

图 20-33　静止期乳腺（人乳腺）
结缔组织中可见较多的胶原原纤维（Co）及毛细血管（Cap）、成纤维细胞（Fb）、脂肪细胞（A）。×3 919

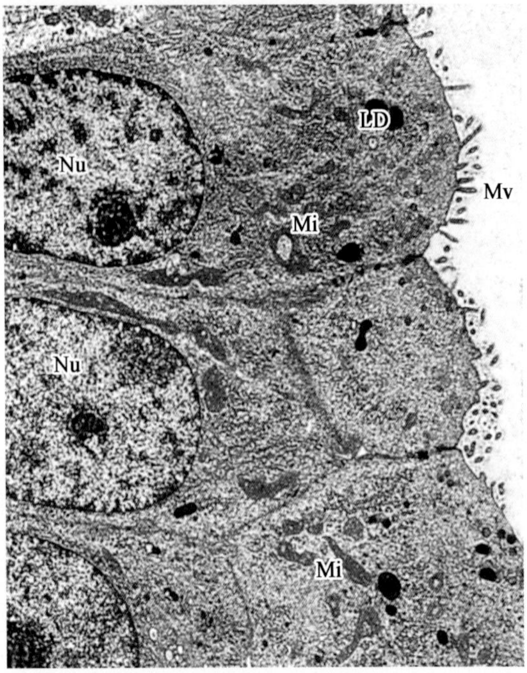

图 20-34　妊娠早期乳腺（人乳腺）
腺细胞表面可见微绒毛（Mv），细胞核（Nu）椭圆形，胞质内可见脂滴（LD）和线粒体（Mi）。×6 964

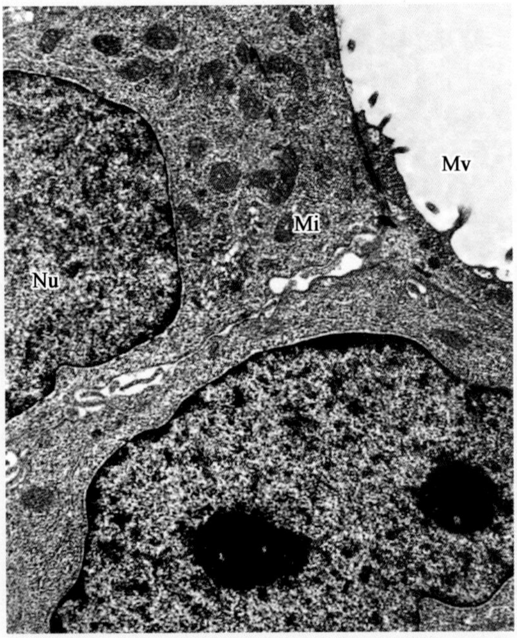

图 20-35　妊娠早期乳腺（人乳腺）
腺细胞表面可见微绒毛（Mv），胞质内可见较多线粒体（Mi）。×11 000

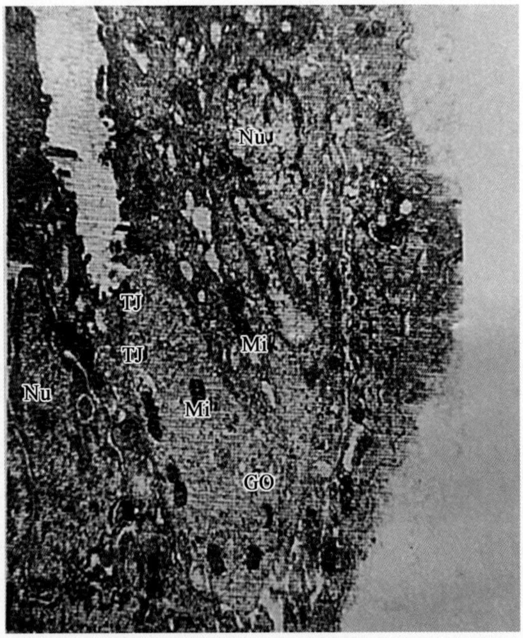

图 20-36　妊娠早期乳腺（羊乳腺）
腺细胞之间有紧密连接（TJ），细胞核（Nu）椭圆形，胞质内可见较多线粒体（Mi）和高尔基复合体（Go）。×11 600

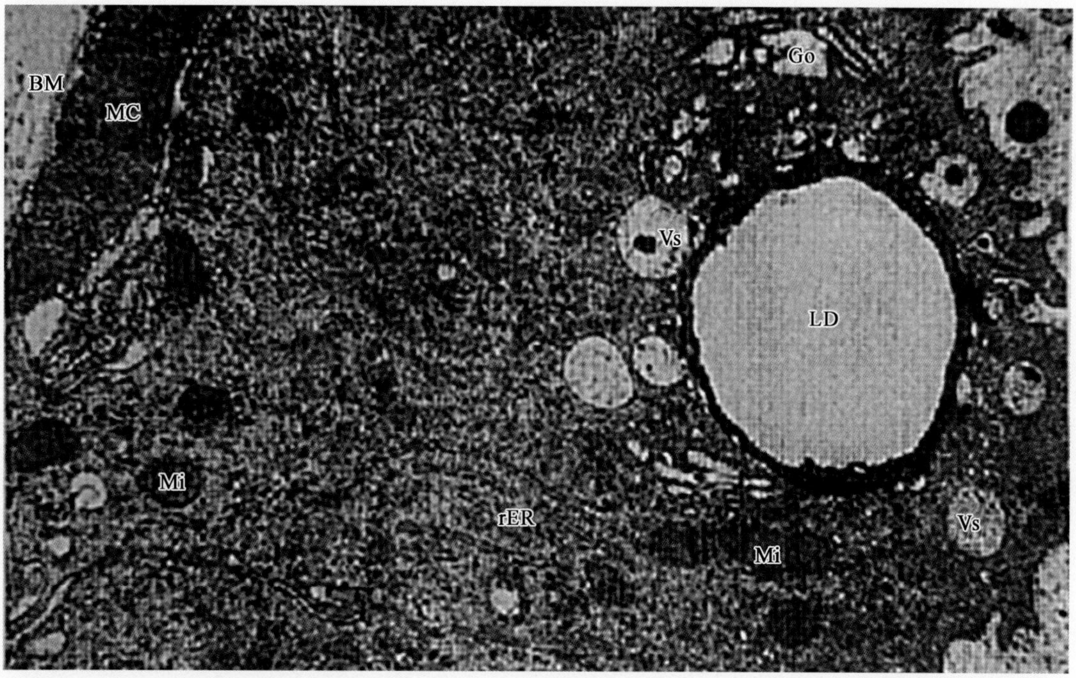

图 20-37　妊娠晚期乳腺（羊乳腺）
腺细胞的游离面形成突起，内有分泌小泡（Vs），胞质内可见丰富的粗面内质网（rER）、线粒体（Mi）、高尔基复合体（Go）及脂滴（LD），腺细胞和基膜（BM）之间可见肌上皮细胞（MC）。×20 000。

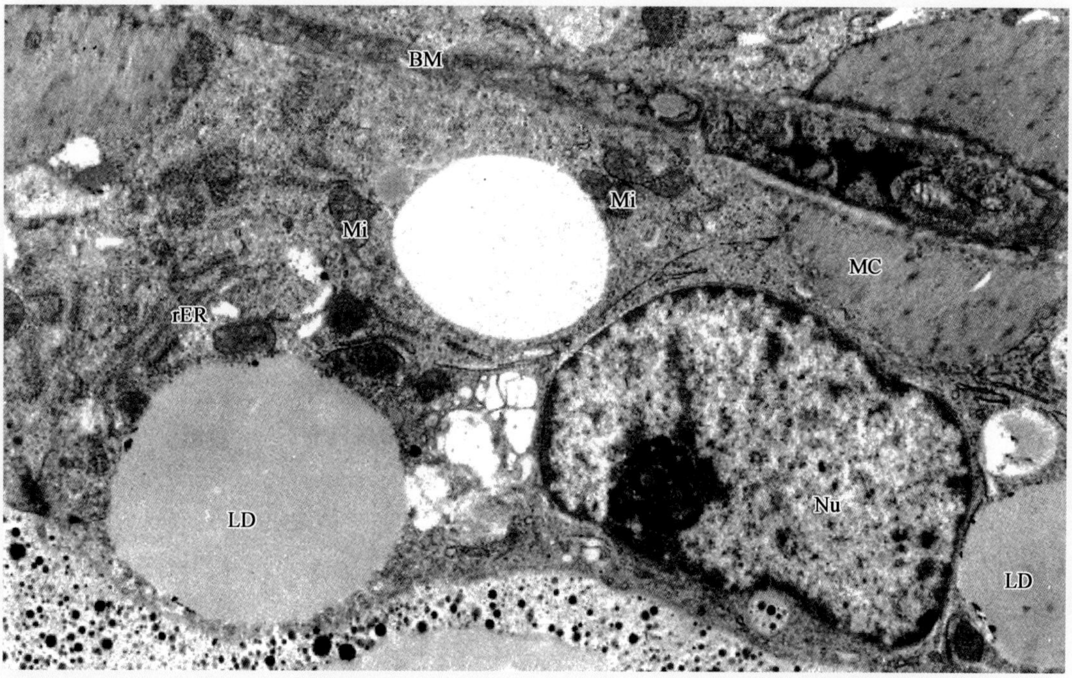

图 20-38　哺乳期乳腺（人乳腺）
腺细胞内可见丰富的粗面内质网（rER）、线粒体（Mi）及脂滴（LD），腺细胞和基膜（BM）之间可见肌上皮细胞（MC）。×9 000

第21章 细菌与病毒

微生物是指个体微小，肉眼看不到，需要借助显微镜才能观察到的微小生物的总称，包括细菌、放线菌、病毒、真菌、立克次体、支原体、衣原体、螺旋体等。微生物具有个体微小、繁殖快、适应强、易变异、分布广、种类多等特点。微生物中的病原微生物是指可以侵犯人或动物，引起感染甚至传染性疾病的微生物，或称病原体，其中以细菌和病毒危害最大。

一、细　　菌

细菌是一类具有细胞壁，以无性二分裂方式进行繁殖的原核细胞型微生物。

（一）葡萄球菌

葡萄球菌属是化脓性细菌中最常见的一群革兰阳性球菌，广泛分布于自然界及人与动物的皮肤、黏膜表面，大多数是不致病的腐生菌。金黄色葡萄球菌的致病性较强，能引起皮肤化脓性感染如疖、痈、毛囊炎、蜂窝织炎、伤口化脓等，内脏器官感染如气管炎、肺炎、脓胸、中耳炎、心包炎、心内膜炎等和全身感染。金黄色葡萄球菌还可引起毒素性疾病，包括食物中毒、烫伤样皮肤综合征、中毒性休克综合征等。近年来金黄色葡萄球菌耐药菌株迅速增多，尤其是耐甲氧西林金黄色葡萄球菌已经成为医院内感染最常见的致病菌（图 21-1）。

（二）大肠埃希菌

大肠埃希菌属于肠杆菌科，有 6 个种，其中大肠埃希菌是最常见的临床分离菌。大肠埃希菌俗称大肠杆菌，是人类和动物肠道中的正常菌群，可引起肠道外机会性感染。有些血清型因获得致病菌的毒力基因而成为致病菌，引起肠道内感染。大肠埃希菌在环境卫生和食品卫生学中，常被用作粪便污染的检测指标，也是分子生物学和基因工程研究中的常用细菌（图 21–2）。

（三）结核分枝杆菌

结核分枝杆菌属分枝杆菌属，德国微生物学家科赫（Koch）于 1882 年首先发现结核分枝杆菌为结核病的病原体。结核病曾长期在许多国家和地区流行，夺去了全球数亿人的生命。世界卫生组织报告目前全球 1 040 万人患结核病，结核病已经成为世界上最大的传染病杀手。印度、印度尼西亚、中国、尼日利亚、巴基斯坦和南非这六个国家中出现的新结核病例占总数的 60%。很多结核病菌株对治疗结核病的抗生素已经产生了抗性。结核分枝杆菌主要通过呼吸道、消化道和受损伤皮肤黏膜等多种途径侵入易感机体，其中以通过呼吸道引起的肺结核最多见（图 21–3）。

（四）霍乱弧菌

霍乱弧菌是烈性传染病霍乱的病原体，病死率高，属国际检疫传染病，我国将其列为甲类传染病。自 1817 年以来，已发生过 7 次世界性霍乱大流行。前 6 次由霍乱弧菌古典生物型引起，均起源于孟加拉湾盆地。1961 年开始的第 7 次大流行由霍乱弧菌 El Tor 生物型引起。1992 年新的流行株 O139（非 O1 群）在沿孟加拉湾的印度和孟加拉国一些城市出现，很快传遍亚洲，并传入我国。人类是霍乱弧菌的唯一易感者，传染源为患者和带菌者，传播途径主要是通过污染的水源或食物经口摄入，人与人之间的直接传播不常见（图 21–4）。

（五）伤寒沙门菌

伤寒沙门菌属于沙门菌属，可以起伤寒，是我国法定乙类传染病。细菌随污染的食物和饮用水经口感染，患者可出现高热、肝脾大、皮肤玫瑰疹等全身中毒症状，并发症包括肠穿孔、胆囊炎、肺炎或肺脓肿等。伤寒病后可获得牢固的免疫力，很少再感染，主要靠细胞免疫。预防上需加强水源及食品卫生管理，切断传播途径（图 21–5）。

（六）幽门螺杆菌

幽门螺杆菌是螺杆菌属的代表菌种，与胃炎、十二指肠溃疡、胃溃疡、胃腺癌和胃黏膜相关淋巴组织淋巴瘤的发生关系密切，已被世界卫生组织列为一类致癌物。幽门螺杆菌感染在人群中非常普遍，感染率约为 50%。在胃炎、胃溃疡和十二指肠溃疡患者的胃黏膜中，本菌的检出率可高达 80% ~ 100%。幽门螺杆菌的传染源主要是人，通过粪—口、胃—口及胃镜等医疗器具传播。幽门螺杆菌感染在家庭内有明显的聚集现象，共餐的饮食方式对传播有较大影响（图 21–6）。

（七）鼠疫耶尔森菌

鼠疫耶尔森菌俗称鼠疫杆菌，归属于耶尔森菌属，引起人和动物鼠疫。鼠疫是一种自然疫源性烈性传染病，为我国法定甲类强制管理的传染病，曾在公元 6 世纪、14 世纪和 19 世纪末引起 3 次世界大流行。文献记载，历史上死于鼠疫的人数超过历史上所有战争死亡人数的总和。鼠疫耶尔森菌的储存宿主为啮齿类动物（野鼠、家鼠、黄鼠等），传播媒介主要是鼠蚤。在人类发生鼠疫流行之前，先有鼠间鼠疫流行，当大批鼠感染鼠疫死亡后，失去宿主的鼠蚤开始转向人群。人间鼠疫发生后，可以通过人蚤或呼吸道途径在人群中传播。鼠疫常见有 3 种临床类型：腺鼠疫、肺鼠疫、败血症型鼠疫（图 21–7）。

（八）脑膜炎奈瑟菌

脑膜炎奈瑟菌俗称脑膜炎球菌，是引起流行性脑脊髓膜炎（简称流脑）的病原菌，属于奈瑟菌属。人是脑膜炎奈瑟菌的唯一易感宿主。带菌者和患者均可作为传染源，主要经呼吸道飞沫传播。易感人群为缺乏特异性免疫力的成人和儿童，绝大部分感染者仅停留在上呼吸道感染阶段，成为带菌者。极少数可到达脑脊髓膜，引起化脓性脑脊髓膜炎，出现剧烈头痛、喷射状呕吐和颈项强直等。其中 10%～20%的患者可发展成爆发型脑膜炎，病死率高达 40%～60%（图 21–8）。

（九）淋病奈瑟菌

淋病奈瑟菌俗称淋球菌，是人类淋病的病原菌，属于奈瑟菌属。人类是淋病奈瑟菌的唯一宿主，感染后引起淋病。淋病主要通过性接触传播，也可通过污染的毛巾、衣裤、被褥等间接传播，细菌侵入尿道和生殖道而感染。潜伏期为 2～5 天。成人感染初期，一般引起男性前尿道炎、女性尿道炎与宫颈炎。孕妇患有淋菌性阴道炎或宫颈炎时，分娩时胎儿经产道可被感染，引起新生儿淋菌性结膜炎，因眼部有大量脓性分泌物，俗称新生儿脓漏眼。近年来淋病奈瑟菌耐药菌株不断增加，特别是多重耐药的淋病奈瑟菌，给防治性病带来困难（图 21–9）。

（十）梅毒螺旋体

梅毒螺旋体又称苍白密螺旋体，是引起人类梅毒的病原体。梅毒是性传播疾病中危害性较严重的一种。自然情况下，梅毒螺旋体只感染人类，人是梅毒唯一的传染源。根据感染方式不同分为先天性梅毒和后天性梅毒。前者由母体经胎盘感染胎儿，后者主要经性接触感染。输入含梅毒螺旋体的血液或血制品，可引起输血后梅毒。先天性梅毒又称胎传梅毒，梅毒螺旋体经胎盘进入胎儿血流，引起胎儿全身感染，可致流产、早产或死胎，或出生后即有锯齿形牙、基质性角膜炎、先天性耳聋等症状，俗称梅毒儿。后天性梅毒的感染过程分三期，表现为发作、潜伏和再发作交替的现象（图 21–10）。

二、病　毒

病毒是最微小的、结构最简单的、专性细胞内寄生的一类非细胞型微生物。病毒广泛分布于自然界，与人类疾病特别是传染病的关系非常密切。由于新病毒、变异病毒的不断出现，病毒感染性疾病对人类的生存和发展构成了巨大威胁。

（一）甲型流感病毒

流行性感冒病毒（简称流感病毒）属于正黏病毒科，分为甲（A）、乙（B）、丙（C）三型，其中甲型流感病毒具有高度变异性，是引起人类流感流行最重要的病原体。流感病毒通过说话、喷嚏或咳嗽等方式播散至空气中，易感者吸入后即可感染。潜伏期一般为 1～4 天。起病急，患者有畏寒、头痛、发热、肌痛、乏力、鼻塞、流涕、咽痛及咳嗽等症状。发热可达 38～40℃，持续 1～3 天。流感最常见并发症为肺炎，可由流感病毒本身所致或为继发细菌感染，常见的细菌为肺炎链球菌、金黄色葡萄球菌、流感嗜血杆菌等（图 21-11）。

（二）禽流感病毒

禽流感病毒属于甲型流感病毒，主要感染禽类，部分亚型也可感染猪、马、海豹和鲸等各种哺乳动物和人类。禽流感病毒根据血凝素（H）和神经氨酸酶（N）的抗原性不同，可分为 18 个 H 亚型及 11 个 N 亚型。迄今已报道可直接感染人的禽流感病毒为 H5N1、H7N2、H7N3、H7N7、H9N2、H10N7、H7N9 等亚型。禽流感病毒感染人体后，可引起感冒，严重者可致肺炎、急性呼吸窘迫综合征及多器官衰竭（图 21-12）。

（三）严重急性呼吸综合征（SARS）冠状病毒

SARS 冠状病毒的传染源为患者和潜伏期带毒者，发病前后传染性强。呼吸道是病毒侵入的主要门户，患者呼吸道飞沫是主要传播媒介。患者分泌物、排泄物、血液经呼吸道和结膜进入体内可能也是一种重要的传播方式。SARS 冠状病毒流行主要发生在冬春季，各种年龄段均普遍易感，青壮年发病率高。SARS 冠状病毒引起的疾病主要是严重急性呼吸综合征，又称传染性非典型性肺炎（图 21-13）。

（四）新型冠状病毒

冠状病毒是一个大型病毒家族，已知可引起感冒、中东呼吸综合征（MERS）和严重急性呼吸综合征等较严重疾病。新型冠状病毒（SARS-CoV-2，国际病毒分类委员会 2020 年 2 月 11 日命名）是以前从未在人体中发现的冠状病毒新毒株。该病毒具有多种变异毒株，主要变异株如阿尔法、德尔塔、奥密克戎等。人感染了新型冠状病毒后的常见表现有发热、咳嗽、气促和呼吸困难等。在较严重病例中，感染可导致肺炎、严重急性呼吸综合征、肾衰竭，甚至死亡（图 21-14）。

（五）脊髓灰质炎病毒

脊髓灰质炎是由脊髓灰质炎病毒侵犯中枢神经系统所致的一种急性传染病，多见于儿童。因脊髓前角运动神经受损而导致肌肉弛缓性麻痹，故又称小儿麻痹症。该病曾流行于全世界，严重威胁人类健康。自 20 世纪 50 年代末起，随着脊髓灰质炎疫苗预防接种在全世界的普及，全球消灭脊髓灰质炎的工作取得了巨大成就。目前，全世界绝大多数国家已无脊髓灰质炎病例的报道，但少数国家仍存在脊髓灰质炎病毒野毒株的传播。患者、无症状带毒者及隐性感染者是脊髓灰质炎病毒的传染源。该病毒主要经粪 - 口途径传播（图 21-15）。

（六）轮状病毒

轮状病毒属于呼肠孤病毒科的轮状病毒属。该病毒呈世界性分布，据估计全球每年患轮状病毒胃肠炎的儿童超过 140 万，导致数十万儿童死亡，是 6 个月至 2 岁的婴幼儿急性胃肠炎最重要的病原体。婴幼儿轮状病毒腹泻有比较明显的季节性，发病率在寒冷的秋冬季最高，夏季最低。该病毒的传染源为患者及无症状的带毒者，主要通过粪—口途径和密切接触传播，也可通过呼吸道传播（图 21–16）。

（七）杯状病毒

杯状病毒科有 5 属，其中诺如病毒属和札如病毒属可引起人类急性非细菌性胃肠炎。杯状病毒的感染广泛分布于全世界。传染源主要是患者，主要经粪—口途径和呕吐物的气溶胶传播。易感人群与轮状病毒不同，为较大的儿童与成人。杯状病毒感染极易在人聚集场所中的人群中暴发。我国杯状病毒感染也十分普遍。近年来国内相关疫情分析认为，杯状病毒不仅是我国婴幼儿急性腹泻散发病例的主要病原之一，也是成人急性腹泻暴发的主要病原（图 21–17）。

（八）乙型肝炎病毒

乙型肝炎病毒（HBV）感染引起乙型肝炎，又称血清型肝炎。乙型肝炎病毒危害性极大，其传播广泛，易形成持续性带病毒状态或转变为慢性感染，少数可演变为肝硬化、原发性肝细胞癌。HBV 感染在全世界都有流行，但西方国家较少，亚洲和非洲国家流行较严重。我国仍属于乙型肝炎中等偏高的流行国家。HBV 的传染源主要是乙型肝炎患者或无症状 HBsAg 携带者。其传播途径包括血液传播或医源性传播、母婴垂直传播、性接触传播（图 21–18）。

（九）出血热病毒

出血热病毒是指由节肢动物或啮齿类动物传播的，引起病毒性出血热的一大类病毒。我国已发现的出血热病毒有汉坦病毒、新疆出血热病毒、科萨努尔森林热病毒、登革病毒及基孔肯雅热病毒。传播途径有 3 种，即动物源性传播、垂直传播和虫媒传播。其中动物源性传播是最主要的传播途径，病毒在鼠类的排泄物中通过呼吸道、消化道或破损伤口感染。孕妇感染本病后，病毒可经胎盘感染胎儿，造成母婴传播（图 21–19）。

（十）乙型脑炎病毒

乙型脑炎病毒简称乙脑病毒，属黄病毒科黄病毒属，是流行性乙型脑炎的病原体。流行性乙型脑炎是一种严重的急性传染病，以蚊为传播媒介，病毒主要侵犯中枢神经系统，以脑实质炎症为主要病变，临床表现轻重不一，重症者病死率高，幸存者可留有神经系统后遗症。人和动物感染乙脑病毒后可发生病毒血症，成为传染源。幼猪是最重要的传染源和储存宿主，蚊子是乙脑病毒的主要传播媒介（图 21–20）。

（十一）人类免疫缺陷病毒

人类免疫缺陷病毒（HIV）是获得性免疫缺陷综合征（AIDS）的病原体。HIV 主要有两型，即 HIV–1 和 HIV–2。世界上的艾滋病大多由 HIV–1 所致，HIV–2 只在西非呈地区性流行。目前艾滋病已成为全球最重要的公共卫生问题之一。艾滋病的传染源是 HIV 无症状携带者和艾滋病患者。主要传播方式有三种：性传播、血液传播、母婴传播。目前我国中老年人、青年学生等重点人群疫情上升明显，值得关注（图 21-21）。

（十二）狂犬病毒

狂犬病毒是急性致死性中枢神经系统疾病——狂犬病的病原体。狂犬病毒是嗜神经性病毒，可自然感染多种野生动物（狼、狐狸、鼬鼠、蝙蝠等）及家养动物（狗、猫、牛等）。人可通过被患病或携带病毒的动物咬伤、抓伤等方式而感染病毒，进而引起狂犬病。狂犬病是人畜共患的自然疫源性疾病，至今尚无有效的治疗方法，一旦发病，病死率近乎 100%。因此，预防狂犬病的发生尤其重要（图 21-22）。

（十三）人乳头瘤病毒

人乳头瘤病毒在人类广泛传播，主要引起人类皮肤黏膜的增生性病变。人类是 HPV 的唯一自然宿主。根据感染部位不同，可将 HPV 分为嗜皮肤性和嗜黏膜性两大类。HPV 主要通过直接接触传播，也可经被病毒污染的物品间接接触传播。生殖器感染主要由性接触传播，新生儿可经产道感染。HPV 感染（特别是高危型 HPV，如 HPV16、18 型）与生殖器癌如宫颈癌、阴茎癌等的发生密切相关。90% 以上的宫颈癌可检出 HPV DNA。目前 HPV 疫苗的应用可大幅度降低宫颈癌的发生（图 21-23）。

（十四）腺病毒

腺病毒在世界上普遍存在，于 1953 年在人体扁桃体腺样组织中分离到，故名为腺病毒。腺病毒主要感染儿童和免疫力低下人群。传染源为患者和无症状带毒者。主要通过胃肠道、呼吸道和密切接触在人与人之间传播，或通过手、污染的毛巾和眼科器械等将病毒传播到眼，消毒不充分的游泳池还能引起腺病毒感染的暴发流行（图 21-24）。

（十五）噬菌体

噬菌体是感染细菌、真菌、放线菌或螺旋体等微生物的病毒，因部分能引起菌体的裂解，故得名。噬菌体分布广泛，凡有细菌的场所就有可能有噬菌体的存在。噬菌体具有严格的宿主特异性，可利用噬菌体进行细菌的鉴定和分型，以及追溯传染源。噬菌体的遗传物质能赋予宿主菌某些新的生物学性状。噬菌体可导致细菌裂解，用噬菌体治疗细菌感染的临床研究正在大规模进行（图 21-25）。

（王　舰）

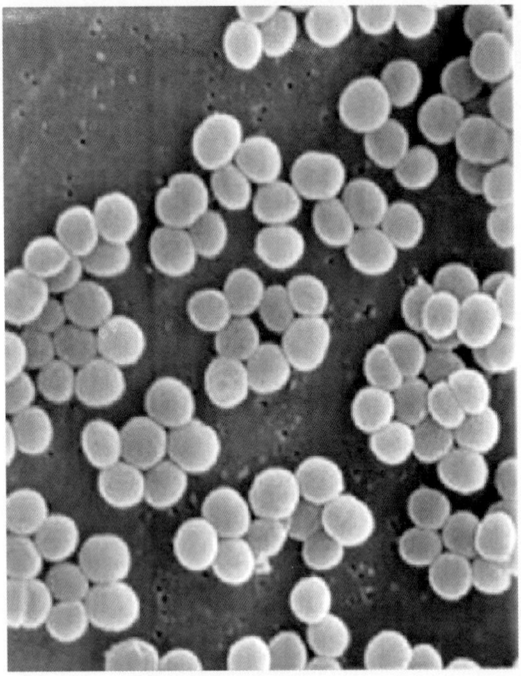

图 21-1 葡萄球菌（SEM）
菌体呈球形或椭圆形，呈葡萄串样排列，直径约 0.1 μm。

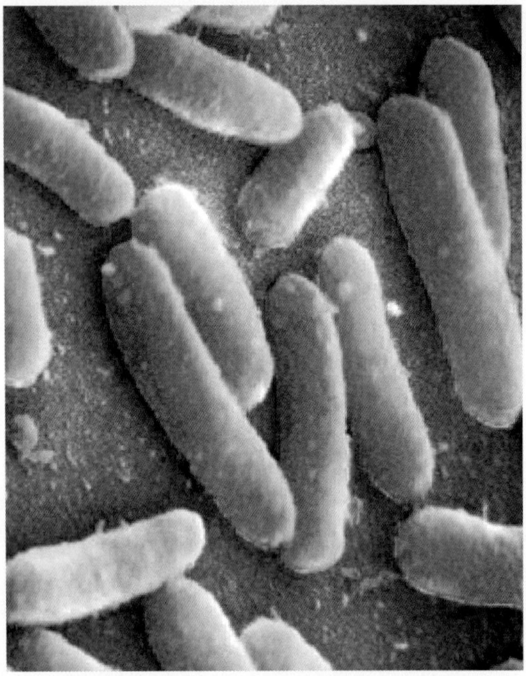

图 21-2 大肠埃希菌（SEM）
菌体呈杆状，两端钝圆，大小为 0.5 μm×（1.0~3.0）μm。

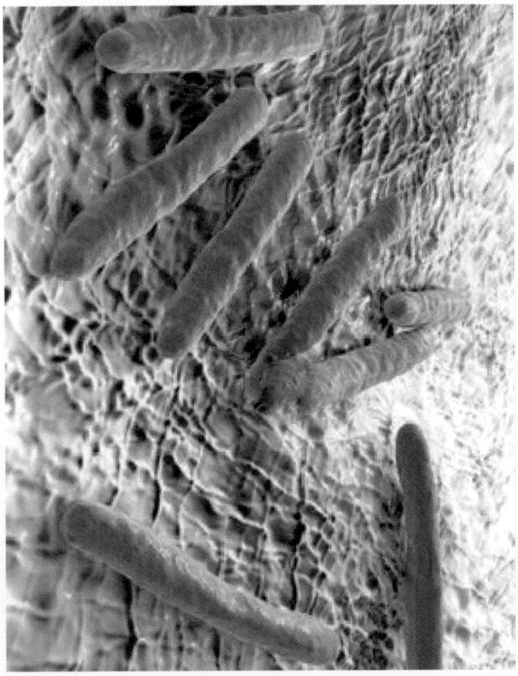

图 21-3 结核分枝杆菌（SEM）
菌体呈杆状，细长，稍有弯曲，两端呈圆形，大小为 0.4 μm×（1.0~4.0）μm。

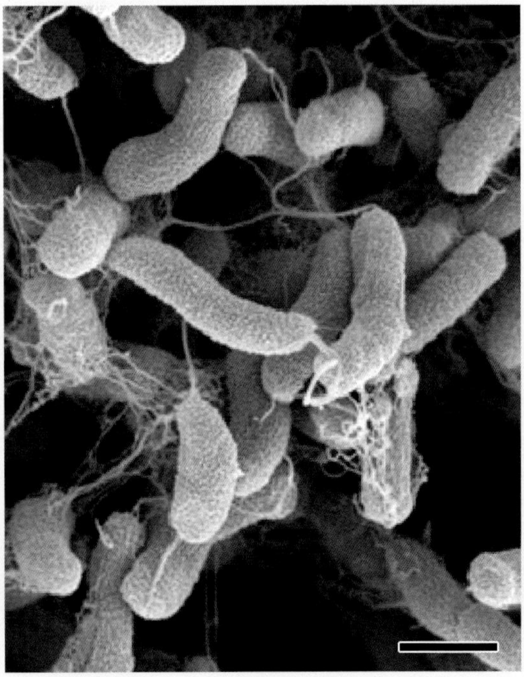

图 21-4 霍乱弧菌（SEM）
菌体呈弧形或逗点状，菌体一端有一根单鞭毛，大小为（0.5~0.8）μm×（1.5~3.0）μm。

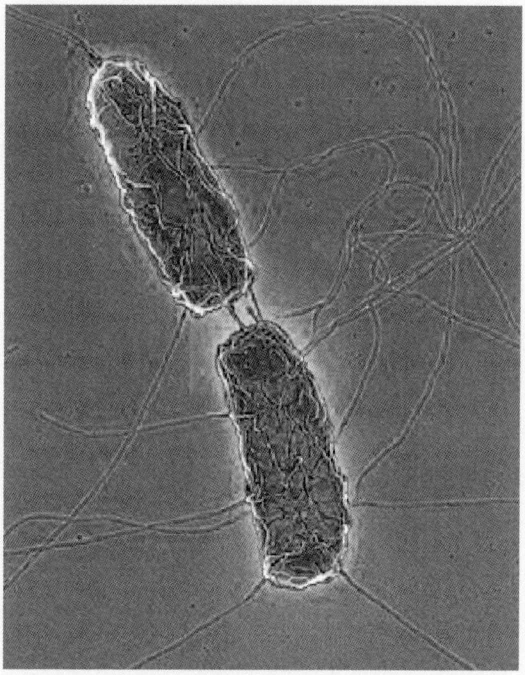

图 21-5　伤寒沙门菌（SEM）
菌体呈杆状，周身有鞭毛，大小为（0.6~1.0）μm×（2.0~4.0）μm。

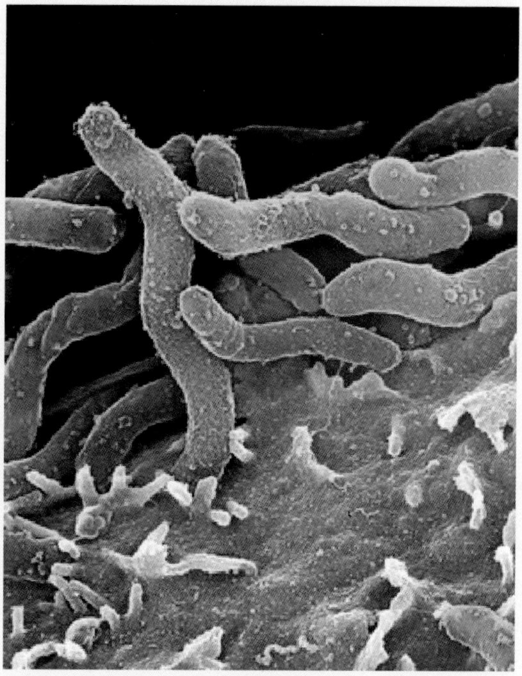

图 21-6　幽门螺杆菌（SEM）
菌体呈螺旋状、S 形或海鸥展翅状，一端有 2~6 根鞭毛，大小为（0.5~1.0）μm×（2.5~4.0）μm。

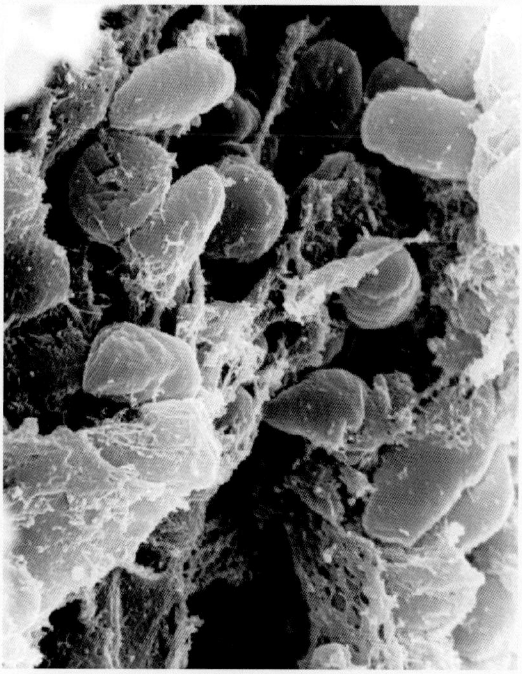

图 21-7　鼠疫耶尔森菌（SEM）
菌体呈卵圆形，单个散在，大小为（0.5~0.8）μm×（1.0~2.0）μm。

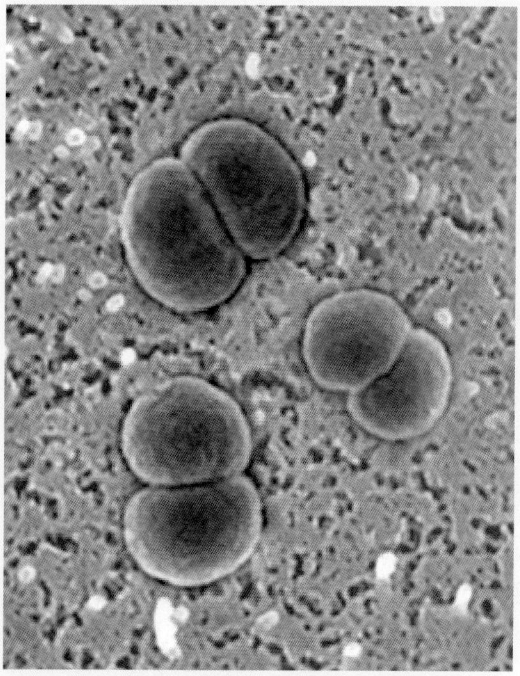

图 21-8　脑膜炎奈瑟菌（SEM）
菌体呈肾形或咖啡豆形，成双排列，直径为 0.6~0.8 μm。

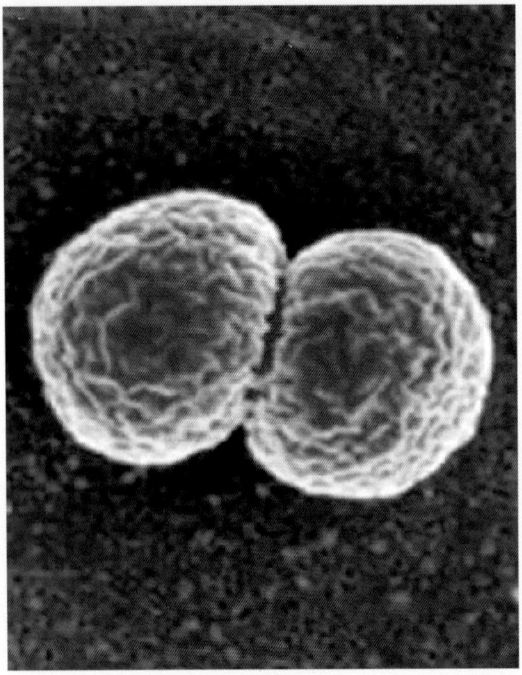

图 21-9 淋病奈瑟菌（SEM）

菌体呈肾形或咖啡豆形，成双排列，凹面相对，直径为 0.6～0.8 μm。

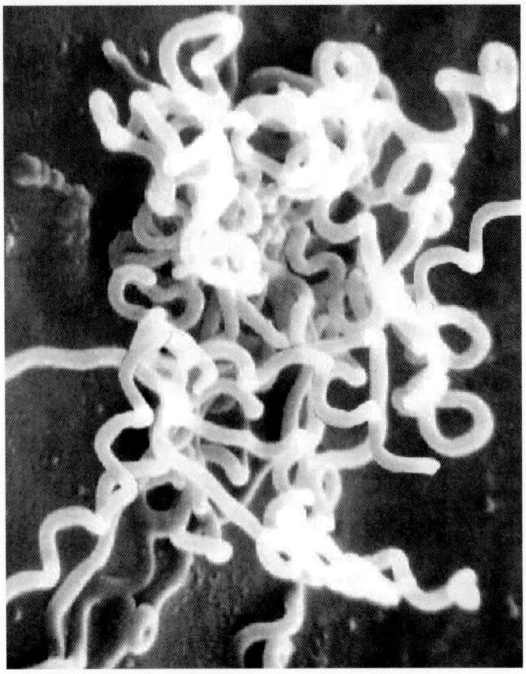

图 21-10 梅毒螺旋体（SEM）

菌体呈螺旋状，有 8～14 个较致密规则的螺旋，两端尖直，大小为（6.0～15.0）μm×（0.1～0.2）μm。

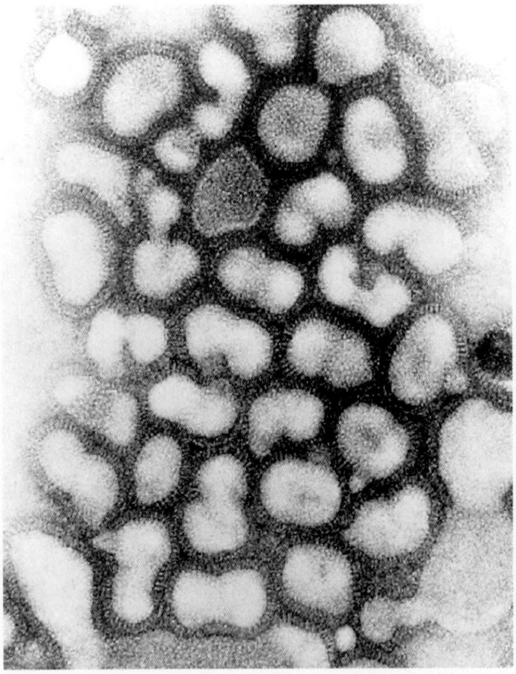

图 21-11 甲型流感病毒

病毒呈球形，直径 80～120 nm，有包膜，包膜上有刺突。

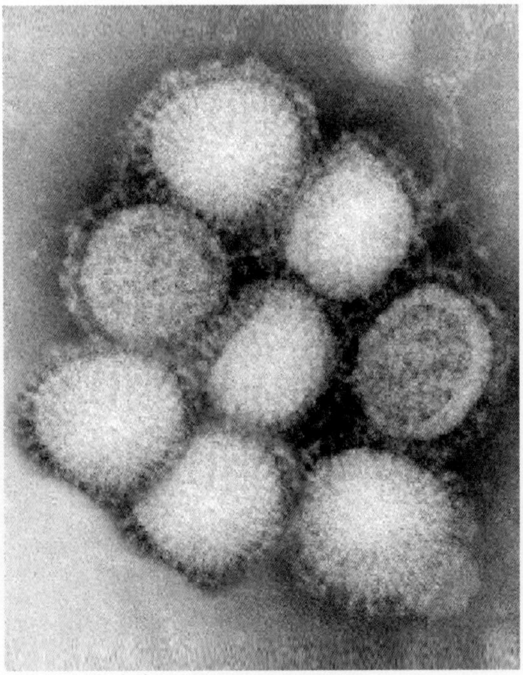

图 21-12 禽流感病毒

病毒呈球形，直径 70～120 nm，有包膜，包膜上有两种刺突。

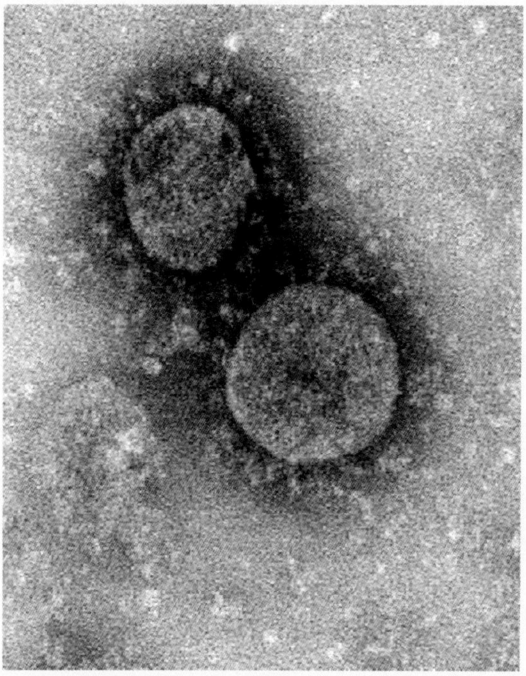

图 21-13　SARS 冠状病毒

病毒呈圆形或类圆形，直径 120～160 nm，有包膜，包膜上有排列间隔较宽的刺突。

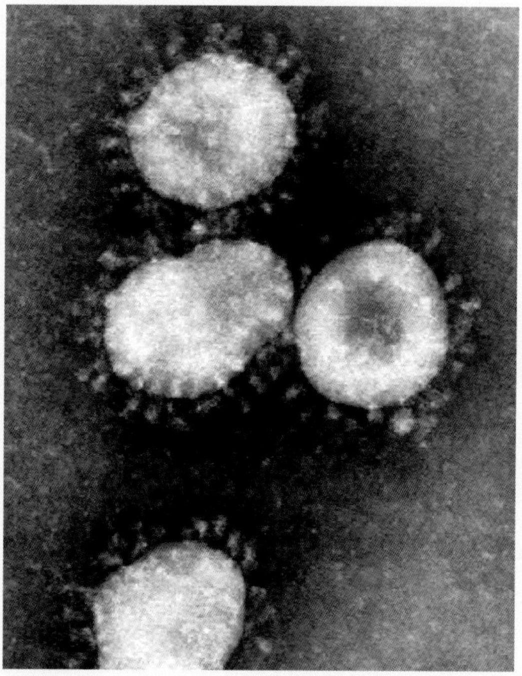

图 21-14　新型冠状病毒

病毒呈球形，直径 80～160 nm，有包膜，包膜上有排列如花冠状的刺突，长度约 20 nm。

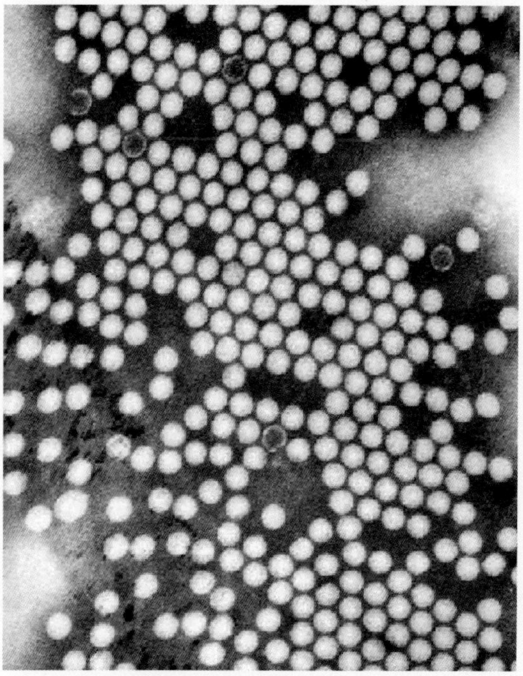

图 21-15　脊髓灰质炎病毒

病毒呈球形，直径 28 nm，无包膜。

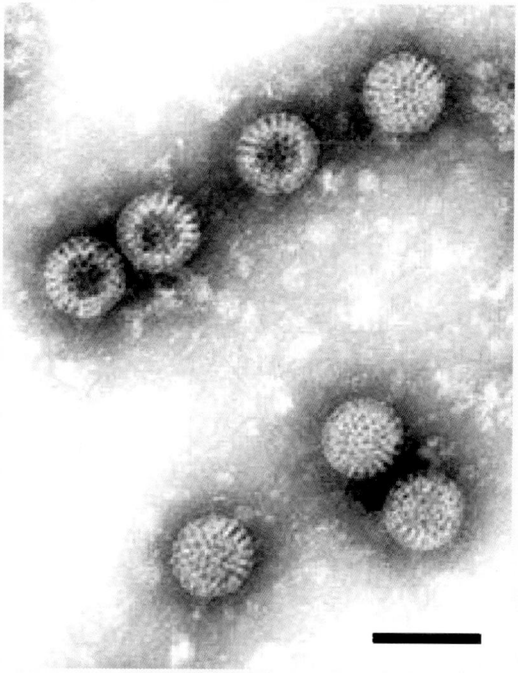

图 21-16　轮状病毒

病毒为球形颗粒，直径 60～80 nm，无包膜，外观呈车轮状，故名。

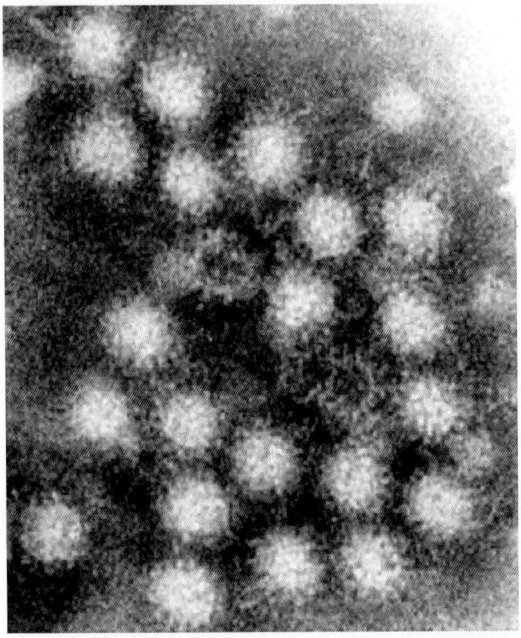

图 21-17 杯状病毒

病毒呈球形，直径 27～38 nm，无包膜，表面有 32 个杯状凹陷，故名。

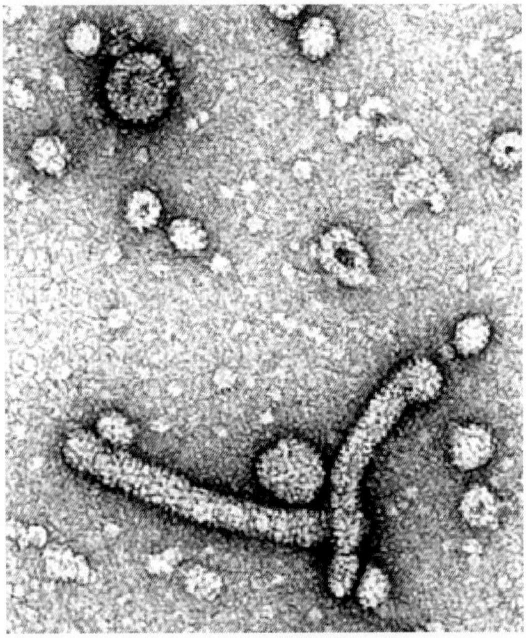

图 21-18 乙型肝炎病毒（HBV）

病毒有三种颗粒形式。大球形颗粒直径 42 nm，有包膜；小球形颗粒直径 22 nm；管型颗粒直径约 22 nm，长 50～500 nm，由小球形颗粒串联而成。

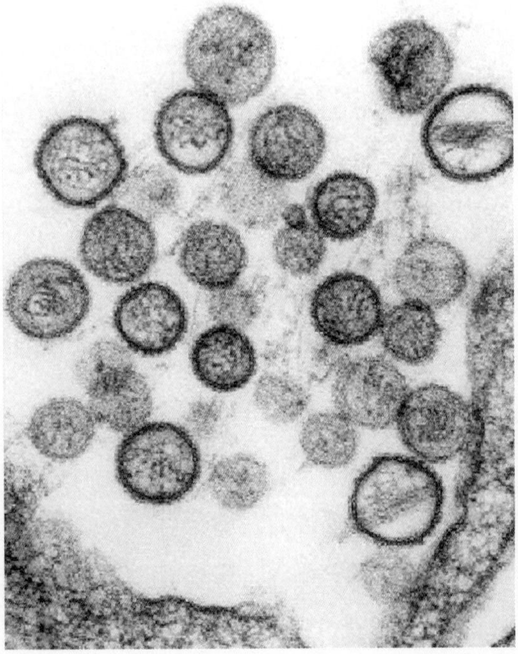

图 21-19 出血热病毒

病毒呈圆形、椭圆形或多形性，直径 75～210 nm，有包膜，包膜上有刺突。

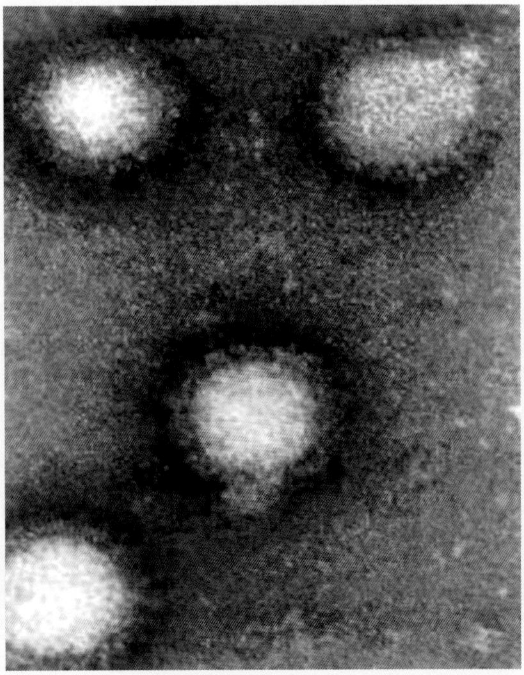

图 21-20 乙型脑炎病毒

病毒呈球形，直径 30～40 nm，有包膜，包膜上有刺突。

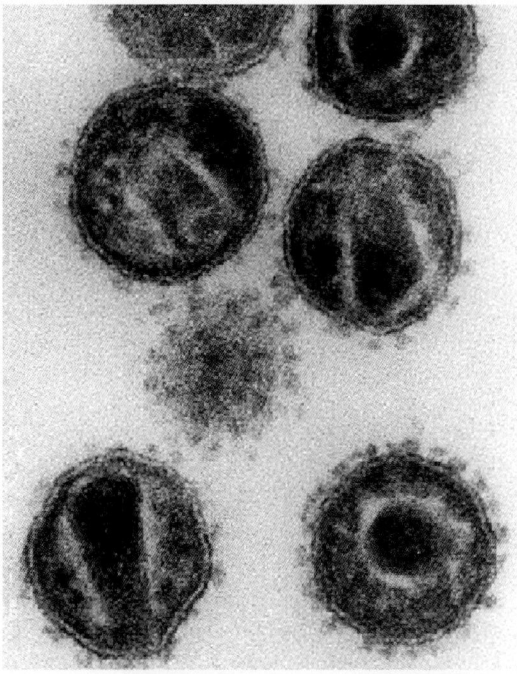

图 21-21 人类免疫缺陷病毒（HIV）
病毒呈球形，直径 100～120 nm，内部有一致密的圆柱形核心，有包膜，包膜上有刺突。

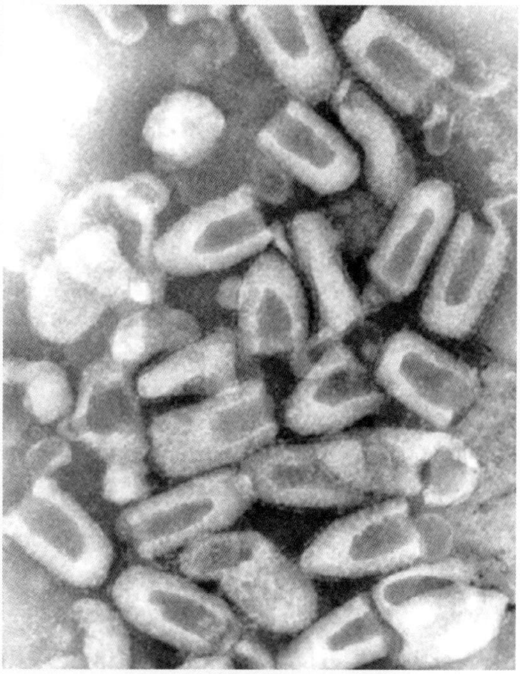

图 21-22 狂犬病毒
病毒形似子弹状，长约 180 nm，直径为 75 nm，一端钝圆，另一端扁平，有包膜，包膜上有刺突。

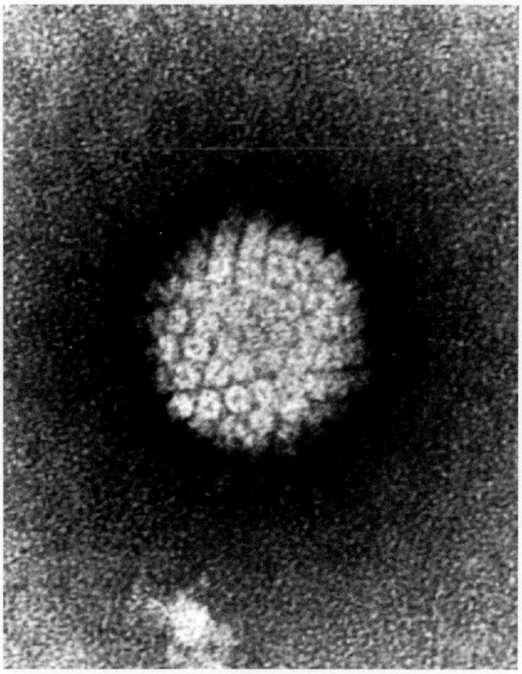

图 21-23 人乳头瘤病毒（HPV）
病毒呈球形，直径 52～55 nm，无包膜。

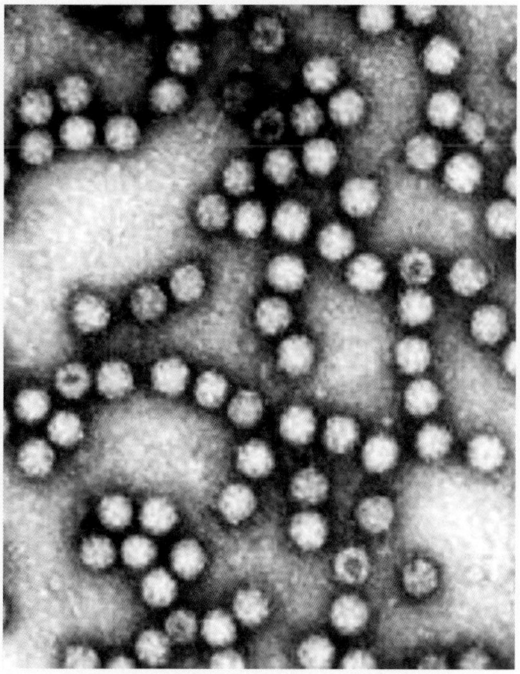

图 21-24 腺病毒
病毒呈球形，直径 60～90 nm，无包膜。

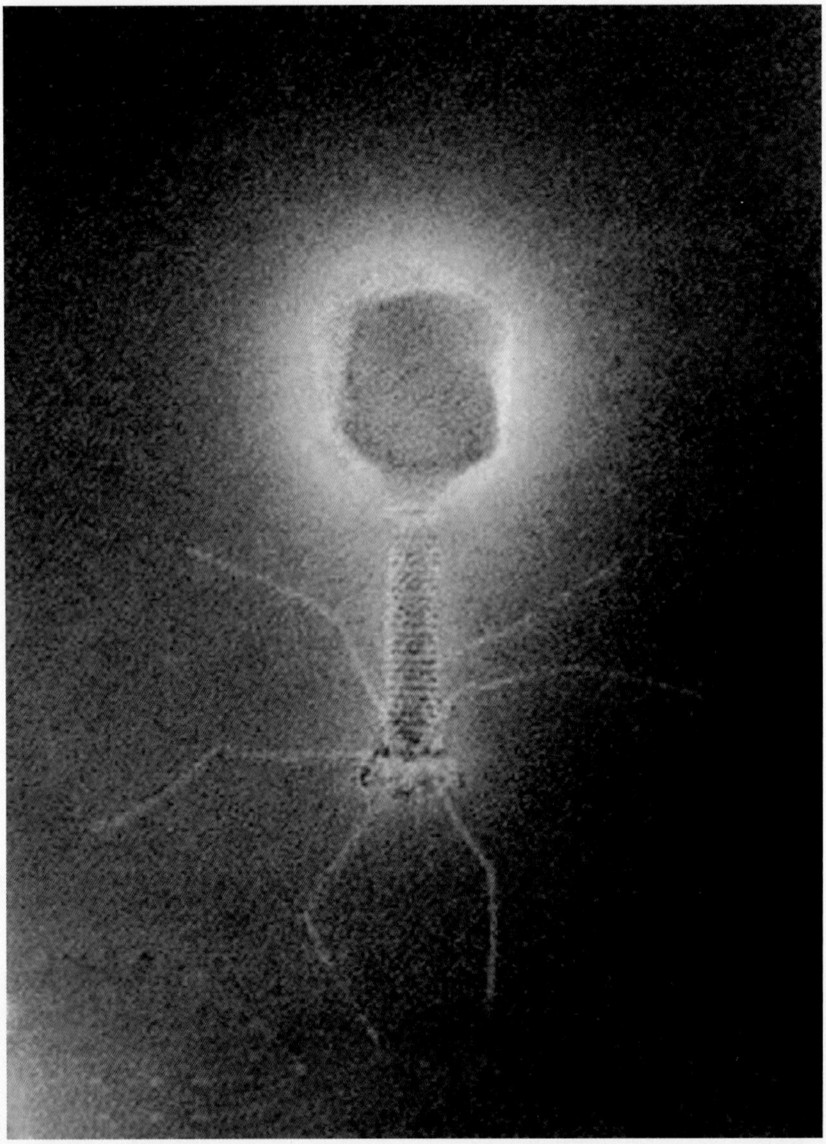

图 21-25 噬菌体
噬菌体形态为蝌蚪形，分为头部和尾部，头部呈六边形，尾部呈管状。

下篇

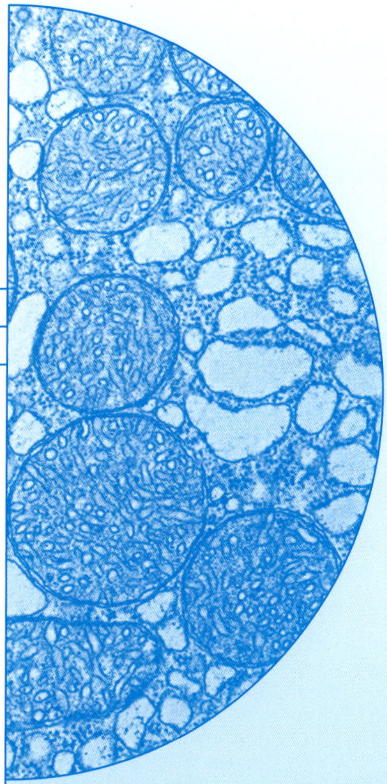

第22章

透射电子显微镜

本章主要介绍透射电子显微镜（TEM）的原理、构造、操作方法、样本制备技术及在生物医学中的应用，此外，为适应电子显微镜的发展，还对新型电镜——智能生物电镜进行了简单介绍。

一、透射电子显微镜的原理

（一）分辨率

什么是分辨率？对人眼而言，它指的是人眼的最小鉴别距离，代表着人眼分辨图像细节的能力。在一般情况下，人眼的分辨能力大约是 100 μm，也就是说人眼只有借助显微镜等设备的帮助才能观察到尺寸小于 100 μm 的世界。因此，显微镜的发展对人类进一步认识世界尤为重要。可以依靠以下光学系统来说明显微镜系统的分辨率。如图 22-1 所示，假设理想光源 O，经过凸透镜与光阑会聚、衍射，它会在像平面上形成明暗相间的衍射环 O′——艾里斑（Airy disk）。同时，假设在光源 O 上方距离 Δ 处还有一理想光源 S，则在像平面上成像形成与衍射环 O′ 距离 Δ′ 的衍射环 S′。不难看出，当光源 S 与 O 的

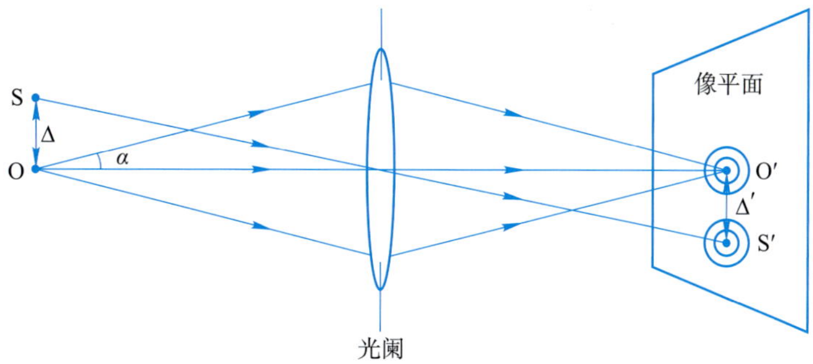

图 22-1　简易光学系统

距离 Δ 减小时，衍射环 S′ 和 O′ 的距离 Δ′ 也会相应减小，当 Δ′ 减小到两个衍射环 S′ 和 O′ 恰能分辨开，此时的光源 S 与 O 的距离 Δ 称为显微镜的极限分辨距离，即显微镜的分辨率。

显微镜的分辨率 Δ 可用下式来表示：

$$\Delta = \frac{0.61\lambda}{\text{n} \sin \alpha} \tag{22-1}$$

式中，λ 表示光在真空中的波长；n 表示透镜和物体间介质的折射率，空气中折射率 $n=1$；α 表示孔径半角，光学显微镜的孔径角约 90°。因此，光学显微镜分辨率 $\Delta \approx \frac{\lambda}{2}$。

从式 22-1 可以看出，显微镜的分辨率与入射光的波长成正比，入射光的波长越短，显微镜的分辨率越高。然而，光波中波长较短的紫外线，容易被观测的大多数样品所吸收，因此只能利用波长范围 400 ~ 800 nm 的可见光作为光学显微镜光源，其分辨率只能达到 200 ~ 250 nm 之间，显然难以满足大多数微观物质的显微观测需求。此外，波长更短的 X 射线（0.1 nm）虽然可以使显微镜的分辨率更高，但目前还未找到可以令 X 射线会聚的透镜。然而，电子不仅具有比 X 射线更短的波长，而且可以利用电磁透镜使其会聚，因此以电子作为显微镜光源的电子显微镜成为目前的研究重心。

电子的波长 λ 可用下式来表示：

$$\lambda = \frac{h}{\sqrt{2m_0eV\left(1+\frac{eV}{2m_0c^2}\right)}} \tag{22-2}$$

式中，h 表示普朗克常数，$h=6.626\times10^{-34}$ J·s；m_0 表示电子质量，$m_0=9.109\times10^{-31}$ kg；e 表示电子电荷，$e=1.602\times10^{-19}$ C，V 表示加速电压；c 表示光速，$c=3\times10^8$ m/s。

从式 22-2 可以看出，电子的波长与电子显微镜加速电压成反比，加速电压越大，电子的波长越短，电子显微镜的分辨率越高。表 22-1 给出了几种常见加速电压下的电子波长。从表 22-1 可以发现，在 200 kV 的加速电压下所产生的电子波长约为 2.51×10^{-3} nm，其对应的理论电子显微镜分辨率约为 0.001 3 nm，而目前实际上 200 kV 电子显微镜的点分辨率约为 0.23 nm（以日本电子 JEM-F200 显微镜为例），比理论分辨率相差 2 个数量级。那么如此大的差距是如何产生的呢？这是由于电子显微镜利用磁透镜会聚电子，而磁透镜具有较光学透镜更大的像差（球差、色差、像散等），这极大地影响了电子显微镜的分辨率，然而即便如此，电子显微镜的分辨率仍较光学显微镜高千倍以上。

表 22-1 常见加速电压对应的电子波长

加速电压 /kV	电子波长 /nm
100	3.70×10^{-3}
200	2.51×10^{-3}
300	1.97×10^{-3}
1 000	0.87×10^{-3}

（二）电磁透镜原理

电子作为带电粒子不能被光学透镜所会聚，但可以被轴对称的非均匀电场（静电透镜）和轴对称的非均匀磁场（短磁透镜）所会聚，从而成像。在目前透射电子显微镜中除了电子枪部分使用静电透镜外，其他部分均使用短磁透镜。利用图 22-2 可以研究电子在短磁透镜中的运动轨迹。假设电子从透镜对称轴射出，进入电磁线圈前沿直线运动，直到运动到 A 点时，电子进入磁场，可以将电子在 A 点的速度同样分解为平行于透镜主轴的轴向分量 V_z 和与之垂直的径向分量 V_r。同样地，透镜磁场中 A 点的磁感应强度 B 可以分解为平行于透镜主轴的轴向分量 B_z 和与之垂直的径向分量 B_r。通过左手定则可知，A 点的轴向速度 V_z 受径向磁场 B_r 作用，使电子受到一个垂直于纸面向内的力 F_1，导致电子绕光轴旋转；A 点的径向磁场 V_r 受轴向磁场 H_z 作用，使电子受到同向作用力 F_2，使得电子速度变为绕光轴旋转的切向速度 V'；A 点的切向速度 V' 则受到轴向磁场 B_z 作用，使电子受到向轴会聚的聚焦力 F'，最终实现电子会聚。综上，电子在电磁透镜中时刻受着旋转作用力和会聚作用力的共同作用沿光轴螺旋形前进，最终实现电子束会聚，与光轴相交在电磁透镜的焦点上。

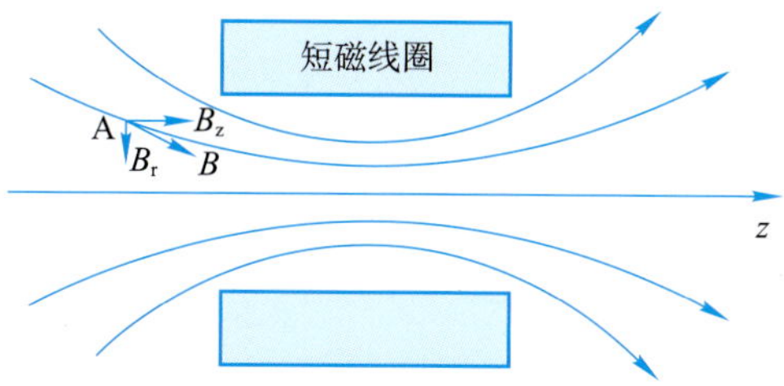

图 22-2　电子在电磁透镜中所受影响

上述分析表明，磁场中运动的电子只受到垂直于其运动方向的作用力，因此电磁透镜只改变电子的运动方向，而不影响其速度。因此可以通过改变电磁透镜电流来调整磁场强度，从而改变电子束的会聚状态，最终实现变焦的目的。于是，电磁透镜的焦距 f 可用下式来表示：

$$\frac{1}{f}=\frac{3\pi^3 e(IN)^2}{16mVR} \qquad (22\text{-}3)$$

式 22-3 中，e 表示电子电荷，I 表示电磁线圈电流，N 表示电磁线圈匝数，m 表示电子质量，V 表示加速电压，R 表示电磁线圈半径。

从式 22-3 可以看出，无论电磁线圈电流方向正负，所得焦距 f 永远为正，因此电磁透镜只能作为会聚镜；同时，焦距 f 与电磁透镜电流 I 的平方成反比，因此可以通过改变电磁透镜电流来调整磁场强度，从而改变电磁透镜焦距；此外，焦距 f 也与加速电压 V 成正比，因此要保证加速电压 V 的稳定性，以减小透镜焦距变化带来的色差。

（三）像差

由于之前是在一级近似理论的前提下讨论的电子在电磁透镜中的运动性质（即研究的

是旁轴电子的运动轨迹），但在实际的光学系统中非旁轴电子与旁轴电子的运动轨迹并不一致，从而产生了色差、像散、球差、彗差等像差。目前光学透镜，已经可以将像差引起的像缺陷减少到衍射引起的像缺陷以下。然而，电磁透镜只能产生会聚作用，即只是凸透镜，这使得它不可以和光学透镜一样利用凸透镜、凹透镜结合的方法来消除像差。因此目前限制电子显微镜分辨率的不是衍射效应，而是电磁透镜的像差。

1. 色差　透射电镜中色差是电子束运动速度不均所导致的。高速电子能量高、波长短、焦距大，慢速电子能量低、波长长、焦距短。如图 22-3 所示，由于 O 出射电子束的能量（波长）不同，电子束经过电磁透镜，无法会聚到同一点，其中短虚线表示无能量损失的电子束，长虚线表示有能量损失的电子束。未损失能量的电子束会聚于 P 点（短虚线），如果过 P 点作垂直于光轴的平面 N，则此平面 N 被称作高斯平面，在高斯平面上，所有未损失能量的电子可清晰成像。有损失能量的电子束则提前在高斯平面 N 左侧的光轴上会聚（长虚线），这就导致无论高斯平面 N 位于何处，所有参与成像的电子均无法清晰成像。然而，存在一个平面 M，在此位置由色差导致的弥散圆斑半径最小。色差可用最小弥散圆斑半径 r_c 和焦距差 Δf_c 来定量表示。

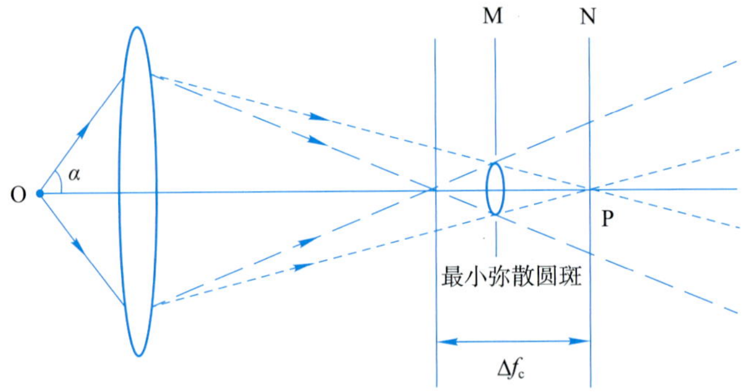

图 22-3　电磁透镜产生色差的原理

引起电子束能量变化的主要因素有：物镜励磁电流波动变化、加速电压变化、电子从灯丝发射时能量的发散，以及试样中电子的非弹性散射引起的能量损失。前三者对于某一类型的电镜数值是大致固定的，因此，制作更薄的样品，减少非弹性散射，可以减少色差。然而，球差才是限制电镜分辨率的主要因素，只有进行球差校正的透射电镜，色差的影响才比较明显。

2. 像散　透射电镜中像散是电磁透镜在不同方向的聚焦能力不同所导致的。由于机械加工精度问题，在制造过程中不可能做成产生完全轴对称磁场的电磁透镜，这就使得电磁透镜中磁场的旋转对称性被破坏，电磁透镜在不同方向的聚焦能力不同。如图 22-4 所示，假设电磁透镜沿 x 轴方向磁场强度比沿 y 轴方向磁场强度更强，导致透镜 x 轴方向的聚焦能力更强，电子束的焦距短，在 x_0 点会聚；而 y 轴方向的聚焦能力较弱，电子束的焦距较长，在 y_0 点会聚。于是当 x 轴方向是正焦时，在 y 轴方向则是欠焦；当 y 轴方向是正焦时，在 x 轴方向则是欠焦，这使得在 x_0 与 y_0 间存在像散焦距差 Δf_A，导致无论如何变焦，在两个方向上不能同时获得清晰的像，其中在 x_0 与 y_0 间存在最小弥散圆斑。

引起像散的主要原因是：极靴的机械不对称、极靴内部被污染，以及极靴材料内部结

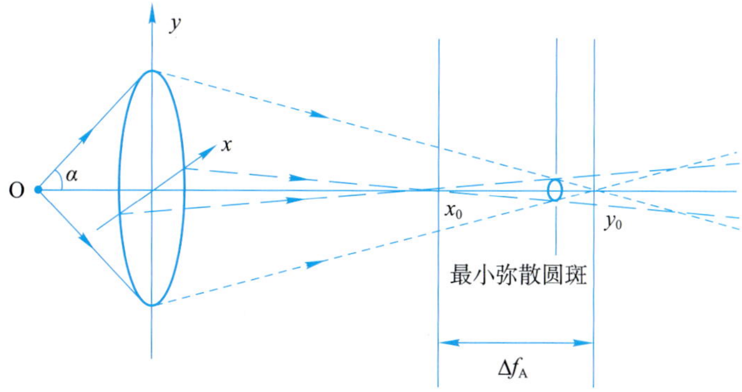

图 22-4 电磁透镜产生像散原理图

构和成分不均匀。像散对分辨率的限制往往超过球差和衍射差，但像散可以用消像散器矫正。消像散器是一个强度和方位可调的矫正场，可以补偿电磁某方向的磁场强度，从而使子午光线（y 轴方向）和弧矢光线（x 轴方向）在光轴上同时会聚，消除像散。

3. 球差 透射电镜中球差是电磁透镜的边缘部分对电子束的会聚能力比近光轴部分强所导致的。如图 22-5 所示，当一个理想的物点 O 散射的电子经过有球差的电磁透镜后，近光轴的电子会聚在光轴的 P 点（短虚线）。如果过 P 点作垂直于光轴的平面 N，则此平面 N 被称作高斯平面，在高斯平面上，所有近光轴的电子可清晰成像。远光轴电子则因球差效应，提前在高斯平面 N 左侧的光轴上会聚（长虚线）。这就导致物点 O 经投影后在任何位置均是一个弥散的圆斑。因此，对于所有参与成像的电子而言，无论平面 N 位于何处，都无法得到清晰的图像。但是，存在一个平面 M，在此平面上弥散圆斑的直径最小。在此位置成像时，可以获得相对最清晰的图像，它在轴上的位置就是该图像的最佳聚焦点。

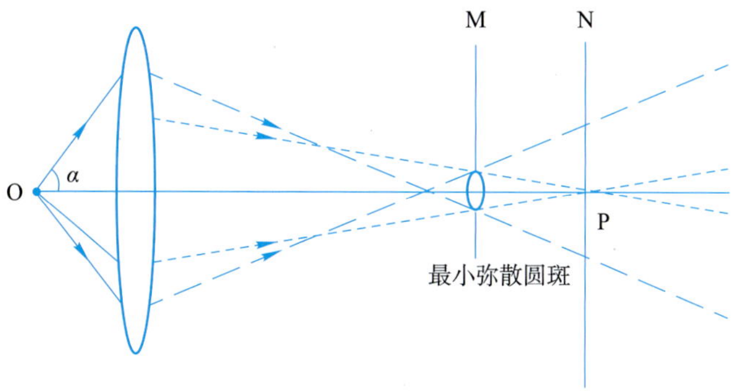

图 22-5 电磁透镜产生球差原理图

球差可用下式来表示：

$$r_s = C_s\alpha^3 \tag{22-4}$$

式中，r_s 为最小弥散圆斑半径，C_s 为透镜的球差系数，α 为电磁透镜孔径半角。

从式 22-4 可以看出，最小弥散圆斑半径 r_s，与孔径半角 α 成正比，因此可以用小孔径光阑挡住外围电子束，从而降低球差。然而，减小孔径半角也会使电子显微镜分辨率下降，因此需要找到使两者合成效应最小的孔径半角 α 值。

4. 彗差　以倾斜角入射、远离轴入射的电子通过光学系统后，并不能聚焦到一点，在高斯像点上除有一个明亮的光斑外，还拖着一条像彗星尾巴一样沿径向分布逐渐变宽变暗的尾巴。如图 22-6 所示，距离主光线像点越远，形成的圆斑直径越大。这些圆斑相互叠加的结果就形成了带有彗星形状的光斑。光斑的头部（尖端）较亮，至尾部亮度逐渐减弱。慧差越靠近画面边缘越明显。慧差对于一般的电镜成像没有明显影响。

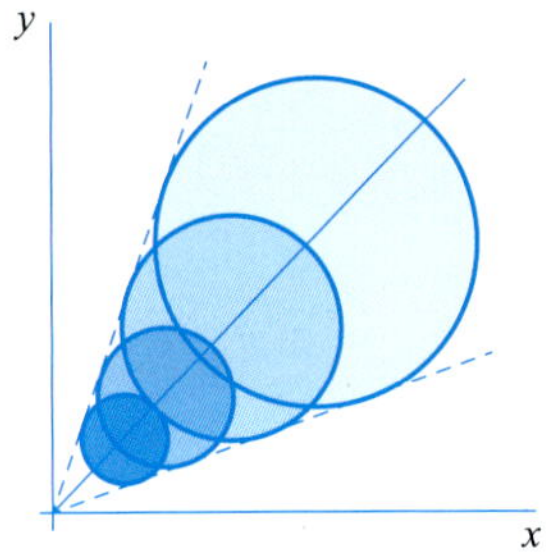

图 22-6　电磁透镜产生慧差原理图

（四）电子束与样品的相互作用

电子束射入样品与样品发生相互作用，可以产生多种信号（图 22-7），如二次电子、背散射电子、X 射线、俄歇电子、吸收电子、阴极荧光等。透射电镜观察要求样品足够薄，这时还会产生透射电子、透过的弹性散射电子和非弹性散射电子等。这些信号是同时由电子束与样品的相互作用激发出来的，可以用对应的检测器接收，在电镜操作软件或其他软件中形成图像用于分析样品。

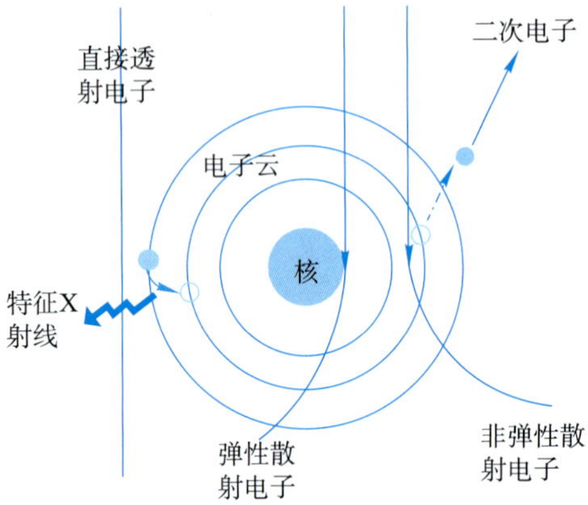

图 22-7　入射电子与原子相互作用

下面介绍几种日常用来成像和分析的信号。

1. 直接透射电子　如果入射电子穿过样品时未与样品的原子核或轨道电子相撞，直接穿过样品，被称为直接透射电子，其能量和方向没有任何改变。

2. 弹性散射和非弹性散射电子　如果入射电子与样品原子核相撞，由于两者的质量存在很大差异，入射电子被弹开，但是弹开后的入射电子能量没有发生变化，这时它被称为弹性散射电子。弹性散射电子的能量不变，但是其方向改变却是随机的，方向改变的角度是散射角，其中散射角度超过 90° 的称为背散射电子或反射电子。而大多数情况下，入射电子靠近原子核外电子后，被弹开的方向和能量都会发生变化，这部分电子称为非弹性散射电子。

3. 二次电子　如果入射电子与样品的原子轨道中的电子相撞，被轰击出样品表面的轨道电子称为二次电子。

4. 特征 X 射线　样品原子在基态时，原子中的电子总是按能量最低、最稳定的状态分布，各层核外轨道电子具有不同的能级。当入射电子将某个轨道电子轰击出原轨道后，失去电子的空位就会有能量较高的外层轨道电子来充填。例如，K 层电子被撞出后，L 层的电子就会进入 K 层。而 L 层电子的能量是高于 K 层电子的能量的，这时多余的能量就会以 X 射线的形式发射出去。根据元素原子序数的不同，X 射线的能量和波长会显示其不同元素的特征性，所以称其为特征 X 射线。

（五）透射电镜的构造

透射电镜是利用高能电子束充当照明光源而进行微区表征的大型显微分析设备。它的工作原理与光学显微镜相似。不同的是，透射电镜用电子束进行照明，电磁线圈作为透镜。透射电镜主要分为电子光学系统和真空系统。电子光学系统是透射电镜的核心部分，包括照明系统、成像放大系统和观察记录系统；真空系统包括机械泵、扩散泵、分子泵和离子泵等，保证电镜整体处于高真空状态。

透射电镜的外观形态和外部部件位置如图 22–8 所示。

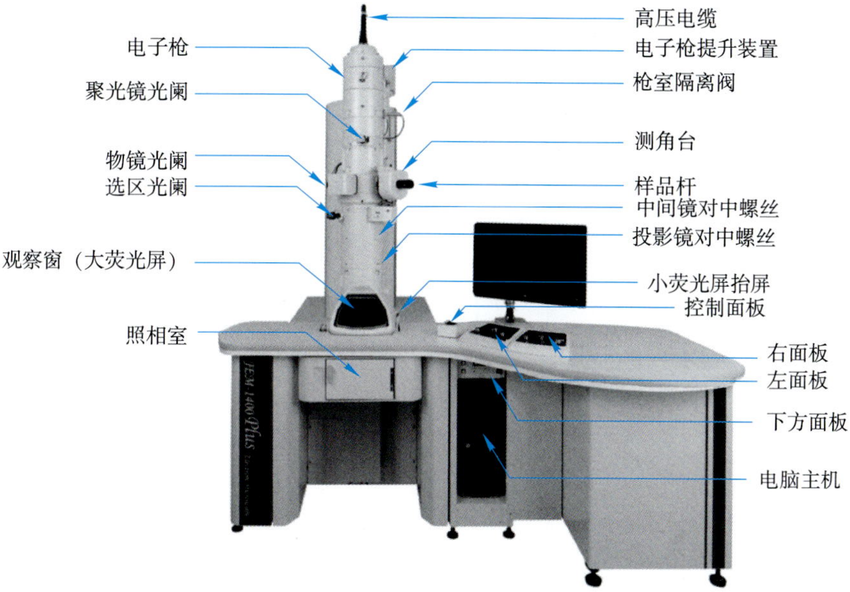

图 22–8　透射电子显微镜（JEM–1400Plus）的外观

透射电镜工作过程如下：电子由最上方的电子枪处发射，经过加速管达到高能状态。高能电子束通过聚光镜照明系统后，以平行光或会聚束形式照射到样品上。透过样品的电子束经由放大系统的透镜后放大，投影到荧光屏或相机上最终成像。投影到荧光屏的电子信号转化为可见光，可以直接从观察窗中观察，投影到相机的电子信号则转换为数字图像。需要注意的是，电子从发射到接收的整个过程都处于高真空的环境中。

1. 电子光学系统　图 22–9 是透射电镜内部各透镜线圈的分布示意图。样品台以上部分统称为照明系统，包括电子枪和聚光镜等；样品台以下、观察室以上为成像放大系统，包括物镜、中间镜和投影镜；观察室和照相室是观察记录系统。

（1）照明系统

1）电子枪　是产生电子束的装置，位于透射电镜最上方。电子枪分为热发射电子枪和场发射电子枪两大类。热发射电子枪包括钨（W）灯丝和六硼化镧（LaB_6）灯丝两种类型，场发射电子枪又分为热场发射电子枪（thermal field–emission electron gun，TFEG）和冷场发射电子枪（cold field–emission electron gun，TCFEG）两类。早期透射电镜主要是热发射型钨灯丝电子枪，其价格便宜，对真空要求较低，安装简单，使用方便。随着电镜发

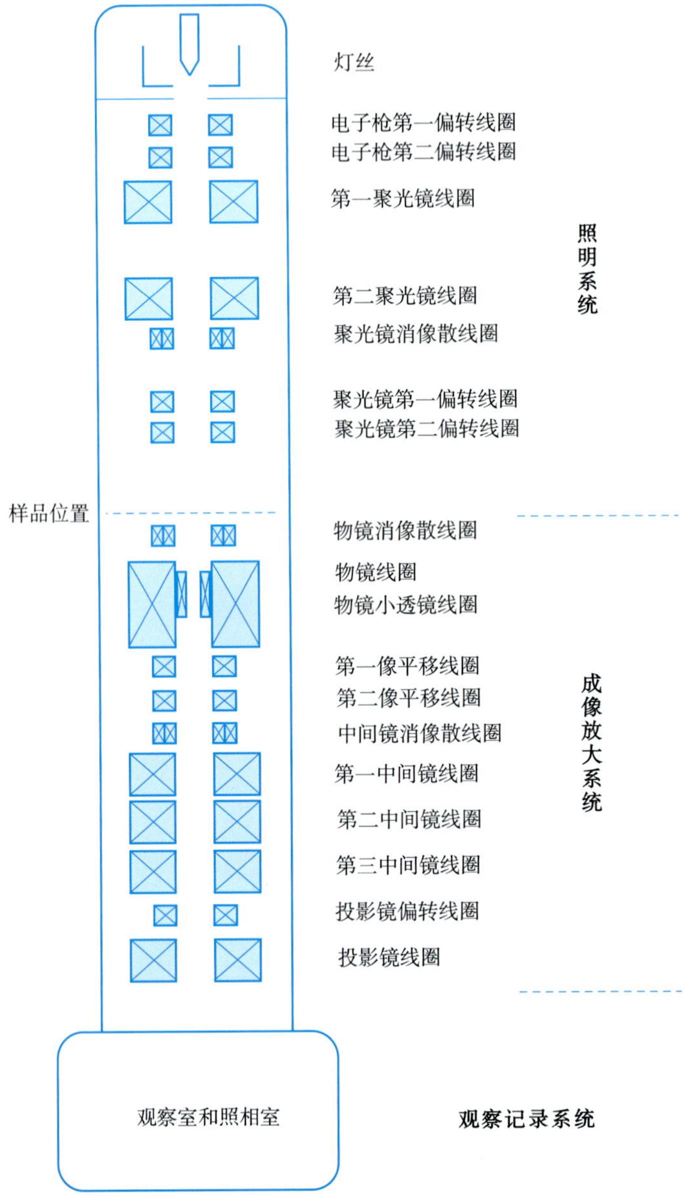

图 22-9 透射电镜（JEM-1400Plus）内部各透镜和线圈分布图

展，LaB_6 灯丝因亮度高、光斑尺寸小等优势逐渐取代钨灯丝而成为热发射电子枪的主流。场发射电子枪相对热发射电子枪具有亮度高、相干性好的优点，但是造价昂贵。近年来，随着中国经济的快速发展、科研水平的提高，场发射电子枪越来越受到各大院校的青睐。各类型电子枪的性能特点见表 22-2。

① 热发射电子枪：当材料加热到一定温度时，电子具有足够的能量克服表面势垒，逸出针尖表面，成为自由电子。这个表面势垒称作逸出功。普通材料在加热到热电子发射前就已经熔化或者汽化了，因此，能够作为热发射电子枪的灯丝材料，必须是具备高熔点或者较低逸出功的材料。钨熔点很高，LaB_6 逸出功低，属于理想的灯丝材质。热发射电子

表 22-2　各电子枪的性能特点

电子枪类型		热发射		场发射		
		W	LaB_6	热阴极 FEG		冷阴极 FEG W（310）
				ZrO_2/W（100）	W（100）	
亮度（在 200 kV 时）/ $A\cdot cm^{-2}\cdot str^{-1}$		约 5×10^5	约 5×10^6	约 5×10^8	约 5×10^8	约 5×10^8
光源尺寸		50 μm	10 μm	0.1 ~ 1 μm	10 ~ 100 nm	10 ~ 100 nm
能量发散度 /eV		2.3	1.5	0.6 ~ 0.8	0.6 ~ 0.8	0.3 ~ 0.5
使用条件	真空度 /Pa	10^{-3}	10^{-5}	10^{-7}	10^{-7}	10^{-8}
	温度 /K	2 800	1 800	1 800	1 600	300
发射	电流 /μA	约 100	约 20	约 100	20 ~ 100	20 ~ 100
	短时间稳定度	1%	1%	1%	7%	5%
	长时间稳定度	1%/h	3%/h	1%/h	6%/h	5%/15 min
	电流效率	100%	100%	10%	10%	1%
维修		无须	无须	安装时，稍费时间	更换时，要安装几次	每隔数小时必须进行一次闪光处理
价格 / 操作性		便宜 / 简单	便宜 / 简单	贵 / 容易	贵 / 容易	贵 / 复杂

FEG：field-emission electron gun，场发射电子枪。

枪的结构如图 22-10 所示。灯丝和阳极板之间由专用高压电源施加高压。通常阳极板是接地状态，灯丝处于负电位。灯丝加热到高温时发射出自由电子，自由电子在高压场中会加速到高能态通过阳极板。在紧靠近灯丝下方的位置有一个韦氏极，它上面施加一个比灯丝更负的电压，称为偏压。这个偏压可以控制出射电子束的束流和它的扩展状态。如果偏压过低，则电子束的束斑会非常大，甚至无法会聚；如果偏压过高，会导致电子束无法出射。高能电子束通过阳极板后，进入下方的照明系统。

② 场发射电子枪：当金属表面施加了强电场后，金属表面势垒降低，金属内部的电子因隧道效应可以穿过势垒从表面逸出，这个现象称为场发射。场发射电子枪的电子从很尖锐的尖端发射出来，电子束更细且电子密度更高，因而它的亮度也高于热发射电子枪，通常高出 2 ~ 3 个数量级。当加载的电场强度较高时，电子枪尖端部分承受很高

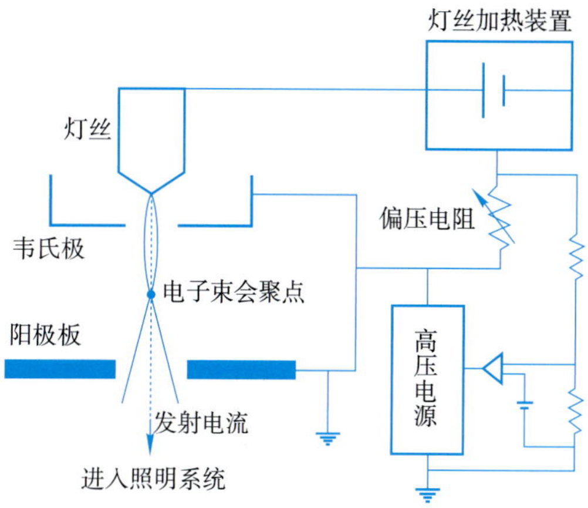

图 22-10　热发射电子枪结构示意图

的机械应力，因此，场发射电子枪的材质需要具有良好的力学性能，通常使用金属钨。

图 22-11 为场发射电子枪的结构示意图。与热发射电子枪不同的是，场发射电子枪不再配备韦氏极，而是利用阳极特殊外形产生的静电场对电子束聚焦。第一阳极的主要作用是加载一个偏置电压，让电子从发射体尖端出射，并控制出射电流的强度；第二阳极的作用是把电子束加载到需要的高能状态（几十到几百 keV）。场发射电子枪又可以分为冷场发射电子枪和热场发射电子枪。

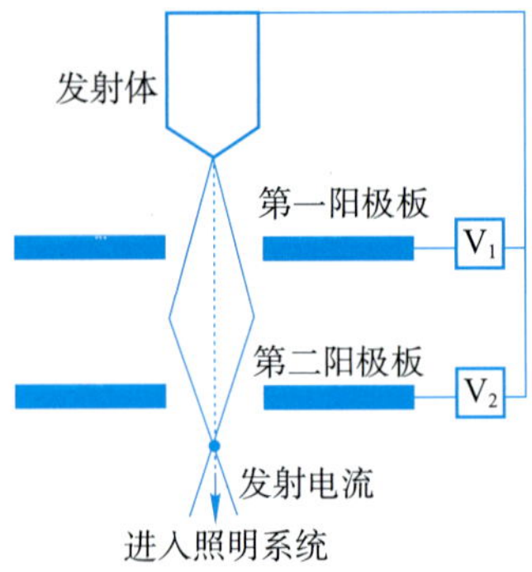

图 22-11 场发射电子枪结构示意图

冷场发射电子枪在室温下工作。因为没有把热能传给出射的电子，所以出射电子的能量发散仅为 0.3 ~ 0.5 eV，具有很好的能量分辨率。但是，室温工作条件下，冷场发射电子枪的发射极表面会逐渐吸附气体分子，导致产生发射噪声。随着气体分子吸附增加，发射电流会逐渐降低。因此，冷场发射电子枪需要高真空环境。此外，还需要定期做去除吸附分子层的闪光处理，即在发射体尖端通过大电流，使尖端瞬间升高到 2 500 K 以上，去除吸附的气体分子。

热场发射电子枪 W（100）在高温环境下工作，出射电子的能量发散为 0.6 ~ 0.8 eV，相比冷场发射电子枪要大，但是没有气体分子吸附的问题，因此发射噪声低，发射电流更加稳定，无须闪光处理。现在的热场发射电子枪在阴极发射体尖端 W 单晶上镀有 ZrO_2 覆盖层，这个覆盖层可以大大降低逸出功。此时，电子可以越过较低的势垒发射出来，这就是肖特基效应。这类型的电子枪也被称为肖特基场发射电子枪，相对于没有镀 ZrO_2 的电子枪，它的发射更强，稳定性好。

2）电磁透镜　透射电镜中，除了电子枪部分使用静电透镜外，其他部分均使用电磁透镜。电磁透镜和光学显微镜中的凸透镜效果相似，既可以缩放图像，也可以把平行入射的电子束会聚成一点。电磁透镜的工作原理是，利用通过电磁线圈的电流产生的轴对称磁场，对通过线圈的电子施加洛伦兹力，从而让远光轴的电子旋转会聚至光轴位置。如果施加反向电流，则产生的磁场方向相反，电子束旋转反向。由此可见，电磁透镜呈现的是旋转像，不同于光学透镜的倒立像。但是，在光路图中，通常按照光学透镜的光路图来标记光路。

由电磁透镜工作原理可以看出，电磁透镜与玻璃透镜最显著的差别是，玻璃透镜的焦距是固定不变的，而电磁透镜可以通过改变励磁电流来改变磁场强度，从而改变透镜焦距。因此，在改变放大倍数时，光学显微镜需要更换透镜，而电子显微镜调节励磁电流即可。

3）聚光镜系统　电子束通过电子枪加速后，进入聚光镜照明系统。图 22-12 为 JEM-2100F 型透射电镜在不同照明模式下的聚光镜照明系统光路图。第一聚光镜是强励磁透镜，主要控制电子束束斑尺寸；第二聚光镜是弱励磁透镜，控制光圈大小；会聚小透镜也是强励磁透镜，主要协调控制不同照明模式的切换。当励磁很强时，会聚小透镜可以控制电子束会聚在物镜前方磁场的前焦面上，使电子束平行照射到样品上（TEM 模式）；减弱或关闭会聚小透镜励磁时，电子束因物镜前方磁场作用，以会聚形式入射至样品表面

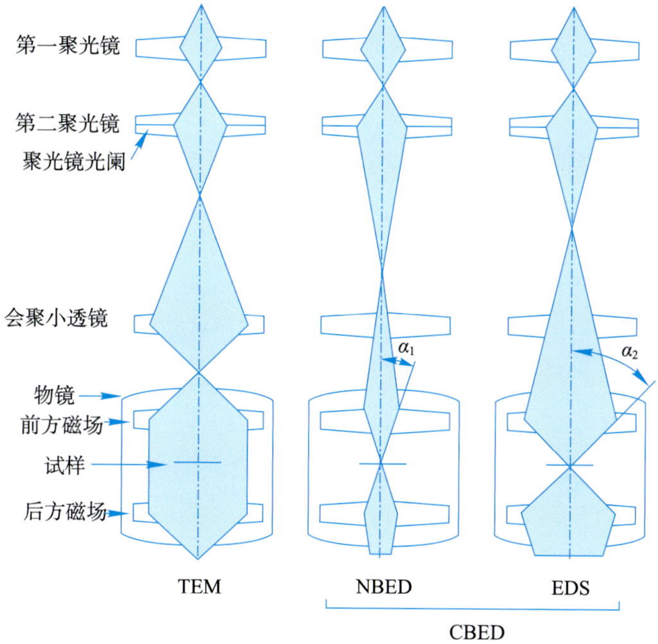

图 22-12　JEM-2100F 聚光镜照明系统光路图

（CBED 模式）。

在会聚束电子衍射（convergent beam electron diffraction，CBED）模式下，除了第二聚光镜和会聚小透镜控制会聚角 α 外，聚光镜光阑的选择也会影响会聚角。聚光镜光阑位于第二聚光镜下方，通常标记在第二聚光镜位置处，主要作用就是限制照明的孔径角。选择大孔径的聚光镜光阑，会聚角更大，光照更强。在纳米束电子衍射（nanobeam electron diffraction，NBED）模式下，通常选择最小的孔径光阑，在能量色散 X 射线谱（energy dispersive X-ray spectrum，EDS，简称能谱）模式下选择较大的孔径光阑。

照明系统部分，除聚光镜外还有聚光镜消像散线圈和偏转线圈。

聚光镜消像散线圈是为了消除聚光镜像散而设置的。因为机械加工精度问题，在制造过程中不可能做成产生完全轴对称磁场的电磁透镜。因此，电子束通过不是轴对称磁场的电磁透镜后，其子午光线和弧矢光线的会聚点沿光轴并不重合，这样就产生了像散。调节消像散线圈可以补偿透镜某方向的磁场强度，从而消除像散。

偏转线圈系统由两组偏转线圈组成，它们的组合效果可以实现电子束平移或者倾斜功能，如图 22-13 所示。图 22-13a 为初始光路状态。图 22-13b 为电子束平移过程示意图。当平移电子束时，上下两组线圈共同作用，使电子束在两组线圈之间发生倾斜。但从第二组偏转线圈射出时，电子束前进方向不发生变化。这样实现了电子束斑由 M“平移”到 N。图 22-13c 为电子束倾斜过程示意图。倾斜电子束时，也是两组线圈同时作用，使电子束在两组线圈之间发生倾斜，但与平移不同的是，倾斜过程需要电子束通过第二组偏转线圈后，出射电子束的投影位置和原始投影位置相同。这样的结果相当于电子束由 M′ 位置发射改由 N′ 位置发射，即实现了电子束倾斜。

放大成像系统中也有消像散线圈和偏转线圈，它们的原理是一样的，后面不再赘述。

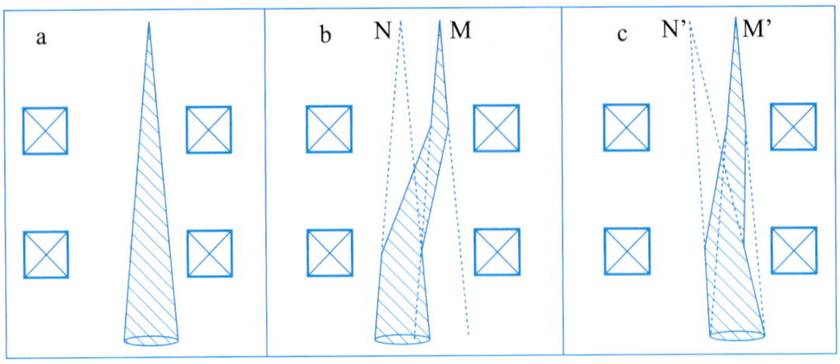

图 22-13 偏转线圈系统示意图

（2）成像放大系统

1）样品室 透射电镜中，装载样品的支持装置叫做样品杆，控制样品平移、倾斜的装置是测角台。

样品杆有多种类型，如图 22-14 所示。单倾样品杆（图 22-14a）操作简单，它在使用时只能沿着样品杆的轴向旋转，通常用来观察纳米粉末颗粒和一维材料等不需要倾转的样品。拍摄晶体材料的电子衍射花样、高分辨电子显微像时，要求样品的晶带轴与电子束入射方向平行，因此，需要使用两个垂直方向上能够倾斜的样品杆，称为双倾样品杆（图 22-14b）。若要进行三维重构测试，可以选择高倾样品杆（图 22-14c），这种样品

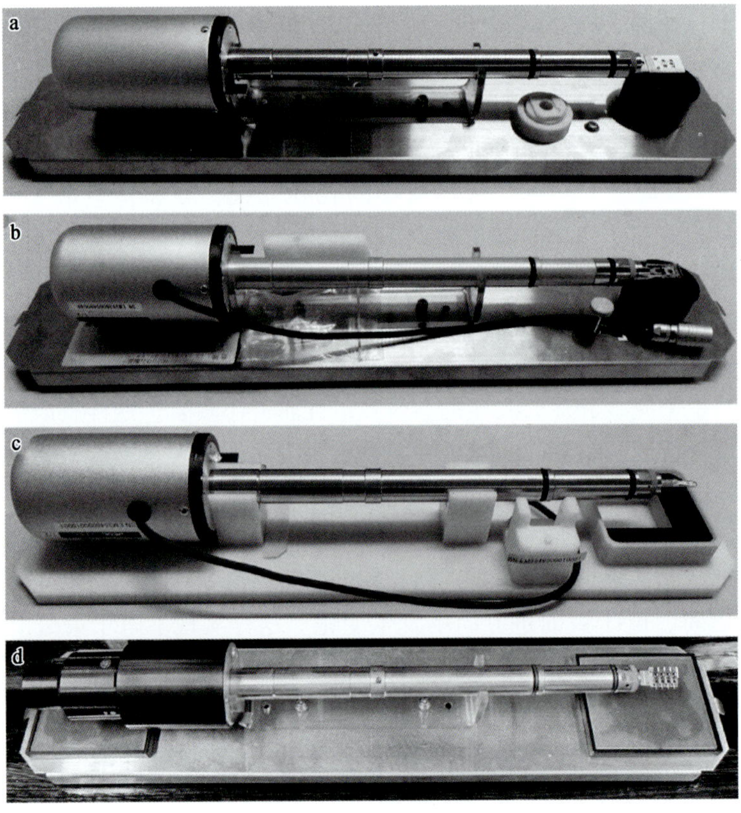

图 22-14 各类型样品杆外观图

杆沿轴向能大角度倾转，它的头部尺寸较小，可防止大角度倾转时样品杆碰到极靴。快速检测样品时，可以使用多头样品杆（图 22-14d），一次性放多个样品，检测效率高。此外，还有其他很多不同类型的样品杆实现各种功能，如冷冻样品杆、力学样品杆、热学样品杆等。

测角台位于电镜中部，可以控制样品杆在空间的平移，以及样品杆的倾转。在历史上，样品杆进入镜筒有两种设计方式，一种是目前主要使用的侧插式，即横向插入上下两个极靴之间；另一种是顶插式，从极靴上方装入样品。对于顶插式，试样座相对于光轴是旋转对称的，而且它整体置于镜筒内部，具有良好的热稳定性和抗振动的特点。早期在观察高分辨像时，普遍采用顶插方式。但是，这种方式可倾斜的角度较小，且限制了其他分析手段。现在采用的侧插方式不仅可以提高样品杆倾斜角度，而且显著提升接收向试样上方散射的 X 射线及二次电子等信号的能力。

2）物镜　是透射电镜中高强励磁透镜，由电磁线圈、轭铁、极靴构成，对穿过样品的电子束进行第一次放大成像，其成像质量直接影响最终的像质，可以说物镜在透射电镜中具有至关重要的地位。透射电镜放大成像遵循阿贝成像原理，即电子束经过样品后发生夫琅禾费衍射，在物镜后焦面上形成对应样品结构的衍射花样，这些衍射光斑射出的电子束在物镜像平面上叠加干涉，最终成像。

物镜极靴分为上、下两组，拥有各自的电磁线圈。上极靴的励磁很强，以保证在会聚束电子衍射模式下，上极靴的强磁场能把电子束会聚到样品表面。物镜的放大成像作用则由下极靴的磁场实现。极靴的形态对物镜的成像有决定性的影响，图 22-15 为侧插式透射电镜极靴的断面。

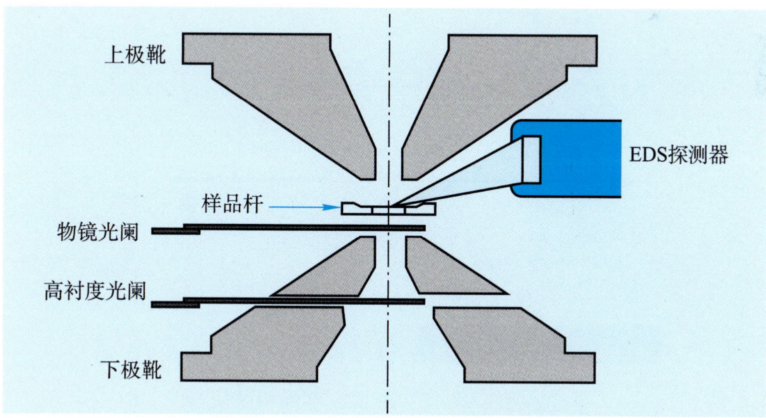

图 22-15　物镜极靴断面示意图

侧插式电镜样品杆位于上、下极靴之间，极靴间距设计不同，透射电镜的性能特点也不相同。极靴间距设计较小，则球差系数和色差系数较小，电镜分辨率高。但是，较小的极靴间距会限制样品杆的倾转角度，限制能谱计数（如图 22-15 所示，当极靴间距减少时，能谱探测器要向右平移，相对样品的位置更远，因此接收 X 射线效率下降），以及限制某些原位样品杆的使用等。因此，极靴设计上要综合考虑多种因素。例如，JEM-

2100Plus 透射电镜，超高分辨极靴（UHR 极靴）的极靴间距小于高分辨极靴（HR 极靴）的极靴间距。前者更适于拍摄无须倾转的纳米颗粒、一维材料、二维材料、量子点等，后者更适于拍摄块状样品、做能谱分析、做三维重构或者进行原位实验等。

物镜光阑位于样品杆下方，物镜后焦面上，用来限制散射角，提高图像衬度（图 22–16）。衬度（C）的定义是：两个相邻区域的强度差（ΔI）与其中某个区域强度的比值，可用下列表达式表达：

$$C = (I_2 - I_1)/I_1 = \Delta I/I \tag{22–5}$$

后焦面插入物镜光阑后，如图 22–16 所示，部分散射电子（细线）会被遮挡而不参与成像。左侧样品电子散射较少，因而未发生散射的电子占比较高（粗线）；右侧样品电子散射较多，因而未发生散射的电子占比较低（细线）。若插入的物镜光阑允许未发生散射的电子通过，遮蔽了散射电子，那就导致在成像时，来自左侧样品的电子多于右侧，反映在图像上就是图像右侧区域（对应样品的左侧区域）亮度高于图像左侧区域（对应样品的右侧区域）亮度，因此提高了衬度。反之，如果物镜光阑选择允许部分发生散射的电子束通过，则图像衬度发生变化。

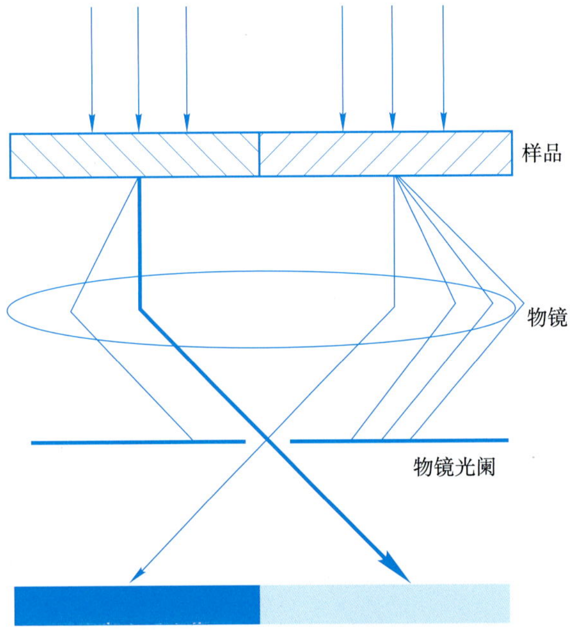

图 22–16 物镜光阑提高图像衬度原理

3）放大透镜系统（中间镜、投影镜） 透射电镜放大倍数范围很宽，以 JEM–2100Plus 为例，放大倍数变化范围是 50 ~ 1.5 M。电磁透镜可以通过改变励磁电流来改变透镜焦距，从而改变透镜的放大倍数。因此，在成像放大系统中，通过三个中间镜和投影镜励磁变化的组合，可以连续改变透射电镜的放大倍数。由于物镜对成像质量影响很大，除非切换模式，否则，在同一模式下，物镜励磁变化较小。

图 22–17 表示的是不同模式下成像放大系统的光路图。在低倍模式（即 Low mag 模式）下，物镜关闭，由 OM 透镜代替物镜实现图像第一次放大功能。在最低倍数区间，即

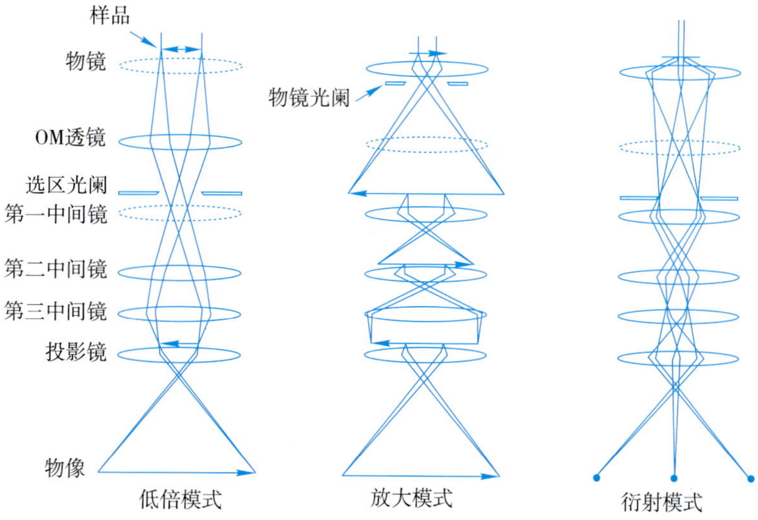

图 22-17 JEM-2100Plus 不同模式下成像放大系统的光路图

50～400 倍，第一中间镜关闭，仅用第二、第三中间镜和投影镜进行逐级放大成像；倍数大于 400 倍后，第一中间镜开启，参与梯次放大成像。

放大模式（即 Mag 模式）是透射电镜最常用的观察图像的模式，物镜开启，有相对固定的放大倍数。OM 透镜在 8 000 倍以上关闭，不参与放大成像。整体倍数变化由中间镜和投影镜协调完成。注意电磁透镜呈现的图像是旋转像，而非倒立像。因此，在改变励磁时，图像会发生旋转。早期电镜在倍数变化时，能够观察到图像旋转的情况。现在市场上销售的电镜大多可以保证倍数变化时，透镜系统整体磁场强度保持不变，图像不旋转。

衍射模式（即 Diff 模式）是拍摄电子衍射花样的模式。电子衍射与 X 射线衍射一样，遵从布拉格定律，反映材料的晶体结构。在衍射模式下，物镜开启，OM 透镜关闭，中间镜和投影镜均开启，对衍射花样进行梯次放大。这里需要注意的是，在像模式（Mag 模式）下，第一中间镜的前焦面位于选区光阑处（物镜像平面上），因而中间镜和投影镜梯次放大的是物镜所呈现的像；而在衍射模式下，中间镜和投影镜放大的是衍射花样，即物镜后焦面的像，因此，在衍射模式下第一中间镜的前焦面正好位于物镜后焦面上。

（3）观察记录系统　电子束通过投影镜放大成像后，操作人员在观察室中的大荧光屏上进行实时观察，调节光路和寻找样品。现在，已经开发出人机分离的操作系统，避免操作人员在电镜操作过程中对成像的影响。当光路调节到最佳状态及寻找到合适的样品位置后，通过照相室内的胶片或者相机记录电子图像。

荧光屏是一种电子（阴极）射线管，可以把电信号转化为光信号。透射电镜中，荧光屏表面涂有 ZnS 颗粒，ZnS 颗粒可以出射波长为 450 nm 左右的可见光信号，从而使操作人员从观察窗口看到投影镜放大的电子图像。现代电镜中荧光屏上的 ZnS 颗粒内通常会掺杂某些元素，使发射的可见光波长位于 550 nm 上下，即绿色光，起到保护人眼的作用。观察窗口由铅玻璃制作，以防止由荧光屏产生的 X 射线泄露。使用荧光屏时应当注意，为了延长荧光屏使用寿命，应尽量避免强电子束长时间辐照，尤其是拍摄薄样品或衍射花样时。

早期电镜采用照相胶片记录电子图像。经过电子束曝光的胶片需要在暗室中显影、定影和干燥才能形成最终的图像。如需把胶片上的图像转化为数字图像，需要用扫描仪扫描成像。

现代电镜基本采用电荷耦合器件（CCD）或者互补金属氧化物半导体（CMOS）记录电子图像。它们的光电转化原理是相同的，区别在于信号输出的方式。CCD 相机由一个（或者有限的几个）节点进行信号输出，信号输出的一致性非常好，噪声较低，但是传输速度偏慢；CMOS 相机中每个像素有自己的信号放大器，独自进行电荷－电压的转换，因此信号传输的一致性偏差，噪声也相对更高，但同时传输速度很快，能耗较低。目前，随着 CMOS 相机不断改进，噪声已大大降低，输出图像质量大幅提升。市面上流行配备的相机如 Gatan 的 Oneview、Rio 系列，EMSIS 的 Xarosa 等相机均是 CMOS 相机。

透射电镜的相机可以安装在照相室下方（称作底插相机），也可以安装在荧光屏上方（称作侧插相机）。根据图 22–12 所示的光路图，电子束出射方式呈圆锥放大趋势，也就是说，底插相机相对于荧光屏得到的图像倍数更大，而侧插相机则倍数相对偏小。因此，在相同倍数下，侧插相机得到的图像视野较大，底插相机得到的图像细节更丰富。

2. 真空系统　透射电镜工作环境为高真空环境。如果真空度较低，高能电子会与气体分子碰撞产生电离放电及电子散射，影响电子束稳定性，增加像差；而且真空度低，样品容易受到污染，影响观测结果；此外，灯丝在低真空环境下也容易氧化，损害灯丝寿命。因此，透射电镜需要有一套梯次抽真空的设备以达到并维持电镜的高真空环境。样品所处的镜筒环境，真空可达 10^{-5} Pa。这与大气环境 10^{5} Pa 相差 10 个数量级。而电子枪部分对真空环境要求更高（表 22–2）。

透射电镜梯次抽真空的设备通常是：机械泵→扩散泵→离子泵。

机械泵属于最前一级的抽真空设备，它可以将真空从标准大气压降低到 10^{-1} Pa 的级别。这种设备工作状态稳定，造价便宜，但是噪声很大。机械泵内用油作为冷却剂和润滑剂，可保证其工作稳定性。电镜维护时，需要定期检查机械泵内油的品质，如果发现油不再是透明或者淡黄色，则需要更换，油量不足时，要及时添加。

扩散泵的工作原理是，利用加热后向下喷射的油蒸汽，带走进气口进入的气体分子，然后油蒸汽在冷却水冷却的泵壁上冷却回流，气体分子则在出口处被机械泵抽走。扩散泵是次级真空泵，需要以机械泵为前级泵。它可以把气压进一步降低到 10^{-5} Pa 的级别。这种设备工作状态也非常稳定，价格不贵，但是需要单独的冷却循环水进行冷却处理。一旦冷却水发生故障，扩散泵即停止工作。需要注意的是，为了防止电镜镜筒内可能出现的油蒸汽导致的污染，电镜使用时要在冷阱中加满液氮，以保证整体电镜系统的清洁。

离子泵的工作原理是利用阴极放电，释放的电子和气体分子碰撞产生正离子和二次电子，其中正离子轰击钛阴极，被阴极捕捉并溅射出的钛原子散落在阳极表面，形成新鲜的钛膜，钛膜可以继续和气体分子反应；电子则继续在电磁场作用下撞击气体分子，引起雪崩效应。离子泵必须在高真空环境下工作，因此，在扩散泵抽气的基础上，真空达到至少 10^{-3} Pa 级别，离子泵才开启工作。离子泵的特点是：无油工作；非常安静，没有噪声和振动；具有自我保护功能，即当真空破坏后，离子泵会自动关闭；可以获得极高真空 10^{-9} Pa ~ 10^{-7} Pa。

部分透射电镜采用分子泵代替扩散泵为样品室抽真空。分子泵工作原理是利用高速旋转的转子把动量传输给气体分子，使气体分子获得定向速度，从而被压缩、驱向排气口，然后被前级泵抽走。分子泵为无油工作环境，干净清洁，工作时也很安静，几乎没有振动干扰。分子泵相对扩散泵工作状态更加稳定，但也更加昂贵。

如果透射电镜从大气状态开始抽真空，则过程如下：首先启动机械泵，把它和扩散泵之间的真空抽到 10^{-1} Pa 的级别，此时扩散泵逐渐预热；扩散泵预热好后，机械泵再把镜筒真空抽到 10^{-1} Pa 级别，让扩散泵可以抽镜筒真空；此后，扩散泵逐渐把镜筒真空抽到更高的真空值；最后启动离子泵，让镜筒处于 10^{-5} Pa 的级别甚至更高。

（六）图像衬度

透射电镜像的衬度分为两大类。一类是相位衬度，其成像理论用来解释极薄的结构。另一类是振幅衬度，也称散射吸收衬度，包括质厚衬度和衍射衬度。其中，质厚衬度可以用来解释无定形或非晶态的生物样品，衍射衬度可以用来解释晶体材料的内部结构。

图 22-18　Au[100] 取向的相位衬度高分辨像

1. 相位衬度　成像时，如果除了直射束斑以外，还选择了其他某个或者多个衍射束斑共同参与成像，那么当放大倍数较大时，观察区域来自特别小的微区，在此微区内可以认为样品的厚度和成分均保持不变（即忽略质厚衬度影响）。此时，图像呈现的衬度是因直射束和参与成像的衍射束相位相干而得到的晶格条纹或晶格点阵像，称为高分辨像。所以，高分辨像属于相位衬度像。高分辨像不仅仅是样品放大的图像，还可以分析样品的晶体结构，这是因为参与成像的衍射束携带了样品的晶体结构信息。图 22-18 为金 [100] 取向的高分辨像，正方结构的晶格点阵像反映了具有面心立方结构的金沿 [100] 方向在二维的投影结构。除了晶体结构，准晶体、非晶、晶体内部的缺陷，包括位错、层错、界面等也可以通过高分辨像进行解析。

需要注意的是，高分辨像并不一定能反映样品真实的原子结构，样品厚度和物镜离焦量的变化都会改变高分辨像的衬度信息。因此，通过高分辨像模拟与实验结果匹配后，才能解释样品真实的原子结构。

2. 电子衍射和衍射衬度　透射电镜最大的特点是，利用电子衍射和衍衬分析能够得到材料的形貌信息和它对应的结构信息，这也是透射电镜最基本的功能。

电子衍射与 X 射线衍射一样，遵从布拉格定律。因为电子束的波长远小于 X 射线的波长，所以电子衍射的衍射角远小于 X 射线的衍射角，电子衍射的作用体积也远小于 X 射线衍射的作用体积。因此，X 射线衍射可以分析样品整体的晶体结构，如相的组成等；而电子衍射则主要针对样品微区结构分析，如晶界、析出相结构等。电子衍射包括两种方法：选区电子衍射和微区电子衍射。前者主要分析直径在 100 nm 以上的微区结构，后者主要分析直径在几纳米到几十纳米范围内的微区结构，即 CBD 模式。图 22-19 分别为单

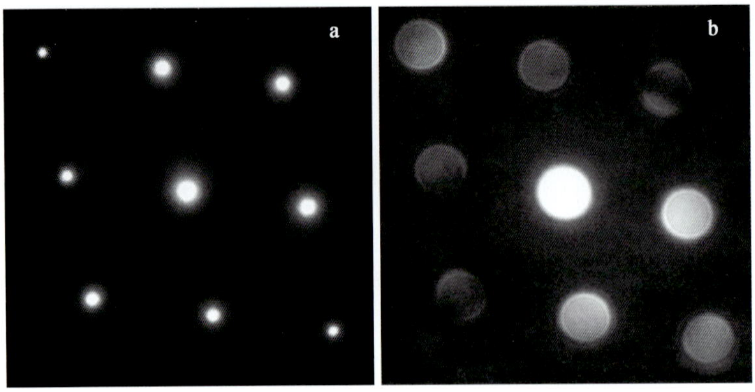

图 22-19 Si[110] 取向的选区电子衍射（a）和微区电子衍射（b）

晶硅 [110] 取向的选区电子衍射花样和微区电子衍射花样。

衍衬即衍射衬度，对于多晶材料，它们相对于电子束的方位不同或者结构不同，因而满足布拉格条件也不同，导致不同的晶粒产生的衍射强度不同。如果利用直射束（即未发生散射的电子束）或者衍射束成像，形成的衬度即衍射衬度。如果使用物镜光阑选择直射束，得到的像称为明场像；使用物镜光阑选择衍射束，得到的像称为暗场像。衍射衬度对于晶体取向非常敏感，当晶粒内部存在缺陷时，缺陷位置存在结构畸变，导致局部区域衍射条件发生变化，因而形成衍射衬度。因此，结合电子衍射，对衍衬结果进行分析，可以有效分析材料内部的缺陷。图 22-20 为轧制变形铝合金的双束明场像，可以看到位错排列形成的位错墙。

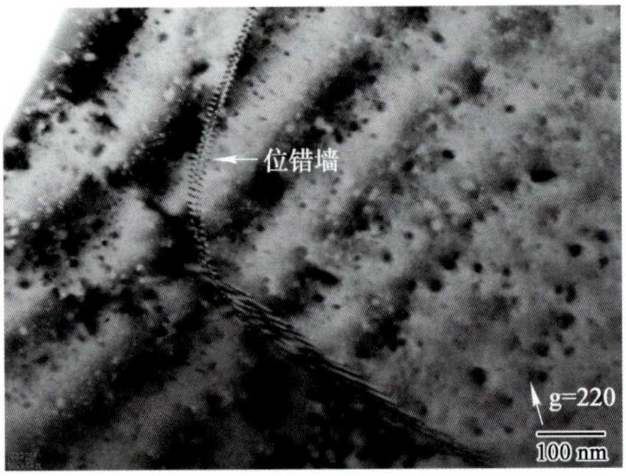

图 22-20 铝合金的双束明场像

3. 质厚衬度 是电子束透过样品后，由于样品各位置的组成及电子束穿过样品的距离不同而产生的。由于样品本身的结构存在质厚差异，所以可以把观察范围内的样品以质厚的高低分为电子的高密度区和电子的低密度区。很明显，在电子高密度区，入射发生散射的概率更高，配合前文提到的物镜光阑，其作用是把散射角度大的电子挡住不能穿过，所以只有少量散射角度小的电子进入成像系统，在成像时该区域会表现得更暗。相反，在电子的低密度区，由于发生散射的概率较小，会有更多的小角度散射电子没有被物镜光阑挡住，从而进入成像系统参与成像，所以该区域在成像时会表现得更亮。

在生物领域的透射电镜观察中，由于样品中的元素主要是以碳、氢、氧、氮为主，而轻元素很难形成足够的衬度，所以需要对样品进行染色，即使用重金属盐与生物组织相互作用，使其中的各种结构结合不同的重金属元素，形成足够的质厚差异，以便于透射观察。质厚衬度成像也是目前生物领域的透射观察使用的重要成像技术。

4. 扫描透射电镜模式的成像 现代电镜大多配备了扫描透射电镜（STEM）模式。它的成像原理如图 22-21 所示。电子束经过聚光镜系统后，会聚成原子尺度的束斑，在扫描偏转线圈的控制下，电子束在样品上逐点扫描，样品下方的探测器接收电子成像。因为电子束以会聚形式入射成像，所以 STEM 图像分辨率不受样品下方成像系统透镜影响，而是由电子束的尺寸、形态等因素决定。此外，会聚电子束也会减少色差的影响，因此，相比 TEM 成像模式，STEM 模式拍摄厚样品更有优势。

TEM 模式下，物镜光阑选择直射电子束形成明场像，选择衍射电子束形成暗场像。而在 STEM 模式下，不采用物镜光阑选择电子信号，而是利用探测器接收不同散射角度的电子信号成像。根据探测器收集的散射角度变化，STEM 模式下获得的图像可以分为明场（BF）像、环形明场（ABF）像、环形暗场（ADF）像和高角环形暗场（HAADF）像等。入射电子束会聚角度不同时，STEM 模式的明、暗场像接收角度也不相同，以入射电子束会聚半角 25 mrad 为例：

明场像：探测器接收散射角度小于 25 mrad 的电子获得的图像为明场像，如图 22–21 灰色圆形区域所示。这部分电子包括直射电子（未发生散射）和部分小角度衍射电子，因此，明场像包含了相位干涉信息。在拍摄原子尺度的图像时，STEM 明场像中原子与通道的衬度会随着样品厚度或者物镜聚焦变化而反转，这与 TEM 模式的晶格像结果类似。因此，获得的高分辨 STEM 明场像也需要计算模拟才能解释真实的原子结构。

环形明场像：探测器接收散射角度在 12.5 ~ 25 mrad 之间的电子获得的图像为环形明场像，如图 22–21 灰色圆形区域减去半径 12.5 mrad 的中心区域所示。环形明场像的衬度比较稳定，厚度、焦距变化时，原子位置始终保持暗衬度，通道保持亮衬度，因此，图像可以直接解释。此外，环形明场像可有效表征轻元素如 N、O 甚至 H 原子，是研究含轻元素材料的重要分析方法。

环形暗场像：环形探测器接收散射角度在 25 ~ 50 mrad 之间的电子获得的图像为环形暗场像，如图 22–21 中间深蓝色区域所示。这部分电子主要是发生布拉格衍射的电子，也包括部分非弹性散射电子。因此，环形暗场像与 TEM 暗场像类似，可突出材料中的衍射衬度，适用于研究材料中的缺陷、应力和界面等。环形暗场像与环形明场像的衬度相反，原子显示亮衬度，通道显示暗衬度。

高角环形暗场像：环形探测器接收散射角度在 50 mrad 以上的电子获得的图像为高角环形暗场像，如图 22–21 浅蓝色区域所示。大角度散射的电子没有相干性，因而获得的图像不含衍射衬度。高角环形暗场像的衬度与材料中原子序数的平方成正比，重元素会显示更高的亮度。所以，高角环形暗场像也称为 Z 衬度像，适用于研究材料中重元素的负载、偏析、偏聚等问题。

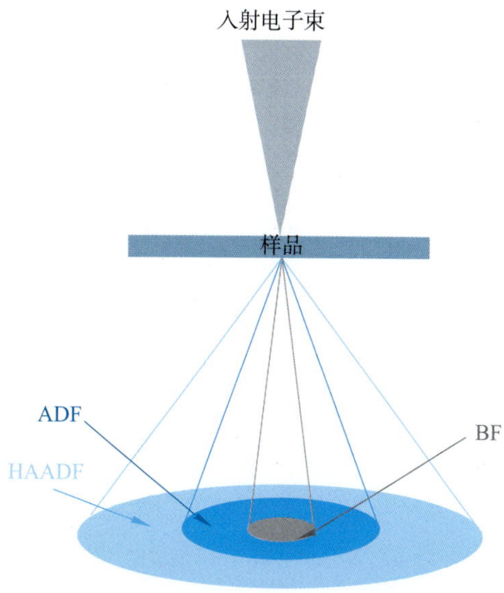

图 22–21 扫描透射电镜模式成像原理示意图

二、透射电子显微镜的操作方法

视频 22-1
视频 22-2

因为透射电镜从电子枪到观察室，是由各级透镜和器件组合实现显微观察的，所以在透射电镜观察之前，需要确保电子光路适合观察。最理想的情况是电镜的每一个透镜的中心轴都在一条直线上，同时保持稳定不变。但是，实际上因为机械加工精度有限，磁性材料不均匀，装配的细小误差等，都会使各级透镜的光轴不在一条直线上，所以在实际工作中要达到完全的理想状态是不可能的，只能将偏差尽量减小到最低。

随着透射电镜的发展，各种不同型号被开发出来，对应于不同的电镜，合轴的操作也略有不同，下面以 JEM-F200 为例，简述合轴需要的基本操作。

1. 电子枪的倾斜和平移　在拔出所有光阑的情况下，先用 beam shift 把电子束移动到荧光屏中心。调整好电子束斑的大小和位置，使束斑内部的最亮点在荧光屏中心区域。按 Anode Wobbler 按键，电子束会放大和缩小，其最亮点可能会发生有方向的偏离运动。用多功能按键调节电子枪的倾斜，使得电子束内部的最亮点在外侧光晕放大和缩小过程中位置不变。此时认为电子枪的倾斜调节完毕。

设置会聚角为 5，束斑尺寸为 1。用电子枪平移把电子束移动到荧光屏中心。切换束斑尺寸为 7，用束斑平移把电子束移动到中心。然后切换回到 1，用电子枪平移把电子束移动到中心。反复这两步，直到电子束中心在切换束斑尺寸 1 和 7 时大致不变。

2. 聚光镜光阑合轴及消聚光镜像散　在插入聚光镜光阑的条件下，通过旋转 brightness 旋钮，放缩束斑的尺寸，如果束斑的变化不是同心圆放缩的形式，则此时存在聚光镜光阑的不合轴，通过调节聚光镜光阑的位置，使束斑形貌以同心圆形式变化。

会聚电子束，观察会聚后电子束的形貌，如果是椭圆形或其他不规则的形状，说明存在聚光镜像散。打开聚光镜消像散器（CLSTIG），调节会聚电子束束斑为圆形，此即为消聚光镜像散（图 22-22）。

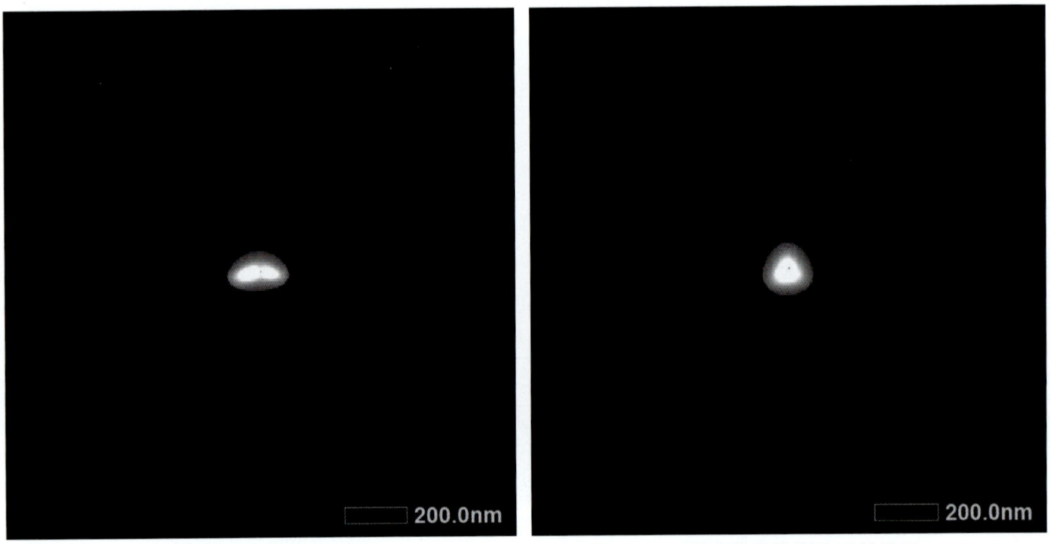

a. 存在聚光镜像散的光斑　　b. 聚光镜像散消除后的光斑

图 22-22　聚光镜像散

3. 对焦和调节电压中心　将放大倍数放大到 40 ~ 100 k，会聚电子束到可以看到中心的亮斑和亮斑周围的光晕。按 Bright tilt 按钮，用 DEF/STIG 把电子束斑的内部最亮点调节到束斑的正中心位置。散开束斑至荧光屏大小，找到任意特征区域，按下物镜摇摆器（image wobbler），特征位置会随着束斑晃动。调节高度调节按钮 Z，直到特征位置稳定，不再随着束斑一起晃动。关闭物镜摇摆器，找到一个特征位置，最好是一些形貌结构的尖锐边缘，打开高压摇摆器，发现电子束斑会规律地放缩，特征位置会随着束斑的放缩前后晃动，调节这种晃动的状态稳定垂直于目视方向。此时电压中心调节完毕。

如图 22-23 所示，a 为聚焦调节 Z 在欠焦时的非晶区形貌像，b 为在正焦时的非晶区形貌像，c 为在过焦条件下的非晶区形貌像。

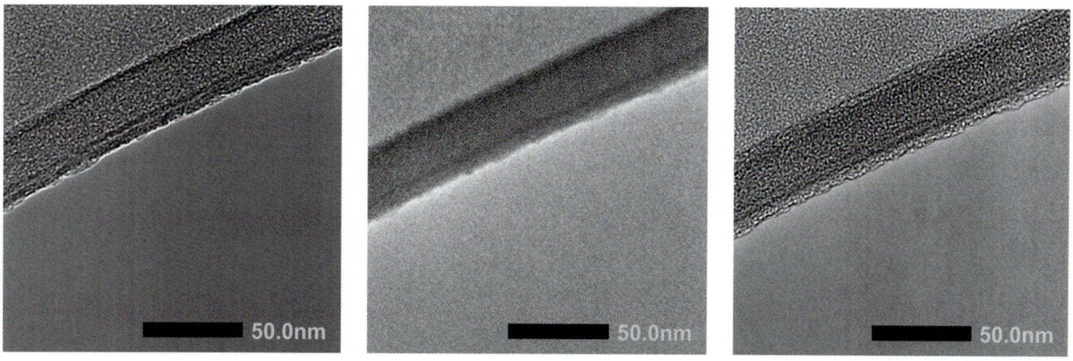

a. 欠焦　b. 正焦　c. 过焦

图 22-23　非晶区聚焦

4. 消物镜像散　物镜的性能对透射电镜的成像质量影响非常大，所以在使用 TEM 模式成像时物镜像散的消除尤其重要。早期消除物镜像散需要通过观察非晶区或者样品区的颗粒结构在改变物镜电流时有没有方向性的拉伸来判断。随着技术的进步，现在可以通过对实时图像做快速傅里叶变换（FFT）来判断物镜像散。选择在非晶区域，合适的放大倍率条件下，打开相机获取实时图像，对非晶区域图像做 FFT 操作，会得到实时 FFT 图像。欠焦或者过焦条件下，非晶区的 FFT 图像都会显示出环状结构，打开物镜消像散器，调节环状结构成圆形，就是消除物镜像散的操作。如图 22-24 所示，a 为消除物镜像

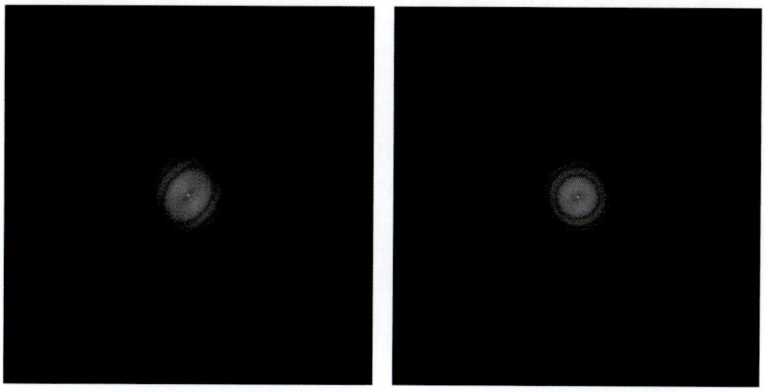
a. 物镜像散消除前　b. 物镜像散消除后

图 22-24　物镜像散非晶区 FFT 图像

散前非晶区可能的 FFT 图像，是不规则的圆形；b 为物镜像散消除后的非晶区 FFT 图像，应为正圆。

三、透射电子显微镜样本制备技术

透射电镜样本制备技术可分为两类：一类是常规样本制备技术，如超薄切片技术和负染色技术；另外一类是特殊样本制备技术，如金属投影技术、冷冻蚀刻技术、免疫电镜技术和电镜原位杂交技术等。本章主要介绍常规的超薄切片技术和负染色技术。

（一）超薄切片技术

视频 22-3

因为电子束的穿透能力有限，所以样本需要制成 70 nm 左右的超薄切片才能放入透射电镜中观察。如何才能切出 70 nm 左右的超薄切片呢？因为切片刀有一定的厚度，在切片的过程中除了在垂直方向有切割样本的力，在水平方向也有挤压样本的力。如果样本软就会被刀挤压推动，切出来的切片厚而且不均匀，所以需要使用物理冷冻或者化学包埋的方法让组织变硬才能切出薄而均匀的切片。常规组织学通过石蜡包埋法让组织变硬，但石蜡的硬度不够硬，最薄只能切出 1 μm 左右的切片。透射电镜样本制备需要使用比石蜡更硬的树脂作为包埋剂来包埋组织让组织变硬。样本制备流程需要经历取材、固定、脱水、包埋、切片和染色 6 个主要程序。

1. 取材

（1）组织样本　取材的要求：①取材时要求动作轻柔，以避免取材带来的损伤，保持样本自然的生活状态。②透射电镜放大倍率高，样本观察范围小，取下组织体积小，取材前应充分了解取材部位，取下的组织应包括待研究的结构。因为固定液固定深度有限且切面越大阻力越大，一般组织小块体积在 1 mm^3 左右。③组织细胞离体后失去养分，自身的酶将破坏组织细胞结构，取出后需要尽快放入固定液中固定。④理论上低温固定有利于降低酶活性，减少细胞自溶，但是低温也降低了固定液的渗透速率。生理温度时固定液的渗透速率最快，取材所使用的缓冲液及固定所用的固定液应该接近生理温度。取材后如果不立刻包埋可将样本放入固定液中 4℃保存一周。

血管中的血细胞不影响观察组织的超微结构，表浅的组织不需要灌流冲掉血液。将鼠麻醉后暴露待取的器官，根据研究要求确认取材位点，在不中断血液供应的情况下，快速用锋利剪刀剪下小块组织（各条边不超过 5 mm）。组织取出后用 37℃缓冲液清洗血液和组织液等污物，然后放入 37℃固定液的液滴中，用锋利刀片把组织切成 1 mm × 1 mm × 2 mm 的小块（必须保证有一条边≤1 mm，有方向性的组织一定要确保能辨认出方向）。例如，皮肤需要观察真皮表皮交界面，但四氧化锇固定后组织小块变黑，如果小块是正方体就无法辨认哪一面是基底面，哪一面是角质层，哪一面是真皮表皮交界面，包埋后得不到理想的切面。用牙签挑起 2～3 粒样本，转移到盛有 1 mL 新鲜固定液的 1.5 mL 离心管中室温固定 1 h 或 4℃固定过夜。

由于戊二醛固定液渗透速度有限，约 1 h 渗透固定 1 mm，固定液无法渗透进入脑、脊髓和睾丸等组织的深层，需要通过灌注法将固定液通过血管固定组织内部，待组织固定后取出小块组织。以小鼠脑为例，小鼠先经过心脏灌注 20 mL 37℃生理盐水，再灌注 20 mL 37℃固定液，灌注速度约 5 mL/min。灌流后将动物在室温放置 0.5 h 等组织变硬后再做解剖。将组织取出后用脑模具切成 1 mm 的薄片，然后再根据研究要求切成 1 mm × 1 mm × 2 mm 的小块，将小块转移到盛有 1 mL 新鲜 2.5% 戊二醛固定液的 1.5 mL 离心管室温固定 1 h 或 4℃固定过夜。

（2）贴壁细胞　除了特殊结构（如中性粒细胞胞外捕获网）不能离心需要在细胞爬片上固定细胞外，可选择刮细胞法或者酶消化法收集贴壁细胞。刮细胞法的细胞结构保持在细胞生长的状态，但是离心下来的细胞团不致密，后续脱水、包埋时细胞团容易松动，需要小心操作。酶消化法在酶消化过程（大约几分钟）中可能导致细胞状态变化，但细胞团结实，后续处理方便。

1）刮细胞法：细胞培养在直径 6 cm 或 10 cm 的细胞培养皿中方便刮取细胞，细胞数量≥10^6。固定前一天更换新鲜的培养液，6 cm 培养皿固定细胞时，先吸掉一半的培养液，再将 37℃ 5% 戊二醛固定液按照固定液与培养液 1∶1 的体积比直接加入培养皿中固定细胞。如果没有 5% 戊二醛就先将培养液全部吸掉，再立即加入 4 mL 2.5% 戊二醛，动作要迅速，避免细胞干燥。1 min 后吸掉第一次加入的固定液，换入 4 mL 2.5% 戊二醛迅速洗一遍细胞，去除残留的培养液和漂浮的死细胞。吸掉第二次加入的固定液后，加入 1 mL 2.5% 戊二醛，1 min 后迅速用细胞刮将细胞刮下。注意刮细胞时要顺着一个方向，避免来回刮导致细胞被机械损伤。将刮下的细胞悬液转移到 1.5 mL 离心管中 600 ~ 800 g 离心 10 min 形成细胞沉淀，接着室温固定 1 h 或 4℃固定过夜。

2）酶消化法：细胞数量≥10^6，固定前一天，需要更换新鲜的培养液。胰酶消化之后转移到 1.5 mL 离心管中，600 ~ 800 g 离心 5 min 后舍去上清，加入 1 mL 2.5% 戊二醛（千万不能重悬细胞团）室温固定 1 h 或 4℃固定过夜。

3）细胞爬片：推荐 24 孔板爬片，吸掉培养孔一半的培养液，将 37℃的 5% 戊二醛固定液按照固定液与培养液 1∶1 的体积比直接加入孔板固定细胞。如果没有 5% 戊二醛就先将培养液全部吸掉，立即加入 2.5% 戊二醛，动作要迅速避免细胞干燥。1 min 后吸掉第一次加入的固定液，换入新的 2.5% 戊二醛室温固定 1 h 或 4℃固定过夜。

（3）悬浮培养的细菌、酵母或非贴壁细胞　先将培养液转移到 1.5 mL 离心管中，再将 5% 戊二醛按照固定液与培养液 1∶1 的体积比直接加入离心管固定细胞，等待样本自然沉淀或可选择 100 ~ 150 g 低速离心使细胞沉淀，去除上清液，将沉淀重新悬浮在 2.5% 戊二醛室温固定 1 h 或 4℃固定过夜。如果没有 5% 戊二醛就先将培养液 100 ~ 150 g 离心后去除上清液，再加入 2.5% 戊二醛重悬沉淀，再次离心弃掉固定液后加入新的 2.5% 戊二醛重悬沉淀。

可在悬浮培养物中添加低熔点琼脂糖或者明胶包埋悬浮培养物沉淀，避免沉淀不结实导致在后续换液过程中沉淀松散丢失。将细胞沉淀悬浮于 50 μL 固定液中，水浴加热至 40℃，再加入 40℃ 200 μL 20 g/L 低熔点琼脂糖或者 100 g/L 明胶（均溶解于磷酸盐缓冲液），3 000 g 离心混合物 5 min 后将小管放于冰上使其凝固，此时细胞沉淀在琼脂糖或者明胶固体下方。用单面刀片将离心管切开，用切钝的牙签将细胞沉淀挑出，切成 1 mm × 1 mm × 1 mm 的小块，将小块置于固定液中室温固定 1 h 或 4℃固定过夜。

2. 固定　组织细胞离体后失去养分，自身的酶将破坏组织细胞结构。可通过物理冷冻或者化学固定的方法终止组织细胞酶活性，使细胞中的结构保存下来。目前最常用的固定方法是化学固定，使用戊二醛初次固定组织。甲醛和戊二醛等醛类固定剂通过使蛋白质侧链上的氨基相互交联形成亚甲基桥将蛋白质固定。戊二醛相对分子质量比甲醛大，渗透速度慢，但有两个醛基，对超微结构保存更好。市售的戊二醛一般为 25% 或 50% 水溶液，无色透明。戊二醛容易变成戊二酸失去活性，颜色变黄。一般使用 2.5% 戊二醛为工作浓度，使用磷酸缓冲液或者二甲砷酸缓冲液稀释，安瓿分装。

戊二醛固定后的组织可在 4℃保存一周再进行后续操作，但戊二醛不能固定脂质。如果长期放在戊二醛中，未被戊二醛固定的脂质会流失。生物膜的主要成分是磷脂双层，脂质流失导致膜结构差。为了固定脂质就需要使用四氧化锇二次固定。

四氧化锇属于剧毒化学品，具有强氧化性，可以和脂质反应从而将脂质固定在原位。市售的四氧化锇通常为装在避光安瓿瓶中的 0.5 g 固体，也有已经溶解好稀释成 10 g/L 或 20 g/L 的液体。用 0.5 g 固体四氧化锇配制之前需要先撕掉安瓿瓶标签，在硫酸洗液中浸泡清理安瓿瓶身和配液容器，避免上面残存的有机物与四氧化锇反应。双蒸水冲洗干净瓶身和容器后，换干净手套隔着无菌纱布将安瓿瓶掰开，然后将整个安瓿放入盛有 25 mL 水的容器中配制成 20 g/L 四氧化锇储存液。将瓶口密封好，放在 4℃冰箱中 2 天以上四氧化锇才能完全溶解，使用前加等量缓冲液或双蒸水配成 10 g/L 四氧化锇固定液。四氧化锇固定液一般都是 4℃避光固定组织 2 h，如果是特别致密的组织，可选择室温避光固定组织 2 h。如果固定时间过长，四氧化锇对组织细胞抽提厉害，会使组织变脆导致切片困难。

四氧化锇的缺点在于相对分子质量大，更难渗透进组织，有效渗透深度约为 1 h 0.3 mm，所以样本最薄处不应该超过 1 mm。四氧化锇价格昂贵且受到管制难以购买，极易遇光或者接触有机物被氧化，并且四氧化锇只固定样本表面浅层，所以每个样本只需要使用 100 μL 四氧化锇固定液。反复取用四氧化锇固定液容易污染四氧化锇固定液，可根据每次使用量将 20 g/L 四氧化锇储存液分装于无菌的 15 mL 离心管后放于 −20℃保存。

由于戊二醛与四氧化锇反应产生细颗粒锇黑沉淀，戊二醛固定后的组织需要用 4℃缓冲液清洗组织 3 次，每次 10 min。低温有助于减少四氧化锇和戊二醛反应，清洗时可将管放在摇床上促进清理效果。清理后吸干缓冲液加入 10 g/L 四氧化锇 4℃固定 2 h。四氧化锇剧毒且易挥发，应在做好个人防护的条件下在通风橱中避光操作。四氧化锇也会与脱水剂乙醇反应，四氧化锇固定后的组织不需考虑渗透压的影响，用双蒸水清洗组织 3 次后即可进行下一步脱水。

3. 脱水　因为包埋剂环氧树脂不溶于水，必须彻底脱水后包埋剂才能渗透进入组织。组织中 70% 以上都是水，脱水后组织体积大约收缩 30%，需要使用梯度脱水的方法逐渐将组织中的水脱掉，以避免脱水太快导致组织收缩变形。电镜常用的脱水剂为乙醇或丙酮，选用乙醇作为脱水剂时，又因为乙醇和包埋剂树脂的互溶性不好，常采用与乙醇和环氧树脂互溶性都好的丙酮或环氧丙烷置换乙醇，以方便树脂进入组织。

脱水步骤：30%、50%、70%、90% 乙醇和两次 100% 乙醇梯度脱水各 5 min，100% 环氧丙烷置换乙醇两次各 5 min。

由于电镜组织最薄处不超过 1 mm，每个梯度 5 min 足够各种液体进入组织。脱水时间除了与组织厚度有关，也和组织致密程度有关。比较致密的小鼠外周神经和骨骼肌可将脱水时间延长至每个梯度 10 min 脱水必须彻底，脱水剂容易吸潮，应使用新开封的试剂或者在使用前要向脱水剂中加入无水硫酸铜吸潮。手动脱水时每个样本换液需耗时 30 s

左右。如果样本量多可以使用自动脱水机或者简易脱水装置。在此介绍一种简易脱水装置（图 22-25 左），由带四方格的超细格包埋盒和塑料孵育盒（91 mm × 60 mm × 35 mm）组成。1 个包埋盒可以放入 4 个样本，再将 4 个包埋盒放入塑料孵育盒中平铺一层，使用 25 mL 液体即可覆盖 4 个包埋盒，孵育盒中最多可以放 3 层 12 个包埋盒。简易脱水装置成本低廉，可使用至纯树脂浸透的步骤，使用完毕后丢弃沾满树脂的包埋盒和孵育小盒。

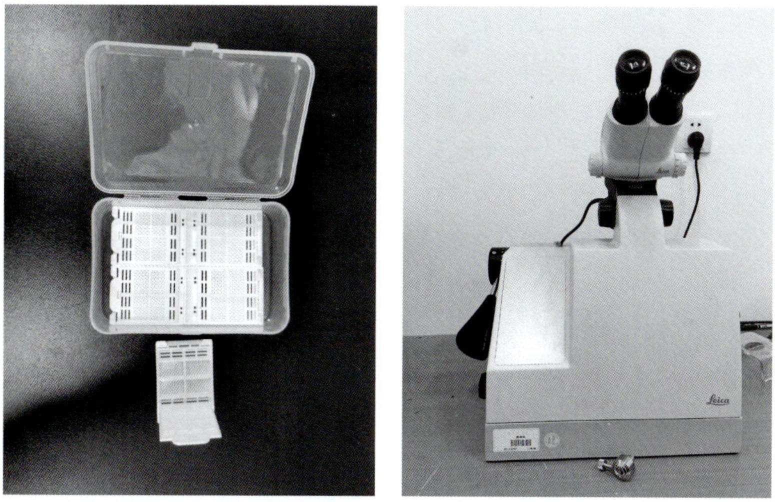

图 22-25 简易脱水装置（左）和修块机（右）

4. 包埋 包埋剂树脂需要先渗透进入组织，然后在高温的条件下树脂单体先形成长链，长链之间再形成侧链相互交联使组织变硬。以 Pon812 包埋套装为例，可先在 60℃烘箱中加热四种成分降低液体的黏性也避免盖子被粘住。参照包埋剂说明书上的配方按照体积依次在 50 mL 离心管中加入 SPI-PON 812、DDSA、NMA 和 DMP-30，加好四种成分后立即密闭离心管避免吸潮，旋转混匀离心管。混匀后树脂中很多气泡，可通过 3 000 r/min 离心 10 min 去除气泡。PON 812 是树脂单体，DDSA 是软化剂，NMA 是硬化剂，DMP-30 是催化剂。在未加 DMP-30 的情况下，混好另外三种成分的混合液可在 4℃放置半年。应该根据样本的软硬情况和天气情况更换树脂配方，如果切面较大既有组织又有包埋剂，组织应该和周围的树脂是一个硬度，硬的组织在软的树脂容易脱出，软的组织在硬的树脂里容易切片不均匀。夏天气温高，空气湿度大，树脂容易受潮。配制树脂的时候应打开空调和除湿器降低房间湿度，也应该选择比较硬的树脂配方，树脂即便吸潮也不至于太软。冬天气温低，空气湿度小，可以使用比较软的树脂配方。

树脂黏度大很难渗透进入组织，需要使用梯度渗透的方法进入组织。脱水完毕的组织使用环氧丙烷置换脱水剂后，放入环氧丙烷稀释的 1/2 树脂中常温浸透 1 h，再放入纯树脂中常温浸透 1 h。接下来需要将组织放入包埋模具中制作成一定的形状并将切面朝外放置。常采用橡胶包埋板或者塑料包埋管，包埋所使用的物品都需要提前烘干，避免携带水分让树脂受潮。先在包埋板中加入标签纸，可用半透明的硫酸纸打印标签纸方便从两侧观察标签，用注射器吸取新的纯树脂加入包埋板中，再用牙签或者镊子把组织切面朝外放入包埋板两侧。将包埋板放入恒温箱中 60℃聚合 24 ~ 48 h。如果使用丙酮替换乙醇，丙酮和树脂的互溶性没有环氧丙烷好，树脂浸透的梯度需要增加，一般使用丙酮稀释的1/3、1/2和2/3树脂梯度浸透。残留的丙酮也会影响树脂聚合，聚合时也应该先37℃聚合12 h再60℃聚合24 h以便让丙酮挥发出去。如果样本很小、很薄，在包埋板中聚合的过程样本容易移动，导致切面倾斜甚至倾倒。可使用三层ACLAR膜包埋，ACLAR膜是一种聚三氟氯乙烯（PCTFE）材料，厚199 μm，剪下3块ACLAR膜（10 mm × 10 mm左右），中间的膜中打4 mm或者更大的孔，将打孔的膜放在未打孔的膜上，滴加一小滴树脂，再将小的组织放在上面，再覆盖上1层未打孔的ACLAR膜，树脂聚合后的一薄层可以通过502胶水粘在空白树脂块上后进行切片。

如果是爬片就需要倒扣包埋，将树脂浸透好的爬片正面朝上放在载玻片上，然后在胶囊中灌入新的树脂，不要灌满胶囊。胶囊保持开头朝上，先将载玻片倒扣放在胶囊上方，再将胶囊和载玻片整体翻转过来，胶囊就倒扣在载玻片上。聚合完毕后利用热胀法分离树脂块和爬片，先用打火机加热载玻片，再用手轻掰即可将树脂块和爬片分离。

5. 切片　切片之前需要先进行修块，准备载网和制刀。黑色的组织顶部和周围有树脂，需要将顶部的树脂修掉才能暴露出组织。切面越大阻力越大，需要修小切面以减少切片的阻力，使用玻璃刀切片时树脂块的切面约为300 μm × 300 μm，使用钻石刀切片时树脂块的切面可以是1 000 μm × 1 000 μm，甚至更大。可手动修块或者使用修块机（图22-25右）修块，手动修块有一定的难度，需要勤加练习。双手持单面刀片在体视显微镜下操作，先水平持刀片修样本的顶面，修掉顶面的树脂暴露出黑色的组织，再将刀倾斜30° ~ 45°修样本的侧面，修好一个边后旋转样本90°修下一条边，修完4个边后将样本修成矩形或者等腰梯形。使用修块机修块可提高效率并且修样本顶面时可通过倾斜样本角度更好地确定是否修掉顶面的树脂。如果是组织样本还需要做1 μm的半薄切片以进一步定位，修块时修完顶面后修掉组织周围的树脂即可，注意不要修掉组织。

树脂块硬度大，如果使用切石蜡切片的钢刀切片，钢刀很快切钝，需要使用更硬的玻璃刀或者钻石刀进行切片。玻璃刀价格低廉，需要手动制作，切片时也容易切钝。用于超薄切片的玻璃刀应该新鲜制作，保存时间≤8 h，刀口氧化后变钝，但可用于修块。钻石刀由工厂制作，价格昂贵。钻石的硬度远高于玻璃的硬度，切片时不容易切钝。一般情况下钻石刀和玻璃刀角度均是45°，肉眼看玻璃刀和钻石刀均是锋利的锐角，但是不断放大后看刀的顶端不可能是一个完美的锐角，都有一定的弧度。钻石刀顶端弧度的半径只有几纳米，切片时阻力小，更加容易切出优质的切片。玻璃刀顶端弧度的半径取决于制刀的技巧。制作玻璃刀需要使用玻璃制刀机（图22-26）和专门的玻璃条，操作前仔细阅读仪器说明书，洗干净手上的油脂或者戴手套操作，保证玻璃条和仪器也是干净的。先在玻璃条的中间画线，施加压力将玻璃条从中间断裂成两半，然后在1/2玻璃条中间画线断开，重复下去得到16个玻璃方块。再顺时针旋转玻璃方块45°，在玻璃块的对角线上画线，转动压力旋钮并保持压力一段时间后玻璃方块自动断裂。

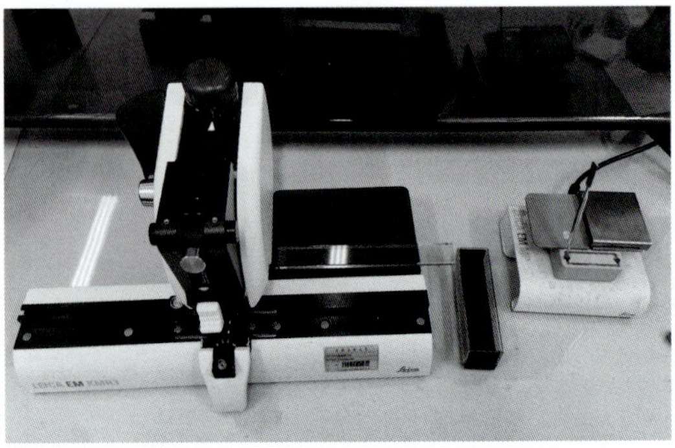

图22-26　玻璃制刀机（左）和加热蜡台（右）

压力的大小对于刀口弧度的半径影响大，如果压力大，玻璃块直接裂开，刀口弧度的半径大，刀不够锋利无法用于超薄切片；如果压力小，玻璃块长时间也不裂开，应该反复摸索后找到合适的压力，施加压力 20 s 到几分钟玻璃块自动裂开，这样的刀平直且锋利。超薄切片需要在水面才能舒展和捞起，玻璃刀还需要制作水槽，用加热融化的石蜡将塑料水槽粘在玻璃刀上，水槽的上端应该与刀口平行。钻石刀自带水槽，可以直接使用。钻石刀优点是刀口薄而且硬，缺点就是贵而且脆。在垂直方向钻石刀可切很硬的组织，但如果在水平方向受到力，钻石刀的刀刃就会裂开。使用钻石刀之前应该先用玻璃刀练习好对刀技巧，避免钻石刀撞上组织或者一刀切几微米甚至几十微米的切片将刀磕坏。

切好的超薄切片要放在金属载网上才能放入透射电镜中观察，有各种材质的载网，常用铜网。载网直径 3 mm，有不同网孔形状和网孔数量，常使用 200 目圆形孔的铜网。新的铜网表面存在氧化层，亲水性不好，使用之前需要处理以利于黏附切片或者支持膜。先将铜网放在青霉素小瓶中加满水，再滴入 1 ~ 2 滴硫酸洗液，摇动清洗 1 ~ 3 min 后，铜网变亮，后倒掉洗液，加入双蒸水清洗硫酸洗液，再用无水乙醇置换双蒸水。也可以直接将铜网放在乙醇中超声清洗 5 ~ 10 min，将铜网捞起后晾干即可使用。可用裸铜网捞切片，但为了提高超薄切片的稳定性，可先在载网上铺支持膜。生物电镜实验室常用 Formvar 膜，用三氯甲烷配制 2 ~ 3 g/L 的聚乙烯醇缩甲醛（polyvinyl formal，PVF），充分溶解后将溶液放于广口瓶中，将载玻片插入 Formvar 溶液，静置片刻，将载玻片提起。溶液自然干燥后在载玻片上形成一层薄膜，用刀将膜边缘划开，将载玻片置于水中使膜漂在水面。先在膜上排列洗干净的铜网，再用比膜大一点的滤纸将膜和铜网一并捞起，滤纸晾干后即可使用铜网。

超薄切片时：①先将包埋块固定在弧形样本架上，再将弧形样本架固定在样本杆上。如果切面是梯形的，长的平行边朝下先接触刀刃；如果切面是长方形，应该使其短边朝下先接触刀刃。样本杆每上下运动一圈，样本向前移动一段设定的距离。对刀时需要确保样本杆处在由上往下的切片冲程中，而不是由下往上的回缩冲程中。切片过程中为了避免由上往下切片后样本杆由下往上回到顶点时样本接触刀刃，样本头会回缩 30 μm。如果在回缩冲程对刀，切片时样本头前进设定的切片厚度加 30 μm，切片过厚会导致样本和刀刃的损坏。②将玻璃刀固定在刀台上，调整刀的间隙角，玻璃刀一般选择 3° ~ 5°，偏软的包埋块用小的间隙角，偏硬的包埋块用大的间隙角，钻石刀按照说明书选择 6° 或 4° 间隙角。

对刀的目的是：①使刀刃距离样本 1 μm 左右，一般开始切片时先设置切片厚度为 200 nm，每切 1 刀样本向刀运动 200 nm，刀就能很快地切到组织。②样本的切面和样本的移动方向不一致会导致样本的切面不能被完整地切到，例如，样本存在前倾的情况只被切到样本的上侧或者样本出现左倾的情况只被切到样本的左侧，需要调整样本的俯仰角或者刀台的左右让样本整个切面能被完整地切到。对刀步骤：①将样本抬高至高于刀刃 5 mm 左右，打开切片机的底光源，手动移动刀台缓慢靠近样本直至样本切面上的光消失，这个时候刀台已经离样本头很近，固定好刀台后再顺时针转手轮缓慢下降样本杆至样本切面的下底边与刀刃平行，这时候切面又整体变亮，使用电动旋钮推进刀台靠近样本直至切面变暗出现光隙带。光隙带可指示样本与刀刃的距离，光隙带越窄说明样本离刀刃越近，如果整个切面都是亮的没有光隙带，说明样本离刀刃很远。②稍微提高样本 1 mm，观察样本的下底边是否与刀刃平行。如果不平行，需要通过旋转弧形样本夹的水平旋钮来旋转样本使样本下底边与刀刃平行，目的是切片时样本下底边同时接触到刀刃，样本均匀地被切割。③降低样本使样本下底边低于刀刃，此时样本上出现光隙带，观察左、右两侧光隙带是否一致。如果左侧光隙更窄，说明样本的左侧更加靠近刀刃，样本存在左倾的情况。弧形样本夹无法调节样本的左右倾斜角，需要向右旋转刀台使左侧光隙带变得和右侧光隙带一样宽。有时候左、右两侧光隙带差异较大，大范围旋转刀台后刀刃又不与样本的下底边平行，需要重复第2步和第3步的对刀操作，来回几次才能把这两步都调好。④再顺时针转动手轮缓慢下降样本台，观察光隙带的变化情况。如果光隙带变窄说明样本的上方更靠近刀刃，样本存在前倾的情况，需要旋转弧形样本夹的俯仰角旋钮让样本后仰使样本上方和下方光隙带宽度一致。一般不能一次就调到位，再逆时针旋转手轮上升样本，观察光隙带变化情况，如果光隙带变宽，说明样本下方离刀刃还是远，样本还是存在前倾的情况，需要再让样本后仰。重复调整几次，直至样本上下移动时光隙带宽度保持一致。这一步需要特别小心，如果俯仰角差很多，向下或者向上转动手轮移动样本时，样本容易磕到刀刃，损坏刀刃和切面。

现在的超薄切片机（图22-27左）都有自动切片的功能，对刀完毕后需要设定切窗，切片机在切窗范围按照预设的切片速度切片。切片速度快会挤压切片，损坏切片刀；切片速度慢则浪费时间。钻石刀推荐的切片速度是1 mm/s，玻璃刀的切片速度可自主调节，软的组织切快点，硬的组织切慢点。逆时针旋转手轮调高样本至样本下底边比刀刃高3 mm设置切窗的上界，再顺时针旋转手轮降低样本至样本上底边比刀刃低3 mm设置切窗下界。再将刀刃与样本中间平齐，通过电动按钮进刀，每按一次按钮刀台向样本推进200 nm，光隙带越变越窄最后变黑消失。此时停止推进刀台，刀刃距离样本约1 μm。修块机修块后切面不平整，切面反光性差，所以光隙带也不明显，需要勤加练习后才能看准。对刀后可使用1 μm的切片厚度，10 mm/s的切片速度，切15刀修平切面。修平之后，刀刃已经变钝切面上可能也有刀痕，将刀台后退一段距离后，左右挪动刀台使用一段新刀刃再修平切面。如果刀台左右倾斜角度大，左右移动刀台的时候样本容易碰到刀刃，损坏

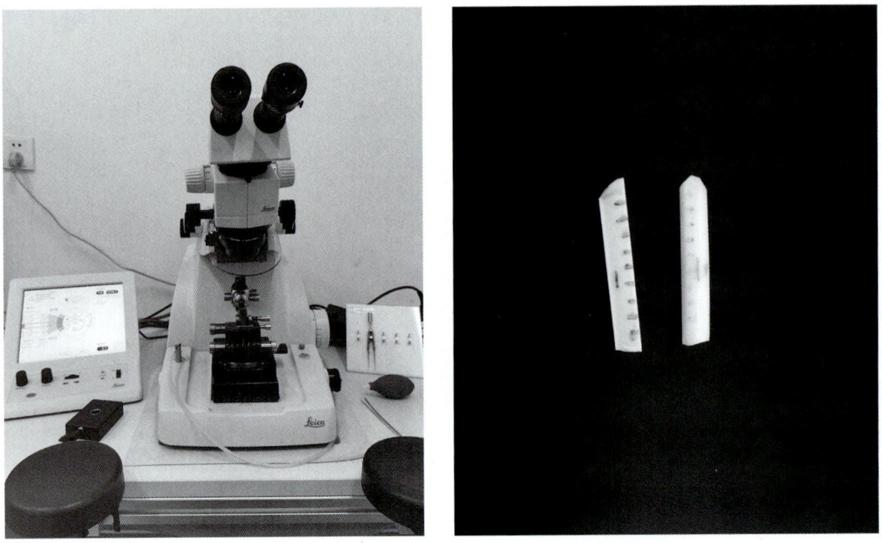

图22-27 超薄切片机（左）和自制染色用硅胶条（右）

刀刃和切面，需要小心操作。更换新的刀刃后需要通过光隙带判断刀刃和样本的距离，重新推进刀刃至光隙带变黑消失。

如果是组织样本需做半薄切片进一步确定组织结构，就可以用新的刀口切 1 μm 的半薄切片，用精细镊子直接夹取切片或者往玻璃刀的水槽中加水后用捞片环捞取半薄切片。在非黏附的干净载玻片上滴一滴蒸馏水后将半薄切片放在水滴上舒展，切片展开后放在 70℃热台上加热几分钟后水滴烘干，切片就被牢固地粘在载玻片上，再使用 100 g/L 甲苯胺蓝（用 0.1 mol/L 磷酸缓冲液配制）染切片 10 min。在显微镜下观察染色后的切片确定组织结构，将组织进一步修小后就可以进行超薄切片。如果组织不需要做半薄切片定位，换完一段新刀刃后就可使用 200 nm 切片厚度，3 mm/s 切片速度将组织进一步修平切面。玻璃刀易变钝，需换用新的刀刃进行超薄切片。

先往水槽中加水至水面鼓起，后降低液面高度至水面为镜面。先设置 200 nm 切片厚度开始切片，切到组织后更换 70 nm 切片厚度，3 mm/s 切片速度。玻璃刀切片比较困难，换用钻石刀切片会更加轻松。将样本头抬高后退刀台，安装钻石刀重新进行对刀。钻石刀和玻璃刀的左右角度不一样，只需要进行对刀的前三步，不需要进行第四步俯仰角的对刀。切片机设定的厚度不一定是切片的实际厚度，切片的干涉色可用于判断切片的实际厚度。光在照射切片时，在切片表面的反射光与光穿过切片后在水面上的反射光方向相同，相位有差别产生干涉现象。紫色的切片厚度在 90 nm 以上，金黄色的切片厚度 70 ~ 90 nm，银白色的切片厚度 50 ~ 70 nm。

目测切片的大小，决定需要切的切片数量。如果切片很大，1 个铜网上只能放 1 张切片。如果切片很小，1 个铜网上能放 5 张甚至更多切片。切够 70 nm 的切片后再切 2 张 200 nm 的切片。用睫毛笔挑起 200 nm 的切片清洗刀刃，避免水挥发后水面降低，70 nm 的切片粘在刀刃上导致这一段刀刃不亲水后续不能用于切片。如果刀刃不亲水就需要按照说明书清洗钻石刀的刀刃。用睫毛笔将厚的切片拨走，将薄的切片聚集。用精细镊子夹紧铜网，有支持膜的一侧朝下。可以先折一下铜网，减少铜网和切片的夹角。将镊子与液面呈 45° 下贴将切片捞起，然后在滤纸上吸干水分后将铜网放在干净的滤纸上完成切片。

6. 染色　生物大分子都是由低原子序列元素组成的，虽然四氧化锇固定的时候组织附着了少数重金属锇，但是切片对电子的反射能力仍然很弱。通常使用重金属染液乙酸双氧铀和柠檬酸铅对切片进行电子染色。

乙酸双氧铀染液的配制方法：将乙酸双氧铀 0.2 ~ 0.3 g 溶解于 10 mL 的 50% 甲醇，摇晃 1 天至乙酸双氧铀彻底溶解后才能使用。相比于水，使用 50% 甲醇溶解乙酸双氧铀染色效果更好。乙酸双氧铀见光容易分解，时间长了也会产生沉淀，配制之后分装在小管中放于 4℃避光保存。乙酸双氧铀中的铀都是无放射性的铀 –238，但有化学毒性，使用时应注意个人防护。

柠檬酸铅染液的配制方法：将 0.133 g 硝酸铅，0.176 g 柠檬酸钠溶解于 3 mL 双蒸水中，振荡 30 min 后溶液变成乳白色，再加入 0.8 mL 1 mol/L 的氢氧化钠后溶液变澄清，最后加双蒸水定容到 5 mL。柠檬酸铅容易和二氧化碳反应，配液用的水应该在使用前煮沸去除二氧化碳。

传统的手工染色：剪下一段封口膜放在培养皿中间，用镊子尾部在封口膜上画线将封口膜固定在培养皿上，撕开包装暴露出封口膜的洁净面。先将染液滴在干净的封口膜上，再用镊子夹取铜网切片面朝下漂浮于液滴上，盖好培养皿盖，室温避光染色 20 min。铀染完成后，从液滴上夹取铜网迅速在双蒸水烧杯中涮洗一次，再用滤纸吸干水将切片面朝下漂浮于双蒸水液滴上漂洗 1 min，然后转移到新的液滴上清洗 3 ~ 5 次。清洗完铀染液后，将铜网切片面朝下漂浮于铅染液上室温染色 5 min，清洗铅染液后染色完成。注意正确识别切片面和反面，避免弄反铜网。为了减少铅染液和空气中二氧化碳反应，可在封口膜周围撒上氢氧化钠颗粒用于吸附二氧化碳。

手工染色效率低，只适合处理少量样本。自动染色机价格昂贵，试剂消耗量大，可以自制简易染色装置（图 22-27 右）。将硅胶条切割成 3 mm × 5 mm × 30 mm 左右大小，先在硅胶条 30 mm 的棱上每隔 3 mm 画线做标记，后在标记处割一刀切出缝隙，两端的缝隙需要切深一点。用左手将硅胶条弯曲之后缝隙变大，用右手持镊子夹取铜网按顺序转移铜网到缝隙里，左手松手后铜网就被硅胶条夹紧。铅和铀染液可按照每管 1.5 mL 分装到 2 mL 的离心管中 4℃避光保存，硅胶条在 2 mL 离心管中染色，在 50 mL 烧杯中漂洗，染液使用 5 次后即可舍去。

（二）负染色技术

细菌和病毒等颗粒性生物样本直径在几十纳米到几百纳米，接近超薄切片的厚度。如果使用常规的取材、固定、脱水、包埋、切片和染色等步骤，耗时长而且样本容易丢失，使用负染色技术可以快捷地显示样本的结构。负染色技术采用先在铜网上平铺一层纳米颗粒，然后再平铺一层重金属染液。样本中间比较高，吸附染液少，样本周围低，吸附一层重金属染液，重金属染液对电子的反射能力强，所以样本的背景是暗的，而样本是亮的。

常用的负染色液包括磷钨酸和乙酸双氧铀。磷钨酸染色液的配制方法：将 0.1 ~ 0.2 g 磷钨酸溶于 8 mL 双蒸水中，用 1 mol/L 氢氧化钠将 pH 调至 6.4 ~ 7.0，然后将溶液补齐到 10 mL。乙酸双氧铀的配制方法：2 g 乙酸双氧铀溶于 10 mL 双蒸水，振荡混匀 30 min 后，不调 pH。常用的染色方法有悬滴法和漂浮法。

悬滴法（病毒和脂质体常选用此方法）染色步骤：使用自锁镊子夹取含碳膜或者芳华膜的铜网，正面朝上放于桌上。使用移液器吸取 5 μL 0.1 g/L 多聚赖氨酸于铜网正面 2 min 促进膜的亲水性。活化铜网完毕后用滤纸从侧面吸掉多聚赖氨酸，滴加 5 μL 样品于活化的铜网上吸附 5 min。吸附完后用滤纸从载网边缘吸去液体，等铜网上看不到明显的液体后滴加第一遍 5 μL 染液，迅速用滤纸吸去染液。接着滴加第二遍 5 μL 染液染色 30 s，后用湿滤纸吸去染液。注意：不可完全吸干，要留一薄层让其自然晾干，然后可进行电镜观察。

磷钨酸负染样品只能放 1 ~ 2 天，不能长期保存。在负染色的过程中要避免样品和负染色液黏附到载网背面，影响负染色效果。若样品对染色剂比较敏感，为防止样品受到损伤，可提前用 10 g/L 多聚甲醛或 2.5% 戊二醛对样品进行预固定。

漂浮法步骤和悬滴法基本相同，将支持膜朝下漂浮于各个液滴（20 μL）上，在不同液滴之间转移铜网时用镊子夹铜网在滤纸上吸去上一步的液体再转移到下一步的液滴上，最后一步也不可完全吸干染液。

外泌体染色步骤：准备一个培养皿放于冰上，染色步骤均在 4℃完成，剪取合适大小的封口膜，洁净面朝上放置于该培养皿上。将 0.1 g/L 多聚赖氨酸滴加于封口膜上，将载网有支持膜的一面朝下放置于多聚赖氨酸液滴上活化 2 min。活化完毕后用镊子夹铜网在干净滤纸上吸掉多聚赖氨酸，将铜网转移到样本液滴上漂浮 10 min 吸附样本，每次在不同液滴上转移铜网时吸掉上一步的液体。吸附样本后将铜网转移于 2.5% 戊二醛液滴上漂浮 5 min 固定。因为铀染液会与磷酸根反应，固定后将铜网转移到去离子水液滴上漂浮 2 min 清洗固定液，洗 10 次。漂洗后转移铜网到 40 g/L 乙酸双氧铀液滴上漂浮 10 min 染色，后用滤纸吸干。铀染后转移铜网到 10 g/L 甲基纤维素液滴上漂浮 5 min 镀膜，后用滤纸吸去甲基纤维素，也不可完全吸干。

四、透射电子显微镜在生物医学上的应用

透射电镜自 20 世纪 30 年代被发明生产出来，使人们的认识突破了光学显微镜的限制，从微观结构进入超微结构的世界探索。在材料领域，它让人们从原子水平观察到了不同晶体的结构，分析位错，缺陷，成分组成及其各种性质性能。而在生物领域，电子显微镜的发明，使我们不仅可以看到各种生物的不同组织、细胞、细菌、病毒，更可以通过不同的制样技术配合电子显微镜，了解它们的功能、代谢等，为人们了解自身、治疗疾病提供了可靠的技术保障。

超薄切片技术是透射电镜生物样品制备方法中最常用、最基本的方法，各种生物体的组织、细胞的超微结构，大多是由这个方法制备并最终观察的。由于生物样品大都是由原子序数较低的碳、氢、氧、氮组成的，不容易形成衬度，而正染色技术是一种加强样品本身密度的方法，配合超薄切片技术，使得我们得以观察样品本身的结构。负染色技术则与之相反，是在生物标本外形成电子不透明的环境。因为生物组织不只有组织细胞这类较大的结构，还有游离在细胞外的颗粒，甚至是病毒，或者其他大分子结构，不能通过超薄切片技术实现制作观察，负染色技术实现了这一类结构的样品制作观察。

冷冻蚀刻技术，因为制样过程中的冰断裂，会暴露生物的膜内结构，使其成为研究生物膜内结构的重要方法。

为了研究细胞内部各种组成成分的分布情况，以及某些化学成分在细胞内的动态变化过程，配合透射电镜，发展出了电镜细胞化学技术，其中酶细胞化学技术发展快速且重要，因为人体的生命活动离不开各种酶的参与，所以对它的研究在电镜被发明的初期就开展起来。酶细胞化学技术就是利用酶在细胞内的特异性反应，形成不溶性的化合物，在后续的超薄切片过程中，这个最终反应物不会溶解，从而进行电镜观察。

免疫电镜技术是根据抗体与抗原的特异性结合原理开发出来的技术，分为免疫凝集电镜技术和免疫电镜定位两种技术。免疫凝集电镜技术通过抗体抗原产生凝集反应，配合负染色技术对凝集反应形成的大分子进行染色后，再进行电镜观察。免疫电镜定位技术是利用高电子密度的标志物标记抗体，然后使抗体和抗原结合，并以此进行抗原定位的技术。

电镜原位杂交技术，是利用 DNA 的两条核苷酸单链的碱基严格互补配对开发出的技术。利用已知且标记过的 DNA 片段作为探针，使其与待测试样的 DNA 或 RNA 原位杂交，从而检测出特异 DNA 或者 RNA 在细胞中的定位。

以上种种技术，利用普通的透射电镜的成像功能就可以实现。而随着透射电镜仪器的

发展，很多适用于生物医学的透射电镜也被开发出来，如 JEM-3300 场发射冷冻电镜。冷冻电镜技术在 20 世纪七八十年代就已经被开发出来，但是受限于三维重构技术的发展，这项可以实现大分子结构解析的技术并没有很快发展起来。现在，三维重构技术日渐成熟，冷冻电镜技术开始发挥其重要作用。

冷冻电镜技术采用快速冷冻技术，使水分子在形成晶体之前就会凝固成无定形的玻璃态，这种玻璃态的水具有非晶态特征，不会对样品成像造成干扰。对于生物样品，由于其非常不耐电子辐照，所以，低剂量的辐照成像是冷冻电镜的重要功能之一。在冷冻电镜技术中，常用的低剂量辐照成像法有两种：电子断层扫描法和单颗粒分析成像法。

电子断层扫描时，需要不断地倾转样品，拍摄不同角度下的样品图像，当取得足够多的图像之后，可以进行三维重构，得到样品的三维结构像。这种方法适用于生物组织细胞的结构拍摄。

单颗粒分析成像，首先需要制备出含有大量同质性结构的大分子，然后对分散分布的大分子分别成像，基于分子结构同一性的假设，对多个图像进行统计分析，并通过图像操作手段提高信噪比后，经过三维重构获得大分子的三维结构。单颗粒分析成像法虽然是对单个大分子成像，但是需要多个同质性结构进行各向同性的三维重建。实际上样品的制备总是存在其他颗粒，这也是影响单颗粒分析成像技术分辨率的重要原因。

五、智能生物电镜

超微结构的研究离不开透射电子显微镜。如何让每一位研究者及学习者都能轻松自如地使用透射电镜，一直是努力研发的方向，新一代的生物透射电镜应该具备如下条件：①安装便捷：拆箱连线即完成。②使用智能：安装样品后，所有操作菜单完全智能化，无须任何经验即可得到清晰图片。③维护简单：如灯丝的更换，只需组件推入、拉出即可完成开始使用。

这些功能改进完善后，任何一位研究者或学习者都可以简单上手使用，这才是生物医学工作者需要的理想生物透射电镜。

新一代智能生物电镜 120i 的诞生即解决了这些问题。

（陈桐民　张晓露　陈鑫钊）

第23章 扫描电子显微镜

本章主要介绍扫描电子显微镜（SEM）的原理、构造、电镜技术及样本制备技术。还对针对生物样品的新电镜技术，如三维成像技术和冷冻传输扫描电镜技术做了简介。

与透射电子显微镜（TEM）不同，扫描电子显微镜（简称扫描电镜）主要用于块体样品的表面观察和分析。当前扫描电镜因其和透射电子显微镜相比操作相对简单，价格相对较低，所以数量庞大，种类也很多。

根据信号源发射机制不同，扫描电镜可以分为热电子发射扫描电镜和场发射扫描电镜。其中热电子发射扫描电镜根据灯丝，也就是电子枪阴极应用材料不同分为钨（W）灯丝扫描电镜、六硼化镧（LaB_6）灯丝扫描电镜、六硼化铈（CeB_6）灯丝扫描电镜、六硼化钇（YB_6）灯丝扫描电镜等，常见的多为钨灯丝扫描电镜和六硼化镧灯丝扫描电镜，如JSM-IT210系列扫描电镜（图23-1）、JSM-IT510系列扫描电镜（图23-2）。

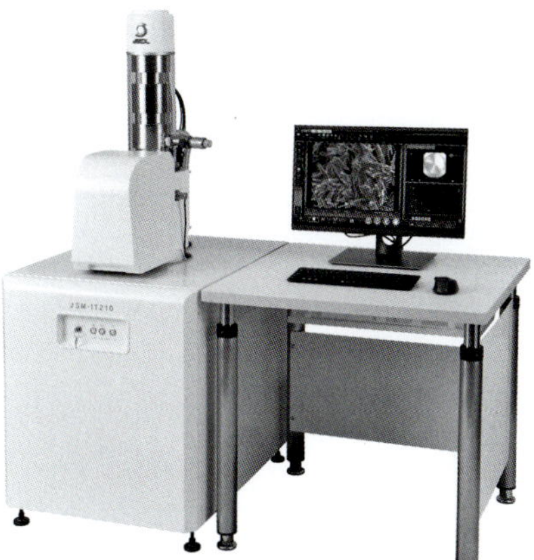

图23-1　JSM-IT210系列

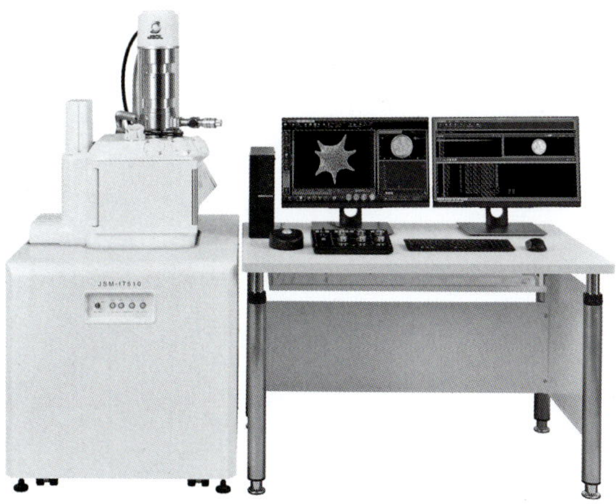

图23-2　JSM-IT510系列

场发射扫描电镜可分为冷场发射扫描电镜和热场发射（肖特基式）扫描电镜，如 JSM-IT800 系列扫描电镜（图 23-3）。

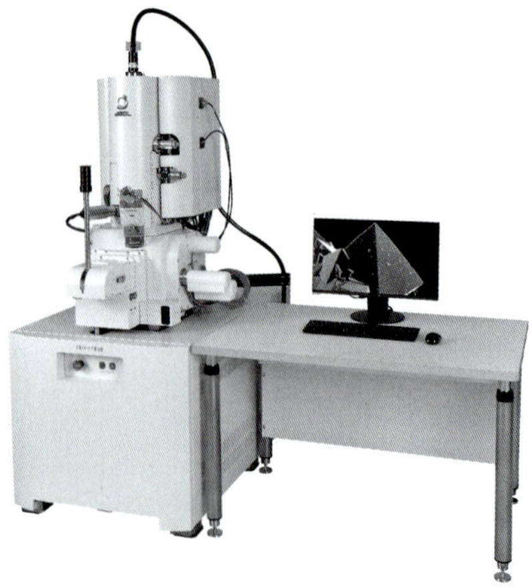

图 23-3 JSM-IT800 系列

根据物镜极靴类型的不同，可分为不漏磁物镜极靴型扫描电镜、半漏磁物镜极靴型扫描电镜和双物镜极靴型扫描电镜。一般热电子发射扫描电镜和入门级热场发射扫描电镜配置的都是不漏磁物镜极靴（图 23-4），其优势是适合磁性样品的观察和分析。而冷场发射扫描电镜一般配置的是半漏磁物镜极靴（图 23-5），其优势是配合镜筒内探测器可达到高分辨率图像观察，但束流稳定度差，束流小，影响分析能力，尤其是由于物镜极靴下方存在磁场，会引起背散射电子运行轨迹的变化，从而导致电子背散射衍射（electron backscattered diffraction，EBSD），使分析误差较大。而混合式物镜极靴（图 23-6）的设计，即物镜由电磁透镜和静电透镜双物镜组合而成，一般配置在高端热场发射扫描电镜中，很好地解决了高分辨率图像观察和大束流分析的矛盾，并适用于各类样品，包括生物样品和磁性样品。

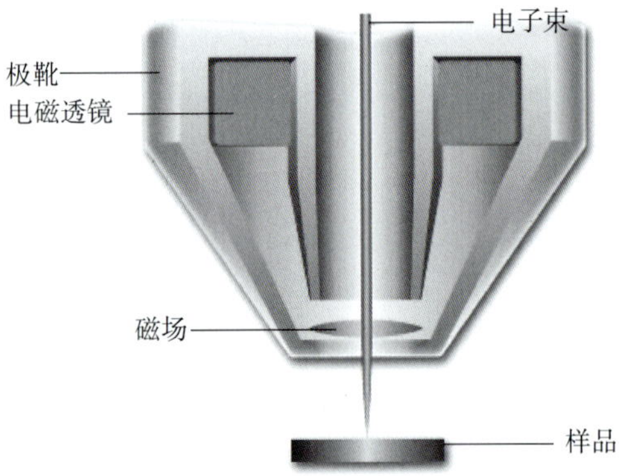

图 23-4 不漏磁物镜极靴示意图

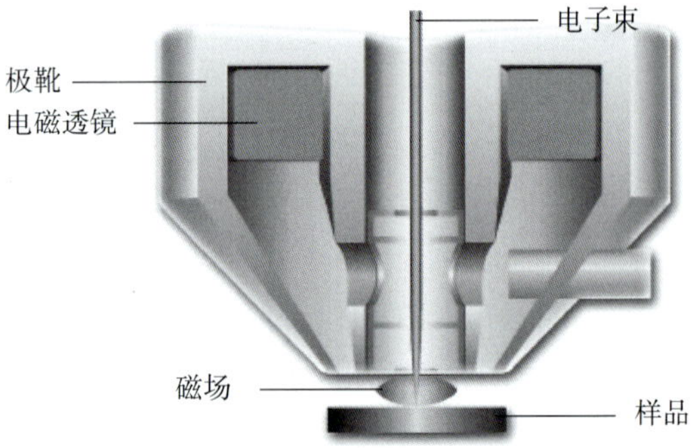

图 23-5 半漏磁物镜极靴示意图

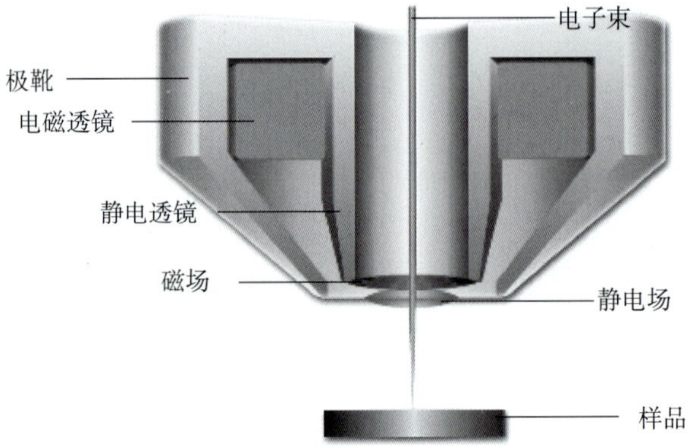

图 23-6 混合式物镜极靴示意图

一、扫描电子显微镜的原理

视频 23-1

一般扫描电镜标配有二次电子探测器和背散射电子探测器，利用探测器接收二次电子和背散射电子以达到形貌信息和成分信息图像观察的目的。

扫描电镜还可以配备多种分析附件：①电子束感应电流（electron beam induced current，EBIC）和阴极发光（cathodoluminescence，CL），是研究半导体器件中 p–n 结和晶格缺陷的重要分析手段，阴极发光也是研究有机 / 无机物痕量元素变化的重要分析手段。②能谱仪（energy-dispersive x-ray spectrometer，EDS）和波谱仪（wavelength-dispersive spectrometer，WDS），利用特征 X 射线粒子能量和波长进行元素成分分析。③电子背散射衍射（electron backscattered diffraction，EBSD），结合扫描电镜来分析微区晶体信息。图 23–7 为扫描电镜（SEM）的原理示意图。

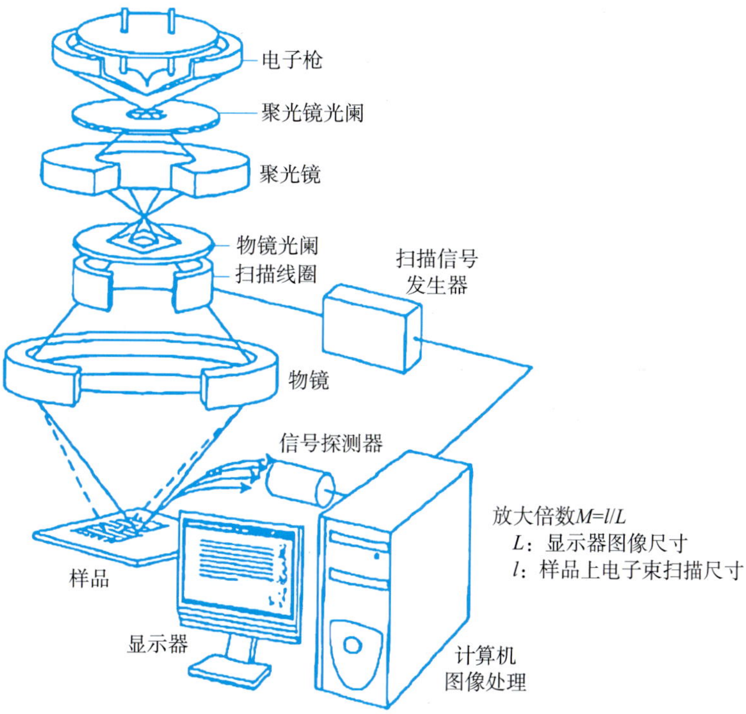

图 23–7 扫描电子显微镜的原理示意图

扫描电镜主要由电子光学系统、真空系统、控制系统、探测器系统、成像系统等系统及各分析附件组成。无论是热电子发射方式还是场发射方式，信号源（灯丝或者发射体）产生电子，经过阳极和阴极之间的加速电压加速，到达样品表面。其间电子会在静电透镜或是电磁透镜的作用下改变轨迹，最终汇聚成直径为 0.1 ~ 10 nm 的电子束斑。一般扫描电镜做分析时，需要比较大的束流，这时电子束斑直径甚至可达 0.1 μm，这也是一般样品分析时图像空间分辨率有所下降的主要原因。

（一）电子光学系统

扫描电镜的电子光学系统包括电子枪、透镜系统（多级聚光镜和单一或混合式物镜）、扫描线圈、消像散器等组成。图 23-8 为钨灯丝扫描电镜电子光学系统（镜筒）剖面示意图。

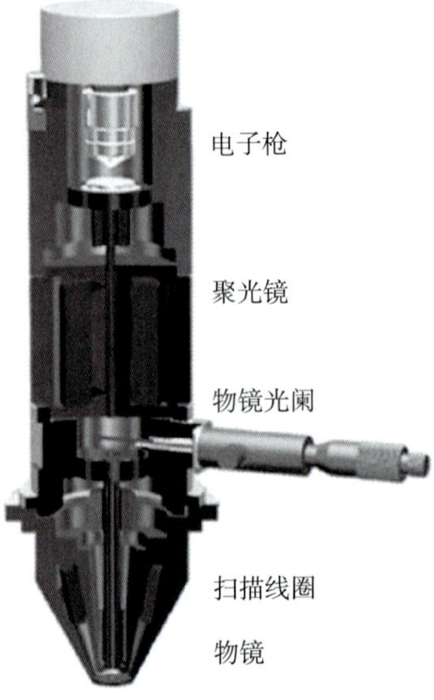

图 23-8　钨灯丝扫描电镜电子光学系统剖面示意图

1. 电子枪　作用是产生电子，使之具有一定动能并形成电子束的部件。如图 23-9 所示，以钨灯丝扫描电镜为例，电子枪由灯丝（阴极）、栅极和阳极组成。灯丝由金属钨构成，当灯丝加电流后，温度达到 2 800 K 左右，电子由金属表面溢出到真空中，在栅极作用下形成第一个电子束汇聚点；在加速电压（阴极和阳极之间的电位差）做功下，电子获得动能。场发射扫描电镜的电子枪结构会更复杂一些，多了拔出极、抑制极等电极。扫描电镜的加速电压的变化范围一般是从几十伏到 30 千伏。

图 23-10 所示冷场发射扫描电镜电子枪的阴极材料为钨，一般采用直径约为 100 μm，长度约为 500 μm 的钨针尖焊接在直径约为 200 μm 的钨丝尖端，称之为发射体（emitter）。其尖端曲率半径可小于 100 nm。在发射体下方是拔出极，它和发射体针尖之间的空间非常狭小，这样使得阴极尖端的电场强度大于 10^7 V/cm 时，电子能够直接依靠隧穿效应溢出金属钨的表面形成自由电子。由于此种发射方式仅依靠电场不需要任何加热，发射体处于室温状态，故被称为冷场发射方式。

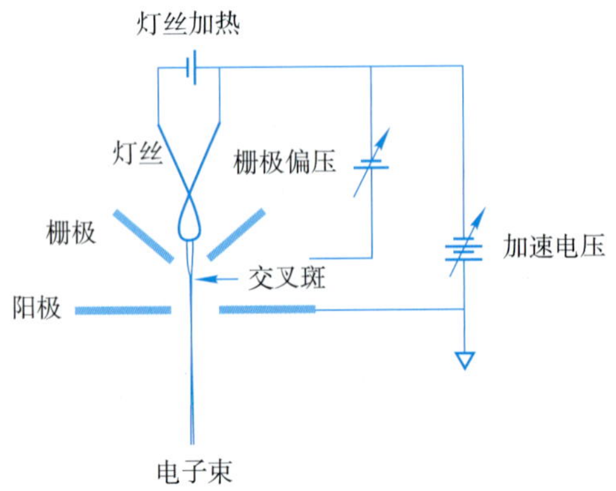

图 23-9　钨灯丝扫描电镜电子枪的结构示意图

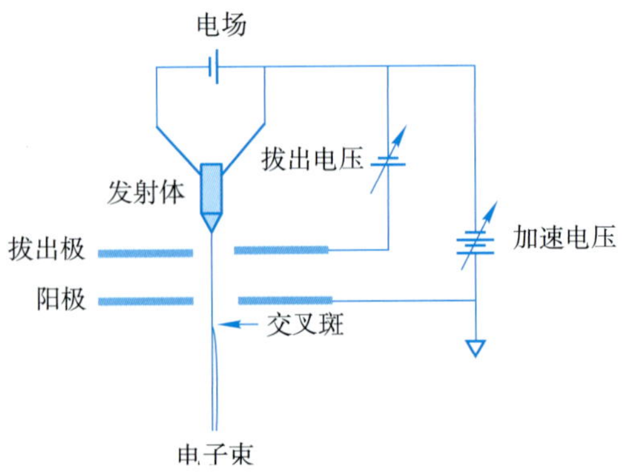

图 23-10　冷场发射扫描电镜电子枪的结构示意图

图 23-11 所示热场发射（肖特基）扫描电镜电子枪的阴极材料亦为钨，其尖端曲率半径约为 400 nm。在发射体上端涂有氧化锆涂层，其作用是降低钨材料的电子逸出功，在热激发和强电场的共同作用下，使得发射最大电流是冷场发射方式的几十倍，而且束流稳定度相当高，有助于长时间或高效地分析工作。并且，电子枪部分由离子泵维持在 10^{-8} Pa，

可保证发射体的长寿命，一般来讲，可达 24 h（每天）× 数年以上。

目前最高端的热场发射扫描电镜，如 IT800 系列扫描电镜，分辨率可达 0.5 nm，成为微区观察和分析的利器。

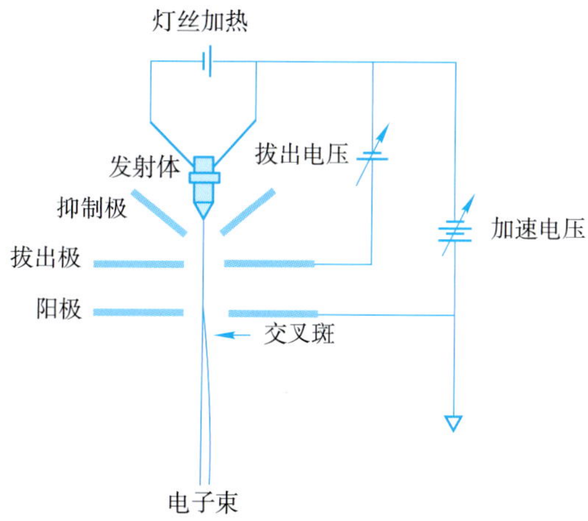

图 23-11　热场发射扫描电镜电子枪的结构示意图

2. 透镜系统　在扫描电镜上，透镜一般指聚光镜和物镜。靠近电子枪的透镜称为聚光镜，一般为两级聚光镜，起到汇聚电子束的作用。电子束经过物镜光阑进入靠近样品的透镜，即物镜。物镜的作用是聚焦，将电子束再进一步汇聚，形成电子探针到达样品表面，激发多种信号。现在高端场发射扫描电镜中经常应用混合式物镜，即电磁透镜和静电透镜组合成的双物镜，可有效改善球差，提高分辨率。

3. 物镜光阑　作用是挡掉大散射角的杂散电子，使入射到物镜内的电子束束斑直径尽量小。一般为直径由大至小的多孔金属薄片。通过改变聚光镜励磁电流和光阑孔径变化可控制进入物镜的电子束斑直径。光阑孔的加工精度也要求很高，需要加工成直径为几十到 100 μm 的圆形孔。有时候为了完美的高分辨图像，操作人员需要用扫描电镜来观察挑选加工精度高的物镜光阑。

4. 扫描线圈　作用是通过磁场变化使电子束发生偏转而可控地摆动起来，通过对电子束摆角的控制来确定扫描样品的幅度，从而控制放大倍率的变化，这样电子束在扫描线圈的控制下对样品表面进行逐行扫描。扫描线圈一般由两极偏转线圈构成，位于物镜上方。

5. 消像散器　像散是由透镜的磁场或电场非轴对称性引起的一种像差。来自同一个物点的电子束经过非轴对称的透镜磁场或电场后，没有形成圆形汇聚斑，而是变成椭圆形斑。这样，本来是一个点的物，就会呈一条线的像。在扫描电镜操作过程中，当过焦或欠焦时，会看到图像朝一个方向拉伸变形，就是因为存在像散这个像差的原因。消像散器（一般由八极线圈组合）通过产生与之相反方向的磁场而消除像散。

（二）真空系统

扫描电镜的真空系统也是非常重要的系统。图 23-12 为 JSM-IT800 系列扫描电镜操作界面中真空系统页面。

电子枪所处的环境真空度越高，灯丝或发射体的寿命就越长（表 23-1）。电子束到达样品的路径中真空度越高，电子撞击空气分子被发散的概率越低，电子光路污染也越小。

在钨灯丝扫描电镜中，电子枪室的真空一般优于 10^{-3} Pa，样品室根据不同的应用范围可设定在几千 Pa 到 10^{-3} Pa 之间。一般配置两级真空泵：机械旋转泵和分子泵或者扩散泵。

在场发射扫描电镜中，电子枪室的真空一般优于 10^{-7} Pa，样品室根据不同的应用范围可设定在几百 Pa 到 10^{-5} Pa 之间。一般配置三级真空泵：机械旋转泵、分子泵或者扩散泵及离子泵。

表 23-1 各类型电子枪阴极的对比

类型	电子源尺寸	亮度（$A \cdot cm^{-2}Sr^{-1}$）	能量发散度（eV）	阴极温度（K）	寿命	真空度（Pa）
钨灯丝	15～20 μm	10^{5}	3～4	2 800	约 50 h	10^{-3}
LaB_6	10 μm	10^{6}	2～3	1 900	约 500 h	10^{-5}
肖特基式	15～20 nm	10^{8}	0.7～1	1 800	1～3 年	10^{-7}
冷场发射式	5～10 nm	10^{8}	0.3	300（室温）	1～3 年	10^{-8}

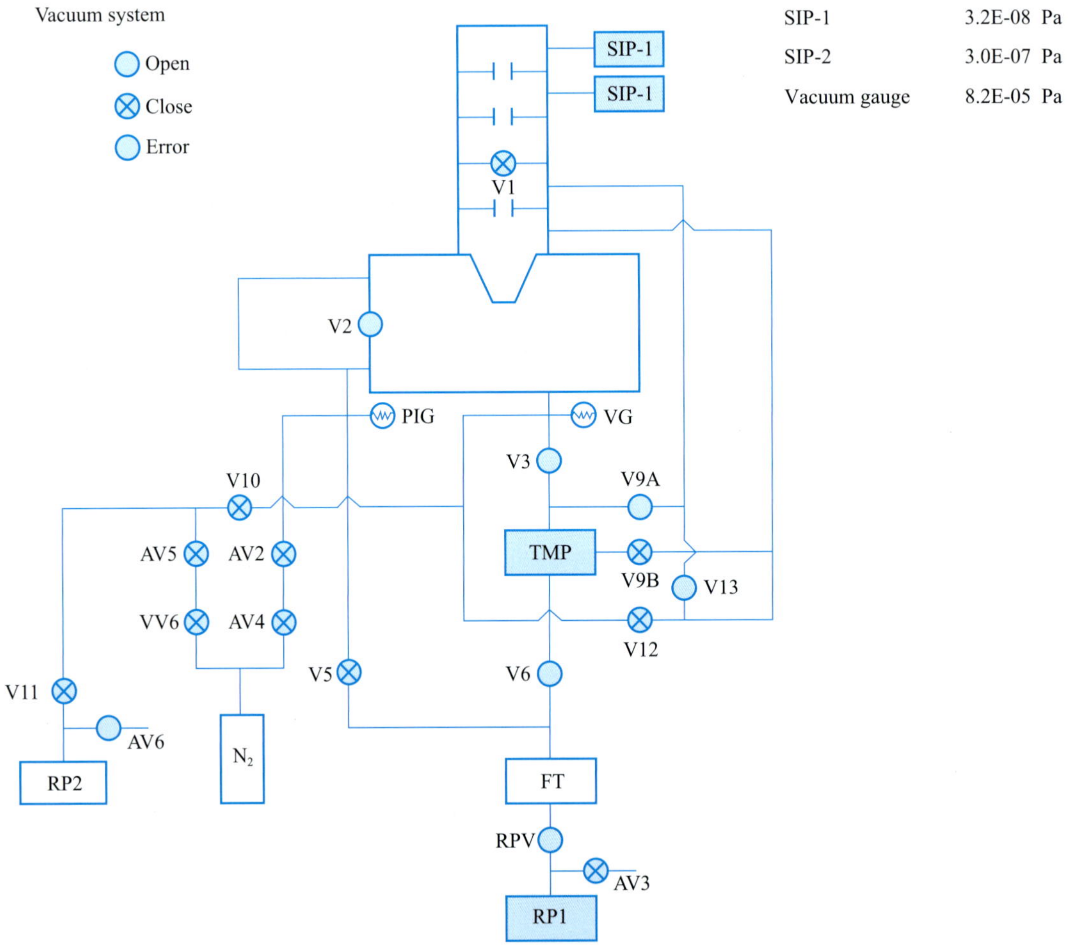

图 23-12 真空系统示意图

（三）控制系统

扫描电镜的控制系统用于对电子光学系统、样品台、探测器系统、成像系统、真空系统等系统提供控制指令，是用户通过操作界面控制各执行系统的媒介。稳定、有效的控制系统可增强使用体验感，使操作更简单易行。

（四）探测器系统

扫描电镜的探测器系统是指扫描电镜中用于成像的探测器系统，主要包括二次电子探测器和背散射电子探测器。随着时间的推移，在扫描电镜中，尤其在场发射扫描电镜中，探测器的变化越来越多，由传统的高真空二次电子探测器和背散射电子探测器发展到低真空二次电子探测器、背散射电子探测器、多分割式探测器、人造晶体式探测器等多种形式。安装位置也由侧插在样品室发展到物镜极靴下方、物镜极靴内（侧插，环状顶插）、物镜上方（环状顶插）等方式。还可以利用电磁场或者角度来选择接收不同能量的电子信号，以达到不同的应用需求，图 23-13 为场发射扫描电镜 JSM-IT800 系列中探测器系统示意图，可以看到极靴配置了二次电子探测器，极靴下方背散射电子探测器，物镜极靴内环状电子探测器和物镜极靴上方的环状电子探测器。

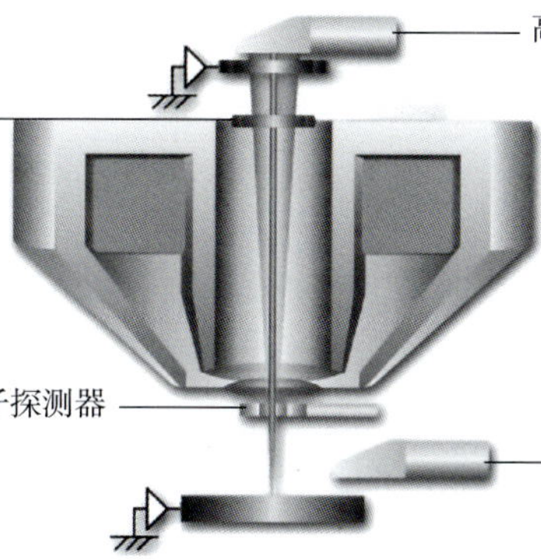

图 23-13 JSM-IT800 系列扫描电镜探测器系统示意图

（五）成像系统

最初的扫描电镜成像系统将探测器收集到的电子信号经过放大器处理，叠加到阴极射线管（CRT）的电子束里，呈现在荧光屏上，再由照相机底片记录下来。现在电子信号由放大器处理后，经过模数转换（模拟信号转数字信号），再经个人电脑（PC）的视频采集卡采集，上传到扫描电镜控制软件中，显示出实时图像。

二、扫描电子显微镜的操作方法

视频 23-2

在扫描电镜操作中由于样品材料不同，性状不同，应用目的不同，造成可变参数较多，需要在观察时考虑选用不同的参数来达到正确的观察和分析的目的。①块状样品表面高分辨形貌观察要求良好的电子合轴状态、低的加速电压、稳定的小电子束流、短工作距离等。②块状样品表面微区能谱（EDS）分析要求较高的加速电压、稳定的大电子束流、合适的工作距离等。③断口失效分析要求相对较高的加速电压、合适的电子束流、较大的工作距离等。④电子背散射衍射（EBSD）分析要求相对高的加速电压、稳定的大电子束流、较大的工作距离、样品台大角度倾斜等。

总体来看、电子光学合轴、加速电压、电子束流、工作距离、对比度/亮度是几个影响扫描电镜观察和分析的主要参数。

（一）合轴

扫描电镜中，电子束经过多个透镜、固定光阑、物镜光阑、扫描线圈、消像散器各个部件，会发生多次偏转。经过合轴（alignment，也称对中）动作后、电子束会沿电子光学系统的理论轴心传播，最终到达样品表面，这时信号量最大，像差最小，分辨率最高。传统的扫描电镜需要操作者做物镜光阑合轴，甚至是电子枪合轴，通过手动或自动方式调整电子枪或物镜光阑的（X，Y）方向位移和倾斜角度机械位置来完成电子束合轴。而现在最新的扫描电镜上，操作人员通过点击鼠标，即可完成电子束合轴工作，十分方便。

（二）加速电压

从理论上讲，如果只考虑电子束斑直径，当电子束流一定时，加速电压越高，电子束斑直径越细，分辨率越高。

但是，使用高加速电压时产生的不利因素也不可忽视。这主要表现在以下几个方面：①样品表面的微细结构不能清晰显露。②边缘效应明显。③容易积累电荷。④容易损伤样品。

如图 23-14 所示，一般情况下，使用低加速电压，能够更好地观察表面的微细结构。而使用高加速电压，电子束在样品中的扩散区域增大，从样品内部产生的不必要的信号（如背散射电子）会掩盖样品表面的微细结构。特别是在观察密度低的物质时，以低加速电压为好。

图 23-15 所示，样品为滤纸纤维。a. 使用 3 kV 加速电压；b. 入射电子的扩散区域较

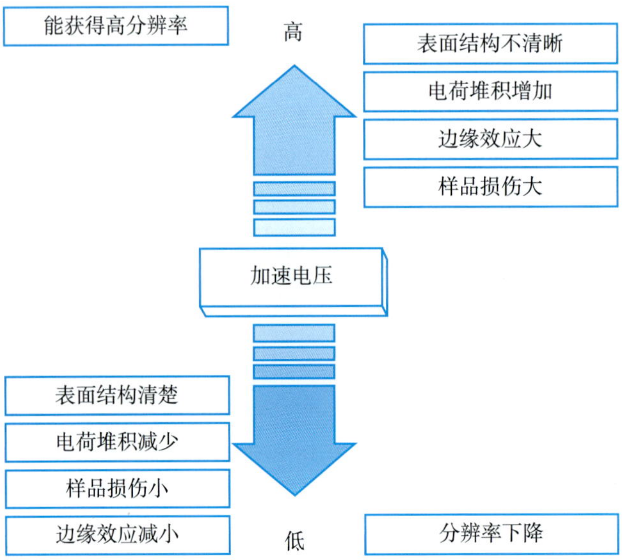

图 23-14 加速电压的效果

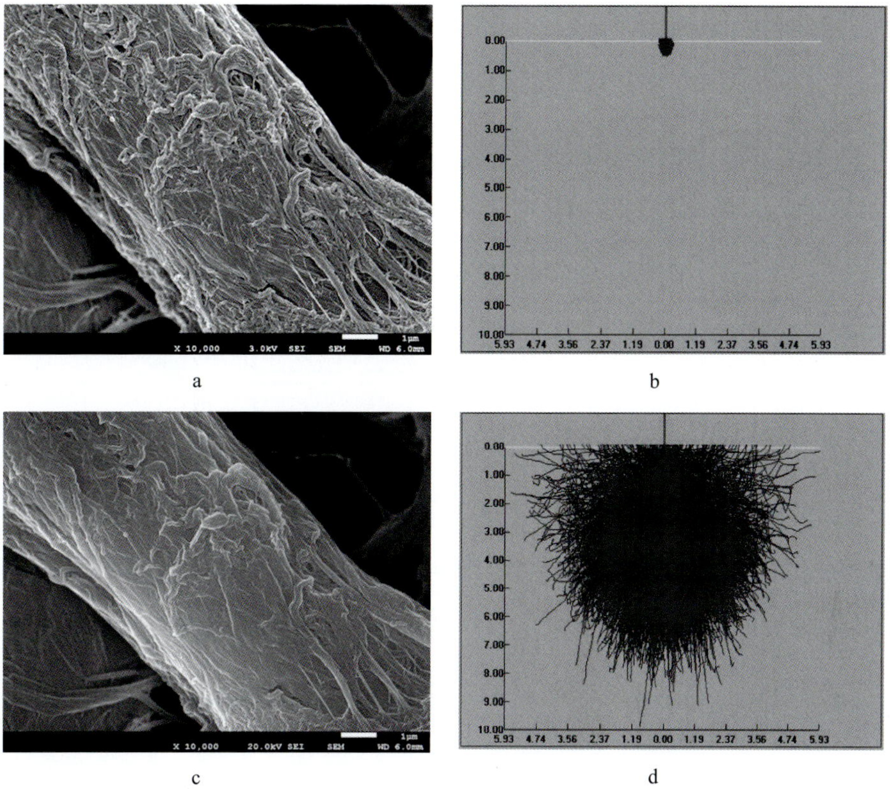

图 23-15 不同加速电压下的分辨率与表面结构

浅，样品表面的结构很清楚；c. 使用 20 kV 加速电压；d. 图像整体清晰度和分辨率高，入射电子的扩散区域较深，样品表面结构丢失，显示滤纸纤维较致密。

（三）电子束流

一般来说，随着照射样品的电子束的束流增大，束斑直径会随之增加，如图 23-16a 所示。照射样品的电子束的束流减小，束斑直径会随之减小，扫描电镜分辨率增高。但是缩小电子束斑的直径，电子束流也会随之减少，图像的平滑度 [即图像的 S/N（信噪比），取决于照射样品的电子束流] 也会随之降低，如图 23-16b 所示。因此，必须根据放大倍数、观察条件（加速电压、样品倾斜等）及样品来选择电子束流。传统扫描电镜依靠切换物镜光阑来改变束斑直径和束流的大小，现在最新的扫描电镜中，在物镜之上又加装了一个小透镜——光阑角孔径控制镜（aperture angle control lens，ACL），这样即使使用最小的光阑孔，束流也能从 pA 级别连续变化到 20 nA 左右，这样使用者即使不人为切换物镜光阑也能完成几乎所有扫描电镜需要完成的工作。

图 23-17 所示样品为碳基金颗粒标样。a. 使用较小的束流，分辨率较高，信噪比相对较差；b. 使用适中的束流，分辨率、信噪比都得到保证；c. 使用较大的束流，分辨率较差，而且信噪比较高。

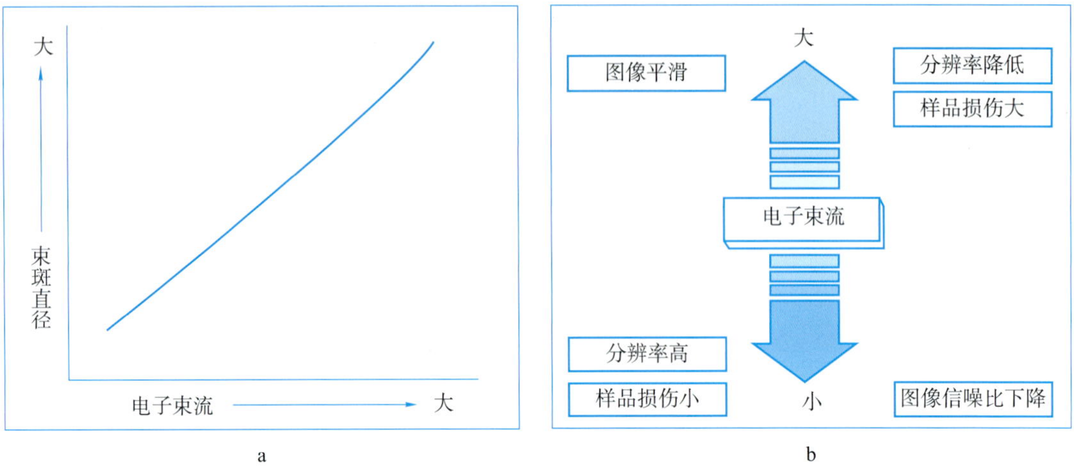

图 23-16 电子束流与成像的关系

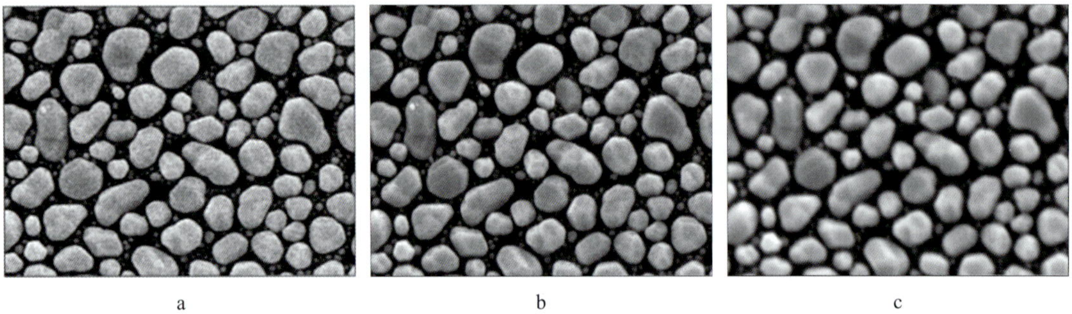

图 23-17 不同电子束流下的成像对比

（四）工作距离

基本上所有的扫描电镜都可以改变工作距离（WD）。一般来说，工作距离长，景深大，分辨率低；工作距离短，景深小，分辨率高。

图 23-18 所示样品为白炽灯泡灯丝，a. 长工作距离下，景深大；b. 短工作距离下，景深小。

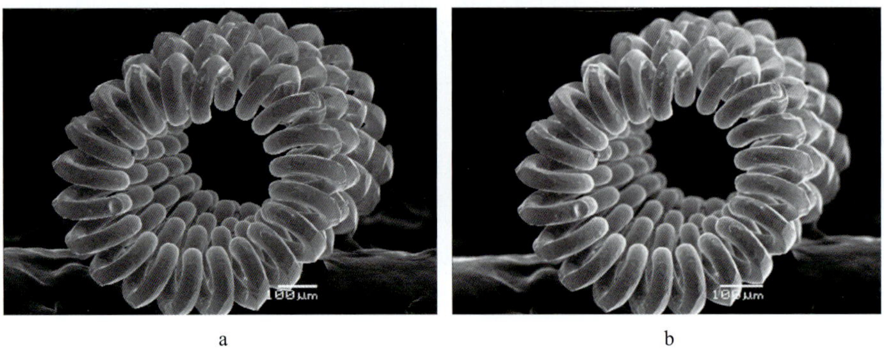

图 23-18 不同工作距离下的景深对比

（五）图像的对比度和亮度

良好的图像不但具有清晰、平滑的特点，还应有适中的对比度和亮度。扫描电镜本身具有自动 / 手动调整对比度、亮度的功能，利用这些功能可以得到最佳的对比度和亮度（图 23–19）。

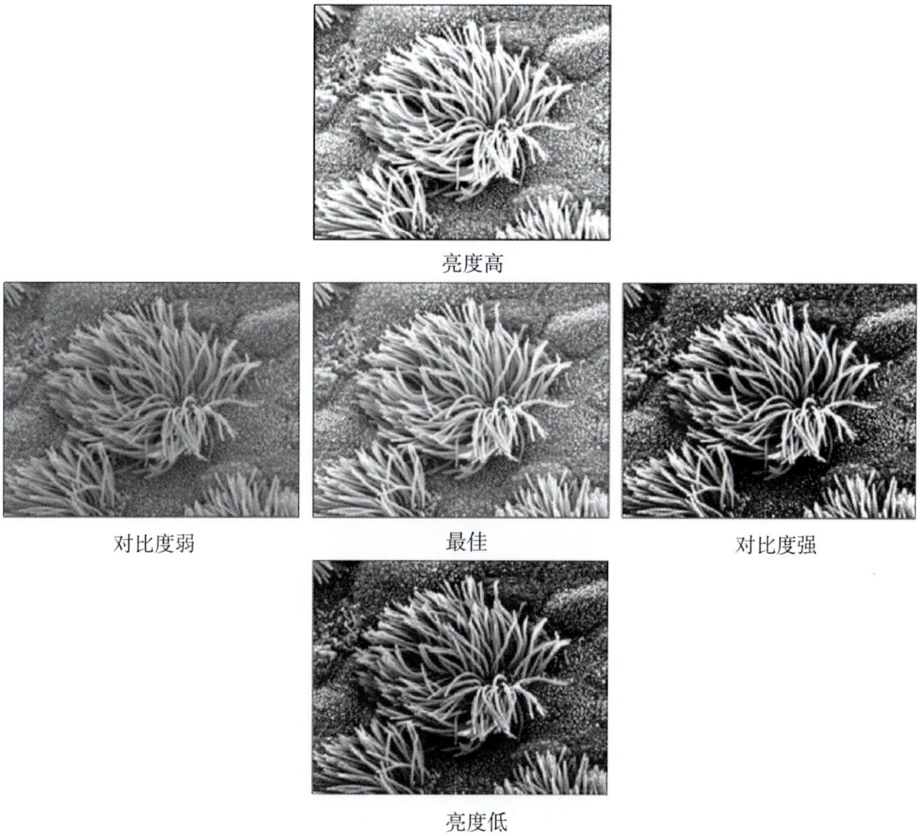

图 23–19　对比度和亮度对成像的影响

（六）图像失真现象辨别和处理方法

扫描电镜在使用过程中，尤其是在生物样品的观察时，出现频率最高的两种图像失真情况是样品荷电和样品表面碳沉积污染（表 23–2）。

表 23–2　根据图像缺陷的表现形式推测原因及解决方案

图像失真原因	解决方案
清晰度欠缺	
● 加速电压选择不合适	● 适当降低加速电压，提高空间分辨率，突显表面形貌
● 电子束斑的直径不合适	● 调整束流，调整物镜光阑孔径
● 物镜光阑选择不当、合轴不良	● 调整物镜光阑孔径，调整合轴
● 像散校正不够	● 调整消像散线圈，校正像散
● 景深的问题	● 调整工作距离
● 样品的电荷积累	● 样品表面导电镀膜，降低加速电压，减小束流，加快扫描速度

续表

图像噪声	
● 样品固定得不充分	● 重新固定样品，选择使用固定螺丝或其他固体帮助固定
● 振动引起的影响	● 消除环境震动、噪声
● 样品表面的电荷积累	● 样品表面导电镀膜，降低加速电压，减小束流，加快扫描速度
● 外部磁场的影响	● 消除环境直流、交流磁场或安装主动式消磁器
● 加速电压、电子源发射的不稳定	● 联系当地售后服务中心
● 检测器等的放电	● 联系当地售后服务中心
图像失真	
● 样品的荷电效应	● 样品表面导电镀膜，降低加速电压，减小束流，加快扫描速度
● 外部磁场的影响	● 消除环境直流、交流磁场或安装主动式消磁器
● 电子束损伤引起变形	● 使用低电压，使用冷台

如图 23-20 所示，几种现象皆为样品导电性差，扫描电镜中入射电子束到达样品表面造成电荷积累从而出现不同程度的图像失真现象：a. 电子束受到样品表面积累电荷的排斥从而被偏转，图像出现畸变和漂移。b. 二次电子信号被样品表面积累电荷抑制，从而图像出现黑色拖尾或图像整体信噪比下降。c. 电荷累积到一定程度出现放电现象，从而图像出现动态变化的白亮区域和白色拖尾。d. 整体信号被抑制从而图像立体感丧失，样品表面形貌扁平化。

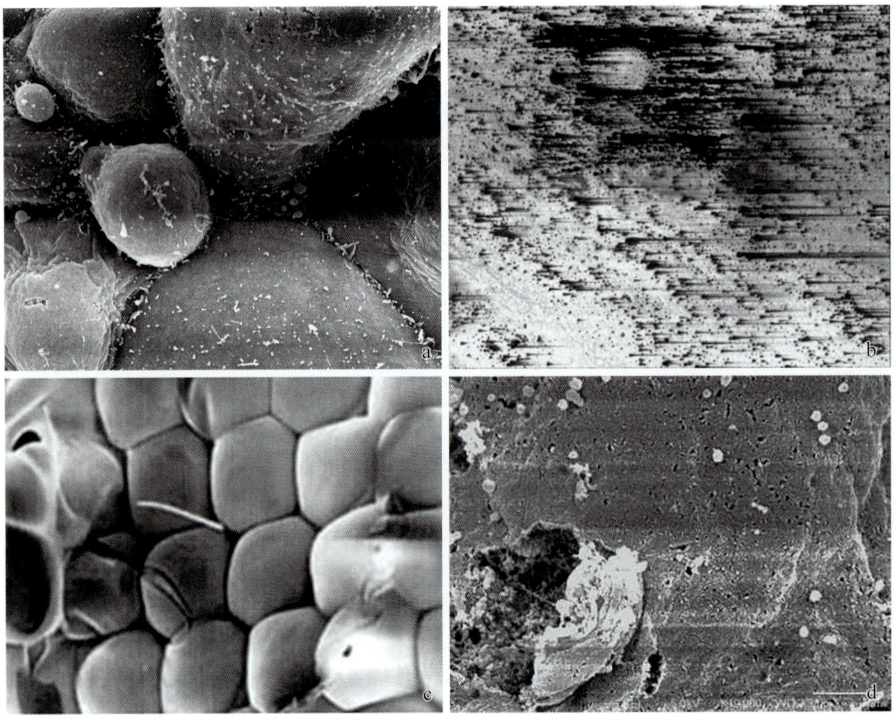

图 23-20　样品荷电可能出现的图像失真情况

另外一种主要的图像失真是因为样品碳沉积污染。如图 23-21 所示，样品在相对高倍数下电子束长时间扫描后，调到相对低倍数时拍照。与四周鲜明的部分相比，图像的清晰度下降，中央部分衬度降低。

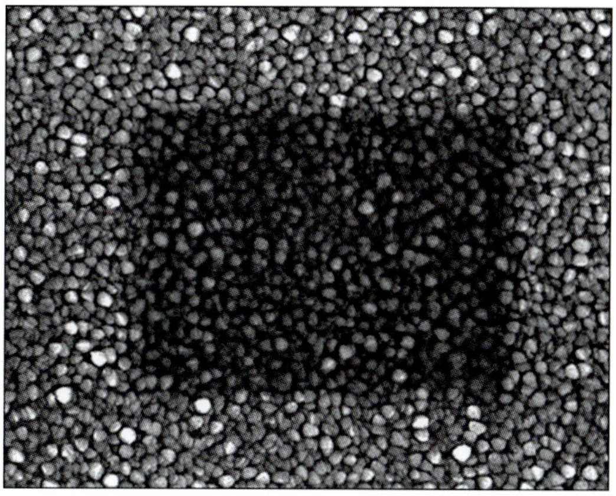

图 23-21 样品碳沉积导致的图像失真

电子束长时间地照射样品后，有机物气体或者水和二氧化碳在电子束的作用下形成碳氢链，在电子束诱导作用下再沉积到样品表面，形成很薄的一层有机碳污染，这种现象被叫做样品碳沉积污染。这一现象有时会造成照射部分的图像清晰度逐渐降低、变暗。

污染的产生源主要是以下三种原因：①样品室内残留的气体。②样品长期保存在大气环境中，表面会吸附各种气体分子，包括水和二氧化碳。③样品自身产生的气体，尤其是生物样品本身就是有机物。

要减轻样品的污染有以下六点行之有效的方法：①尽量减少碳胶带或导电性涂料（溶剂多为有机物）的使用量，并在完全干燥的状态下放入扫描电镜。②用吹风机、真空烘箱等使样品干燥之后再放入扫描电镜。③生物样品等，尽可能缩小体积。④有的样品有包埋剂及树脂等，气体排放量大，可提前放入真空环境中去气。⑤生物样品或树脂表面蒸镀金属，以增加导电、导热性。⑥接触任何进入真空环境的物体（样品，样品座），必须戴无粉橡胶或丁腈手套。

三、扫描电子显微镜样本制备技术

视频 23-3

扫描电镜应用电子束照射生物样本后产生的二次电子像观察样本表面或者断裂面的形貌。对于含水量很少的样本如某些昆虫、毛发和牙齿等，可取材清洗后直接粘在样本台上镀膜观察。大部分生物样本含水量大，需要经历取材、清洗、固定、脱水、干燥和金属镀膜 6 个步骤。

（一）取材

扫描电镜取材原则和透射电镜取材原则基本类似，扫描电镜取材的组织样本体积比透射电镜取材大，体积一般不超过 3 mm × 3 mm × 5 mm。为了提高脱水和干燥的效果，在满足所需要观察内容的前提下，样本块应该尽量小或者薄。悬浮细胞可以滴在有吸附性的爬片上或者离心成团收集样本。

（二）清洗

扫描电镜主要观察组织表面，样本表面附有血液、组织液和黏液时，应选择合适的方法清洗组织以充分暴露组织表面的微细结构。①对于表面干燥和坚硬的样本，可以使用洗耳球吹拭或者用软毛笔轻刷。②对于一般的组织，在固定前使用生理盐水或者缓冲液洗干净组织表面的血液和组织液即可。③对于表面有黏液的样本，如呼吸道黏膜和消化道黏膜，样本在预固定后选用低浓度蛋白水解酶将黏液类物质分解，再用缓冲液清洗酶，注意酶的浓度和时间，避免损伤组织表面的超微结构。④特殊样本可能需要使用有机溶剂、酸或者碱才能洗干净。第一次清洗操作前应该做梯度实验，因为样本还没固定，清洗条件越强烈、清洗时间越长就越可能损伤样本表面的结构。操作时应注意液体的渗透压和 pH，避免夹持观察面，保持观察面的超微结构。

（三）固定

对于干燥的样本（如种子、毛发和牙齿等），即便不固定，其结构也不会发生变化。常规扫描电镜样本固定可以采用和透射电镜样本一样的戊二醛和四氧化锇双重固定，但由于扫描电镜放大倍数低，也可以不使用剧毒的四氧化锇固定，使用戊二醛单独固定即可。

（四）脱水

组织在金属镀膜和观察时需要放置在高真空环境下，所以组织需要先脱水和干燥才能暴露于高真空环境。扫描电镜样本脱水步骤和透射电镜样本脱水步骤相似，使用梯度乙醇逐渐将水脱掉。脱水前吸掉戊二醛，使用 4℃ 0.1 mol/L 磷酸盐缓冲液清洗组织 10 min。使用 30%、50%、70%、90% 和 2 次 100% 乙醇逐渐去除样本中的水分。根据组织厚度和致密程度决定各梯度时间，越深层的部位越难脱水，脱水时间的倍数应该是组织厚度倍数的平方。如果组织厚 1 mm，每个梯度脱水 5 min 即可；如果组织厚 2 mm，每个梯度需要脱水 $5 \times 2^2 = 20$ min。如果是爬片上的单层细胞，每个梯度脱水 1 ~ 2 min 即可。

（五）干燥

脱水后组织中含脱水剂，需要进一步干燥处理才能放于真空环境金属镀膜。常用的干燥方法有自然干燥法、冷冻干燥法和临界点干燥法。为了避免组织中脱水剂从液态向气态转化时表面张力破坏组织表面结构，类似于葡萄变成葡萄干的过程表面收缩变形，可使用临界点干燥法或者冷冻干燥法，以避免液态直接向气态转换。

1. 自然干燥法　只适用于有坚硬外壳或含水量较少的生物样本，如种子、牙齿和毛发等样本。

2. 临界点干燥法　物质的临界状态是处于气态和液态之间的状态。如果一瓶水处于密闭容器中不断加热，液态水蒸发变成水蒸气，整个容器压力也越来越大。当温度达到 374℃时，压力达到 218 bar（1 bar 是 1 个大气压），液相和气相密度相等，整个容器中没有液气分界线，成为均一的流体。此时水达到临界状态，此时的温度和压力分别称为水的临界温度和临界压力。临界点干燥法先让组织中的液体从液态变为临界状态，再从临界状态转变为气态，避免了液态直接转换为气态时表面张力破坏样本表面。不同的液体有不同的临界压力和温度，直接用水进行临界点干燥是最理想的，能省去脱水等步骤直接将样本干燥，但是生物样本难以承受临界状态水的高温高压。通常使用二氧化碳作为介质进行临界点干燥。二氧化碳的临界温度为 31.5℃，临界压力为 72.8 bar，生物样本可耐受，且液态二氧化碳用途广，价格低。以往很多资料都表示二氧化碳和脱水剂乙醇互溶性差，临界点干燥前需要使用与乙醇和二氧化碳互溶性都好的乙酸异戊酯置换乙醇。但是 Leica CPD

300 全自动临界点干燥仪（图 23-22 左）说明书写明二氧化碳和乙醇溶解度不差，乙醇脱水后直接使用二氧化碳进行临界点干燥。

先在临界点干燥仪样本仓倒入 100% 乙醇，倒入的乙醇量以能覆盖样本为准。脱水完毕后，将组织从小管中取出放于样本篮中，将样本篮旋紧后放入临界点干燥仪样本仓中，动作要快，避免乙醇挥发导致样本自然干燥。如果样本是盖玻片，仪器也有相应的适配器可以按顺序卡住盖玻片，后将适配器放入样本仓中。加入填充块将样本仓填满以减少二氧化碳的用量，旋紧样本仓的盖子，打开二氧化碳钢瓶阀门，运行全自动程序：①样本仓降温到 15℃；②注入液态二氧化碳填满样本仓；③每次排出 1/12 体积的二氧化碳乙醇混合液，又注入 1/12 体积的液态二氧化碳，重复 12 个循环以上液态二氧化碳逐渐置换乙醇，如果样本体积大，推荐使用更多的循环数以充分置换乙醇；④液态二氧化碳加热到 35℃进入临界状态；⑤打开样本仓的阀门，临界状态二氧化碳变成气态逐渐排出，样本便完成干燥。

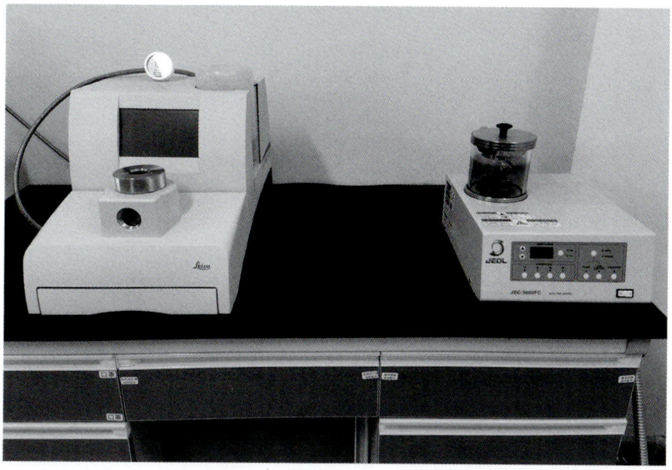

图 23-22　临界点干燥仪（左）和离子溅射仪（右）

3. 冷冻干燥法　先将组织中的液体冷冻成固态，然后在真空状态下固态升华变成气态。冷冻干燥法可将含水样本直接冷冻干燥，或者先用有机溶剂脱水后再进行冷冻干燥。

（1）含水样本冷冻干燥　组织取材固定后，先用冷冻保护剂渗透组织，后用液氮或者 -80℃冰箱快速冷冻组织，冷冻后将样本放在冻干机中 -70℃冷冻干燥。此方法干燥时间太长，很少用于生物样本。组织工程材料常采用此法，不需要固定和冷冻保护剂渗透，-80℃冰箱冷冻后放入冻干机中 -50℃冻干。

（2）有机溶剂冷冻干燥　常用易挥发的有机溶剂如乙酸异戊酯或叔丁醇作为介质冷冻干燥，叔丁醇凝固点 23.5℃，组织乙醇脱水后用 100% 叔丁醇置换乙醇，-80℃冰箱冷冻后放入冻干机中 -50℃冻干。

（六）金属镀膜

生物样本和其他非导电样本表面电阻率高，导电性能差，电子束照射时不耐电子束轰击，电荷积累导致电子间相互排斥从而产生二次电子少，必须对样本进行增加导电性能的处理。常用金属镀膜法增加生物样本的导电性。金属镀膜法主要有真空喷镀法和离子溅射法两种。如果是表面严重凹凸不平的样本，真空喷镀法容易产生阴影和死角。目前真空喷镀法比较少用于扫描电镜样本镀膜，多用于透射电镜载网碳膜的制备。离子溅射法是更加理想的镀膜方法，在低真空条件下，样本放在离子溅射仪（图 23-22 右）底部的阳极上，金属靶放在上方的阴极。在两端施加高电压，真空室残留的气体分子被电离为阳离子和电子，受电场的加速，阳离子冲向阴极的金属靶，利用粒子冲击将阴极金属物质溅射出来镀在底部的样本表面。

样本在干燥后变成白色且易脆裂，因此取放样本要轻，防止损伤样本表面。样本最好立即金属镀膜处理，避免重新从空气中吸潮。若无法立即镀膜，应该放在干燥器中避免受潮。样本需要通过液体导电胶或者导电胶带粘在样本座上，再进行金属镀膜。粘样的时候观察面朝上，既要粘贴牢固，又不要掩盖所要观察的结构。如果是花粉这一类粉末样本，可将颗粒轻轻抖落在导电胶带上，再用洗耳球吹颗粒，将成团的样本吹均匀并将没被粘牢的样本吹走避免洒落在扫描电镜中。将底座放在离子溅射仪底部，按照说明书运行溅射程序完成金属镀膜。

四、扫描电子显微镜在生物医学上的应用

（一）三维成像技术

系列块表面扫描电镜三维成像技术（serial section SEM）包括三项扫描电镜技术——阵列层析成像（array tomography）、光电联用（CLEM）和蒙太奇图像拼接技术（montage），可应用于生物样品、有机物样品等的三维成像。

操作过程：①样品经固定、清洗、染色和包埋制备成块体。②放入超薄切片机中，如图 23-23a，设置好切片的厚度（通常 50～200 nm），连续切片由硅片或镀金的硅片承载，如图 23-23b 所示。③因连续切片数量庞大，可能上千片，所以将承载有样品切片的硅片放到光镜下得到完整的样品光学图片（图 23-23c）并标记坐标。④放入扫描电镜（图 23-23d）（如需要，可以使用场发射扫描电镜以提供高分辨率）中，利用光学显微镜提供的光学图片和标记的坐标快速驱动样品台找到目标观察区域，因观察面积大大超出扫描电镜在最低放大倍数下可观察的区域，所以使用蒙太奇功能，将样品在较低倍数下得到的多个切片电子图像拼接成一整张电子图像，如图 23-23（e）所示。⑤设置扫描电镜可提供高分辨率的工作条件和放大倍数，并实施到每一个样品切片上（图 23-23f）执行蒙太奇功能（图 23-23g），电镜自动完成指定区域内每一张高分辨图像的观察，拍照（图 23-23h）并将每一个切片上得到的所有图像拼接成完整的一张。⑥最后，使用三维重构软件对所有切片图像进行自动漂移校正并得到三维立体数据（图 23-23i）。

（二）冷冻传输扫描电镜技术

冷冻传输扫描电镜技术（Cryo-SEM）是在扫描电镜样品室一侧外接一个舱室。先将含水样品（生物样品、药品、化妆品和食品等）在氮泥中快速冷冻后，传入外接舱室内由液氮制冷的样品台上，在这个样品台上可制备样品断口，升华样品水分并以溅射方式导电镀膜（图 23-24）。

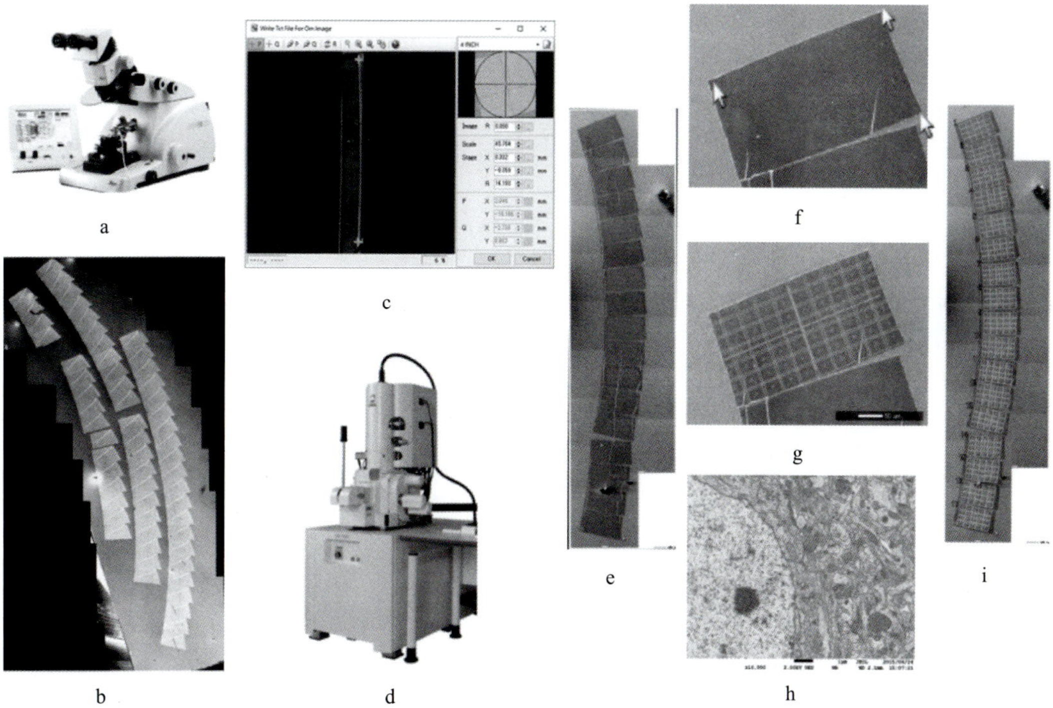

图 23-23　三维成像技术

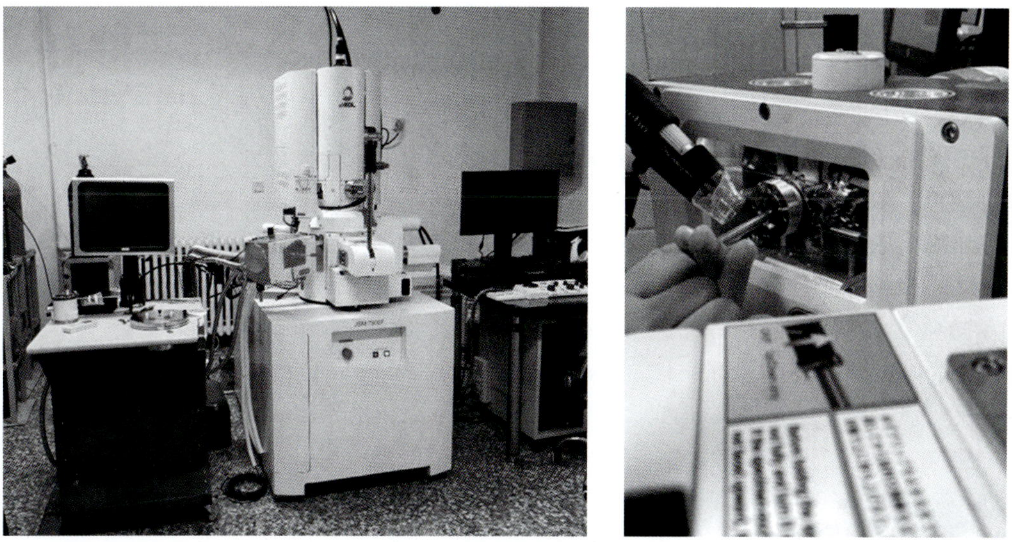

图 23-24　冷冻传输扫描电镜技术

样品镀膜后，打开外接舱室与扫描电镜样品室之间的舱门，将样品送至扫描电镜样品台上，此时样品台也已由液氮制冷。在冷冻条件下观察和分析样品，可避免含水样品在常规制样过程中造成的结构变形和萎缩。

（陈青山　张晓露　陈鑫钊）

参考文献 References

[1] 小川和朗，永野俊雄．電子顕微鏡細胞組織アトラス．東京：朝倉書店，1995.

[2] 丁明孝，梁凤霞，洪健，等．生命科学中的电子显微镜技术．北京：高等教育出版社，2021.

[3] 杨勇骥，汤莹，叶煦亭，等．医学生物电子显微镜技术．上海：第二军医大学出版社，2012.

[4] 钟慈声．组织和细胞的超微结构．北京：人民卫生出版社，1984.

[5] 应国华．电镜技术与细胞超微结构．香港：香港现代出版社，1993.

[6] 邹啸环，夏志平．动物病毒图谱．北京：科学出版社，2013.

[7] Ronald W. Dudek，罗娜．医学组织学图谱．北京：人民卫生出版社，2013.

[8] 汪克健．医学电镜技术及应用．北京：科学出版社，2013.

[9] 孙建和，王秋菊，姜泗长．耳扫描电镜图谱．北京：人民军医出版社，2006.

[10] 张东升，秦健．生物光镜与电镜技术．北京：中国林业出版社，2022.

[11] 李艳茹．实用医学电镜技术．长春：吉林大学出版社，2023.

[12] 孙异临．脑肿瘤与神经组织电镜图谱．北京：人民卫生出版社，2019.

[13] 谢念铭．医学细菌电镜图谱．北京：人民卫生出版社，1994.

[14] 王丽．被覆上皮扫描电镜图谱．北京：人民卫生出版社，2012.

[15] 赵红．原发性心肌病组织形态与超微结构图谱．北京：人民卫生出版社，2023.

[16] 杭振镳，蔡文琴．电子显微镜术在临床医学的应用．重庆：重庆出版社，1987.

[17] 韩芳．组织学与胚胎学．4 版．北京：高等教育出版社，2022.